医学生学习笔记

——诊断学

阿虎医考研究中心

主　编　王健仰　吴春虎

编　委（以姓氏笔画为序）

王　昕（中国医学科学院肿瘤医院）

王　亮（北京同仁医院）

王健仰（中国医学科学院肿瘤医院）

李晗歌（北京协和医学院）

吴春虎（阿虎医考研究中心）

陈　博（北京协和医院）

蔺　晨（北京协和医院）

人民卫生出版社

·北京·

图书在版编目（CIP）数据

诊断学 / 王健仰，吴春虎主编 .—北京：人民卫生出版社，2021.9

（医学生学习笔记）

ISBN 978-7-117-32031-3

Ⅰ. ①诊… Ⅱ. ①王… ②吴… Ⅲ. ①诊断学–医学院校–教学参考资料 Ⅳ. ①R44

中国版本图书馆 CIP 数据核字（2021）第 181154 号

人卫智网 www.ipmph.com	医学教育、学术、考试、健康，购书智慧智能综合服务平台	
人卫官网 www.pmph.com	人卫官方资讯发布平台	

医学生学习笔记
——诊断学
Yixuesheng Xuexi Biji
——Zhenduanxue

主　　编：王健仰　吴春虎
出版发行：人民卫生出版社（中继线 010-59780011）
地　　址：北京市朝阳区潘家园南里 19 号
邮　　编：100021
E - mail：pmph @ pmph.com
购书热线：010-59787592　010-59787584　010-65264830
印　　刷：天津安泰印刷有限公司
经　　销：新华书店
开　　本：787×1092　1/16　印张：38
字　　数：830 千字
版　　次：2021 年 9 月第 1 版
印　　次：2021 年 10 月第 1 次印刷
标准书号：ISBN 978-7-117-32031-3
定　　价：108.00 元

打击盗版举报电话：**010-59787491　E-mail：WQ @ pmph.com**
质量问题联系电话：**010-59787234　E-mail：zhiliang @ pmph.com**

前　言

　　医学是保护人类健康的科学。随着现代医学不断发展,对于立志投身于医学事业的医学生提出了更高的要求。诊断学是临床医学的一门基础学科,如何能够在有限的时间内充分地从书本中汲取知识,融会贯通,以更好地适应医学实践的发展现状,成为医学生面临的一大考验。因此,为了帮助广大医学生更好地理解和掌握诊断学的理论知识,我们结合临床的实际需要,集思广益,编写了《医学生学习笔记——诊断学》。

　　首先,本书具有高度的实用性,是以人民卫生出版社第 9 版本科临床医学专业《诊断学》教材的内容为基础,以力求涵盖所有高频考点为原则,做到删繁就简、重点突出。我们在编写本书时统筹规划,以医学生的学习目标为导向,并由北京协和医学院毕业的临床一线医生结合临床实践对重点内容进行提炼,做到图文并茂,使广大医学生能更直观、更准确地理解相应知识点。

　　其次,本书采用双色印刷,使用不同标记以突出显示西医考研和临床执业(助理)医师考试的历年重点内容。另外,本书具有三大编写特色,能帮助医学生轻松、高效地学习。

　　1. 紧贴临床考试。学习是为了更好地实践,医学考试便是医学生进入实践的第一步。在本书编写过程中,对历年的全国硕士研究生入学统一考试和临床执业(助理)医师考试的高频考点进行归纳,对相应内容运用不同的形式进行标注:以蓝色标注研究生考试的历年考点内容,以下划线标注执业医师考试的历年考点内容,把考试内容带入平时的学习中,有助于学生更好地把握学习重点。

　　2. 精选经典试题。医学生应重视基础知识和技能的学习,做到理论和实践良好地结合。为了帮助医学生检验自己阶段性的学习成果,同时熟悉医学研究生考试和临床执业(助理)医师考试的考试模式,我们在相应章节的末尾,精心选取了部分具有代表性的题目[注:对应题目分别标有(研)(执)],这些题目从考点设置和出题模式上均十分接近真实考试,同时对有难度的题目进行了详细解析,能帮助医学生巩固学习效果。

　　3. 时时温故知新。在相应章节末尾,采用思维导图的形式,对内容进行系统梳理,清晰地呈现重点和难点,医学生能借此从整体上建立知识框架,不断地“顺藤摸瓜”,以达到思维发散、举一反三的目的。

　　总之,本书精选第 9 版《诊断学》的核心知识,兼顾了理论性和实践性,在学习中能使读者掌握重点和难点,在学习后帮助读者整理知识要点。希望本书能为医学生充实自己的知识尽一份力量,尤其能成为求学、备考路上的有利助手,帮助医学生坚定地迈向更高的医学殿堂。

　　本书在编写过程中难免存在疏漏，如果在使用过程中发现问题或错误，敬请读者批评指正。

　　欢迎各位读者关注阿虎医考公众号，将为大家提供更多的免费学习资料。

阿虎医考研究中心

2021 年 7 月

目　录

第一篇　常见症状

第二篇 问 诊

第三篇 体 格 检 查

第四篇 实 验 诊 断

第五篇　辅 助 检 查

第六篇　病 历 书 写

第七篇　诊断疾病的步骤和临床思维方法

第八篇　临床常用诊断技术

第一篇 常见症状

第一节 发 热

一、概述

发热是指机体在致热原作用下或各种原因引起体温调节中枢的功能障碍时,体温升高超出正常范围。

二、正常体温与生理变异

正常人体温一般为 36~37℃。

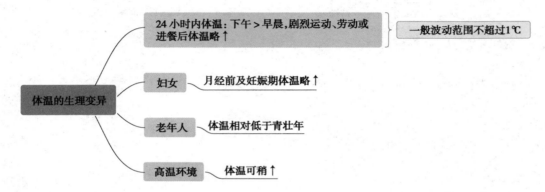

三、发生机制

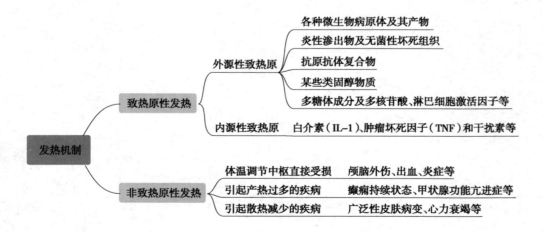

四、病因

1. 感染性发热 各种病原体如病毒、细菌、支原体、真菌、寄生虫等引起的感染,均可出现发热。

2. 非感染性发热　常见病因见表 1-1。

表 1-1　非感染性发热的常见病因

常见病因	说　明
血液病	白血病、淋巴瘤、恶性组织细胞病等
结缔组织疾病	系统性红斑狼疮、皮肌炎、硬皮病、类风湿关节炎和结节性多动脉炎等
变态反应性疾病	风湿热、药物热、血清病、溶血反应等
内分泌代谢疾病	甲状腺功能亢进症、甲状腺炎、痛风和重度脱水等
血栓及栓塞疾病	心肌梗死、肺梗死、脾梗死和肢体坏死等，通常称为吸收热
颅内疾病	脑出血、脑震荡、脑挫伤等，为中枢性发热
皮肤病变	是由于皮肤散热减少而发热，如广泛性皮炎、鱼鳞癣等
恶性肿瘤	各种恶性肿瘤均可能出现发热
物理、化学性损害	中暑、大手术后、内出血、骨折、大面积烧伤及重度安眠药中毒等
自主神经功能紊乱	自主神经功能紊乱可影响正常体温调节过程，使产热＞散热，体温升高，多为低热，常伴其他自主神经功能紊乱表现，属功能性发热范畴

癫痫持续状态可引起发热，为产热过多所致。

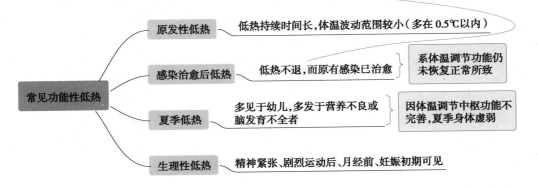

五、临床表现

1. 发热的分度　以口腔温度为标准，将发热分为低热（37.3~38℃）、中等度热（38.1~39℃）、高热（39.1~41℃）、超高热（＞41℃）。

2. 发热的临床过程

（1）体温上升期：产热＞散热→体温上升。

1）皮肤苍白：因体温调节中枢发出冲动经交感神经引起皮肤血管收缩，浅层血流减少所致，甚至伴皮肤温度下降。

2）畏寒或寒战：皮肤散热减少，刺激皮肤冷觉感受器并传至中枢引起。中枢发出的冲动再经运动神经传至运动终板，引起骨骼肌不随意的周期性收缩，发生寒战及竖毛肌收缩，使产热↑。

3）疲乏无力、肌肉酸痛等。

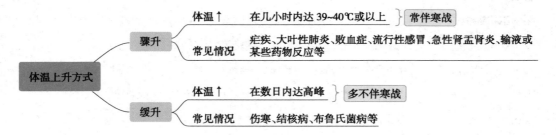

（2）高热期：产热与散热过程在较高水平保持相对平衡。

1）寒战消失：因体温达到或略高于上移的体温调定点水平所致。

2）皮肤发红并有灼热感：皮肤血管由收缩转为舒张。

3）呼吸加快变深，开始出汗并逐渐增多。

4）高热期的持续时间有差异：如疟疾可持续数小时，大叶性肺炎、流行性感冒可持续数天，伤寒可为数周。

（3）体温下降期：散热＞产热→体温降至正常水平。表现为出汗多，皮肤潮湿。

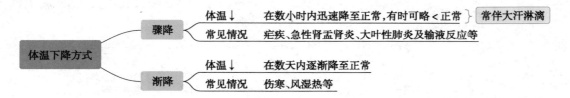

六、热型

1. 概述　发热患者在不同时间测得的体温数值被分别记录在体温单上，将各体温数值点连接起来成体温曲线，该曲线的不同形态（形状）称为热型。

2. 临床常见热型（表1-2、图1-1）

表1-2　临床常见热型

热型	特　　点	常见疾病
稽留热	体温维持在39~40℃以上，达数天或数周，24小时内体温波动范围不超过1℃	大叶性肺炎、斑疹伤寒及伤寒高热期
弛张热	体温常＞39℃，24小时内波动范围超过2℃，但都在正常水平以上	败血症、风湿热、重症肺结核及化脓性炎症等

续表

热型	特点	常见疾病
间歇热	体温骤升达高峰后持续数小时,又迅速下降至正常水平,无热期可持续1天至数天,高热期与无热期反复交替出现	疟疾、急性肾盂肾炎等
波状热	体温逐渐上升≥39℃,数天后逐渐下降至正常水平,持续数天又逐渐升高,如此反复多次	布鲁氏菌病
回归热	体温急剧上升≥39℃,持续数天后骤然下降至正常水平。高热期与无热期各持续若干天后规律性交替一次	回归热、霍奇金淋巴瘤等
不规则热	发热的体温曲线无一定规律	结核病、风湿热、支气管肺炎、渗出性胸膜炎等

ⓘ **提示**

弛张热又称败血症热型。

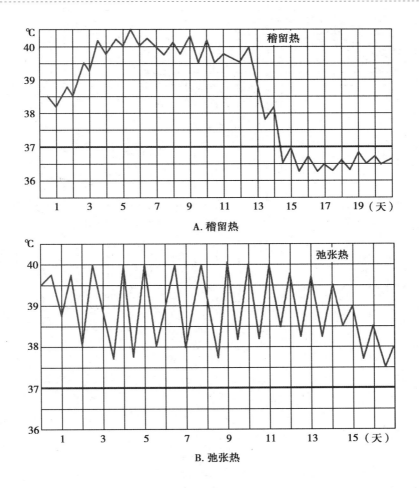

A. 稽留热

B. 弛张热

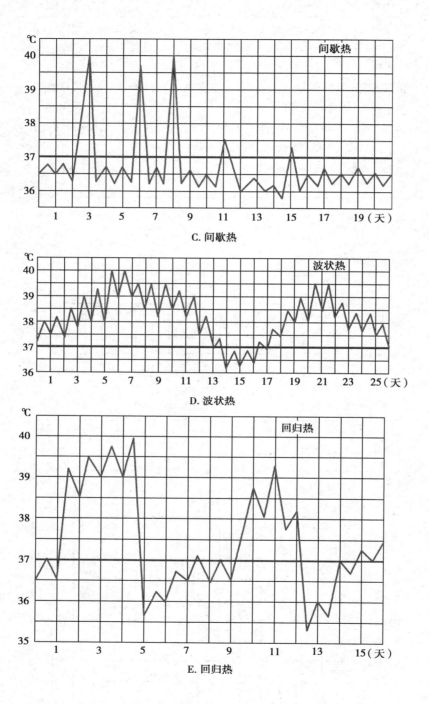

C. 间歇热

D. 波状热

E. 回归热

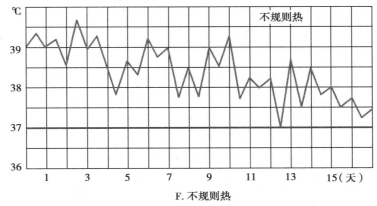

F. 不规则热

图1–1 临床常见热型

七、伴随症状（表1–3）

表1–3 发热的伴随症状与常见病因

伴随症状	常见病因
伴寒战	大叶性肺炎、败血症、急性胆囊炎、急性肾盂肾炎、流行性脑脊髓膜炎、疟疾、钩端螺旋体病、药物热、急性溶血或输血反应等
伴结膜充血	麻疹、流行性出血热、斑疹伤寒、钩端螺旋体病等
伴单纯疱疹	口唇单纯疱疹多出现于急性发热性疾病,如大叶性肺炎、流行性脑脊髓膜炎、间日疟、流行性感冒等
伴淋巴结肿大	传染性单核细胞增多症、风疹、淋巴结结核、局灶性化脓性感染、丝虫病、白血病、淋巴瘤、转移癌等
伴肝脾肿大	传染性单核细胞增多症、病毒性肝炎、肝及胆道感染、布鲁氏菌病、疟疾、结缔组织病、白血病、淋巴瘤、黑热病、急性血吸虫病等
伴出血	流行性出血热、病毒性肝炎、斑疹伤寒、败血症、急性白血病、再生障碍性贫血、恶性组织细胞病等
伴关节肿痛	败血症、猩红热、布鲁氏菌病、风湿热、结缔组织病、痛风等
伴皮疹	麻疹、猩红热、风疹、水痘、斑疹伤寒、风湿热、结缔组织病、药物热等
伴昏迷	①先发热后昏迷,见于流行性乙型脑炎、斑疹伤寒、流行性脑脊髓膜炎、中毒性菌痢、中暑等 ②先昏迷后发热,见于脑出血、巴比妥类药物中毒等

八、发热的诊断流程（图 1-2 ）

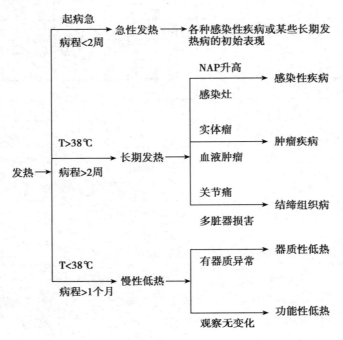

图 1-2　发热的诊断流程

NAP 为中性粒细胞碱性磷酸酶。

○ 经 典 试 题 ○

（执）1. 外源性致热原的特点,正确的是

　　A. 分子量较小

　　B. 其致热原性可被蛋白酶类所破坏

　　C. 能激活血液中的中性粒细胞和单核细胞

　　D. 直接作用于体温调节中枢

　　E. 在体内最终由肝、肾灭活和排泄

（执）2. 体温在 39℃以上, 24 小时内波动 <1℃,这种热型为

　　A. 弛张热

　　B. 间歇热

　　C. 稽留热

　　D. 波状热

　　E. 不规则热

（执）3.霍奇金淋巴瘤特征性的热型是

    A. 间歇热

    B. 稽留热

    C. 弛张热

    D. 回归热

    E. 不规则热

【答案与解析】

1. C。解析：外源性致热原多为大分子物质，通过激活中性粒细胞、嗜酸性粒细胞等血细胞而间接作用于体温调节中枢。内源性致热原分子量较小，可直接作用于体温调节中枢，蛋白酶可破坏其致热性，最终由肝、肾灭活和排泄。故选 C。

2. C　3. D

第二节　皮肤黏膜出血

一、病因

1. **血管壁功能异常**　常见病因如下。

（1）遗传性出血性毛细血管扩张症、血管性假性血友病等。

（2）过敏性紫癜、单纯性紫癜、老年性紫癜及机械性紫癜等。

（3）严重感染、化学物质或药物中毒及代谢障碍、维生素 C 或维生素 B_3（烟酸）缺乏、尿毒症、动脉硬化等。

2. **血小板异常**　血小板数量或功能异常均可引起皮肤黏膜出血。

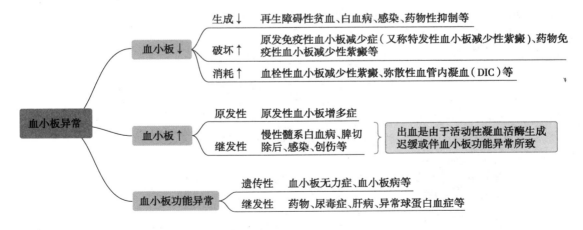

3. 凝血功能障碍

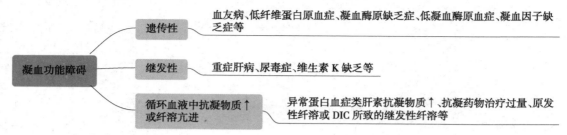

二、临床表现

1. 一般表现　血液淤积于皮肤或黏膜下,形成红色或暗红色斑,压之不褪色,视出血面积大小可分为瘀点(直径≤2mm)、紫癜(直径 3~5mm)和瘀斑(直径 >5mm)。

2. 不同病因的表现

(1)血小板减少:可同时有瘀点、紫癜和瘀斑、鼻出血、齿龈出血、月经过多、血尿及黑便等,严重者可导致脑出血。

(2)血小板病:血小板计数正常,出血轻微,以皮下出血、鼻出血及月经过多为主,但手术时可出现出血不止。

(3)血管壁功能异常:皮肤黏膜可见瘀点、瘀斑。

1)过敏性紫癜:四肢或臀部有对称性、高出皮肤(荨麻疹或丘疹样)紫癜,可伴痒感、关节痛、腹痛,累及肾脏时可有血尿。

2)老年性紫癜:常见手、足的伸侧瘀斑。

3)单纯性紫癜:为四肢慢性偶发瘀斑,常见于女性患者月经期等。

(4)凝血功能障碍:常有内脏、肌肉出血或软组织血肿,关节腔出血也常见,且常有家族史或肝脏病史。

三、伴随症状

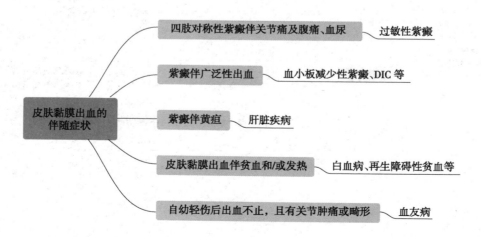

四、紫癜的诊断流程（图 1-3 ）

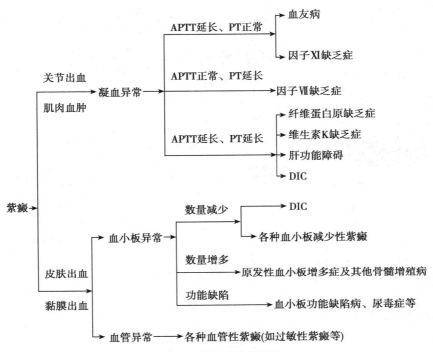

图 1-3　紫癜的诊断流程
APTT,活化部分凝血活酶时间;PT,血浆凝血酶原时间;DIC,弥散性血管内凝血。

第三节　水　　肿

一、概述

水肿是指人体组织间隙有过多的液体积聚使组织肿胀。水肿可分为全身性与局部性。发生于体腔内称积液,如胸腔积液（又称胸水）、腹腔积液（又称腹水）等。

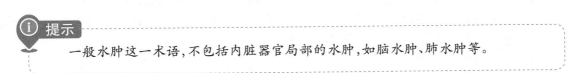

提示

一般水肿这一术语,不包括内脏器官局部的水肿,如脑水肿、肺水肿等。

二、发生机制

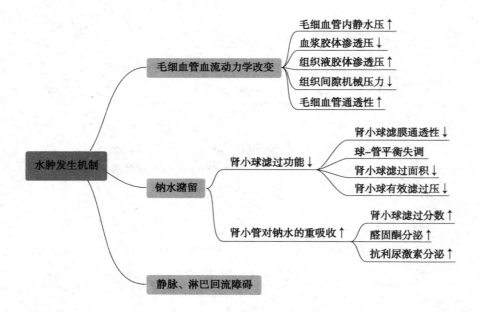

三、病因与临床表现

1. 全身性水肿

（1）心源性水肿与肾源性水肿（表1-4）

表1-4 心源性水肿与肾源性水肿鉴别要点

鉴别要点	心源性水肿	肾源性水肿
病因	主要是右心衰竭	见于各型肾炎和肾病
发生机制	有效循环血量↓,肾血流量↓,继发性醛固酮↑→水钠潴留及静脉淤血,毛细血管内静水压↑,组织液回吸收↓	多种因素引起肾排泄钠、水↓→水钠潴留(基本机制),细胞外液↑
水肿特点	①对称性、凹陷性;从足部开始,向上延及全身;颜面一般不出现水肿 ②行走活动后明显,休息后减轻或消失;经常卧床者以腰骶部较明显 ③比较坚实,移动性较小	①早期晨间起床时有眼睑与颜面水肿,以后很快发展为全身水肿 ②软而移动性大
发展快慢	缓慢	迅速
伴随改变	心脏增大、心脏杂音、肝大、静脉压↑	高血压、尿检改变、肾功能异常

（2）肝源性水肿

1）病因：以肝硬化最常见。

2）主要表现：腹腔积液,可首先出现踝部水肿,逐渐向上蔓延；头、面部及上肢常无水肿。

3）主要发生机制：包括门静脉高压症、低蛋白血症、肝淋巴液回流障碍、继发醛固酮升高等因素。

（3）内分泌代谢疾病所致水肿

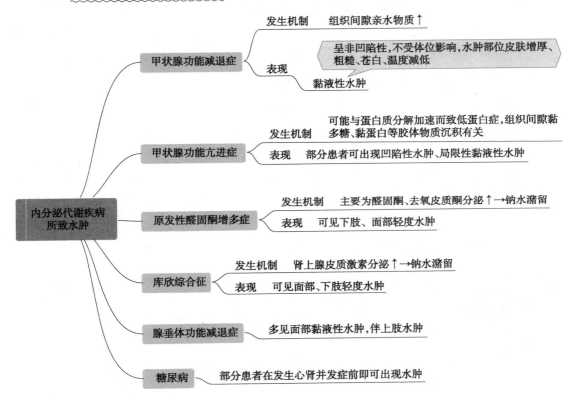

（4）营养不良性水肿

1）病因：如慢性消耗性疾病长期营养缺乏、蛋白丢失性胃肠病、重度烧伤等所致低蛋白血症或维生素 B_1 缺乏症。

2）特点：水肿发生前常有体重减轻表现；水肿常从足部开始逐渐蔓延至全身。

（5）妊娠性水肿

1）发生机制：主要为水钠潴留,血浆胶体渗透压降低,静脉和淋巴回流障碍。

2）表现：大多数妇女在妊娠后期出现水肿,其中多为生理性水肿（分娩后水肿可自行消退）,部分为病理性。

（6）结缔组织疾病所致水肿：可见于系统性红斑狼疮、硬皮病、皮肌炎等。

（7）变态反应性水肿：常见致敏原有致病微生物、异种血清、动植物毒素、某些食物及动物皮毛等。

（8）药物所致水肿

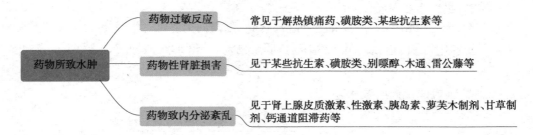

（9）经前期紧张综合征：育龄妇女在月经来潮前7~14天出现眼睑、下肢水肿,可能与内分泌激素改变有关。

（10）特发性水肿：可能与内分泌功能失调有关,绝大多数见于女性,水肿多发生在身体低垂部位。

（11）功能性水肿：指无引起水肿的器质性疾病,在环境、体质、体位等因素的影响下,使体液循环功能发生改变而产生的水肿。包括高温环境引起的水肿、肥胖性水肿、老年性水肿、旅行者水肿、久坐者水肿。

2. 局部性水肿

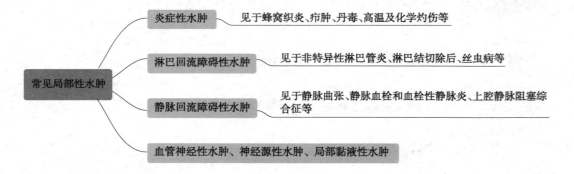

四、伴随症状（表1-5）

表1-5　水肿的伴随症状与常见原因

伴随症状	常见原因
伴肝肿大	心源性（常同时有颈静脉怒张）、肝源性与营养不良性
伴重度蛋白尿	肾源性,轻度蛋白尿可见于心源性
伴呼吸困难与发绀	心脏病、上腔静脉阻塞综合征等
伴心跳缓慢、血压偏低	甲状腺功能减退症
伴消瘦、体重减轻	营养不良
水肿与月经周期有明显关联	经前期紧张综合征

五、水肿的诊断流程（图 1-4）

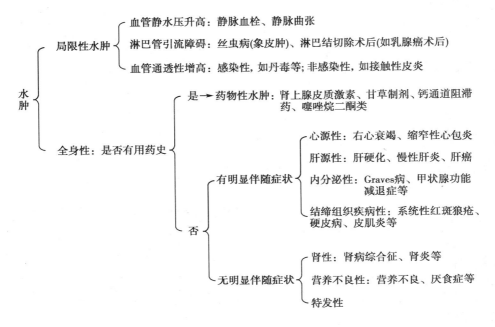

图 1-4 水肿的诊断流程

在全身性水肿患者中，即使有使用致水肿药物，也需注意排查合并其他原因水肿的可能，并且在停用药物后观察水肿变化。

○ 经 典 试 题 ○

（研）1. 下列可见于肝源性水肿的是

    A. 水肿由颜面部向全身蔓延

    B. 可为踝部水肿

    C. 常伴颈静脉充盈

    D. 可为非凹陷性水肿

（研）（2~3 题共用题干）

女性，24 岁。3 周前患上呼吸道感染，发热，咽痛；1 周来乏力、头晕，晨起颜面发胀，继而出现下肢水肿、食欲下降、尿少。自幼体弱，患有房间隔缺损，平素活动尚可。查体：T37.2℃，P88 次/min，BP150/90mmHg，发育、营养稍差，自主体位，双眼睑水肿，颈静脉无怒张，双肺（-），心界不大，心律整，心音正常，$P_2 > A_2$，腹软，肝脾未及，下肢凹陷性水肿（+）。

    2. 该患者水肿最可能的类型是

    A. 心源性

B. 肾源性

C. 肝源性

D. 营养不良

3. 导致该患者水肿最可能的机制是

A. 钠、水潴留

B. 血管通透性增高

C. 低蛋白血症

D. 静脉压增高

【答案】

1. B　2. B　3. A

第四节　咳嗽与咳痰

一、概述

1. 咳嗽　咳嗽是一种反射性防御动作,通过咳嗽可清除呼吸道内分泌物或异物。频繁咳嗽可影响工作与休息,为病理状态。

2. 咳痰　咳痰是借助咳嗽将气管、支气管的分泌物或肺泡内的渗出液排出的过程。

二、病因

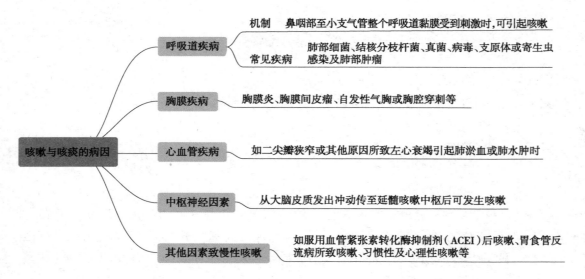

提示

呼吸道感染是引起咳嗽、咳痰最常见的原因。

三、临床表现

1. 咳嗽的性质

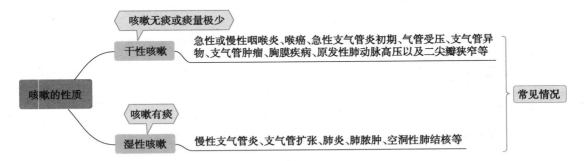

2. 咳嗽的时间与规律

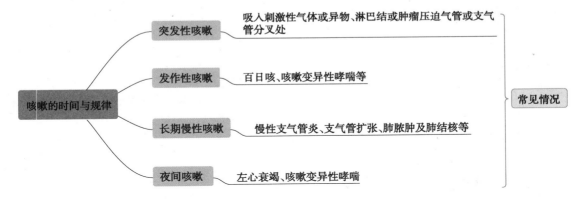

3. 咳嗽的音色

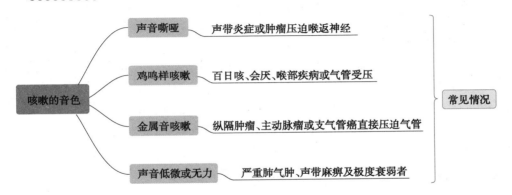

4. 痰的性状和痰量

（1）痰的性质

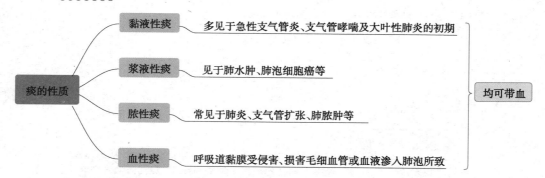

（2）**痰量**：痰量多常见于支气管扩张、肺脓肿和支气管胸膜瘘等，且排痰与体位有关。痰量多时静置后可出现分层现象，即上层为泡沫，中层为浆液或浆液脓性，下层为坏死物质。日咳数百至上千毫升浆液泡沫痰应考虑肺泡细胞癌的可能。

（3）**痰的颜色与气味**（表1–6）

表1–6　痰的颜色与气味

名　称	临床意义
铁锈色痰	为典型肺炎链球菌肺炎特征
黄绿色或翠绿色痰	提示铜绿假单胞菌感染
金黄色痰	提示金黄色葡萄球菌感染
痰白黏稠且呈拉丝状	提示有真菌感染
大量稀薄浆液性痰中含粉皮样物	提示棘球蚴病（包虫病）
粉红色泡沫痰	是肺水肿的特征
恶臭痰	提示有厌氧菌感染

四、伴随症状（表1–7）

表1–7　咳嗽与咳痰的伴随症状与常见病因

伴随症状	常见病因
伴发热	急性上、下呼吸道感染，肺结核，胸膜炎等
伴胸痛	肺炎、胸膜炎、支气管肺癌、肺栓塞、自发性气胸等
伴呼吸困难	喉水肿、喉肿瘤、支气管哮喘、慢性阻塞性肺疾病、重症肺炎、肺结核、大量胸腔积液、气胸、肺淤血、肺水肿、气管或支气管异物等
伴咯血	支气管扩张、肺结核、肺脓肿、支气管肺癌、二尖瓣狭窄等
伴脓痰	支气管扩张、肺脓肿、肺囊肿合并感染、支气管胸膜瘘等
伴哮鸣音	支气管哮喘、心源性哮喘、慢性阻塞性肺疾病、弥漫性泛细支气管炎等
伴杵状指/趾	支气管扩张、慢性肺脓肿、支气管肺癌、脓胸等

第五节　咯　　血

一、概述

1. 咯血　咯血是指喉及喉以下的呼吸道及肺任何部位的出血,经口腔咯出。少量咯血有时仅表现为痰中带血,大咯血时血液从口鼻涌出,严重者可阻塞呼吸道,导致窒息死亡。

2. 鼻出血　鼻出血多自前鼻孔流出,常在鼻中隔前下方发现出血灶。鼻腔后部出血,尤其出血量较多时,血液经后鼻孔沿软腭与咽后壁下流,使患者咽部有异物感,引起咳嗽,将血液咳出,易与咯血混淆。

3. 咯血与呕血的鉴别(表1-8)

表1-8　咯血与呕血的鉴别要点

鉴别要点	咯血	呕血
病因	肺结核、支气管扩张、支气管肺癌、肺炎、肺脓肿、心脏病等	消化性溃疡、肝硬化、急性胃黏膜病变、胆道出血、胃癌等
出血前症状	喉部痒感、胸闷、咳嗽等	上腹部不适、恶心、呕吐等
出血方式	咯出	呕出,可为喷射状
出血的颜色	鲜红色	暗红色、棕色,有时为鲜红色
血中混有物	痰、泡沫	食物残渣、胃液
酸碱反应	碱性	酸性
黑便	无,若咽下血液量较多时可有	有,可为柏油样便,呕血停止后仍可持续数日
出血后痰的性状	常有血痰数日	无痰

二、病因和发生机制

1. 支气管疾病

(1)常见病因:支气管扩张、支气管肺癌、支气管结核和慢性支气管炎等。支气管结石、支气管腺瘤、支气管黏膜非特异性溃疡等少见。

(2)发生机制:主要为炎症、肿瘤、结石导致支气管黏膜或毛细血管通透性增加,或黏膜下血管破裂。

2. 肺部疾病　常见于肺结核、肺炎、肺脓肿等;较少见于肺栓塞、肺淤血、肺寄生虫病、肺真菌病、肺泡炎、肺含铁血黄素沉着症、肺出血肾炎综合征等。

 提示

在我国,引起咯血的首要原因为肺结核,多为浸润性、空洞性肺结核和干酪样肺炎。

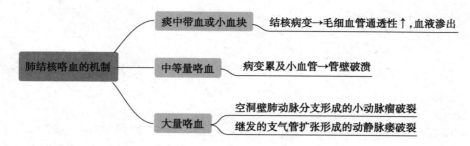

3. 心血管疾病

（1）病因：较常见于二尖瓣狭窄，其次为先天性心脏病所致的肺动脉高压或原发性肺动脉高压，还见于肺栓塞、肺血管炎等。

（2）发生机制：多为肺淤血造成肺泡壁或支气管内膜毛细血管破裂、支气管黏膜下层支气管静脉曲张破裂。

4. 其他　血液病（白血病、血友病、再生障碍性贫血等）、某些急性传染病（流行性出血热、肺出血型钩端螺旋体病等）、风湿性疾病（结节性多动脉炎、系统性红斑狼疮、Wegener 肉芽肿、白塞病等）或气管、支气管子宫内膜异位症等。

三、临床表现

1. 年龄

（1）青壮年咯血常见于肺结核、支气管扩张、二尖瓣狭窄等。

（2）>40 岁、有长期吸烟史（纸烟 20 支 /d×20 年）者，应警惕支气管肺癌的可能。

（3）儿童慢性咳嗽伴少量咯血与小细胞低色素性贫血，注意特发性含铁血黄素沉着症的可能。

2. 咯血量　小量咯血（<100ml/d），中等量咯血（100~500ml/d），大量咯血（>500ml/d 或 100~500ml/ 次）。

（1）空洞性肺结核、支气管扩张和慢性肺脓肿常表现为大咯血。

（2）支气管肺癌主要表现为痰中带血，少有大咯血。

（3）慢性支气管炎、支原体肺炎可见痰中带血或血性痰，常伴剧烈咳嗽。

3. 颜色和性状（表 1-9）

表 1-9　咯血的颜色和性状与常见病因

咯血情况	常 见 病 因
咯血呈鲜红色	肺结核、支气管扩张、肺脓肿和出血性疾病
铁锈色血痰	肺炎链球菌肺炎、肺吸虫病和肺泡出血
砖红色胶冻样痰	肺炎克雷伯菌肺炎
咯血呈暗红色	二尖瓣狭窄
浆液性粉红色泡沫痰	左心衰竭
黏稠暗红色血痰	肺栓塞

四、伴随症状（表 1-10）

表 1-10 咯血的伴随症状与常见病因

伴随症状	常 见 病 因
伴发热	肺结核、肺炎、肺脓肿、流行性出血热、肺出血型钩端螺旋体病、支气管肺癌等
胸痛	肺炎链球菌肺炎、肺结核、肺栓塞（梗死）、支气管肺癌等
伴呛咳	支气管肺癌、支原体肺炎等
伴脓痰	支气管扩张、肺脓肿、空洞性肺结核继发细菌感染等
伴皮肤黏膜出血	血液病、风湿病、肺出血型钩端螺旋体病、流行性出血热等
伴杵状指/趾	支气管扩张、肺脓肿、支气管肺癌等
伴黄疸	钩端螺旋体病、肺炎链球菌肺炎、肺栓塞等

五、咯血的诊断流程（图 1-5）

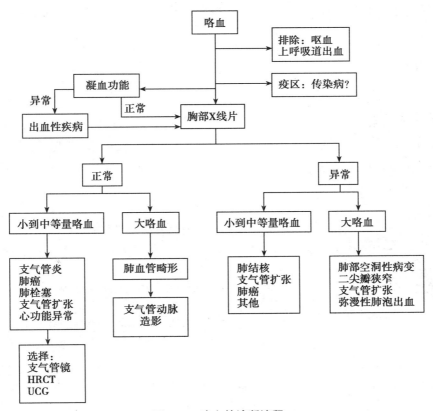

图 1-5 咯血的诊断流程

HRCT，高分辨率 CT；UCG，超声心动图。

◦ 经 典 试 题 ◦

（研）肺炎克雷伯菌肺炎的典型痰液表现是

    A. 少量铁锈色痰

    B. 砖红色胶冻样痰

    C. 脓痰带血丝或脓血状

    D. 黄绿色脓痰

【答案】

  B

第六节 发 绀

一、概述

发绀是指血液中还原血红蛋白增多使皮肤和黏膜呈青紫色改变的一种表现，也称紫绀。常见于口唇、指/趾、甲床等。

二、病因

1. 血中还原血红蛋白增加（真性发绀）

（1）中心性发绀

1）特点：发绀呈全身性，除颜面及四肢外，也累及躯干；受累部位皮肤温暖。

2）原因：多为心、肺疾病→呼吸功能衰竭、通气与换气功能障碍、肺氧合作用不足→血氧饱和度（SaO_2）降低。

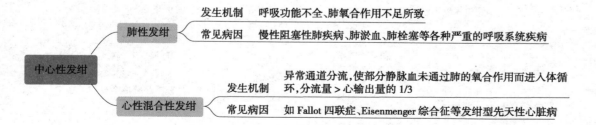

（2）周围性发绀

1）特点：发绀常见于肢体末端与下垂部位；受累部位皮肤是冷的，给予按摩或加温，使皮肤转暖，发绀可消退。

2）发生机制：由于周围循环血流障碍所致。

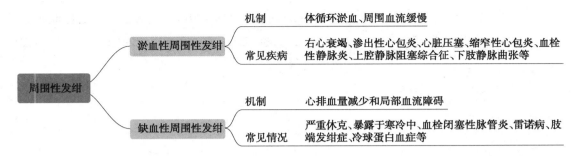

（3）混合性发绀：中心性发绀与周围性发绀同时存在。可见于心力衰竭等。

2. 血中存在异常血红蛋白衍生物

（1）高铁血红蛋白血症

1）先天性高铁血红蛋白血症：自幼即有发绀，无心、肺疾病及引起异常血红蛋白的其他原因。通常有家族史，身体一般状况较好。

2）后天获得性高铁血红蛋白血症：血中高铁血红蛋白量达到30g/L时可出现发绀。

a. 特点：发绀急剧出现，抽出静脉血呈深棕色，给予氧疗后发绀不能改善，只有静脉注射亚甲蓝或大量维生素C，发绀方可消退，分光镜检查有助于诊断。

b. 发生机制：常见苯胺、硝基苯、伯氨喹、亚硝酸盐、磺胺类等中毒→血红蛋白分子中Fe^{2+}被Fe^{3+}所取代，失去与氧结合的能力。

> ℹ️ **提示**
>
> 大量进食含亚硝酸盐的变质蔬菜引起中毒性高铁血红蛋白血症，也可出现发绀，称"肠源性青紫症"。

（2）硫化血红蛋白血症：为后天获得性。血液中硫化血红蛋白达到5g/L即可出现发绀。

1）特点：发绀持续时间长，可达数月以上，血液呈蓝褐色，分光镜检查有助于诊断。

2）先决条件：患者须同时有便秘或服用含硫药物，在肠内形成大量硫化氢。

三、发生机制

1. 发绀是由于血液中还原血红蛋白的绝对量增加所致。还原血红蛋白浓度可用血氧的未饱和度来表示。

（1）正常血液中含血红蛋白150g/L，能携带20vol/dl的氧，此种情况称为100%氧饱和度。

（2）正常从肺毛细血管流经左心至体动脉的血液，其氧饱和度为96%（19vol/dl），静脉血的氧饱和度为72%~75%（14~15vol/dl），氧未饱和度为5~6vol/dl，在周围循环毛细血管血液中,氧的未饱和度平均约为 3.5vol/dl。

2. 当毛细血管内的还原血红蛋白 >50g/L 时(即血氧未饱和度 >6.5vol/dl),皮肤黏膜可出现发绀。若患者血红蛋白增多达 180g/L 时,虽然 SaO_2>85%,亦可出现发绀。严重贫血(Hb<60g/L)时,虽然 SaO_2 明显降低,但常不能显示发绀。故临床所见发绀,并不能全部确切反映动脉血氧下降的情况。

四、伴随症状

1. 伴呼吸困难　常见于重症肺、心疾病及急性呼吸道梗阻、大量气胸等。
2. 伴杵状指 / 趾　常见于发绀型先天性心脏病及某些慢性肺部疾病。
3. 伴意识障碍　常见于肺性脑病、某些药物或化学物质中毒、休克、急性肺部感染或急性心力衰竭等。

◆━━ 经 典 试 题 ━━◆

(研)下列可导致发绀的疾病中,属于混合性发绀的是

　　A. 肺栓塞

　　B. 阻塞性肺气肿

　　C. 心力衰竭

　　D. 亚硝酸盐中毒

【答案】

C

第七节　呼 吸 困 难

一、概述

呼吸困难的表现:①主观上,患者感到空气不足、呼吸费力;②客观上,表现为呼吸运动用力,严重时出现张口呼吸、鼻翼扇动、端坐呼吸,甚至发绀、呼吸辅助肌参与呼吸运动,可有呼吸频率、深度、节律的改变。

二、病因

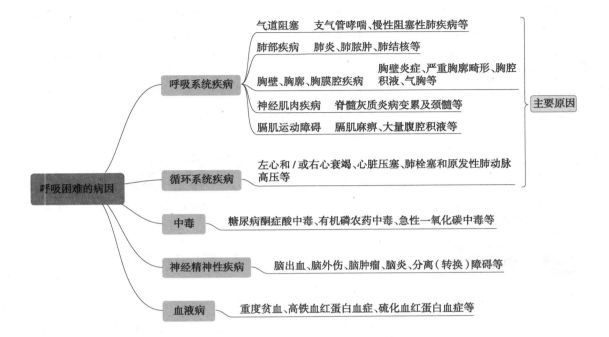

三、发病机制及临床表现

1. 肺源性呼吸困难 主要是呼吸系统疾病引起的通气、换气功能障碍导致缺氧和 / 或二氧化碳潴留引起。其临床类型见表 1-11。

表 1-11 肺源性呼吸困难的临床类型

项目	吸气性呼吸困难	呼气性呼吸困难	混合性呼吸困难
表现	吸气显著费力,严重者吸气时可见"三凹征"(胸骨上窝、锁骨上窝和肋间隙明显凹陷)	呼气费力、呼气缓慢、呼气时间明显延长	吸气期及呼气期均感呼吸费力、呼吸频率增快、深度变浅
发生机制	喉部、气管、大支气管的狭窄与阻塞	主要为肺泡弹性减弱和 / 或小支气管的痉挛或炎症	主要为肺或胸膜腔病变→呼吸面积减少→换气功能障碍
常见病因	气管异物等	慢性支气管炎(喘息型)、慢性阻塞性肺疾病、支气管哮喘、弥漫性泛细支气管炎等	重症肺炎、重症肺结核、大面积肺栓塞(梗死)、弥漫性肺间质疾病、大量胸腔积液、气胸、广泛性胸膜增厚等
伴随症状	干咳及高调吸气性喉鸣	呼气期哮鸣音	呼吸音异常或病理性呼吸音

2. **心源性呼吸困难** 主要由左心和 / 或右心衰竭引起,尤其左心衰竭时呼吸困难更为严重。

(1)左心衰竭引起的呼吸困难:急性左心衰竭时,常可见夜间阵发性呼吸困难,表现为夜间睡眠中突感胸闷气急,被迫坐起,惊恐不安。轻者数分钟至数十分钟后症状逐渐减轻、消失;重者可见端坐呼吸、面色发绀、大汗、咳浆液性粉红色泡沫痰,有哮鸣音,两肺底有较多湿啰音,心率加快,可有奔马律。

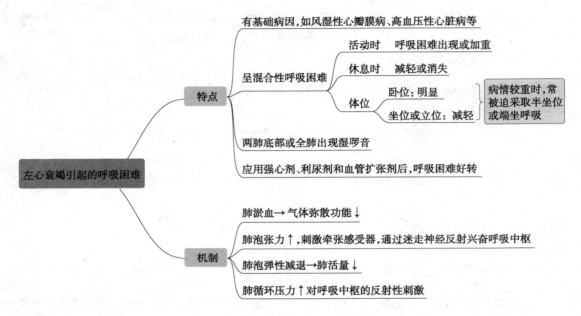

(2)右心衰竭引起的呼吸困难:主要为体循环淤血所致。

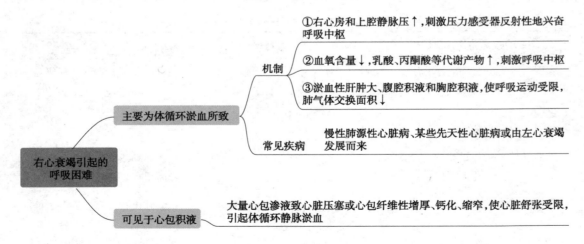

3. 中毒性呼吸困难

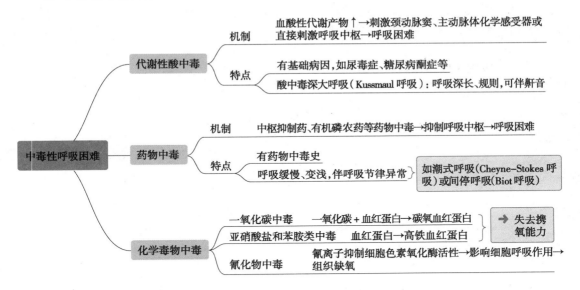

4. 神经精神性呼吸困难（表 1-12）

表 1-12　神经精神性呼吸困难

项目	神经性呼吸困难	精神性呼吸困难
主要发病机制	呼吸中枢受增高的颅内压和供血减少的刺激	过度通气→呼吸性碱中毒
主要表现	呼吸深慢	呼吸浅快，严重时可出现意识障碍
伴随症状	呼吸节律改变，如双吸气（抽泣样呼吸）、呼吸遏制（吸气突然停止）等	叹息样呼吸或手足搐搦
常见病因	重症颅脑疾病，如脑出血、脑炎、脑外伤及脑肿瘤等	焦虑症、分离（转换）障碍患者

5. 血源性呼吸困难　多由红细胞携氧量减少，血氧含量降低所致。表现为呼吸浅，心率快。临床常见于重度贫血、高铁血红蛋白血症、硫化血红蛋白血症等。大出血或休克时，因缺氧和血压下降，刺激呼吸中枢，也可使呼吸加快。

四、伴随症状

1. 发作性呼吸困难伴哮鸣音　多见于支气管哮喘、心源性哮喘。突发性重度呼吸困难见于喉水肿、气管异物、大面积肺栓塞、自发性气胸等。

2. 伴发热　多见于肺炎、肺脓肿、肺结核、胸膜炎、急性心包炎等。

3. 伴一侧胸痛　见于大叶性肺炎、急性渗出性胸膜炎、肺栓塞、自发性气胸、急性心肌梗死、支气管肺癌等。

4. 伴咳嗽、咳痰　见于慢性阻塞性肺疾病、肺炎、支气管扩张、肺脓肿、有机磷农药中毒

（伴大量泡沫痰）、急性左心衰竭（伴粉红色泡沫痰）等。

5. 伴意识障碍 见于脑出血、脑膜炎、糖尿病酮症酸中毒、尿毒症、肺性脑病、急性中毒、休克型肺炎等。

五、呼吸困难的诊断流程（图 1-6）

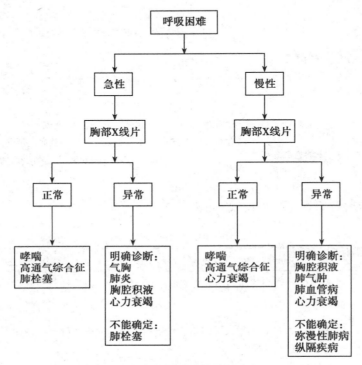

图 1-6 呼吸困难的诊断流程

— 经 典 试 题 —

（研）下列呼吸类型与疾病的关系，正确的是

A. 精神紧张——深大呼吸

B. 糖尿病酮症——潮式呼吸

C. 尿毒症——叹息样呼吸

D. 脑出血——间停呼吸

【答案】

D

第八节　胸　　痛

一、常见病因

1. 胸壁疾病　急性皮炎、皮下蜂窝织炎、带状疱疹、肋间神经炎、肋软骨炎、流行性肌炎、肋骨骨折、多发性骨髓瘤、急性白血病等。

2. 心血管疾病　冠状动脉粥样硬化性心脏病（如心绞痛、心肌梗死）、肥厚型心肌病、主动脉狭窄、急性心包炎、胸主动脉夹层动脉瘤、肺梗死、肺动脉高压等。

3. 呼吸系统疾病　胸膜炎、胸膜肿瘤、自发性气胸、血胸、支气管炎、支气管肺癌等。

4. 纵隔疾病　纵隔炎、纵隔气肿、纵隔肿瘤等。

5. 其他　过度通气综合征、痛风、食管炎、食管癌、食管裂孔疝、膈下脓肿、肝脓肿、脾梗死以及神经症等。

二、临床表现

1. 发病年龄

（1）青壮年胸痛：多见于结核性胸膜炎、自发性气胸、心肌炎、心肌病、风湿性心瓣膜病。

（2）>40 岁者胸痛：多见于心绞痛、心肌梗死、支气管肺癌。

2. 胸痛部位（表 1–13）

表 1–13　常见胸痛部位

名称	常见胸痛部位
胸壁疾病	常固定在病变部位,局部有压痛,胸壁皮肤炎症性病变时局部可有红、肿、热、痛
带状疱疹	成簇水疱常沿一侧肋间神经分布伴剧痛,疱疹不超过体表中线
肋软骨炎	常在第1、2肋软骨处,局部有压痛、无红肿
心绞痛及心肌梗死	多在胸骨后方和心前区或剑突下,可向左肩和左臂内侧放射,甚至达无名指与小指,也可放射于左颈或面颊部
夹层动脉瘤	多位于胸背部,向下放射至下腹、腰部与两侧腹股沟和下肢
胸膜炎	多在胸侧部
食管及纵隔病变	多在胸骨后
肝胆疾病及膈下脓肿	多在右下胸,侵犯膈肌中心部时疼痛放射至右肩部
肺尖部肺癌（肺上沟癌）	多以肩部、腋下为主,向上肢内侧放射

3. 胸痛性质（表 1-14）

表 1-14 胸痛性质

名称	胸痛性质
带状疱疹	呈刀割样或灼热样剧痛
食管炎	多呈烧灼痛
肋间神经痛	为阵发性灼痛或刺痛
心绞痛	呈绞榨样痛，伴重压窒息感
心肌梗死	绞榨样痛更剧烈，伴恐惧、濒死感
气胸	发病初期有撕裂样疼痛
胸膜炎	常呈隐痛、钝痛和刺痛
夹层动脉瘤	常呈突发胸背部撕裂样剧痛或锥痛
肺梗死	可突发胸部剧痛或绞痛，常伴呼吸困难、发绀

4. 疼痛持续时间　平滑肌痉挛或血管狭窄缺血所致的疼痛为阵发性，炎症、肿瘤、栓塞或梗死所致疼痛呈持续性。

5. 影响疼痛因素　主要为疼痛发生的诱因、加重与缓解的因素。

6. 不同疾病的胸痛特征（表 1-15）

表 1-15 不同疾病的胸痛特征

名称	年龄	疼痛 部位	性质	影响因素
自发性气胸	青壮年	病侧胸部	呈撕裂样疼痛	咳嗽或呼吸加剧
结核性胸膜炎、心包炎	青壮年	病侧胸部、腋下	呈隐痛、钝痛、刺痛	咳嗽或呼吸加剧
心绞痛	>40 岁	胸骨后或心前区	呈绞榨样痛、濒死感	休息或含服硝酸酯类药后缓解
心肌梗死	>40 岁	胸骨后或心前区	呈绞榨样痛、濒死感	休息或含服硝酸酯类药后不易缓解
肋间神经痛	不定	沿肋间神经呈带状分布	刀割样、触电样灼痛	服用止痛药可短暂缓解
支气管肺癌	>40 岁	受累胸膜或胸壁	持续、固定、剧烈	咳嗽或呼吸加剧
食管疾病	不定	食管或胸骨后	呈隐痛	进食时发作或加剧，服用抗酸药和促动力药物可减轻或消失

三、伴随症状

1. 伴咳嗽、咳痰和 / 或发热　常见于气管、支气管和肺部疾病。

2. 伴呼吸困难　常提示病变累及范围较大,如大叶性肺炎、自发性气胸、渗出性胸膜炎和肺栓塞等。

3. 伴咯血　主要见于肺栓塞、支气管肺癌。

4. 伴苍白、大汗、血压下降或休克　多见于心肌梗死、夹层动脉瘤、主动脉窦瘤破裂和大块肺栓塞。

5. 伴吞咽困难　多提示食管疾病,如反流性食管炎等。

四、胸痛的诊断流程（图 1–7 ）

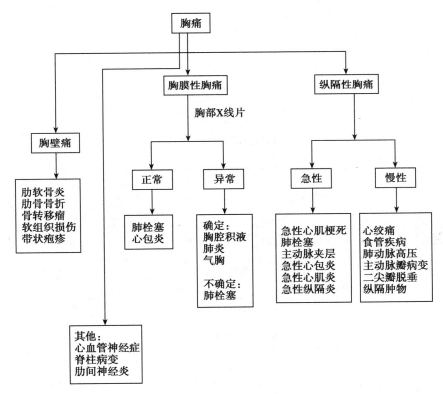

图 1–7　胸痛的诊断流程

○ 经 典 试 题 ○

（研）局限性胸痛、按压后疼痛加重,提示病变主要累及的部位是

　　A. 邻近胸膜肺组织

    B. 胸壁软组织

    C. 脏层胸膜

    D. 壁层胸膜

【答案】

  B

第九节　心　悸

一、概述

心悸是一种自觉心脏跳动的不适感或心慌感。心率加快时感到心脏跳动不适,心率缓慢时感到搏动有力。

二、病因

1. 心脏搏动增强

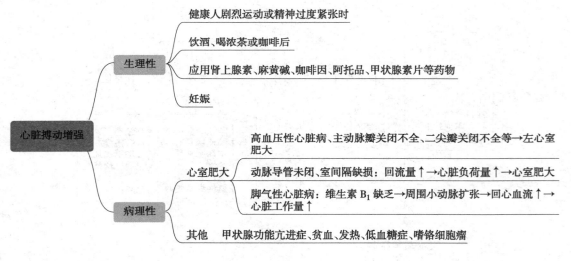

2. 心律失常

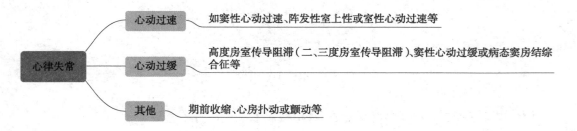

3. 心力衰竭、心脏神经症、β 受体亢进综合征、更年期综合征、其他（胸腔大量积液、高原病、胆心综合征等）。

三、发病机制

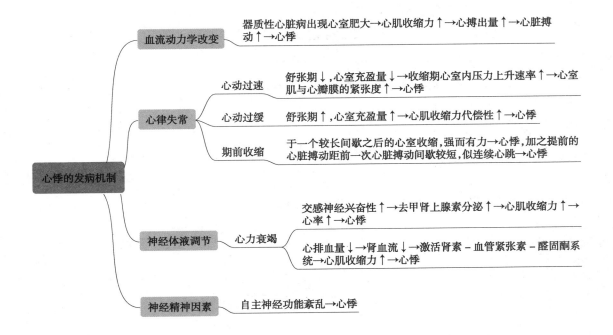

四、伴随症状

1. 伴心前区疼痛　见于冠状动脉粥样硬化性心脏病（如心绞痛、心肌梗死）、心肌炎、心包炎、心脏神经症等。

2. 伴发热　见于急性传染病、风湿热、心肌炎、心包炎、感染性心内膜炎等。

3. 伴晕厥或抽搐　见于窦性停搏、高度房室传导阻滞、室性心动过速、病态窦房结综合征等。

4. 伴贫血　见于各种原因引起的急性失血。慢性贫血，心悸多在劳累后较明显。

5. 伴呼吸困难　见于急性心肌梗死、心肌炎、心包炎、心力衰竭、重症贫血等。

6. 伴消瘦及出汗　见于甲状腺功能亢进症。

7. 伴发绀　见于先天性心脏病、右心功能不全和休克。

 提示

心悸时，心率可快、可慢，也可有心律失常；心率和心律正常者亦可有心悸。

五、心悸的诊断流程(图1-8)

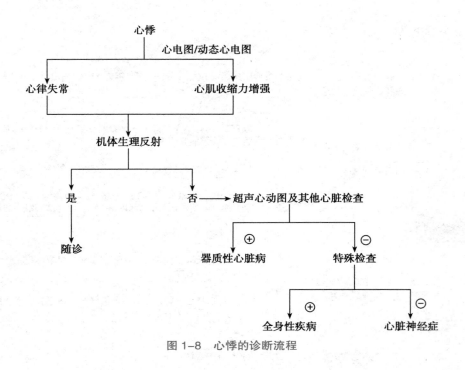

图1-8　心悸的诊断流程

第十节　恶心与呕吐

一、概述

1. 恶心　为上腹部不适、紧迫欲吐的感觉。可伴皮肤苍白、出汗、流涎、血压降低、心动过缓等迷走神经兴奋症状,常为呕吐的前奏。

2. 呕吐　是通过胃的强烈收缩迫使胃或部分小肠内容物经食管、口腔排出体外的现象。

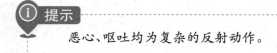
提示

恶心、呕吐均为复杂的反射动作。

二、病因

1. 反射性呕吐

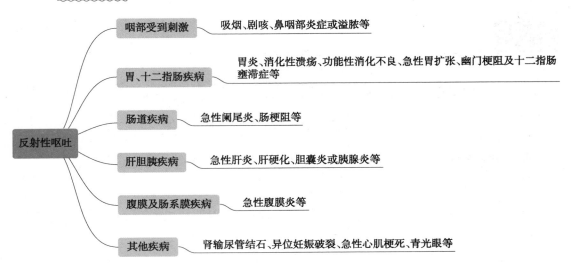

2. 中枢性呕吐

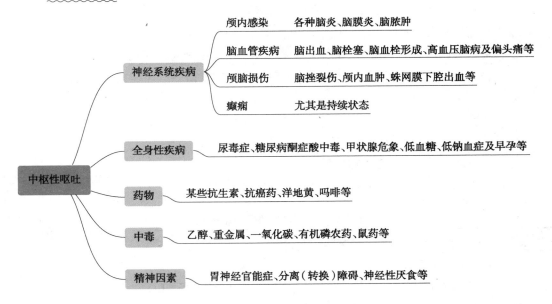

3. 前庭障碍性呕吐　凡呕吐伴听力障碍、眩晕等症状者,需考虑前庭障碍性呕吐。如迷路炎、梅尼埃病、晕动病等。

三、发生机制

呕吐过程可分为三个阶段,即恶心、干呕与呕吐。

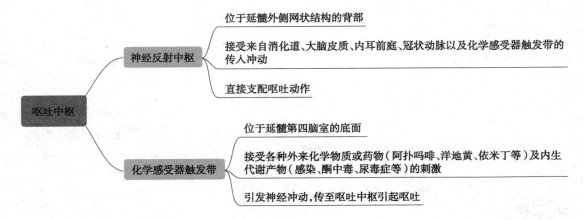

四、临床表现

1. 呕吐的时间

（1）晨起呕吐：见于早期妊娠（育龄妇女）、尿毒症、慢性酒精中毒或功能性消化不良、鼻窦炎等。

（2）晚上或夜间呕吐：见于幽门梗阻。

2. 呕吐与进食的关系

（1）进食过程中或餐后即刻呕吐：可能为幽门管溃疡或精神性呕吐。

（2）延迟性呕吐（餐后 1 小时以上呕吐）：提示胃张力下降或胃排空延迟。

（3）餐后较久或数餐后呕吐：见于幽门梗阻，呕吐物可有隔夜宿食。

（4）餐后近期呕吐，特别是集体发病者：多由食物中毒所致。

3. 呕吐的特点

（1）进食后立刻呕吐，吐后又可进食，长期反复发作而营养状态不受影响，多为心因性呕吐。

（2）喷射状呕吐，多为颅内高压性疾病。

4. 呕吐物的性质（表 1-16）

表 1-16　呕吐物的性质与临床意义

呕吐物的性质	临床意义
带发酵、腐败气味	提示胃潴留
带粪臭味	提示低位小肠梗阻
不含胆汁	说明梗阻平面多在十二指肠乳头以上
含多量胆汁	提示梗阻平面多在十二指肠乳头以下
含有大量酸性液体者	多有胃泌素瘤或十二指肠溃疡
无酸味者	可能为贲门狭窄或贲门失弛缓症
咖啡色样呕吐物	常见于上消化道出血

五、伴随症状（表 1–17）

表 1–17 呕吐的伴随症状与常见病因

伴随症状及其他情况	常见病因
伴腹痛、腹泻	急性胃肠炎、霍乱、副霍乱、食物中毒
伴右上腹痛及发热、寒战或有黄疸	急性胆囊炎或胆石症
伴头痛及喷射性呕吐	颅内高压症或青光眼
伴眩晕、眼球震颤	前庭器官疾病
应用阿司匹林、某些抗生素及抗癌药物	可能与药物副作用有关
已婚育龄妇女早晨呕吐	注意早孕

第十一节 吞 咽 困 难

一、概述

1. 吞咽困难　是指食物从口腔至胃、贲门运送过程中受阻而产生咽部、胸骨后或剑突部位的梗阻停滞感觉。可伴有胸骨后疼痛。

2. 假性吞咽困难　无食管梗阻基础，仅为一种咽喉部阻塞感、不适感，不影响进食。

二、病因和分类

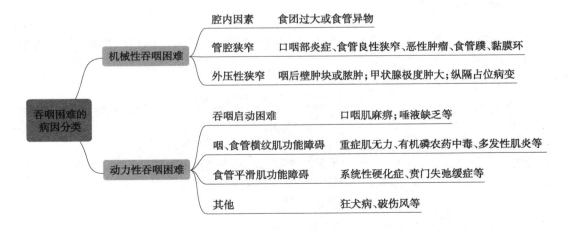

三、发病机制

1. 机械性吞咽困难　正常食管壁具有弹性，管腔直径可扩张 >4cm。如 <1.3cm 时，必然存在吞咽困难。常见食管壁病变引起整个管腔狭窄、外压性病变导致的偏心性狭窄。

2. 运动性吞咽困难 指随意的吞咽动作发生困难,伴随一系列吞咽反射性运动障碍。最常见于各种延髓麻痹,也可见于肌痉挛(如狂犬病)、肠肌丛内神经节细胞减弱(如贲门失弛缓症)、系统性硬化症等。

> **ⓘ 提示**
>
> 上述两种吞咽困难可存在于同一疾病(如食管癌)当中,以其中某一机制为突出。

四、吞咽困难的常见临床表现(表 1-18)

表 1-18 吞咽困难的常见临床表现

名称	临床表现
口咽性吞咽困难	食物由口腔进入食管过程受阻,食物阻滞于口腔及咽喉部
食管癌	吞咽困难病程较短,呈进行性
食管良性肿瘤	吞咽困难症状较轻,或仅有阻挡感
反流性食管炎	吞咽困难症状不重,多伴有反食、胃灼热、胸痛等反流症状
贲门失弛缓症	吞咽困难病程偏长,反复发作,发病多与精神因素有关,进食需大量饮水以助干食下咽,后期有反食症状
动力性吞咽困难	吞咽困难无液体、固体之分
吞咽反射性动力障碍	吞咽液体比固体食物更困难
延髓麻痹	饮水由鼻孔反流伴以呛咳、呼吸困难等症状

五、伴随症状(表 1-19)

自觉咽部有阻塞感,在不进食时也感到在咽部或胸骨上凹部位有上下移动的物体堵塞,常提示癔球症,多见于年轻女性。

表 1-19 吞咽困难的伴随症状与常见病因

伴随症状	常见病因
伴声嘶	食管癌纵隔浸润、主动脉瘤、淋巴结肿大及肿瘤压迫喉返神经
伴呛咳	脑神经疾病、食管憩室和贲门失弛缓症致潴留食物反流,食管癌致食管支气管瘘,重症肌无力致咀嚼肌、咽喉肌和舌肌无力
伴呃逆	贲门失弛缓症、膈疝等
伴吞咽疼痛	口咽炎或溃疡,如急性扁桃体炎、急性咽炎、口腔溃疡等
伴胸骨后疼痛	食管炎、食管溃疡、食管异物、晚期食管癌、纵隔炎等
伴反酸、胃灼热	胃食管反流病
伴哮喘和呼吸困难	纵隔肿物、大量心包积液压迫食管及大气管

第十二节　呕　　血

一、概述

呕血是上消化道疾病（指十二指肠悬韧带以上的消化道,包括食管、胃、十二指肠、肝、胆、胰及胃空肠吻合术后的空肠上段疾病）或全身性疾病所致的上消化道出血,血液经口腔呕出。常伴黑便,严重时可有急性周围循环衰竭的表现。

二、病因

1. 消化系统疾病

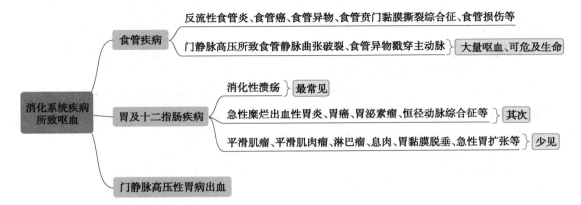

2. **上消化道邻近器官或组织的疾病**　如胆道结石、胆道蛔虫、胆囊癌、胆管癌及壶腹癌、胰腺炎、胰腺癌合并脓肿破溃、主动脉瘤破入食管等。

3. **全身性疾病**　如血液系统疾病、感染性疾病、结缔组织病、尿毒症、肺源性心脏病等。

> ⓘ **提示**
>
> 　　呕血原因以消化性溃疡最常见,其次为食管或胃底静脉曲张破裂,再次为急性糜烂性出血性胃炎和胃癌。

三、临床表现

1. **呕血与黑便**　呕血前常有上腹部不适和恶心,随后呕吐血性胃内容物。其颜色视出血量的多少、血液在胃内停留时间的长短及出血部位不同而异。呕血的同时因部分血液经肠道排出体外,可形成黑便。

（1）出血量多、在胃内停留时间短、出血位于食管,则血色鲜红或为暗红色,常混有凝血块。

（2）出血量较少或在胃内停留时间长,则因血红蛋白与胃酸作用形成酸化正铁血红蛋白,呕吐物可呈棕褐色或咖啡渣样。

2. 失血性周围循环衰竭（表 1-20）

表 1-20 失血性周围循环衰竭与临床表现

出血量占循环血容量的比例	临床表现
<10%	一般无明显临床表现
占 10%~20%	可有头晕、无力等,多无血压、脉搏等变化
>20%	有冷汗、四肢厥冷、心慌、脉搏增快等急性失血症状
>30%	有神志不清、面色苍白、心率加快、脉搏细弱、血压下降、呼吸急促等急性周围循环衰竭表现

3. 血液学改变

（1）出血早期可无明显血液学改变。

（2）出血 3~4 小时后,由于组织液渗出及输液等情况,血液被稀释,血红蛋白及血细胞比容逐渐降低。

4. 其他　大量呕血可出现氮质血症、发热等表现。

四、伴随症状

1. 伴上腹痛
（1）慢性反复发作的周期性上腹痛,有一定周期性与节律性,多为消化性溃疡。
（2）中老年人,无明显规律性慢性上腹痛,伴厌食、消瘦或贫血者,应警惕胃癌。

2. 伴肝脾肿大
（1）脾肿大、有腹壁静脉曲张或有腹腔积液者,提示肝硬化。
（2）肝区疼痛、肝大、质地硬、表面凹凸不平或有结节者,多为肝癌。

3. 伴黄疸
（1）黄疸、寒战、发热伴右上腹绞痛并呕血:可能由胆道疾病引起。
（2）黄疸、发热及全身皮肤黏膜出血:见于败血症、钩端螺旋体病等感染性疾病。

4. 伴头晕、黑矇、口渴、冷汗　提示血容量不足。伴有肠鸣音活跃、黑便者,提示有活动性出血。

5. 其他
（1）近期有服用非甾体类抗炎药物史、酗酒史、大面积烧伤、颅脑手术、脑血管疾病和严重外伤伴呕血者,应考虑急性胃黏膜病变。
（2）剧烈呕吐后呕血,应考虑食管贲门黏膜撕裂综合征。

───○ 经 典 试 题 ○───

（研）剧烈呕吐后，患者呕出鲜血的最常见病因是

    A. 消化性溃疡

    B. 食管裂孔疝

    C. 急性胃炎

    D. 食管贲门黏膜撕裂综合征（Mallory–Weiss 综合征）

【答案】

D

第十三节　便　　血

一、病因

1. 下消化道疾病

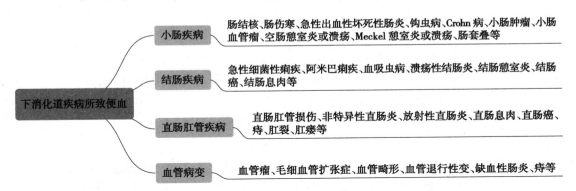

2. 上消化道疾病　上消化道疾病视出血量与速度的不同，可表现为便血或黑便。

3. 全身性疾病　白血病、血小板减少性紫癜、血友病、遗传性毛细血管扩张症、维生素 C 及维生素 K 缺乏症、严重的肝脏疾病、尿毒症、流行性出血热、败血症等。

二、临床表现

1. 便血多为下消化道出血，可表现为急性大出血、慢性少量出血及间歇性出血。便血颜色可因出血部位不同、出血量的多少以及血液在肠腔内停留时间的长短而异。

（1）出血量多、速度快：便血呈鲜红色。

（2）出血量小、速度慢，血液在肠道内停留时间较长：便血可为暗红色。

2. 消化道出血在 5~10ml/d 以内者，无肉眼可见的粪便颜色改变，需用隐血试验才能确

定,称为隐血便。

> **提示**
>
> 隐血试验敏感性高,但有一定假阳性,使用抗人血红蛋白单克隆抗体的免疫学检测,可避免其假阳性。

三、伴随症状

1. 伴腹痛(表 1-21)

表 1-21 便血伴腹痛的表现与常见病因

伴腹痛表现	常见病因
慢性反复上腹痛,呈周期性和节律性,出血后疼痛减轻	消化性溃疡
上腹绞痛或伴黄疸	胆道出血
腹痛时排血便或脓血便,便后腹痛减轻	细菌性痢疾、阿米巴痢疾或溃疡性结肠炎
腹痛伴便血	急性出血性坏死性肠炎、肠套叠、肠系膜血栓形成或栓塞、膈疝等

2. 伴里急后重　即肛门坠胀感。提示肛门、直肠疾病,见于痢疾、直肠炎及直肠癌。

3. 伴发热　见于败血症、流行性出血热、钩端螺旋体病、肠道淋巴瘤、白血病等。

4. 伴全身出血倾向　伴皮肤黏膜出血者,见于急性传染性疾病及血液疾病。

5. 伴皮肤改变

(1)有蜘蛛痣及肝掌者,便血可能与肝硬化门静脉高压有关。

(2)皮肤黏膜有毛细血管扩张,提示便血可能由遗传性毛细血管扩张症所致。

6. 伴腹部肿块　见于结肠癌、肠结核、肠道恶性淋巴瘤、肠套叠及 Crohn 病等。

───◦ 经 典 试 题 ◦───

(研)便血伴里急后重常见于

　　A. 直肠炎

　　B. 直肠癌

　　C. 消化性溃疡

　　D. 嵌顿痔

【答案】

AB

第十四节　腹　　痛

一、病因

1. 急性腹痛

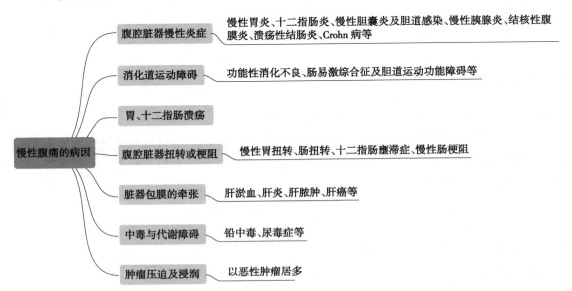

急性腹痛的病因

- 腹腔器官急性炎症：急性胃炎、急性肠炎、急性胰腺炎、急性出血性坏死性肠炎、急性胆囊炎、急性阑尾炎等
- 空腔脏器阻塞或扩张：肠梗阻、肠套叠、胆道结石、胆道蛔虫症、泌尿系统结石等
- 脏器扭转或破裂：绞窄性肠梗阻、卵巢囊肿蒂扭转、肝破裂、脾破裂等
- 腹膜炎症：多见胃肠穿孔，少部分为自发性腹膜炎
- 腹腔内血管阻塞：缺血性肠病、腹主动脉瘤及门静脉血栓形成等
- 腹壁疾病：腹壁挫伤、脓肿及腹壁皮肤带状疱疹
- 胸腔疾病所致的腹部牵涉痛：大叶性肺炎、肺梗死、心绞痛、心肌梗死、急性心包炎、胸膜炎、食管裂孔疝、胸椎结核
- 全身性疾病所致的腹痛：腹型过敏性紫癜、糖尿病酮症酸中毒、尿毒症、铅中毒、血卟啉病等

2. 慢性腹痛

慢性腹痛的病因

- 腹腔脏器慢性炎症：慢性胃炎、十二指肠炎、慢性胆囊炎及胆道感染、慢性胰腺炎、结核性腹膜炎、溃疡性结肠炎、Crohn 病等
- 消化道运动障碍：功能性消化不良、肠易激综合征及胆道运动功能障碍等
- 胃、十二指肠溃疡
- 腹腔脏器扭转或梗阻：慢性胃扭转、肠扭转、十二指肠壅滞症、慢性肠梗阻
- 脏器包膜的牵张：肝淤血、肝炎、肝脓肿、肝癌等
- 中毒与代谢障碍：铅中毒、尿毒症等
- 肿瘤压迫及浸润：以恶性肿瘤居多

二、发生机制

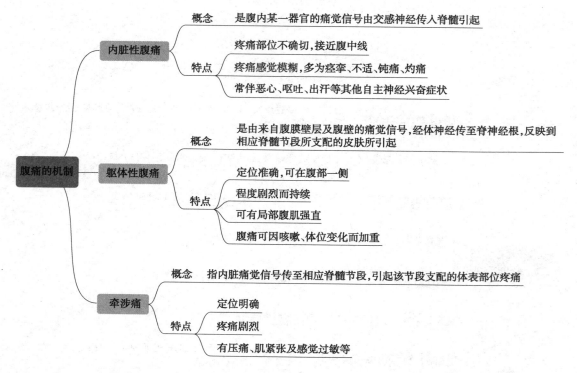

临床上不少疾病的腹痛涉及多种机制，如急性阑尾炎的腹痛机制如下。

1. 早期疼痛在脐周或上腹部，常有恶心、呕吐，为内脏性疼痛。

2. 疾病进展后，持续而强烈的炎症刺激影响相应脊髓节段的躯体传入纤维，出现牵涉痛，疼痛转移至右下腹麦氏（McBurney）点。

3. 炎症进一步发展波及腹膜壁层，出现躯体性疼痛，程度剧烈，伴压痛、肌紧张及反跳痛。

三、临床表现

1. 腹痛部位　一般腹痛部位多为病变所在部位。

2. 诱发因素　胆囊炎或胆石症发作前常有进油腻食物史，急性胰腺炎发作前常有酗酒和／或暴饮暴食史，部分机械性肠梗阻多与腹部手术有关，腹部受暴力作用引起的剧痛并有休克者，可能是肝、脾破裂所致。

3. 腹痛性质和程度（表1-22）　其中临床常见的绞痛见表1-23。

4. 发作时间

（1）餐后疼痛可能由于胆胰疾病、胃部肿瘤或消化不良所致。

（2）周期性、节律性上腹痛见于胃、十二指肠溃疡。

表 1-22　腹痛性质和程度与临床意义

腹痛性质和程度	临床意义
突发中上腹剧烈刀割样痛或烧灼样痛	多为胃、十二指肠溃疡穿孔
中上腹持续性隐痛	多为慢性胃炎或胃、十二指肠溃疡
上腹部持续性钝痛或刀割样疼痛呈阵发性加剧	多为急性胰腺炎
持续性、广泛性剧烈腹痛伴腹壁肌紧张或板样强直	提示急性弥漫性腹膜炎
隐痛或钝痛	多为内脏性疼痛,多由胃肠张力变化或轻度炎症引起
胀痛	可能为实质脏器包膜牵张所致
阵发性剑突下钻顶样疼痛	提示胆道蛔虫症
绞痛	多为空腔脏器痉挛、扩张或梗阻引起

表 1-23　临床常见的绞痛鉴别

类别	疼痛部位	其他特点
肠绞痛	多位于脐周围、下腹部	常伴有恶心、呕吐、腹泻、便秘、肠鸣音增强等
胆绞痛	位于右上腹,放射至右背与右肩胛	常有黄疸、发热,肝可触及或 Murphy 征阳性
肾绞痛	位于腰部并向下放射至腹股沟、外生殖器及大腿内侧	常有尿频、尿急,尿含蛋白质、红细胞等

（3）子宫内膜异位者腹痛与月经来潮相关。

（4）卵泡破裂者腹痛发生在月经间期。

5. 与体位的关系　某些体位可使腹痛加剧或减轻。

（1）胃黏膜脱垂:左侧卧位疼痛可减轻。

（2）胰腺癌:仰卧位时疼痛明显,前倾位或俯卧位时减轻。

（3）反流性食管炎:烧灼痛在躯体前屈时明显,直立位时减轻。

（4）十二指肠壅滞症:膝胸位或俯卧位可使腹痛及呕吐等症状缓解。

四、伴随症状

1. 伴发热、寒战　提示有炎症存在,见于急性胆道感染、胆囊炎、肝脓肿等,也可见于腹腔外感染性疾病。

2. 伴黄疸　可见于肝胆胰疾病、急性溶血性贫血。

3. 伴休克

（1）见于胃肠穿孔、绞窄性肠梗阻、肠扭转、急性出血坏死性胰腺炎、心肌梗死、大叶性肺炎。

（2）同时有贫血:可能是腹腔脏器破裂(如肝、脾或异位妊娠破裂)。

4. 伴呕吐、反酸　提示食管、胃肠病变。

（1）呕吐量大：提示胃肠道梗阻。

（2）伴反酸、嗳气：提示胃、十二指肠溃疡或胃炎。

5. 伴腹泻 提示消化吸收障碍或肠道炎症、溃疡或肿瘤。

6. 伴血尿 可能为泌尿系疾病，如泌尿系结石。

五、腹痛的诊断流程（图 1-9）

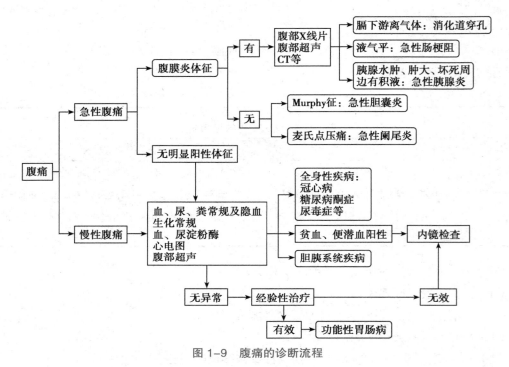

图 1-9 腹痛的诊断流程

○ 经 典 试 题 ○

（执）内脏性腹痛的特点是

　　A. 疼痛部位不确切

　　B. 疼痛程度剧烈而持续

　　C. 可有局部腹肌强直

　　D. 疼痛可因体位变化而加重

　　E. 不伴自主神经兴奋症状

【答案】

A

第十五节 腹 泻

一、概述

腹泻指排便次数增多,粪质稀薄,或带有黏液、脓血或未消化的食物。腹泻可分为急性与慢性两种,超过 2 个月者属慢性腹泻。

二、病因

1. 急性腹泻 ①肠道疾病,常见的是由病毒、细菌、真菌、原虫、蠕虫等感染所引起的肠炎及急性出血性坏死性肠炎。也可见于 Crohn 病,溃疡性结肠炎,急性缺血性肠病,抗生素相关性小肠、结肠炎;②急性中毒,食用毒蕈、化学药物砷等;③全身性感染,如败血症、伤寒或副伤寒等;④其他,变态反应性肠炎、过敏性紫癜和服用某些药物如氟尿嘧啶等。

2. 慢性腹泻

(1)消化系统疾病:胃部疾病(如慢性萎缩性胃炎)、肠道感染(如肠结核、慢性细菌性痢疾)、肠道非感染性疾病(如溃疡性结肠炎和 Crohn 病)、肠道肿瘤、胰腺疾病(如慢性胰腺炎)、肝胆疾病(如肝硬化)。

(2)全身性疾病:内分泌及代谢障碍疾病(如甲状腺功能亢进症)、其他系统疾病(如系统性红斑狼疮)、药物副作用(如利血平、甲状腺素片)、神经功能紊乱(如肠易激综合征)。

三、发生机制

1. 分泌性腹泻 指肠道分泌大量液体超过肠黏膜吸收能力导致。如霍乱弧菌外毒素引起的大量水样腹泻。

2. 渗出性腹泻 指肠黏膜炎症渗出大量黏液、脓血而致腹泻,如炎症性肠病、感染性肠炎、缺血性肠炎、放射性肠炎等。

3. 渗透性腹泻 指肠内容物渗透压增高,阻碍肠内水分与电解质的吸收导致腹泻。如乳糖酶缺乏,乳糖不能水解形成肠内高渗。服用盐类泻剂或甘露醇等引起的腹泻亦属此型。

4. 动力性腹泻 指肠蠕动亢进致肠内食糜停留时间缩短,未被充分吸收导致腹泻。如肠炎、甲状腺功能亢进症、糖尿病、胃肠功能紊乱等。

5. 吸收不良性腹泻 指肠黏膜吸收面积减少或吸收障碍导致腹泻。如小肠大部分切除术后、吸收不良综合征、小儿乳糜泻等引起的腹泻。

四、临床表现

1. 起病及病程

（1）急性腹泻：起病急骤，病程较短，多为感染或食物中毒所致。

（2）慢性腹泻：起病缓慢，病程较长，多见于慢性感染、非特异性炎症、吸收不良、消化功能障碍、肠道肿瘤或神经功能紊乱等。

2. 腹泻次数及粪便性质

（1）急性感染性腹泻：常有不洁饮食史，进食后 24 小时内发病，每天排便数次甚至数十次，多呈糊状或水样便，少数为脓血便。

（2）慢性腹泻：每天排便次数增多，可为稀便，可带黏液、脓血，见于慢性细菌性痢疾、炎症性肠病及结肠、直肠癌等。

> ⓘ **提示**
>
> 阿米巴痢疾的粪便呈暗红色或果酱样。粪便中带黏液而无异常发现者常见于肠易激综合征。

3. 腹泻与腹痛的关系　急性腹泻常有腹痛，尤以感染性腹泻较为明显。

（1）小肠疾病的腹泻，疼痛常在脐周，便后腹痛缓解不明显。

（2）结肠病变疼痛多在下腹，便后疼痛常可缓解。

（3）分泌性腹泻常无明显腹痛。

五、伴随症状和体征（表 1-24）

表 1-24　腹泻的伴随症状和体征与常见疾病

伴随症状和体征	常 见 疾 病
伴发热	急性细菌性痢疾、伤寒或副伤寒、肠结核、肠道恶性淋巴瘤、Crohn 病、溃疡性结肠炎急性发作期、败血症等
伴里急后重	提示病变以直肠乙状结肠为主，如细菌性痢疾、直肠炎、直肠肿瘤等
伴明显消瘦	提示病变位于小肠，如胃肠道恶性肿瘤、肠结核及吸收不良综合征
伴皮疹或皮下出血	败血症、伤寒或副伤寒、麻疹、过敏性紫癜、糙皮病等
伴腹部包块	胃肠道恶性肿瘤、肠结核、Crohn 病及血吸虫病性肉芽肿
伴重度失水	分泌性腹泻，如霍乱、细菌性食物中毒或尿毒症
伴关节痛或关节肿胀	Crohn 病、溃疡性结肠炎、系统性红斑狼疮、肠结核、Whipple 病等

◦ 经 典 试 题 ◦

（执）甲状腺功能亢进时,腹泻的主要发生机制是

    A. 肠蠕动增强

    B. 肠内容物渗透压增高

    C. 肠腔内渗出物增加

    D. 肠液分泌增多

    E. 血管活性肠肽的作用

【答案】

A

第十六节 便 秘

一、概述

便秘是指大便次数减少,一般每周少于 3 次,伴排便困难、粪便干结。

二、病因

1. 功能性便秘

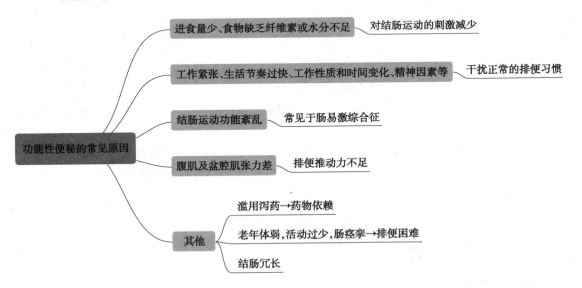

2. 器质性便秘

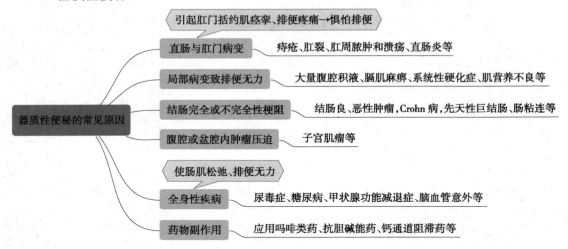

三、常见发生机制

1. 摄入食物过少,特别是纤维素和水分摄入不足,致肠内食糜和粪团的量不足以刺激肠道的正常蠕动。

2. 各种原因引起的肠肌张力减低和蠕动减弱。

3. 肠蠕动受阻致肠内容物滞留而不能下排,如肠梗阻。

4. 排便过程的神经及肌肉活动障碍,如排便反射减弱或消失、肛门括约肌痉挛、腹肌及膈肌收缩力减弱等。

四、临床表现

1. 急性便秘　多有腹痛、腹胀,甚至恶心、呕吐,多见于各种原因的肠梗阻。

2. 慢性便秘　多无特殊表现,部分患者诉口苦、食欲减退、腹胀、下腹不适或有头晕、头痛、疲乏等神经紊乱症状,但一般不重。

3. 严重便秘　排出粪便坚硬如羊粪,排便时可有左腹部或下腹痉挛性疼痛及下坠感,可在左下腹触及痉挛的乙状结肠。

4. 长期便秘　可因痔加重及肛裂而有大便带血或便血,患者可因此紧张、焦虑。

5. 慢性习惯性便秘　多见于中老年人,尤其是经产妇女,可能与肠肌、腹肌与盆底肌的张力降低有关。

五、伴随症状

1. 伴呕吐、腹胀、肠绞痛　可能为各种原因引起的肠梗阻。

2. 伴腹部包块　应注意结肠肿瘤、肠结核及 Crohn 病。

3. 便秘与腹泻交替　应注意肠结核、溃疡性结肠炎、肠易激综合征。

4. 随生活环境改变、精神紧张出现　多为功能性便秘。

—○ 经 典 试 题 ○—

（执）便秘一般是指 7 天内大便次数少于

A. 1 次

B. 2 次

C. 3 次

D. 4 次

E. 5 次

【答案】

C

第十七节 黄　疸

一、概述

1. 黄疸是由于血清中胆红素升高致使皮肤、黏膜和巩膜发黄的症状和体征。

2. 正常血清总胆红素为 1.7~17.1μmol/L（0.1~1mg/dl）。胆红素在 17.1~34.2μmol/L（1~2mg/dl），临床不易察觉，称为隐性黄疸；>34.2μmol/L（2mg/dl）时出现临床可见黄疸。

二、胆红素的正常代谢（图 1-10）

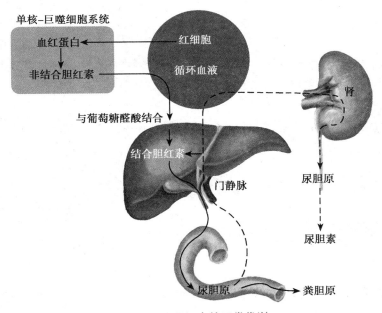

图 1-10　胆红素的正常代谢

1. **游离胆红素或非结合胆红素（UCB）**（图1-11）

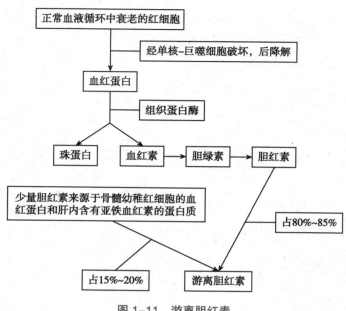

图1-11　游离胆红素

2. **结合胆红素（CB）**　UCB与血清清蛋白结合而输送,经血液循环运输至肝脏,与清蛋白分离后被肝细胞摄取。在肝细胞内,被Y、Z两种载体蛋白结合运输至光面内质网的微粒体部分,经葡糖醛酸转移酶的催化作用,与葡糖醛酸结合形成胆红素葡糖醛酸酯,或称CB。

> ⓘ **提示**
>
> UCB不溶于水,不能从肾小球滤出,故尿液中不出现非结合胆红素。CB为水溶性,可通过肾小球滤过从尿中排出。

3. **代谢**　CB从肝细胞经胆管排入肠道后,在回肠末端及结肠经细菌酶的分解与还原作用,形成尿胆原。

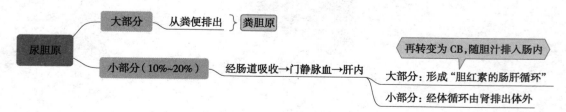

4. **胆红素浓度**　正常情况下,血中胆红素浓度保持相对恒定,总胆红素（TB）1.7~17.1μmol/L,其中CB 0~3.42μmol/L（0~0.2mg/dl）,UCB 1.7~13.68μmol/L（0.1~0.8mg/dl）。

三、分类

1. 按病因学分类　溶血性黄疸、肝细胞性黄疸、胆汁淤积性黄疸和先天性非溶血性黄疸。

2. 按胆红素性质分类　以 UCB 增高为主的黄疸、以 CB 增高为主的黄疸。

四、病因、发生机制和临床表现

1. 溶血性黄疸

（1）常见病因

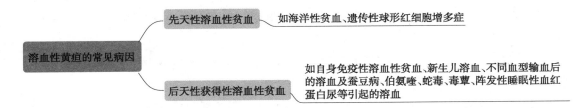

（2）发生机制

1）大量红细胞破坏，形成大量非结合胆红素，超过肝细胞的摄取、结合与排泌能力。

2）溶血造成贫血、缺氧，红细胞破坏产物的毒性作用→削弱肝细胞对胆红素的代谢功能→使 UCB 在血中潴留，超过正常水平→出现黄疸。

（3）临床表现：一般皮肤黏膜呈浅柠檬色，不伴皮肤瘙痒。急性溶血可有发热、寒战、头痛、呕吐、腰痛，并有贫血和血红蛋白尿（尿呈酱油色或茶色），严重者可有急性肾衰竭。慢性溶血多为先天性，除伴贫血外尚有脾肿大。

2. 肝细胞性黄疸

（1）病因：多由各种致肝细胞严重损害的疾病引起，如病毒性肝炎、肝硬化、中毒性肝炎、钩端螺旋体病、败血症等。

（2）发生机制

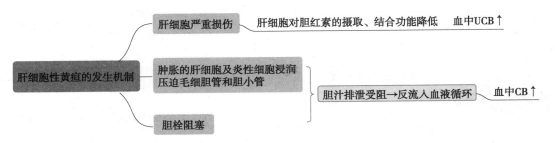

（3）临床表现：皮肤、黏膜呈浅黄至深黄色，可伴轻度皮肤瘙痒，有疲乏、食欲减退等肝脏原发病表现，严重者可有出血倾向、腹腔积液、昏迷等。

3. 胆汁淤积性黄疸

（1）病因

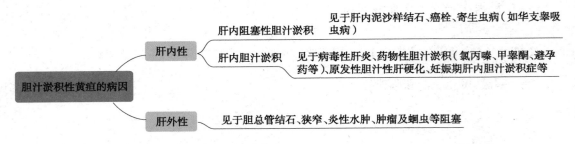

（2）发生机制

1）胆道阻塞→阻塞上方胆管内压力升高→胆管扩张→小胆管与毛细胆管破裂→胆汁中胆红素反流入血。

2）胆汁分泌功能障碍、毛细胆管通透性增加→胆汁浓缩，流量减少→胆道内胆盐沉淀，胆栓形成→肝内胆汁淤积。

（3）临床表现：皮肤黏膜一般呈暗黄色，胆道完全阻塞者呈深黄色，甚至黄绿色；可有皮肤瘙痒，心动过缓，尿色深，粪便颜色变浅或呈白陶土色。

4. 三种黄疸的胆色素代谢检查结果（表1-25）

表 1-25　三种黄疸的胆色素代谢检查结果

分类	CB	UCB	CB/STB	尿胆红素	尿胆原
正常人	0~6.8μmol/L	1.7~10.2μmol/L	0.2~0.4	阴性	0.84~4.2μmol/L
溶血性黄疸	轻度增加	明显增加	<0.2	阴性	明显增加
肝细胞性黄疸	中度增加	中度增加	0.2~0.5	阳性	正常或轻度增加
胆汁淤积性黄疸	明显增加	轻度增加	>0.5	强阳性	减少或缺如

5. 先天性非溶血性黄疸

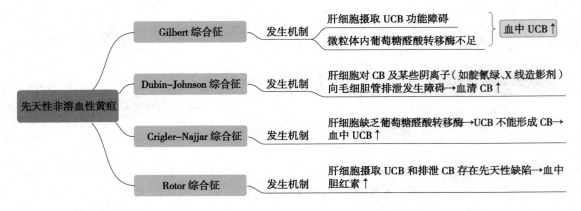

五、辅助检查

黄疸的病因诊断可用超声检查、X 线腹部平片及胆道造影、逆行胰胆管造影（ERCP）、经皮肝穿刺胆道造影（PTC）、上腹部 CT 扫描、放射性核素检查、磁共振胰胆管成像（MRCP）、肝穿刺活检及腹腔镜检查等。

六、伴随症状

1. 伴发热　见于急性胆管炎、肝脓肿、钩端螺旋体病、败血症、大叶性肺炎及病毒性肝炎。
2. 伴上腹剧烈疼痛　见于胆道结石、肝脓肿或胆道蛔虫病。

> **ⓘ 提示**
>
> 右上腹剧痛、寒战高热和黄疸为夏科（Charcot）三联征，提示急性化脓性胆管炎；持续性右上腹钝痛或胀痛见于病毒性肝炎、肝脓肿或原发性肝癌。

3. 伴肝肿大　见于病毒性肝炎、急性胆道感染或胆道阻塞、原发或继发性肝癌、肝硬化等。
4. 伴胆囊肿大　提示胆总管有梗阻，常见于胰头癌、壶腹癌、胆总管癌、胆总管结石等。
5. 伴脾肿大　见于病毒性肝炎、钩端螺旋体病、败血症、疟疾、肝硬化、溶血性贫血及淋巴瘤。
6. 伴腹腔积液　见于重症肝炎、失代偿期肝硬化、肝癌等。

七、黄疸的诊断流程（图 1-12）

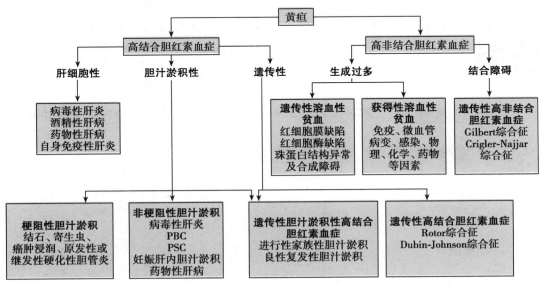

图 1-12　黄疸的诊断流程

PBC，原发性胆汁性肝硬化；PSC，原发性硬化性胆管炎。

◦ 经 典 试 题 ◦

（执）有关肝细胞性黄疸患者血、尿中胆红素变化的描述，错误的是

  A. 血清非结合胆红素含量升高

  B. 血清总胆红素含量升高

  C. 血清结合胆红素含量升高

  D. 尿胆原正常或轻度增加

  E. 尿胆红素阴性

【答案】

E

第十八节　腰　背　痛

一、病因

1. 按引起腰背痛的病因分类

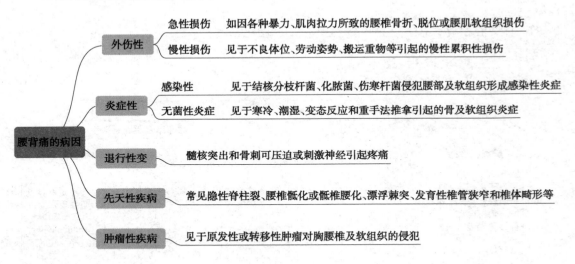

2. 按引起腰背痛的原发病部位分类　脊椎疾病、脊柱旁软组织疾病、脊神经根病变和内脏疾病。

二、临床表现

1. 脊椎病变

（1）脊椎骨折：有明显的外伤史，骨折部有压痛和叩痛，可有脊椎后凸或侧凸畸形，并伴

活动障碍。

（2）椎间盘突出：青壮年多见，以 $L_4 \sim S_1$ 易发。

1）常有搬重物或扭伤史，可突然或缓慢发病。

2）主要表现为腰痛和坐骨神经痛，二者可同时或单独存在。

3）咳嗽、喷嚏时疼痛加重，卧床休息时缓解。可有下肢麻木、冷感或间歇性跛行。

（3）增生性脊柱炎：又称退行性脊柱炎，多见于 50 岁以上患者。

1）晨起感腰痛、酸胀、僵直而活动不便，活动腰部后疼痛好转，但过多活动腰痛又加重。疼痛不剧烈，叩击腰部有舒适感。腰椎无明显压痛。

2）疼痛以傍晚时明显，平卧可缓解。

（4）结核性脊椎炎：是感染性脊椎炎中最常见的疾病，腰椎最易受累，其次为胸椎。

1）背痛常为首发症状。

2）疼痛局限于病变部位，呈隐痛、钝痛或酸痛，夜间明显，活动后加剧，伴低热、盗汗、乏力、食欲下降等。

3）晚期可有脊柱畸形、冷脓肿及脊髓压迫症状。

（5）化脓性脊柱炎

1）常因败血症、外伤、腰椎手术、腰穿和椎间盘造影感染所致。

2）患者感剧烈腰背痛，有明显压痛及叩痛，伴畏寒、高热等全身中毒症状。

（6）脊椎肿瘤：以转移性恶性肿瘤多见。表现为顽固性腰背痛，剧烈而持续，休息和药物难缓解，并有放射性神经根痛。

2. 脊柱旁组织病变

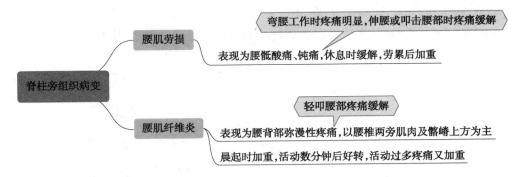

3. 脊神经根病变

（1）脊髓压迫症：见于椎管内原发性或转移性肿瘤、硬膜外脓肿或椎间盘突出等。主要表现为神经根激惹征。有一定定位性疼痛，可有感觉障碍。

（2）蛛网膜下腔出血：血液刺激脊膜和脊神经后根时，可引起剧烈腰背痛。

（3）腰骶神经根炎：多为下背部和腰骶部疼痛，并有僵直感，疼痛向臀部及下肢放射，腰骶部有明显压痛，严重时有节段性感觉障碍，下肢无力，肌萎缩，腱反射减退。

4. 内脏疾病引起的腰背痛

（1）泌尿系统疾病所致腰背痛（表 1-26）

表 1-26　泌尿系统疾病所致腰背痛特点

名称	腰背痛特点
肾炎	腰肋三角区深部胀痛,有轻微叩痛
肾盂肾炎	腰痛鲜明,叩痛较明显
肾脓肿	多为单侧腰痛,常伴局部肌紧张和压痛
肾肿瘤	多为钝痛或胀痛,有时呈绞痛
肾结石	多为绞痛,叩痛剧烈

（2）盆腔器官疾病

1）男性前列腺炎、前列腺癌：常引起下腰骶部疼痛,伴尿频、尿急、排尿困难。

2）女性慢性附件炎、子宫颈炎、子宫脱垂、盆腔炎等：可引起腰骶部疼痛,且伴下腹坠胀感和盆腔压痛。

（3）消化系统疾病

1）胃、十二指肠溃疡,后壁慢性穿孔：直接累及脊柱周围组织,引起腰背肌肉痉挛出现疼痛。

2）急性胰腺炎：常有左侧腰背部放射痛。

3）胰腺癌：1/4 患者可出现腰背痛,前倾坐位时疼痛缓解,仰卧位时加重。

4）溃疡性结肠炎、克罗恩病：消化道功能紊乱时,常伴下腰痛。

（4）呼吸系统疾病：胸膜炎、肺结核和支气管肺癌等可引起后胸和侧胸肩胛部疼痛,背痛的同时常伴呼吸系统症状及体征。胸膜病变时常在深呼吸时加重,而脊柱本身无病变、无压痛、运动不受限。

三、伴随症状（表 1-27）

表 1-27　腰背痛的伴随症状与常见疾病

伴随症状	常见疾病
伴脊柱畸形	①外伤后畸形→多见于脊柱骨折、错位 ②自幼畸形→多见于先天性脊柱疾病 ③缓慢起病→脊柱结核、强直性脊柱炎
伴活动受限	脊柱外伤、强直性脊柱炎、腰背部软组织急性扭挫伤
伴发热	①长期低热→脊柱结核、类风湿关节炎 ②高热→化脓性脊柱炎、椎旁脓肿
伴尿频、尿急及排尿不尽	尿路感染、前列腺炎或前列腺肥大

续表

伴随症状	常见疾病
腰背剧痛伴血尿	肾或输尿管结石
伴嗳气、反酸和上腹胀痛	胃、十二指肠溃疡或胰腺病变
伴腹泻或便秘	溃疡性结肠炎或克罗恩病
下腰痛伴月经异常、痛经、白带过多	子宫颈炎、盆腔炎、卵巢及附件炎症或肿瘤

第十九节　关　节　痛

一、常见病因

1. **外伤性**　包括急性损伤、慢性损伤。

2. **感染性**　常见病原菌有葡萄球菌、肺炎链球菌、脑膜炎球菌、结核分枝杆菌和梅毒螺旋体等。

3. **变态反应和自身免疫性**

（1）变态反应性关节炎：如类风湿关节炎、细菌性痢疾、过敏性紫癜和结核分枝杆菌感染所致的反应性关节炎。

（2）自身免疫性关节炎：如类风湿关节炎、系统性红斑狼疮引起的关节病变。

4. **退行性关节病**　原发性，多见于女性肥胖老人；继发性，多有创伤、感染或先天性畸形等基础病变。

5. **代谢性骨病**　见于维生素D代谢障碍所致的骨质软化性骨关节病、各种病因所致的骨质疏松性关节病。

6. **骨关节肿瘤**　良性肿瘤（骨软骨瘤等）、恶性骨肿瘤（骨肉瘤等）。

二、临床表现

1. 外伤性关节痛

（1）急性：常在外伤后立即出现受损关节疼痛、肿胀和功能障碍。

（2）慢性：有明确外伤史，反复出现关节痛，常于过度活动、负重及气候寒冷等刺激时诱发，药物及物理治疗后缓解。

2. 化脓性关节炎　起病急，全身中毒症状明显，早期畏寒、寒战和高热（>39℃）。病变关节红、肿、热、痛。患者常感病变关节持续疼痛，不愿活动患肢。

3. 结核性关节炎　儿童和青壮年多见。脊柱最常见，其次为髋关节和膝关节。

（1）活动期常有乏力、低热、盗汗及食欲下降。病变关节肿胀疼痛。活动后疼痛加重。

（2）晚期有关节畸形和功能障碍。如关节旁有窦道形成，常可见有干酪样物质流出。

4. 风湿性关节炎　起病急。<u>常为链球菌感染后出现</u>,以膝、踝、肩和髋关节多见。病变关节红、肿、热、痛,<u>呈游走性</u>,肿胀时间短,消失快,常在1~6周内自然消肿,不留关节僵直和畸形改变。

5. 类风湿关节炎　<u>指间关节和腕关节肿胀疼痛,以手中指指间关节首发疼痛</u>。也可累及踝、膝和髋关节,常对称。<u>病变关节活动受限,晨僵</u>。可伴全身发热。晚期常因关节附近肌肉萎缩、关节软骨增生而出现畸形。

6. 退行性关节炎

（1）早期表现为步行、久站和天气变化时病变关节疼痛,休息后缓解。

（2）晚期病变关节疼痛加重,持续并向他处放射,关节有摩擦感,活动时有响声。关节周围肌肉挛缩常呈屈曲畸形,患者常有跛行。

7. 痛风关节炎　常在饮酒、劳累或高嘌呤饮食后急起关节剧痛,局部皮肤红肿灼热。以第1跖趾关节、拇指关节多见。病变呈自限性。晚期可见关节畸形,皮肤破溃,经久不愈,常有白色乳酪状分泌物流出。

三、伴随症状（表1-28）

表1-28　关节痛的伴随症状与常见疾病

伴随症状	常见疾病
伴高热、畏寒、局部红肿灼热	化脓性关节炎
<u>伴低热、乏力、盗汗、消瘦、食欲下降</u>	<u>结核性关节炎</u>
<u>全身小关节对称性疼痛伴晨僵和关节畸形</u>	<u>类风湿关节炎</u>
关节疼痛呈游走性伴心肌炎、舞蹈病	风湿热
<u>伴血尿酸升高、局部红肿灼热</u>	<u>痛风</u>
伴皮肤红斑、光过敏、低热和多器官损害	<u>系统性红斑狼疮</u>
伴皮肤紫癜、腹痛、腹泻	关节受累型过敏性紫癜

第二十节　血　尿

一、概述

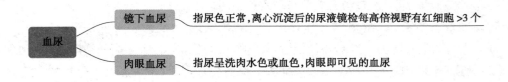

| 血尿 | 镜下血尿 | 指尿色正常,离心沉淀后的尿液镜检每高倍视野有红细胞 >3 个 |
| 肉眼血尿 | 指尿呈洗肉水色或血色,肉眼即可见的血尿 |

二、病因

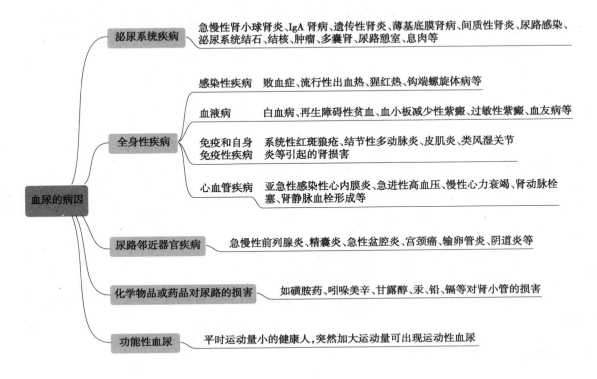

血尿的病因

泌尿系统疾病 — 急慢性肾小球肾炎、IgA 肾病、遗传性肾炎、薄基底膜肾病、间质性肾炎、尿路感染、泌尿系统结石、结核、肿瘤、多囊肾、尿路憩室、息肉等

全身性疾病
- 感染性疾病 — 败血症、流行性出血热、猩红热、钩端螺旋体病等
- 血液病 — 白血病、再生障碍性贫血、血小板减少性紫癜、过敏性紫癜、血友病等
- 免疫和自身免疫性疾病 — 系统性红斑狼疮、结节性多动脉炎、皮肌炎、类风湿关节炎等引起的肾损害
- 心血管疾病 — 亚急性感染性心内膜炎、急进性高血压、慢性心力衰竭、肾动脉栓塞、肾静脉血栓形成等

尿路邻近器官疾病 — 急慢性前列腺炎、精囊炎、急性盆腔炎、宫颈癌、输卵管炎、阴道炎等

化学物品或药品对尿路的损害 — 如磺胺药、吲哚美辛、甘露醇、汞、铅、镉等对肾小管的损害

功能性血尿 — 平时运动量小的健康人,突然加大运动量可出现运动性血尿

三、临床表现

1. 尿颜色的改变

（1）尿呈淡红色像洗肉水样→提示每升尿含血量超过 1ml。

（2）肾脏出血时,尿与血混合均匀,尿呈暗红色;膀胱或前列腺出血尿色鲜红,有时有血凝块。

（3）血尿鉴别

1）尿呈暗红色或酱油色,不浑浊无沉淀,镜检无或仅有少量红细胞,<u>见于血红蛋白尿</u>。

2）尿呈棕红色或葡萄酒色,不浑浊,镜检无红细胞,<u>见于卟啉尿</u>。

3）<u>服用某些药物(如大黄、利福平、氨基比林)或进食某些红色蔬菜</u>可排红色尿,但镜检无红细胞。

 提示

红色尿不一定是血尿。

2. 分段尿异常（表 1-29）

表 1-29　分段尿异常与临床意义

项　目	临　床　意　义
起始段血尿	提示病变<u>在尿道</u>
终末段血尿	提示出血部位<u>在膀胱颈部,三角区或后尿道的前列腺和精囊腺</u>
全程血尿	提示血尿来自<u>肾脏或输尿管</u>

3. 镜下血尿

（1）镜下红细胞大小不一、形态多样为<u>肾小球性血尿</u>,见于<u>肾小球肾炎</u>。

（2）镜下红细胞形态单一,与外周血近似,<u>为均一型血尿</u>,提示血尿来源于<u>肾后</u>,<u>见于肾盂肾盏、输尿管、膀胱和前列腺病变</u>。

4. 症状性血尿

（1）伴有肾区钝痛或绞痛,提示病变在肾脏。

（2）膀胱和尿道病变,常有尿频、尿急和排尿困难。

5. 无症状性血尿　见于某些疾病的早期（如肾结核、肾癌或膀胱癌早期）、隐匿性肾炎。

四、伴随症状（表 1-30）

表 1-30　血尿的伴随症状与常见疾病

伴随症状	常　见　疾　病
伴肾绞痛	肾或输尿管结石
伴尿流中断	膀胱和尿道结石
伴尿流细和排尿困难	前列腺炎、前列腺癌
伴尿频、尿急、尿痛	<u>膀胱炎和尿道炎</u>,同时伴腰痛、高热、畏寒常为肾盂肾炎
伴水肿、高血压、蛋白尿	肾小球肾炎
伴肾肿块	单侧见于肿瘤、肾积水和肾囊肿 双侧见于先天性多囊肾,触及移动性肾脏见于肾下垂或游走肾
伴皮肤黏膜及其他部位出血	见于血液病和某些感染性疾病
合并乳糜尿	见于丝虫病、慢性肾盂肾炎

五、血尿的诊断流程（图 1-13）

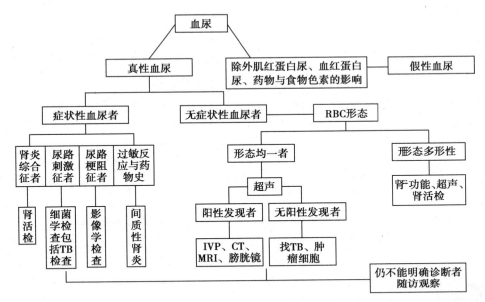

图 1-13　血尿的诊断流程
IVP,静脉肾盂造影；TB,结核分枝杆菌。

———◇ 经 典 试 题 ◇———

（执）关于血尿,描述正确的是

　　A. 尿沉渣高倍镜下视野红细胞 >5 个

　　B. 尿沉渣低倍镜下视野红细胞 >5 个

　　C. 尿沉渣高倍镜下视野红细胞 >3 个

　　D. 尿沉渣低倍镜下视野红细胞 >3 个

　　E. 1 000ml 尿液含有 10ml 血方可表现为肉眼血尿

【答案】

C

第二十一节　尿频、尿急与尿痛

一、概述

1. 尿频　是指单位时间内排尿次数增多。正常成人白天排尿 4~6 次,夜间 0~2 次。

2. 尿急　是指患者一有尿意即迫不及待需要排尿,难以控制。

3. 尿痛 是指患者排尿时感觉耻骨上区、会阴部和尿道内疼痛或烧灼感。

二、病因与临床表现

1. 尿频

（1）生理性尿频

1）原因：见于饮水过多、精神紧张或气候寒冷，属正常现象。

2）特点：每次尿量不少，不伴尿痛、尿急等其他症状。

（2）病理性尿频

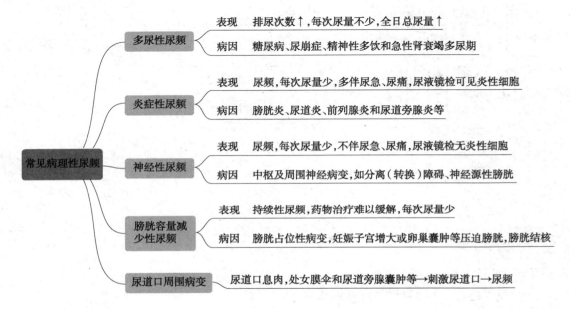

2. 尿急 常见于下列情况。

（1）炎症

1）急性膀胱炎、尿道炎，特别是膀胱三角区和后尿道炎症→尿急症状特别明显。

2）急性前列腺炎常有尿急，慢性前列腺炎有排尿困难、尿线细和尿流中断。

（2）结石和异物：膀胱和尿道结石或异物刺激黏膜产生尿频。

（3）肿瘤：膀胱癌和前列腺癌。

（4）神经源性：精神因素和神经源性膀胱。

（5）其他：高温环境下尿液高度浓缩，酸性高的尿可刺激膀胱或尿道黏膜产生尿急。

3. 尿痛 引起尿急的病因几乎都可以引起尿痛。疼痛部位多在耻骨上区、会阴部和尿道内，尿痛性质可为灼痛或刺痛。

三、伴随症状

1. 尿频伴尿急和尿痛 见于膀胱炎和尿道炎。

（1）膀胱刺激征存在但不剧烈而伴有双侧腰痛：见于肾盂肾炎。

（2）伴会阴部、腹股沟和睾丸胀痛：见于急性前列腺炎。

2. 尿频、尿急伴血尿，午后低热，乏力，盗汗　见于膀胱结核。

3. 尿频伴多饮、多尿和口渴但不伴尿急和尿痛　见于精神性多饮、糖尿病和尿崩症。

4. 尿频、尿急伴无痛性血尿　见于膀胱癌。

5. 老年男性尿频伴有尿线细，进行性排尿困难　见于前列腺增生。

6. 尿频、尿急、尿痛伴尿流突然中断　见于膀胱结石堵住出口或后尿道结石嵌顿。

第二十二节　少尿、无尿与多尿

一、概述

1. 少尿　尿量 <400ml/24h，或 <17ml/h。

2. 无尿　尿量 <100ml/24h，或 12 小时完全无尿。

3. 多尿　尿量 >2 500ml/24h。

二、病因与发病机制

1. 少尿和无尿的基本病因

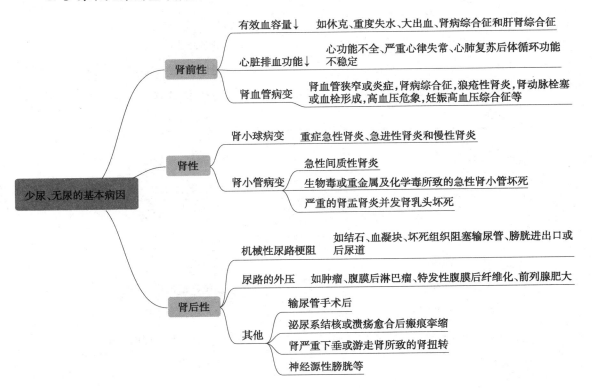

2. 多尿

（1）暂时性多尿：见于短时间内摄入过多水、饮料和含水分过多的食物、使用利尿剂后。

（2）持续性多尿

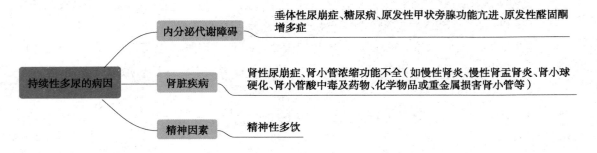

三、伴随症状

1. 少尿常见的伴随症状（表 1-31）

表 1-31 少尿常见的伴随症状与常见疾病

伴随症状	常见疾病
伴肾绞痛	肾动脉血栓形成或栓塞、肾结石
伴心悸、气促、胸闷、不能平卧	心功能不全
伴大量蛋白尿、水肿、高脂血症和低蛋白血症	肾病综合征
伴乏力、食欲减退、腹腔积液和皮肤黄染	肝肾综合征
伴血尿、蛋白尿、高血压和水肿	急性肾炎、急进性肾炎
伴发热、腰痛、尿频、尿急、尿痛	急性肾盂肾炎
伴排尿困难	前列腺肥大

2. 多尿常见的伴随症状（表 1-32）

表 1-32 多尿常见的伴随症状与常见疾病

伴随症状	常见疾病
伴烦渴、多饮、排低比重尿	尿崩症
伴多饮、多食和消瘦	糖尿病
伴高血压、低血钾和周期性瘫痪	原发性醛固酮增多症
伴酸中毒、骨痛和肌麻痹	肾小管性酸中毒
少尿数天后出现多尿	急性肾小管坏死恢复期
伴神经症状	精神性多饮

四、多尿的诊断流程（图 1-14）

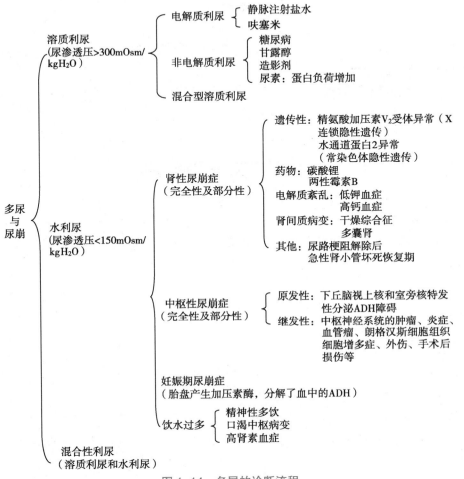

图 1-14　多尿的诊断流程

ADH 为抗利尿激素。

第二十三节　尿　失　禁

一、概述

尿失禁是由于膀胱括约肌损伤或神经功能障碍导致排尿自控能力下降或丧失，使尿液不自主地流出。尿失禁以女性及老年人多见。

二、病因

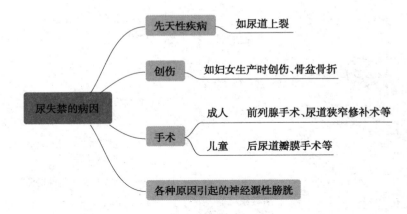

三、发生机制

包括尿道括约肌受损、逼尿肌无反射、逼尿肌反射亢进、逼尿肌和括约肌功能协同失调、膀胱膨出。

四、临床表现

1. 根据尿失禁程度分类

（1）轻度：仅在咳嗽、打喷嚏、抬重物时出现尿溢出。

（2）中度：在走路、站立、轻度用力时出现尿失禁。

（3）重度：无论直立或卧位时都可发生尿失禁。

2. 根据症状表现形式和持续时间分类

（1）持续性溢尿：见于完全性尿失禁，尿道阻力完全丧失，膀胱内不能储存尿液而呈空虚状态。常见于外伤、手术或先天性疾病引起的膀胱颈和尿道括约肌的损伤。

（2）间歇性溢尿：膀胱过度充盈而造成尿不断溢出。

（3）急迫性溢尿：患者尿意感强烈，尿液自动流出。多伴有尿频、尿急等膀胱刺激症状和下腹部胀痛。

（4）压力性溢尿：腹压增加时（如咳嗽、打喷嚏、上楼梯或跑步时）即有尿液自尿道流出。主要见于女性，特别是多次分娩或产伤者。

五、伴随症状

1. 伴膀胱刺激征及脓尿　见于急性膀胱炎。

2. 伴排便功能紊乱　见于神经源性膀胱。

3. >50岁男性，伴进行性排尿困难　见于前列腺增生症、前列腺癌等。

4. 伴肢体瘫痪、肌张力增高、腱反射亢进、有病理反射　见于上运动神经元病变。

5. 伴慢性咳嗽、气促　多为慢性阻塞性肺部疾病所致腹内压过高。

6. 伴多饮、多尿和消瘦　见于糖尿病性膀胱。

───○ 经 典 试 题 ○───

（执）按症状表现形式和持续时间,尿失禁的分类不包括

  A. 持续性溢尿

  B. 间歇性溢尿

  C. 急迫性溢尿

  D. 压力性溢尿

  E. 暂时性溢尿

【答案】

  E

第二十四节　排尿困难

一、概述

排尿困难是指排尿时须增加腹压才能排出,病情严重时增加腹压也不能将膀胱内的尿排出体外,而形成尿潴留的状态。根据起病急缓,分类如下。

1. 急性尿潴留　是指既往无排尿困难病史,突然短时间内发生膀胱充盈,膀胱迅速膨胀,患者常感下腹胀痛并膨隆,尿意急迫,而不能自行排尿。

2. 慢性尿潴留　是由膀胱颈以下梗阻性病变引起的排尿困难发展而来。

二、病因

1. 阻塞性排尿困难

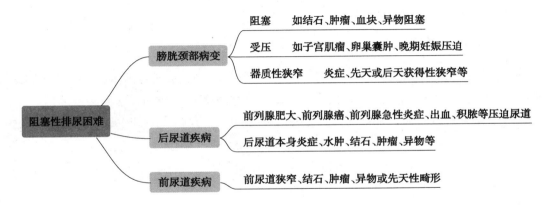

2. 功能性排尿困难　见于神经受损、膀胱平滑肌和括约肌病变(如糖尿病、阿托品等药物)、精神因素。

三、临床表现

1. 膀胱颈部结石　在排尿困难出现前下腹部有绞痛史,疼痛向大腿会阴方向放射,疼痛当时或疼痛后出现肉眼血尿或镜下血尿,膀胱内有尿潴留,膀胱镜可发现结石存在。超声和 CT 检查可发现结石阴影。

2. 膀胱内血块　常继发于血液病(血友病、白血病、再生障碍性贫血等)。外伤引起的膀胱内血块常有明确外伤史,膀胱镜检查可确诊和治疗。

3. 膀胱肿瘤　排尿困难逐渐加重,无痛性肉眼或镜下血尿是其特点,膀胱镜下取活检可确定肿瘤性质。

4. 前列腺良性肥大和前列腺炎　尿频、尿急常为首发症状,以后出现进行性排尿困难、排尿踌躇、射尿无力、尿流变细、排尿间断、尿末滴沥和尿失禁。前列腺按摩取前列腺液行常规检查和细菌培养,对诊断前列腺炎十分重要。

5. 后尿道损伤　会阴区有外伤史,外伤后排尿困难或无尿液排出,膀胱内有尿液潴留,尿道造影检查可确定损伤的部位和程度。

6. 前尿道狭窄　见于前尿道瘢痕、结石、异物等。瘢痕引起排尿困难者常有外伤史。

7. 脊髓损害　见于各种原因导致截瘫的患者,除排尿困难、尿潴留外,尚有运动和感觉障碍。

8. 隐性脊柱裂　发病年龄早,夜间遗尿,幼年尿床时间长是其特点,腰骶椎 X 线片可确诊。

9. 糖尿病神经源性膀胱　有糖尿病史,实验室检查血糖、尿糖升高可确诊。

10. 药物　见于阿托品中毒、麻醉药物等。有明确的用药史。

11. 低血钾　随着补钾,排尿困难应随即消失。

第二十五节　肥　　胖

一、肥胖的测量

1. 按身高体重计算　通常认为大于标准体重 10% 为超重,大于标准体重 20% 为肥胖,须排除由于肌肉发达或水分潴留的因素。简单粗略计算标准体重,体重(kg)= 身高(cm)−105。

2. 体重指数(BMI)　BMI= 体重(kg)/ 身高的平方(m²)。我国标准:BMI 18.5~23.9kg/m² 为正常, BMI 24~27.9kg/m² 为超重, BMI≥28kg/m² 为肥胖。

3. 肱三头肌皮褶厚度　男 >2.5cm、女 >3.0cm 为肥胖。

4. 腰围　男≥90cm、女≥85cm 为肥胖。

二、病因

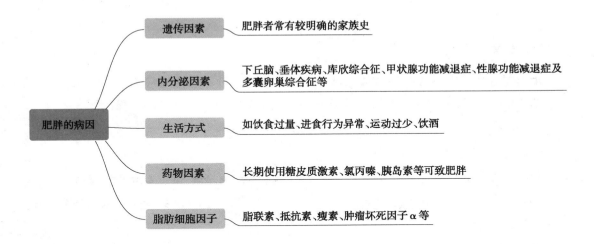

肥胖的病因
- 遗传因素 —— 肥胖者常有较明确的家族史
- 内分泌因素 —— 下丘脑、垂体疾病、库欣综合征、甲状腺功能减退症、性腺功能减退症及多囊卵巢综合征等
- 生活方式 —— 如饮食过量、进食行为异常、运动过少、饮酒
- 药物因素 —— 长期使用糖皮质激素、氯丙嗪、胰岛素等可致肥胖
- 脂肪细胞因子 —— 脂联素、抵抗素、瘦素、肿瘤坏死因子α等

三、临床表现

1. 单纯性肥胖　是最常见的一种肥胖。
（1）可有家族史或营养过度史。
（2）多为均匀性肥胖。
（3）无内分泌代谢等疾病。

2. 继发性肥胖　较少见。
（1）下丘脑性肥胖：有饮水、进食、体温、睡眠及智力精神异常等下丘脑功能障碍，常出现均匀性中度肥胖。
（2）间脑性肥胖：间脑损害引起食欲波动、睡眠节律反常、血压易变、性功能减退、尿崩症等，呈现均匀性肥胖。
（3）垂体性肥胖：多为向心性肥胖。垂体瘤所致溢乳－闭经综合征也可见肥胖，但以泌乳、闭经、不孕为主要表现。
（4）库欣综合征：产生向心性肥胖，伴有满月脸、多血质外貌、皮肤紫纹、痤疮、高血压和骨质疏松等表现。
（5）甲状腺功能减退症：常见皮下蛋白质和水潴留，产生黏液性水肿和体重增加，如有肥胖，脂肪沉积以颈部明显，面容呈满月形，皮肤黄白粗厚，出现非凹陷性水肿。常伴表情呆滞、动作缓慢、畏寒少汗、便秘等表现。
（6）肥胖型生殖无能症：发生于少年阶段，脂肪多积聚于躯干，常有肘外翻及膝内翻畸形，生殖器官不发育。成年后发病，出现肥胖、性功能丧失、闭经和不育等。
（7）双侧多囊卵巢综合征：可有肥胖，长期渐进性月经稀少、闭经，长期无排卵，多年不育，双侧卵巢对称性增大。

第二十六节　消　　瘦

一、概述

消瘦是指由于各种原因造成体重低于正常低限的一种状态。通常认为,体重低于标准体重的 10% 就可诊断为消瘦。目前多采用 BMI 判定消瘦,BMI<18.5kg/m^2 为消瘦。

二、病因

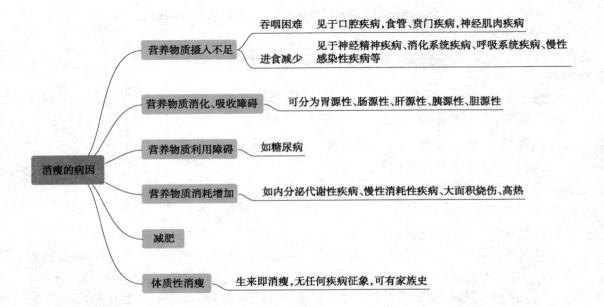

营养物质摄入不足
　　吞咽困难　见于口腔疾病,食管、贲门疾病,神经肌肉疾病
　　进食减少　见于神经精神疾病、消化系统疾病、呼吸系统疾病、慢性感染性疾病等

营养物质消化、吸收障碍　可分为胃源性、肠源性、肝源性、胰源性、胆源性

营养物质利用障碍　如糖尿病

消瘦的病因

营养物质消耗增加　如内分泌代谢性疾病、慢性消耗性疾病、大面积烧伤、高热

减肥

体质性消瘦　生来即消瘦,无任何疾病征象,可有家族史

三、临床表现

消瘦以体重减轻为最主要的临床表现。

1. 消化系统疾病　包括口腔、食管、胃肠及肝、胆、胰等各种疾病。一般均有食欲不振、恶心呕吐、腹胀、腹痛、腹泻等症状。常见伴随症状见表 1-33。

2. 神经系统疾病　包括神经性厌食、延髓性麻痹和重症肌无力等,可表现为厌食、吞咽困难、恶心呕吐等症状。

3. 内分泌代谢疾病　导致消瘦的常见内分泌代谢疾病见表 1-34。

4. 慢性消耗性疾病　结核病可伴低热、盗汗、乏力、咯血等。肿瘤和慢性感染可有各自的相应表现。

5. 神经精神疾病　抑郁症患者可有情绪低落、自卑、无自信心、思维缓慢、睡眠障碍、食欲不振等症状。

表 1-33 消化系统疾病所致消瘦的常见伴随症状与常见疾病

伴随症状	常 见 疾 病
伴吞咽困难	口、咽及食管疾病
伴上腹部不适、疼痛	慢性胃炎、溃疡病、胃癌及胆囊、胰腺等疾病
伴下腹部不适、疼痛	慢性肠炎、慢性痢疾、肠结核及肿瘤等
伴上腹痛、呕血	溃疡病、胃癌等
伴黄疸	肝、胆、胰等疾病
伴腹泻	慢性肠炎、慢性痢疾、肠结核、短肠综合征、倾倒综合征及乳糖酶缺乏症等
伴便血	炎症性肠病、肝硬化、胃癌等

表 1-34 导致消瘦的常见内分泌代谢疾病与伴随症状

名称	伴 随 症 状
甲状腺功能亢进症	可伴畏热多汗、性情急躁、震颤多动、心悸、突眼和甲状腺肿大
肾上腺皮质功能减退症	可伴皮肤黏膜色素沉着、乏力、低血压及厌食、腹泻等
希恩综合征	可见消瘦、性功能减退、闭经、厌食、恶心呕吐和毛发脱落等
1 型糖尿病	可有多尿、多饮、多食和消瘦

四、消瘦的诊断流程(图 1-15)

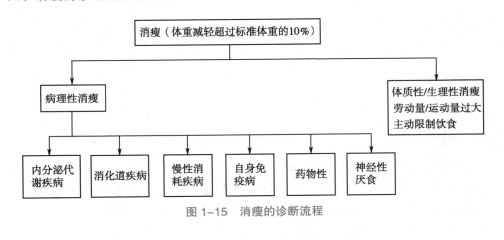

图 1-15 消瘦的诊断流程

第二十七节 头 痛

一、病因

1. 原发性头痛 病因较复杂,常常涉及遗传、饮食、内分泌以及精神因素等。

2. 继发性头痛　往往存在明确的病因。

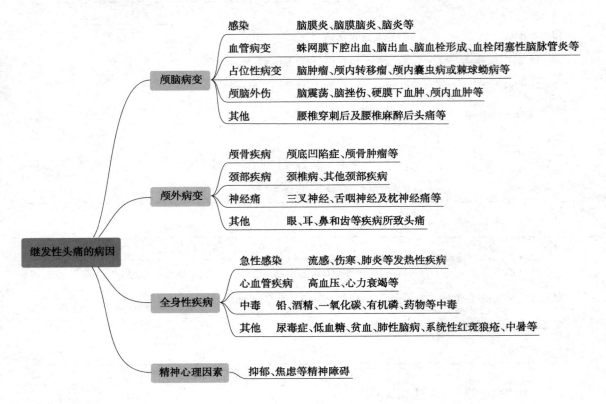

二、发病机制

头痛的发生机制主要有血管因素、脑膜受刺激或牵拉、神经因素、肌肉因素、牵涉性因素、神经功能因素。

三、临床表现

1. 发病情况

（1）急性起病、有发热：常为感染性疾病所致。

（2）急剧头痛，持续不减，伴意识障碍且无发热：提示颅内血管性疾病。

（3）长期反复发作性头痛：多见于偏头痛、紧张型头痛、丛集性头痛等。

（4）慢性进行性头痛，伴颅内压增高症状：应注意颅内占位性病变。

2. 头痛部位

（1）偏头痛、丛集性头痛：多在一侧。

（2）颅内深部病变：头痛部位不一定与病变部位一致，但疼痛多向病灶同侧放射。

（3）高血压所致：头痛多在额部或整个头部。

（4）全身性或颅内感染性疾病所致：多为全头部痛。

（5）眼源性、鼻源性或牙源性头痛：为浅在性；眼源性头痛局限于眼眶、前额或颞部。

3. 头痛的程度与性质

（1）三叉神经痛、偏头痛及脑膜刺激的疼痛最为剧烈。

（2）脑肿瘤的痛多为中度或轻度。

（3）高血压性、血管源性及发热性疾病的头痛，常表现为搏动性。

（4）神经痛多表现为持续数秒至数十秒的刺痛或电击样痛。

（5）紧张型头痛多为重压感、紧箍感或戴帽感等非搏动性疼痛。

4. 头痛出现的时间与持续时间

（1）颅内占位性病变常清晨加剧。

（2）鼻窦炎的头痛常发生于清晨或上午。

（3）丛集性头痛常在晚间发生。

（4）女性偏头痛常与月经期有关。

（5）脑肿瘤的头痛多为持续性，可有长短不等的缓解期。

5. 加重、减轻头痛的因素

（1）咳嗽、打喷嚏、摇头、俯身可使颅内高压性头痛、颅内感染性头痛及脑肿瘤性头痛加剧。

（2）低颅压性头痛可在坐位或立位时出现，卧位时减轻或缓解。

（3）颈肌急性炎症所致的头痛可因颈部运动而加剧。

（4）慢性或职业性的颈肌痉挛所致头痛，可因活动按摩颈肌而逐渐缓解。

四、伴随症状（表 1-35）

表 1-35 头痛的伴随症状与临床意义

伴随症状	临床意义
伴剧烈呕吐	多见于颅内压增高，头痛在呕吐后减轻者见于偏头痛
伴眩晕	见于小脑肿瘤、椎-基底动脉供血不足等
伴发热	常见于感染性疾病，包括颅内或全身性感染
慢性进行性头痛出现精神症状	应注意颅内肿瘤
慢性头痛突然加剧并有意识障碍	提示可能发生脑疝
伴视力障碍	可见于青光眼或脑肿瘤
伴脑膜刺激征	提示有脑膜炎或蛛网膜下腔出血
伴癫痫发作	可见于脑血管畸形、脑内寄生虫病或脑肿瘤等

五、头痛的诊断流程（图 1-16）

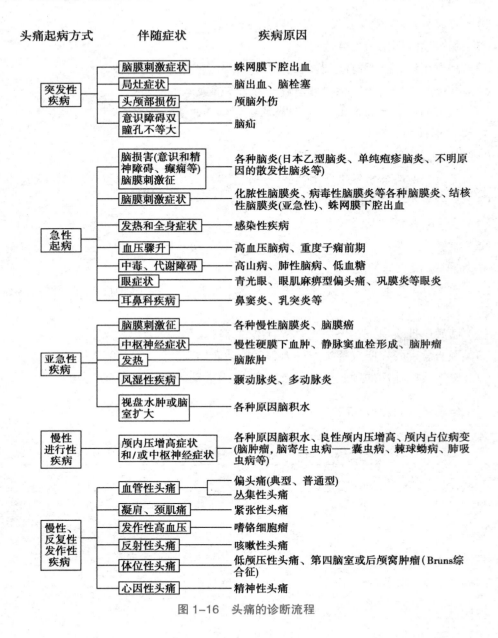

图 1-16　头痛的诊断流程

───○ 经 典 试 题 ○───

（执）头痛伴喷射性呕吐常见于

　　A. 急性糜烂性胃炎

B. 幽门梗阻

C. 胃潴留

D. 颅内压增高

E. 急性胆囊炎

【答案】

D

第二十八节 眩　晕

一、概述

1. **概述** 眩晕是患者感到自身或周围环境物体旋转或摇动的一种主观感觉障碍,常伴有客观的平衡障碍,一般无意识障碍。

2. **分类**

（1）临床分类（表1-36）

表1-36　眩晕的临床分类

项目	前庭系统性眩晕	非前庭系统性眩晕
别称	真性眩晕	一般性眩晕
病因	前庭神经系统功能障碍	多为全身性疾病
表现	有旋转感、摇晃感、移动感等	头晕、头胀、头重脚轻、眼花等,有时似觉颅内在转动但并无外境或自身旋转的感觉

（2）病因分类:周围性眩晕（耳性眩晕）、中枢性眩晕（脑性眩晕）和其他原因的眩晕。

二、周围性眩晕（耳性眩晕）

常见疾病见表1-37。

表1-37　周围性眩晕的常见疾病发生机制和表现

名称	发生机制	表现
梅尼埃病	内耳淋巴代谢失调、淋巴分泌过多或吸收障碍→内耳膜迷路积水。有人认为是变态反应、维生素B族缺乏等因素所致	①主要特点为发作性眩晕伴耳鸣、听力减退及眼球震颤,严重时可伴恶心、呕吐、面色苍白和出汗 ②发作短暂,很少超过2周。本病有复发性
迷路炎	主要为中耳病变（胆脂瘤、炎症性肉芽组织等）直接破坏迷路的骨壁引起,少数是炎症经血行或淋巴扩散所致	多由于中耳炎并发,症状同梅尼埃病,可见鼓膜穿孔

续表

名称	发生机制	表　现
前庭神经元炎	前庭神经元发生炎性病变所致	①多在发热或上呼吸道感染后突然出现眩晕,伴恶心、呕吐,一般无耳鸣及听力减退 ②持续时间较长,可达6周,痊愈后很少复发
内耳药物中毒	由于对药物敏感,内耳前庭或耳蜗受损所致	①常由链霉素、庆大霉素及其同类药物中毒性损害所致。多为渐进性眩晕,伴耳鸣、听力减退,常先有口周及四肢发麻等 ②水杨酸制剂、奎宁、某些镇静安眠药(氯丙嗪、哌替啶等)亦可引起眩晕
位置性眩晕	由于头部所处某一位置所致	头部处在一定位置时出现眩晕和眼球震颤,多不伴耳鸣及听力减退。可见于迷路和中枢病变
晕动病	乘车、船或飞机时→内耳迷路受到机械性刺激→前庭功能紊乱	见于晕车、晕船等,常伴恶心、呕吐、面色苍白、出冷汗等症状

三、中枢性眩晕(脑性眩晕)

1. 颅内血管性疾病

(1)病因:见于脑动脉粥样硬化、椎-基底动脉供血不足、锁骨下动脉偷漏综合征、延髓外侧综合征、高血压脑病、小脑或脑干出血等。

(2)表现:多有眩晕、头痛、耳鸣等症状。高血压脑病可有恶心呕吐,重者抽搐或昏迷。小脑或脑干出血常以眩晕、头痛、呕吐起病,重者迅速昏迷。

2. 颅内占位性病变

(1)病因:见于听神经瘤、小脑肿瘤、第四脑室肿瘤和其他部位肿瘤。

(2)表现:听神经瘤、小脑肿瘤可有眩晕、进行性耳鸣、听力下降、头痛、复视、构音不清等症状。其他肿瘤因部位不同表现也各不相同。

3. 颅内感染性疾病

(1)病因:见于颅后凹蛛网膜炎、小脑脓肿等。

(2)表现:除神经系统表现外,尚有感染症状。

4. 颅内脱髓鞘疾病及变性疾病

(1)病因:见于多发性硬化和延髓空洞症。

(2)表现

1)多发性硬化:常以肢体疼痛、感觉异常、无力为首发症状,可有眩晕、视力障碍及相关神经系统表现。

2)延髓空洞症:是进行性变性疾病,可见软腭瘫痪、吞咽困难、发音障碍等表现,部分患者伴有眩晕。

5. 癫痫　部分患者有眩晕性发作,多见于颞叶癫痫和前庭癫痫。

6. 其他 脑震荡、脑挫伤及脑寄生虫病等。

四、全身疾病性眩晕

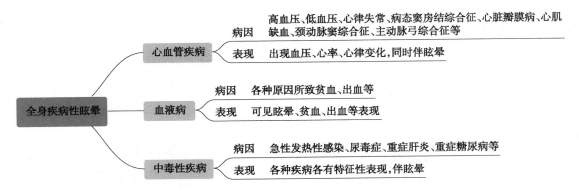

五、眼源性眩晕

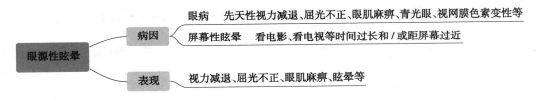

六、神经精神性眩晕

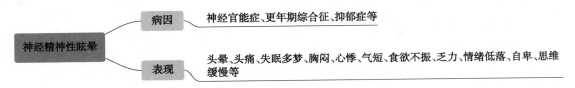

七、眩晕的诊断流程（图 1-17）

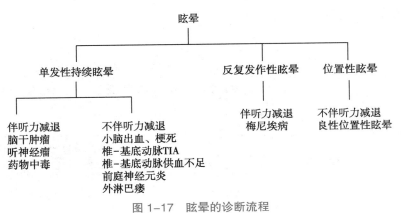

图 1-17 眩晕的诊断流程
TIA 为短暂性脑缺血发作。

第二十九节　晕　厥

一、概述

晕厥是指一过性广泛脑供血不足所致短暂的意识丧失状态。发作时患者因肌张力消失不能保持正常姿势而倒地，一般为突然发作，迅速恢复，很少有后遗症。

二、病因

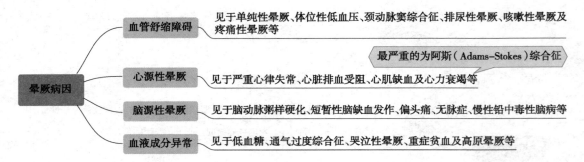

三、发生机制和临床表现

1. 血管舒缩障碍

（1）血管抑制性晕厥

1）机制：各种刺激→迷走神经反射→血管床短暂扩张→回心血量↓、心输出血量↓、血压↓→脑供血不足。

2）表现：多见于年青体弱女性，发作常有明显诱因（疼痛、情绪紧张、恐惧、轻微出血等）。晕厥前可有头晕、眩晕、恶心、上腹不适、面色苍白、肢体发软、坐立不安和焦虑等，持续数分钟；继而突然意识丧失，常伴血压下降、脉搏微弱，持续数秒或数分钟后可自然苏醒，无后遗症。

（2）体位性低血压（直立性低血压）

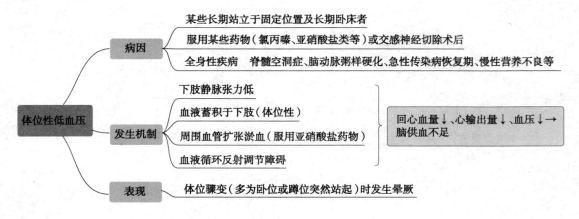

（3）颈动脉窦综合征

1）机制：颈动脉窦附近病变或颈动脉窦受刺激→迷走神经兴奋→心率↓、心输出量↓、血压↓→脑供血不足。

2）表现：常见诱因有手压迫颈动脉窦、突然转头、衣领过紧等。可见发作性晕厥或伴抽搐。

（4）排尿性晕厥

1）机制：包括自身自主神经不稳定，体位骤变（夜间起床），排尿时屏气动作或通过迷走神经反射致心输出量减少、血压下降、脑缺血。

2）表现：多见于青年男性，在排尿中或排尿结束时发作，持续 1~2 分钟，自行苏醒，无后遗症。

（5）咳嗽性晕厥：可能是慢性肺部疾病患者剧烈咳嗽→胸腔内压力↑，静脉血回流受阻，心输出量↓、血压↓、脑缺血。亦有认为剧烈咳嗽时脑脊液压力迅速↑，对大脑产生震荡作用所致。

（6）舌咽神经痛性晕厥：疼痛刺激迷走神经→心率↓，血压↓→晕厥。

（7）其他因素：剧烈疼痛、锁骨下动脉窃血综合征、下腔静脉综合征、食管或纵隔疾病、胸腔疾病、胆绞痛及支气管镜检等→血管舒缩功能障碍或迷走神经兴奋→晕厥。

2. 心源性晕厥

（1）机制：心脏结构、节律及收缩力改变→心排血量突然↓或心脏停搏→脑组织缺氧→晕厥。

（2）表现：Adams–Stokes 综合征最严重，心搏停止 5~10 秒即可出现晕厥。

3. 脑源性晕厥

（1）机制：脑部血管或主要供应脑部血液的血管循环障碍→一时性广泛性脑供血不足。

（2）表现：如短暂性脑缺血发作可见多种神经功能障碍症状。病变血管不同而表现多样化，如偏瘫、肢体麻木、语言障碍等。

4. 血液成分异常

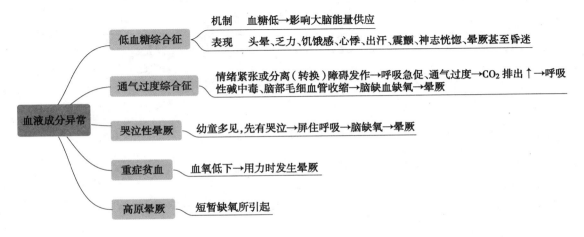

四、伴随症状（表 1-38）

表 1-38 晕厥的伴随症状与常见疾病

伴随症状	常见疾病
伴明显的自主神经功能障碍（面色苍白、出冷汗、恶心、乏力等）	血管抑制性晕厥
伴面色苍白、发绀、呼吸困难	急性左心衰竭
伴心率、心律明显改变	心源性晕厥
伴抽搐	中枢神经系统疾病、心源性晕厥
伴头痛、呕吐、视听障碍	中枢神经系统疾病
伴发热、水肿、杵状指	心肺疾病
伴呼吸深快、手足发麻、抽搐	通气过度综合征、分离（转换）障碍等
伴心悸、乏力、出汗、饥饿感	低血糖性晕厥

五、晕厥的诊断流程（图 1-18）

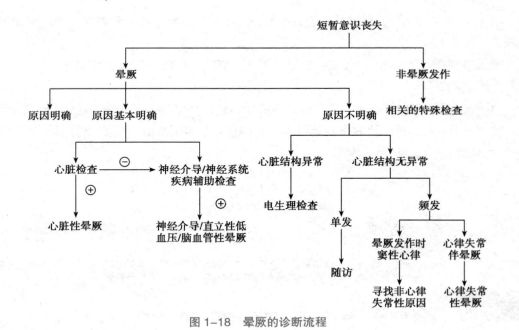

图 1-18 晕厥的诊断流程

第三十节　抽搐与惊厥

一、概述

1. 抽搐　指全身或局部成群骨骼肌非自主的抽动或强烈收缩,常可引起关节运动和强直。

2. 惊厥　指抽搐时,肌群收缩表现为强直性和阵挛性。惊厥表现的抽搐一般为全身性、对称性、伴或不伴意识丧失。

二、病因

1. 特发性　常由于先天性脑部不稳定状态所致。

2. 症状性

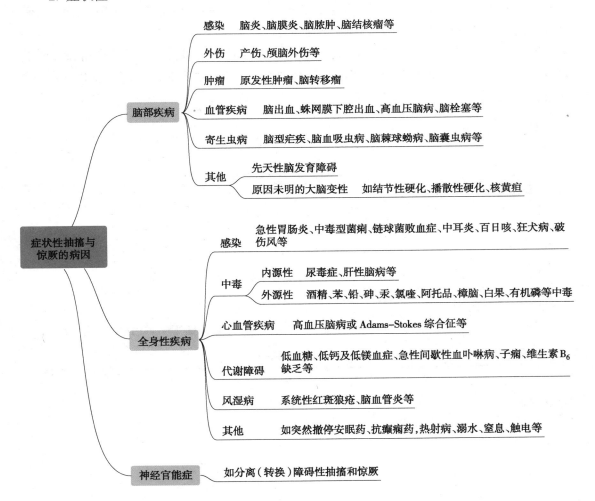

提示

　　小儿惊厥部分为特发性,部分由脑损害引起;小儿高热惊厥主要由急性感染所致。

三、临床表现

1. 全身性抽搐　以全身骨骼肌痉挛为主要表现,多伴有意识丧失。

（1）癫痫大发作

1）症状:患者突然意识模糊或丧失,全身强直、呼吸暂停,继而四肢阵挛性抽搐,呼吸不规则、大小便失禁、发绀,发作约半分钟自行停止,也可反复发作或呈持续状态。发作停止后不久意识恢复。

2）体征:发作时可有瞳孔散大,对光反射消失或迟钝、病理反射阳性等。

（2）分离（转换）障碍性发作:发作前常有生气、情绪激动、各种不良刺激等诱因,发作样式不固定,时间较长,没有舌咬伤和大小便失控。

2. 局限性抽搐　以身体某一局部连续性肌肉收缩为主要表现,多见于口角、眼睑、手足等。手足搐搦症表现为间歇性双侧强直性肌痉挛,以上肢手部最典型,呈"助产士手"表现。

四、伴随症状（表 1-39）

表 1-39　抽搐与惊厥的伴随症状与常见疾病

伴随症状	常 见 疾 病
伴发热	小儿急性感染、胃肠功能紊乱、重度失水等
伴血压增高	高血压、肾炎、子痫、铅中毒等
伴脑膜刺激征	脑膜炎、脑膜脑炎、假性脑膜炎、蛛网膜下腔出血等
伴瞳孔扩大与舌咬伤	癫痫大发作
伴剧烈头痛	高血压、急性感染、蛛网膜下腔出血、颅脑外伤、颅内占位性病变等
伴意识丧失	癫痫大发作、重症颅脑疾病等

提示

　　惊厥也可以引起发热。

第三十一节　意识障碍

一、概述

意识障碍是指人对周围环境及自身状态的识别和觉察能力出现障碍。

二、病因

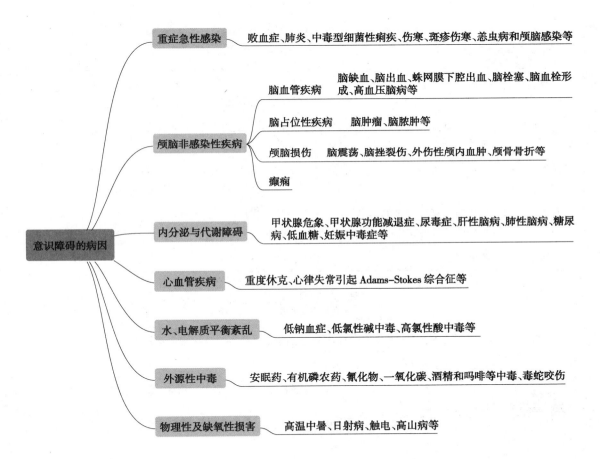

- 重症急性感染　败血症、肺炎、中毒型细菌性痢疾、伤寒、斑疹伤寒、恙虫病和颅脑感染等
- 颅脑非感染性疾病
  - 脑血管疾病　脑缺血、脑出血、蛛网膜下腔出血、脑栓塞、脑血栓形成、高血压脑病等
  - 脑占位性疾病　脑肿瘤、脑脓肿等
  - 颅脑损伤　脑震荡、脑挫裂伤、外伤性颅内血肿、颅骨骨折等
  - 癫痫
- 内分泌与代谢障碍　甲状腺危象、甲状腺功能减退症、尿毒症、肝性脑病、肺性脑病、糖尿病、低血糖、妊娠中毒症等
- 心血管疾病　重度休克、心律失常引起 Adams-Stokes 综合征等
- 水、电解质平衡紊乱　低钠血症、低氯性碱中毒、高氯性酸中毒等
- 外源性中毒　安眠药、有机磷农药、氰化物、一氧化碳、酒精和吗啡等中毒、毒蛇咬伤
- 物理性及缺氧性损害　高温中暑、日射病、触电、高山病等

(意识障碍的病因)

三、发生机制

意识由意识内容及其"开关"系统两个部分组成。

1. 意识内容

（1）意识内容即大脑皮质功能活动，包括记忆、思维、定向力和情感，还有通过视、听、语言和复杂运动等与外界保持紧密联系的能力。

（2）意识状态的正常取决于大脑半球功能的完整性，急性广泛性大脑半球损害或半球向下移位压迫丘脑或中脑时,可引起意识障碍。

2. 意识"开关"系统 包括经典的感觉传导径路(特异性上行投射系统)及脑干网状结构(非特异性上行投射系统)。

(1)意识"开关"系统可激活大脑皮质并使之维持一定水平的兴奋性,使机体处于觉醒状态,从而在此基础上产生意识内容。

(2)"开关"系统不同部位与不同程度的损害,可发生意识障碍。

四、临床表现(表1-40)

表1-40 意识障碍特点与临床表现

名称	意识障碍特点	临床表现
嗜睡	最轻	患者陷入持续睡眠状态,可被唤醒,能正确回答和做出各种反应,但刺激去除后又很快入睡
意识模糊	意识水平轻度下降,较嗜睡为深	能保持简单的精神活动,对时间、地点、人物的定向能力发生障碍
昏睡	接近于人事不省	患者处于熟睡状态,不易唤醒。在强烈刺激下可被唤醒,但很快又再入睡。醒时答话含糊或答非所问
谵妄	以兴奋性增高为主的高级神经中枢急性活动失调状态	意识模糊、定向力丧失、感觉错乱、躁动不安、言语杂乱
昏迷	严重	意识持续的中断或完全丧失

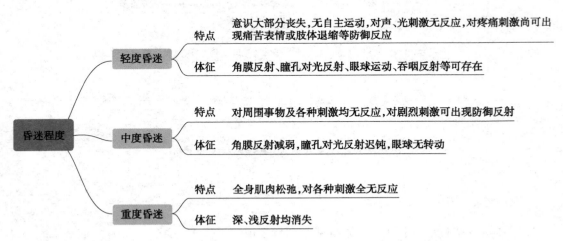

五、伴随症状（表 1–41）

表 1–41　意识障碍的伴随症状与常见疾病

伴随症状	常 见 疾 病
伴发热	先发热后有意识障碍→重症感染性疾病 先意识障碍后发热→脑出血、蛛网膜下腔出血、巴比妥类药物中毒等
伴呼吸缓慢	吗啡、巴比妥类、有机磷农药等中毒、银环蛇咬伤等
伴瞳孔散大	颠茄类、酒精、氰化物等中毒以及癫痫、低血糖状态等
伴瞳孔缩小	吗啡类、巴比妥类、有机磷农药等中毒
伴心动过缓	见于颅内高压症、房室传导阻滞及吗啡类、毒蕈等中毒
伴高血压	见于高血压脑病、脑血管意外、肾炎尿毒症等
伴低血压	见于各种原因的休克
伴皮肤黏膜改变	出血点、瘀斑和紫癜等→见于严重感染和出血性疾病 口唇呈樱红色→一氧化碳中毒
伴脑膜刺激征	脑膜炎、蛛网膜下腔出血等
伴瘫痪	脑出血、脑梗死等

六、意识障碍的诊断流程（图 1–19）

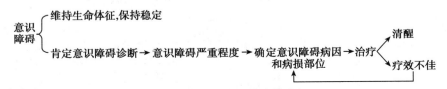

图 1–19　意识障碍的诊断流程

经 典 试 题

（研）谵妄的临床表现不包括

A. 定向力丧失

B. 对各种刺激无反应

C. 意识模糊

D. 感觉错乱

【答案】

B

第三十二节 情感症状

一、概述

1. 正常的大脑功能能够产生正常的精神活动,异常的大脑结构和功能可能引起异常的精神活动与行为表现。

2. 引起大脑结构和功能异常的原因

（1）器质性因素

1）脑部疾病：如脑部的占位性病变、炎症、外伤、大脑退行性病变、脑血管疾病等。

2）脑以外的躯体疾病：如躯体感染性疾病、内脏器官疾病、内分泌障碍、营养代谢性疾病等。

（2）其他生物学因素：如遗传与环境因素、毒物或精神活性物质的使用等。

（3）社会心理因素：如个性、应激性生活事件、父母的养育方式、社会经济状况、人际关系等。

3. 异常的精神活动通过人的外显行为如言语、书写、表情、动作行为等表现出来,称为精神症状。其诊断流程见图 1-20。

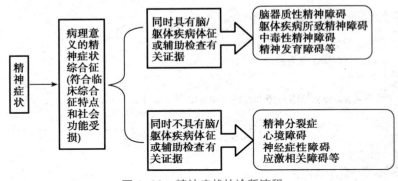

图 1-20 精神症状的诊断流程

二、抑郁

1. 概述 抑郁是以显著而持久的情绪低落为主要特征的综合征,其核心症状包括情绪低落、兴趣缺乏、快感缺失,可伴有躯体症状、自杀观念或行为等。

2. 病因 抑郁可见于多种精神疾病,如心境障碍的抑郁发作、环性心境障碍、恶劣心境等,也可继发于躯体疾病、脑器质性疾病、使用某些药物或精神活性物质,及某些社会心理因素如失恋、亲人离世等。

3. 临床表现 包括情绪低落、兴趣缺乏、快感缺失、思维迟缓、运动性迟滞或激越、自责自罪、自杀观念或行为、躯体症状（如睡眠障碍、食欲减退）等。

4. 问诊要点

（1）起病年龄、病前性格、有无诱因、起病形式、周期性和季节性、精神障碍家族史。

（2）病前有无感染、发热、颅脑外伤、躯体疾病病史，有无酒精或精神活性物质使用史。

（3）具体临床症状，及有无自杀观念和自伤、自杀行为。

（4）伴随症状，如认知功能，精神病性症状，躯体症状等。

三、焦虑

1. 概述　精神病学中将焦虑定义为在缺乏相应的客观因素的情况下，患者表现顾虑重重、紧张恐惧，以致搓手顿足，似有大祸临头，惶惶不可终日，伴有心悸、出汗、手抖、尿频等自主神经功能紊乱症状。严重的急性焦虑发作，被称为惊恐障碍，患者体验到濒死感、失控感，伴有呼吸困难、心跳加快等自主神经功能紊乱症状，一般发作持续几分钟至十几分钟。

2. 病因　焦虑可见于很多心理或精神障碍，如焦虑症、抑郁症、睡眠障碍、精神分裂症、应激相关障碍、酒精或药物滥用者及躯体疾病伴发的心理障碍等。

3. 临床表现（表1-42）

表1-42　焦虑的临床表现

项目	临　床　表　现
精神方面	焦虑的核心特点是过度担心。患者对外界刺激敏感，警觉性增高，易激动，注意力难于集中，难以入睡，睡眠中易惊醒。惊恐障碍患者表现为突然的强烈的恐惧，害怕失去控制或觉得死亡将至
行为方面	表现为肌肉紧张、运动不安、搓手顿足、不能静坐、来回走动
自主神经功能紊乱	表现为心悸、胸闷气短、皮肤潮红或苍白、口干、便秘或腹泻、出汗、尿意频繁等

4. 问诊要点

（1）焦虑与性别、个性、生活压力的关系：女性患焦虑的概率高于男性。绝对主义、完美主义倾向的人，或敏感脆弱者易产生焦虑。另外，生活压力大、遭遇创伤性的生活事件者易出现焦虑。

（2）焦虑的起病情况：甲状腺疾病、心脏病、系统性红斑狼疮、某些脑炎、脑血管疾病、脑变性病等易出现焦虑症状。许多药物，如苯丙胺、可卡因、咖啡因、阿片类物质、激素、镇静催眠药以及酒精等，长期使用或戒断、或量大而中毒后可引起焦虑症状，应注意询问用药史。

◦◦◦ 经典试题 ◦◦◦

（执）抑郁发作常表现为

　A. 思维破裂

B. 思维迟缓

C. 思维插入

D. 思维贫乏

E. 强迫性思维

【答案】

B

○ 温 故 知 新 ○

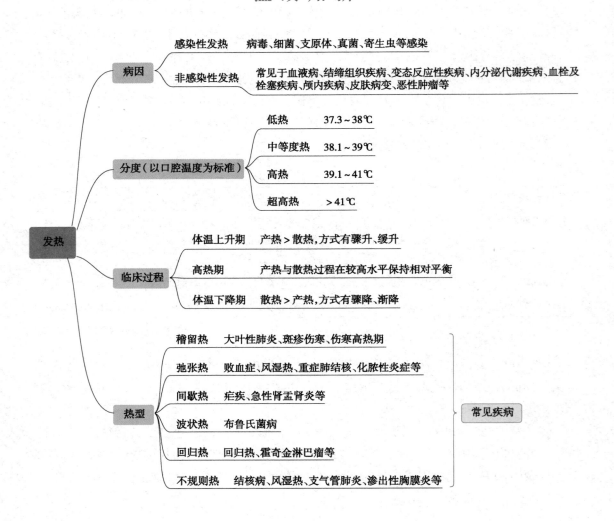

心源性水肿 — 病因 — 主要是右心衰竭

心源性水肿 — 特点:
- 从足部开始,向上延及全身
- 呈对称性、凹陷性,发展缓慢,比较坚实,移动性小
- 行走活动后明显,休息后减轻或消失;经常卧床者以腰骶部较明显

肾源性水肿 — 病因 — 见于各型肾炎和肾病

肾源性水肿 — 特点:
- 发展迅速,软而移动性大
- 早期晨间起床时有眼睑与颜面水肿,以后很快发展为全身水肿

肝源性水肿 — 病因 — 最常见于肝硬化

肝源性水肿 — 特点:
- 主要表现为腹腔积液
- 可首先出现踝部水肿,逐渐向上蔓延;头、面部及上肢常无水肿

营养不良性水肿 — 病因 — 慢性消耗性疾病长期营养缺乏、蛋白丢失性胃肠病、维生素 B_1 缺乏症等

营养不良性水肿 — 特点:
- 水肿发生前常有体重减轻表现
- 常从足部开始逐渐蔓延至全身

其他 — 内分泌代谢疾病所致水肿、妊娠性水肿、结缔组织疾病所致水肿、变态反应性水肿等

常见全身性水肿 ← 水肿

常见局部性水肿 — 炎症性水肿、淋巴回流障碍性水肿、静脉回流障碍性水肿等

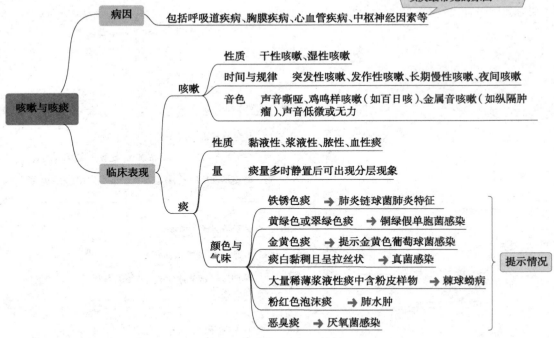

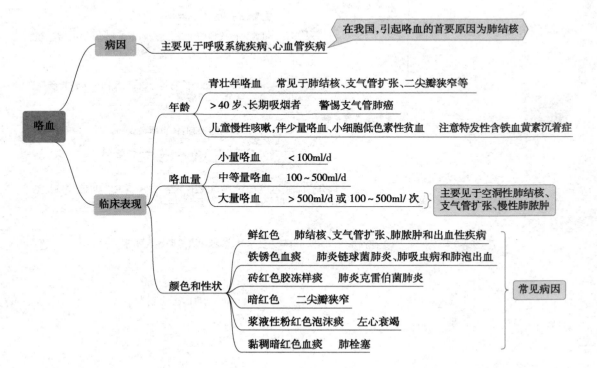

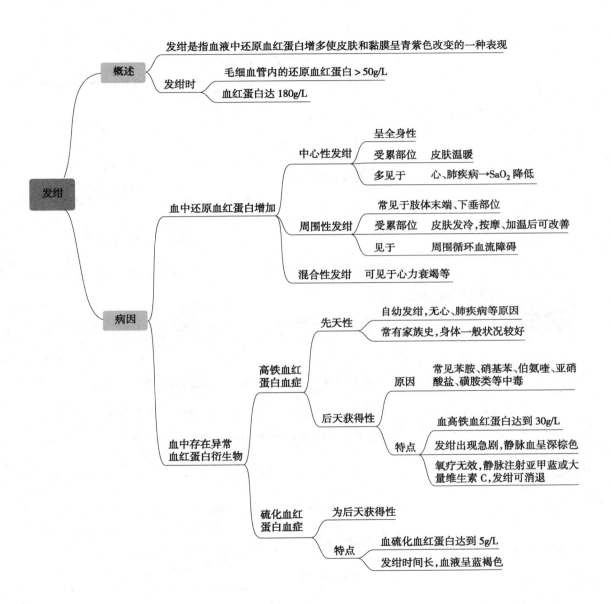

发绀

概述
- 发绀是指血液中还原血红蛋白增多使皮肤和黏膜呈青紫色改变的一种表现
- 发绀时
  - 毛细血管内的还原血红蛋白 > 50g/L
  - 血红蛋白达 180g/L

病因
- 血中还原血红蛋白增加
  - 中心性发绀
    - 呈全身性
    - 受累部位　皮肤温暖
    - 多见于　心、肺疾病→SaO_2 降低
  - 周围性发绀
    - 常见于肢体末端、下垂部位
    - 受累部位　皮肤发冷,按摩、加温后可改善
    - 见于　周围循环血流障碍
  - 混合性发绀　可见于心力衰竭等
- 血中存在异常血红蛋白衍生物
  - 高铁血红蛋白血症
    - 先天性
      - 自幼发绀,无心、肺疾病等原因
      - 常有家族史,身体一般状况较好
    - 后天获得性
      - 原因　常见苯胺、硝基苯、伯氨喹、亚硝酸盐、磺胺类等中毒
      - 特点
        - 血高铁血红蛋白达到 30g/L
        - 发绀出现急剧,静脉血呈深棕色
        - 氧疗无效,静脉注射亚甲蓝或大量维生素 C,发绀可消退
  - 硫化血红蛋白血症
    - 为后天获得性
    - 特点
      - 血硫化血红蛋白达到 5g/L
      - 发绀时间长,血液呈蓝褐色

呼吸困难

- 肺源性呼吸困难
  - 吸气性呼吸困难
    - 特点 吸气显著费力，严重者吸气时可见"三凹征"
    - 发生机制 常见于喉部、气管、大支气管的狭窄与阻塞
  - 呼气性呼吸困难
    - 特点 呼气费力、呼气缓慢、呼吸时间明显延长，常伴呼气期哮鸣音
    - 病因 常见于慢性支气管炎（喘息型）、慢性阻塞性肺疾病、支气管哮喘等
  - 混合性呼吸困难
    - 特点
      - 吸气期及呼气期均感呼吸费力、呼吸频率增快、深度变浅
      - 可伴呼吸音异常或病理性呼吸音
    - 病因 常见于重症肺炎、重症肺结核、大面积肺栓塞、弥漫性肺间质疾病、大量胸腔积液、气胸等
- 心源性呼吸困难
  - 左心衰竭引起的呼吸困难
    - 有基础病因，呈混合性呼吸困难，两肺底部或全肺湿啰音
    - 应用强心剂、利尿剂和血管扩张剂后呼吸困难好转
  - 右心衰竭引起的呼吸困难
    - 主要为体循环淤血所致
    - 常见于慢性肺源性心脏病，某些先天性心脏病或由左心衰竭发展而来
- 中毒性呼吸困难
  - 代谢性酸中毒 呼吸深长、规则 } 如 Kussmaul 呼吸
  - 药物中毒 呼吸缓慢、变浅，伴呼吸节律异常 } 如潮式呼吸或间停呼吸
  - 化学毒物中毒 常见于一氧化碳中毒、亚硝酸盐和苯胺类中毒、氰化物中毒
- 神经精神性呼吸困难
  - 神经性呼吸困难
    - 特点 呼吸深慢，常伴双吸气（抽泣样呼吸）、呼吸遏制等
    - 常见病因 脑出血、脑炎、脑外伤、脑肿瘤等重症颅脑疾病
  - 精神性呼吸困难
    - 特点 呼吸浅快，重者出现意识障碍，伴叹息样呼吸或手足搐搦
    - 常见病因 焦虑症、分离（转换）障碍
- 血源性呼吸困难 常见于重度贫血、高铁血红蛋白血症、硫化血红蛋白血症等

胸痛
- 常见病因　　胸壁疾病、心血管疾病、呼吸系统疾病、纵隔疾病等
- 常见疾病的胸痛特征
  - 自发性气胸　　多见于青壮年,患侧胸部撕裂样疼痛 ┐
  - 结核性胸膜炎、心包炎　　多见于青壮年,患侧胸部、腋下常见　隐痛、钝痛、刺痛 ┘ 咳嗽或呼吸加剧
  - 心绞痛、心肌梗死
    - 特点　　多>40岁,胸骨后或心前区呈绞榨样痛、濒死感
    - 影响因素:休息或含服硝酸酯类药
      - 心绞痛可缓解
      - 心肌梗死不易缓解
  - 肋间神经痛　　刀割样、触电样灼痛,沿肋间神经呈带状分布 } 服用止痛药可短暂缓解
  - 支气管肺癌　　多>40岁,受累胸膜或胸壁疼痛持续、固定、剧烈 } 咳嗽或呼吸加剧
  - 食管疾病
    - 特点　　食管或胸骨后隐痛
    - 影响因素
      - 进食时发作或加剧
      - 服用抗酸药、促动力药物可减轻或消失

呕血
- 病因　　排序:消化性溃疡(最常见)>食管或胃底静脉曲张破裂>急性糜烂性出血性胃炎、胃癌
- 临床表现
  - 呕血与黑便
    - 出血量较少或在胃内停留时间长→呕吐物可呈棕褐色或咖啡渣样(血红蛋白+胃酸→酸化正铁血红蛋白)
    - 部分血液经肠道排出体外→形成黑便
  - 失血性周围循环衰竭:出血量占循环血容量的比例
    - <10%　　一般无明显临床表现
    - 10%~20%　　可有头晕、无力等症状,多无血压、脉搏等变化
    - >20%　　有冷汗、四肢厥冷、心慌、脉搏增快等急性失血症状
    - >30%　　有神志不清、脉搏细弱、呼吸急促等急性周围循环衰竭表现
  - 血液学改变
    - 出血早期　　可无明显血液学改变
    - 出血3~4小时后　　血红蛋白、血细胞比容逐渐降低
  - 氮质血症、发热等

腹痛
- 分类 —— 急性、慢性腹痛
- 发生机制 —— 内脏性腹痛、躯体性腹痛、牵涉痛
- 临床表现
  - 部位 —— 一般腹痛部位多为病变所在部位
  - 诱发因素 —— 如胆囊炎或胆石症发作前常有进油腻食物史
  - 性质和程度
    - 突发中上腹剧烈刀割样痛或烧灼样痛 —— 多为胃、十二指肠溃疡穿孔
    - 阵发性剑突下钻顶样疼痛 —— 提示胆道蛔虫症
    - 持续性、广泛性剧烈腹痛伴腹壁肌紧张或板样强直 —— 提示急性弥漫性腹膜炎
    - 绞痛 —— 多为空腔脏器痉挛、扩张或梗阻引起
  - 发作时间、与体位的关系

黄疸
- 胆红素的正常代谢
  - 非结合胆红素（UCB）
    - 衰老红细胞经单核 - 巨噬细胞系统破坏→血红蛋白→血红素→胆绿素→胆红素 } 主要来源
    - UCB 结合白蛋白运输至肝脏，与清蛋白分离后被肝细胞摄取 } 血液循环运输
  - 结合胆红素（CB） —— 肝细胞内 UCB 结合 Y、Z 载体蛋白运输至光面内质网，与葡糖醛酸结合形成胆红素葡糖醛酸酯
  - 肠道内 —— CB 在回肠末端及结肠形成尿胆原
    - 大部分形成粪胆原
    - 小部分经肠道吸收至肝
      - 大部分参与胆红素的肠肝循环
      - 小部分经体循环由肾排出
- 病因分类
  - 溶血性黄疸
    - 特点 —— 皮肤黏膜呈浅柠檬色 } 不伴皮肤瘙痒
    - 化验 —— CB 轻度↑，UCB 明显↑，尿胆红素（-）
  - 肝细胞性黄疸
    - 特点 —— 皮肤、黏膜呈浅黄至深黄色 } 可伴轻度皮肤瘙痒
    - 化验 —— CB 中度↑，UCB 中度↑，尿胆红素（+）
  - 胆汁淤积性黄疸
    - 特点 —— 皮肤黏膜一般呈暗黄色，尿色深，粪便颜色变浅或呈白陶土色 } 可有皮肤瘙痒
    - 化验 —— CB 明显↑，UCB 轻度↑，尿胆红素（+++）
  - 先天性非溶血性黄疸
    - Gilbert 综合征 —— 血 UCB↑，黄疸较轻，呈波动性，肝功能检查正常
    - Dubin-Johnson 综合征 —— 血 CB↑
    - Crigler-Najjar 综合征 —— 血 UCB↑，可产生核黄疸，见于新生儿，预后极差
    - Rotor 综合征 —— UCB↑，CB↑

概述
　镜下血尿　指尿色正常,离心沉淀后的尿液镜检红细胞＞3 个/HP
　肉眼血尿　指尿呈洗肉水色或血色,肉眼可见　提示每升尿含血量超过 1ml

病因
　泌尿系统疾病、全身性疾病、尿路邻近器官疾病等

血尿

临床表现

颜色改变　血尿注意与红色尿(血红蛋白尿、卟啉尿等)相鉴别

分段尿异常
　起始段血尿　病变在尿道
　终末段血尿　出血部位在膀胱颈部,三角区或后尿道的前列腺和精囊腺
　全程血尿　血尿来自肾脏或输尿管
　　　←提示

镜下血尿
　肾小球性血尿　红细胞大小不一、形态多样　→肾小球肾炎
　均一型血尿　红细胞形态单一　→肾盂肾盏、输尿管、膀胱和前列腺病变

症状性血尿
　伴肾区钝痛或绞痛　提示病变在肾脏
　伴尿频、尿急和排尿困难　可见于膀胱和尿道病变

无症状性血尿　见于肾结核、肾癌或膀胱癌等早期,隐匿性肾炎

眩晕

- 周围性眩晕
  - 梅尼埃病
    - 机制 内耳淋巴↑→内耳膜迷路积水等
    - 表现 主要为发作性眩晕 } 伴耳鸣、听力减退、眼球震颤
  - 迷路炎
    - 机制 多为中耳病变直接破坏迷路的骨壁
    - 表现 多由于中耳炎并发,症状同梅尼埃病,可见鼓膜穿孔
  - 前庭神经元炎
    - 机制 前庭神经元发生炎性病变
    - 表现 多在发热或上呼吸道感染后突发眩晕 } 伴恶心、呕吐,一般无耳鸣及听力减退
  - 内耳药物中毒
    - 机制 对药物敏感,内耳前庭或耳蜗受损所致
    - 表现 多为渐进性眩晕 } 伴耳鸣、听力减退,常先有口周及四肢发麻等
  - 位置性眩晕
    - 机制 头部所处某一位置所致
    - 表现 眩晕、眼球震颤 } 多不伴耳鸣、听力减退
  - 晕动病
    - 机制 内耳迷路受到机械性刺激→前庭功能紊乱
    - 表现 晕车、晕船等 } 常伴恶心、呕吐、面色苍白、出冷汗等
- 中枢性眩晕
  - 颅内血管性疾病
    - 高血压脑病 可有恶心呕吐,重者抽搐或昏迷
    - 小脑、脑干出血 常以眩晕、头痛、呕吐起病,重者迅速昏迷
  - 颅内占位性病变 听神经瘤、小脑肿瘤 可有眩晕、进行性耳鸣、听力下降、头痛、复视、构音不清等
  - 颅内感染性疾病 有神经系统表现、感染症状
  - 颅内脱髓鞘疾病及变性疾病
    - 多发性硬化 常以肢体疼痛、感觉异常、无力为首发症状,可有眩晕、视力障碍等
    - 延髓空洞症 可有软腭瘫痪、吞咽困难、发音障碍等,部分伴眩晕
  - 癫痫 多见于颞叶癫痫、前庭癫痫
  - 其他 脑震荡、脑挫伤及脑寄生虫病等
- 全身疾病性眩晕 可见于心血管疾病、血液病、中毒性疾病
- 眼源性眩晕 病因包括眼病、屏幕性眩晕
- 神经精神性眩晕 见于神经官能症、更年期综合征、抑郁症等

意识障碍

病因
- 重症急性感染 败血症、肺炎等
- 颅脑非感染性疾病 包括脑血管疾病、脑占位性疾病、颅脑损伤、癫痫
- 内分泌与代谢障碍 甲状腺危象、甲状腺功能减退症等
- 心血管疾病，水、电解质平衡紊乱，外源性中毒，物理性及缺氧性损害

临床表现
- 嗜睡 持续睡眠状态，可被唤醒，刺激去除后又很快入睡
- 意识模糊 对时间、地点、人物的定向能力发生障碍
- 昏睡 熟睡状态，不易唤醒；强烈刺激可唤醒，很快又再入睡；睡醒时答话含糊或答非所问
- 谵妄 意识模糊、定向力丧失、感觉错乱、躁动不安、言语杂乱
- 昏迷
  - 轻度昏迷 角膜反射、瞳孔对光反射、眼球运动、吞咽反射等可存在
  - 中度昏迷 角膜反射减弱，瞳孔对光反射迟钝，眼球无转动
  - 重度昏迷 深、浅反射均消失

第二篇 问 诊

第一章

问诊的重要性与医德要求

一、问诊的重要性

1. 问诊是医生通过对患者或相关人员的系统询问获取病史资料,经过综合分析而作出临床判断的一种诊法。

2. 问诊是病史采集的主要手段。解决患者诊断问题的大多数线索和依据即来源于病史采集所获取的资料。通过问诊所获取的资料对了解疾病的发生、发展,诊治经过,既往健康状况和曾患疾病的情况,对诊断具有极其重要的意义,也为随后对患者进行的体格检查和各种诊断性检查的安排提供了最重要的基本资料。

二、问诊的医德要求

在问诊中必须注意的医德要求包括:严肃认真、尊重隐私、对任何患者一视同仁、对同道不随意评价、患者教育和健康指导。

第二章

问诊的内容

一、一般项目

1. **内容** 包括姓名、性别、年龄、籍贯、出生地、民族、婚姻、通信地址、电话号码、工作单位、职业、入院日期、记录日期、病史陈述者及可靠程度等。

2. **注意事项**

（1）若病史陈述者不是本人，应注明与患者的关系。

（2）记录年龄时应填写具体年龄。

（3）为避免问诊初始过于生硬，可将某些一般项目内容（职业、婚姻等）放在个人史中穿插询问。

二、主诉

1. **概述** 主诉是患者感受最主要的痛苦或最明显的症状和／或体征，即本次就诊最主要的原因及其持续时间。确切的主诉可初步反映病情轻重与缓急，并提供对某系统疾病的诊断线索。

2. **注意事项**

（1）主诉应用一两句话加以概括，同时注明主诉自发生到就诊的时间。如"咽痛、高热2天"。

（2）记录主诉要简明，尽可能用患者自己描述的症状（"心悸、气短2年"等），避免使用医生对患者的诊断用语（"心脏病2年"等）。

（3）对病程较长、病情比较复杂的病例，或由于患者诉说太多，不容易简单地将患者所述的主要不适作为主诉，而应该结合整个病史，综合分析以归纳出更能反映其患病特征的主诉。

（4）对病情没有连续性的情况，可以灵活掌握，如"20年前发现心脏杂音，1个月来心悸、气短"。

（5）对当前无症状，诊断资料和入院目的十分明确的患者，可用以下方式记录主诉，如"患白血病3年，经检验复发10天""2周前超声检查发现胆囊结石"。

三、现病史

1. 概述　现病史是病史中的主体部分,它记述患者患病后的全过程,即发生、发展、演变和诊治经过。

2. 问诊内容

(1)起病情况与患病时间

1)起病情况:有的疾病起病急骤(心绞痛、急性胃肠穿孔等),有的疾病起病缓慢(肺结核、肿瘤、风湿性心瓣膜病等);疾病起病也与某些因素有关,如脑血栓形成常发生于睡眠时,脑出血、高血压危象常发生于激动或紧张状态时。

2)患病时间:是指从起病到就诊或入院的时间。如先后出现几个症状则需追溯到首发症状的时间,并按时间顺序询问整个病史后分别记录。时间长短可按数年、数月、数日计算,发病急骤者可按小时、分钟为计时单位。

(2)主要症状特点

1)内容:包括主要症状出现的部位、性质、持续时间、程度、缓解或加剧的因素。

2)意义:可帮助判断疾病所在的系统或器官以及病变的部位、范围和性质。

3)举例:消化性溃疡主要症状的特点为上腹部疼痛,可持续数日或数周,在几年之中可表现为时而发作、时而缓解、呈周期性发作或有一定季节性发病等特点。

(3)病因与诱因

1)意义:了解与本次发病有关的病因(外伤、中毒、感染等)和诱因(气候变化、环境改变、情绪、起居饮食失调等),有助于明确诊断与拟定治疗措施。

2)注意事项:当病因比较复杂或病程较长时,患者往往记不清说不明,也可能提出一些似是而非或自以为是的因素。此时,医生应进行科学归纳和分析,再记入病历。

(4)病情发展与演变:包括患病过程中主要症状的变化或新症状的出现。如肺结核合并肺气肿患者,在衰弱、乏力、轻度呼吸困难的基础上,突然感到剧烈胸痛和严重呼吸困难,应考虑自发性气胸的可能。

(5)伴随症状:指在主要症状的基础上同时出现一系列的其他症状。

1)意义:伴随症状常常是鉴别诊断的依据,或提示出现并发症。如腹泻伴呕吐,可能为饮食不洁或误食毒物引起的急性胃肠炎;腹泻伴里急后重,结合季节和进餐情况更容易考虑到痢疾。

2)注意事项:按一般规律在某一疾病应出现的伴随症状而实际上没有出现时,也应将其记述于现病史中以备进一步观察,或作为诊断和鉴别诊断的重要参考资料,这种阴性表现有时称为阴性症状。

(6)诊治经过

1)患者于本次就诊前已经接受过其他医疗单位诊治时,应询问已经接受过什么诊断和治疗措施及其结果。

2）患者已进行治疗的,应问明使用过的药物名称、剂量、时间和疗效,为本次诊治疾病提供参考。

 提示

　　医生不可以用既往的诊断代替自己的诊断。

（7）病程中的一般情况

1）在现病史最后应记述患者患病后的精神、体力状态,食欲及食量的改变,睡眠与大小便的情况等。

2）一般情况对全面评估患者病情的轻重和预后以及采取什么辅助治疗措施十分有用,有时对鉴别诊断也能够提供重要的参考资料。

四、既往史

1. 内容　包括患者既往的健康状况和过去曾经患过的疾病（包括各种传染病）、外伤手术、预防注射、过敏等,特别是与目前所患疾病有密切关系的情况。如风湿性心瓣膜病患者应询问过去是否反复发生过咽痛、游走性关节痛等。

2. 注意事项

（1）在记述既往史时应注意不要和现病史发生混淆。如目前所患肺炎,则不应把数年前患过肺炎的情况写入现病史。对消化性溃疡患者,可把历年发作情况记述于现病史中。

（2）对居住或生活地区的主要传染病和地方病史,外伤、手术史,预防接种史,以及对药物、食物和其他接触物的过敏史等,应记录于既往史中。记录顺序一般按年月的先后排列。

五、系统回顾

1. 概述　系统回顾由很长的一系列直接提问组成,用以最后一遍搜集病史资料,避免问诊过程中患者或医生忽略或遗漏内容。

2. 意义　系统回顾可以帮助医生在短时间内扼要地了解患者除现在所患疾病以外的其他各系统是否发生目前尚存在或已痊愈的疾病,以及这些疾病与本次疾病之间是否存在着因果关系。

提示

　　系统回顾的主要情况应分别记录在现病史或既往史中。

3. 临床各系统的提问内容　实际应用时,可在每个系统询问2~4个症状,如有阳性结果,再全面深入地询问该系统的症状;如为阴性,一般说来可以过渡到下一个系统。在针对具体患者时,可以根据情况变通调整一些内容。

（1）呼吸系统

1）咳嗽的性质、程度、频率、与气候变化及体位改变的关系。

2）咳痰的颜色、黏稠度和气味等。

3）咯血的性状、颜色和量。

4）呼吸困难的性质程度和出现的时间。

5）胸痛的部位、性质，与呼吸、咳嗽、体位的关系，有无发冷、发热、盗汗、食欲不振等。

（2）循环系统

1）心悸发生的时间与诱因，心前区疼痛的性质、程度及出现和持续的时间，有无放射、放射的部位，引起疼痛发作的诱因和缓解方法。

2）呼吸困难出现的诱因和程度，发作时与体力活动和体位的关系。

3）有无咳嗽、咯血等。

4）水肿出现的部位和时间；尿量多少，昼夜间的改变；有无腹腔积液、肝区疼痛、头痛、头晕、晕厥等。

5）有无风湿热、心脏疾病、高血压、动脉硬化等病史。

6）女性患者应询问妊娠、分娩时有无高血压和心功能不全的情况。

（3）消化系统

1）有无腹痛、腹泻、食欲改变、嗳气、反酸、腹胀、口腔疾病，及其出现的缓急、程度、持续的时间及进展的情况。上述症状与食物种类性质的关系及有无精神因素的影响。

2）呕吐的诱因、次数；呕吐物的内容、量、颜色及气味。

3）呕血的量及颜色。

4）腹痛的部位、程度、性质和持续时间有无规律性，是否向其他部位放射，与饮食、气候及精神因素的关系，按压时疼痛减轻或加重。

5）排便次数，粪便颜色、性状、量和气味。排便时有无腹痛和里急后重，有无发热与皮肤巩膜黄染。

6）体力、体重的改变。

（4）泌尿系统

1）有无尿痛、尿急、尿频和排尿困难；尿量和夜尿量多少，尿的颜色（洗肉水样或酱油色）、清浊度，有无尿潴留及尿失禁等。

2）有无腹痛，疼痛的部位，有无放射痛。

3）有无咽炎、高血压、水肿、出血等。

（5）血液系统

1）皮肤黏膜有无苍白、黄染、出血点、瘀斑、血肿及淋巴结、肝、脾肿大，骨骼痛等。

2）有无乏力、头晕、眼花、耳鸣、烦躁、记忆力减退、心悸、舌痛、吞咽困难、恶心。

3）营养、消化和吸收情况。

（6）内分泌及代谢系统

1）有无怕热、多汗、乏力、畏寒、头痛、视力障碍、心悸、食欲异常、烦渴、多尿、水肿等；有无肌肉震颤及痉挛。

2）性格、智力、体格、性器官的发育，骨骼、甲状腺、体重、皮肤、毛发的改变。

3）有无产后大出血。

（7）神经精神系统

1）有无头痛、失眠、嗜睡、记忆力减退、意识障碍、晕厥、痉挛、瘫痪、视力障碍、感觉及运动异常、性格改变、感觉与定向障碍。

2）如疑有精神状态改变，应了解情绪状态、思维过程、智能、能力、自知力等。

（8）肌肉骨骼系统

1）有无肢体肌肉麻木、疼痛、痉挛、萎缩、瘫痪等。

2）有无关节肿痛、运动障碍、外伤、骨折、关节脱位、先天畸形等。

六、个人史

1. 概述　个人史是指与疾病有关的个人历史。

2. 问诊内容（表2-2-1）

表2-2-1　个人史的问诊内容

项目	问诊内容
社会经历	出生地、居住地区和居留时间（尤其是疫源地和地方病流行区）、受教育程度、经济生活和业余爱好等
职业及工作条件	工种、劳动环境、对工业毒物的接触情况及时间
习惯	起居与卫生习惯、饮食的规律与质量
嗜好	烟酒嗜好时间与摄入量，以及其他异嗜物和麻醉药品、毒品等
其他	有无冶游史，是否患过淋病性尿道炎、尖锐湿疣、下疳等

七、婚姻史

婚姻史包括未婚或已婚，结婚年龄，配偶健康状况，性生活情况，夫妻关系等。

八、月经史与生育史

1. 月经史

（1）问诊内容：包括月经初潮的年龄、月经周期和经期天数，经血的量和颜色，经期症状，有无痛经与白带，末次月经日期（LMP），闭经日期，绝经年龄。

（2）记录格式

$$初潮年龄 \frac{行经期（天）}{月经周期（天）} LMP 或绝经年龄$$

2. 生育史　包括妊娠与生育次数，人工或自然流产的次数，有无死产、手术产、围生期感染、计划生育、避孕措施（安全期、避孕药、避孕环、子宫帽、阴茎套等）等。男性患者应询问是否患过影响生育的疾病。

九、家族史

1. 问诊内容　包括询问双亲与兄弟、姐妹及子女的健康与疾病情况，特别应询问是否有与患者同样的疾病，有无与遗传有关的疾病，如血友病、家族性甲状腺功能减退症、糖尿病、精神病等。

2. 注意事项

（1）对已死亡的直系亲属要问明死因与年龄。

（2）若在几个成员或几代人中皆有同样疾病发生，可绘出家系图显示详细情况。

第三章

问诊的方法与技巧

一、问诊的基本方法与技巧

1. 患者就诊前常有紧张情绪,医生应主动创造一种宽松和谐的环境。注意保护患者隐私,若患者要求家属在场,医生可以同意。问诊一般从礼节性的交谈开始,可先作自我介绍。

2. 尽可能让患者充分地陈述和强调他认为重要的情况和感受,只有在陈述离病情太远时,才需要根据陈述的主要线索灵活地把话题转回,切不可生硬地打断叙述。

3. 追溯首发症状开始的确切时间,直至目前的演变过程。

4. 在问诊的两个项目之间使用过渡语言,即向患者说明将要讨论的新话题及其理由。

5. 根据具体情况采用不同类型的提问,同时避免不正确的提问。

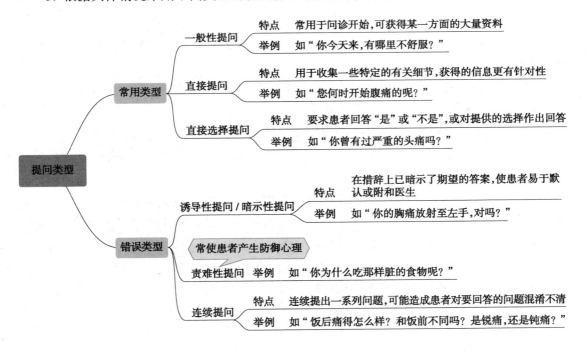

（i）提示

> 为了系统有效地获得准确资料,询问者应遵循从一般性提问到直接提问的原则。

6. 提问时要注意系统性和目的性。有时用反问及解释等技巧,可以避免不必要的重复提问。

7. 询问病史的每一部分结束时进行归纳小结。对现病史进行小结常常特别重要。小结家族史时,只需要简短概括,特别是阴性或不复杂的阳性家族史。小结系统回顾时,最好只小结阳性发现。

8. 避免医学术语。与患者交谈,必须用常人易懂的词语代替难懂的医学术语。有时,询问者应对难懂的术语作适当的解释后再使用。

9. 为了收集到尽可能准确的病史,有时医生要引证核实患者提供的信息。如患者用了诊断术语,医生应通过询问当时的症状和检查等以核实资料是否可靠。

> **ⓘ 提示**
>
> 经常需要核实的资料有呕血量、体重变化情况、大便和小便量、重要药物(糖皮质激素等)的使用、饮酒史、吸烟史及过敏史等。

10. 仪表、礼节和友善的举止,有助于发展与患者的和谐关系。适当的时候应微笑或赞许地点头示意。问诊时记录要尽量简单、快速,不要只埋头记录,不顾与患者必要的视线接触。交谈时采取前倾姿势以表示正在注意倾听。

11. 恰当地运用一些评价、赞扬与鼓励语言,可促使患者与医生的合作,使患者受到鼓舞而积极提供信息。

12. 询问患者的经济情况,关心患者有无来自家庭和工作单位经济和精神上的支持。

13. 医生应明白患者的期望,了解患者就诊的确切目的和要求。

14. 询问者可用巧妙而仔细的各种方法检查患者的理解程度。可要求患者重复所讲的内容,或提出一种假设的情况,看患者能否作出适当的反应。如患者没有完全理解或理解有误,应予及时纠正。

15. 如患者问到一些问题,如知道部分答案或相关信息,医生可以说明,并提供自己知道的情况供患者参考。对不懂的问题,可以回答自己以后去查书、请教他人后再回答,或请患者向某人咨询,或建议去何处能解决这一问题。

16. 问诊结束时,应谢谢患者的合作、告知患者或体语暗示医患合作的重要性,说明下一步对患者的要求、接下来做什么、下次就诊时间或随访计划等。

二、重点问诊的方法

1. 重点病史采集是指针对就诊的最主要或“单个”问题(现病史)来问诊,并收集除现病史外的其他病史部分中与该问题密切相关的资料。

2. 重点的病史采集是以一种较为简洁的形式和调整过的顺序进行的。但问诊仍必须获得主要症状的全面时间演变和发生发展情况,即发生、发展、性质、强度、频度、加重和缓解因素及相关症状等。通常患者的主要症状或主诉提示了需要做重点问诊的内容。

3. 一旦明确现病史的主要问题,指向了某(或某些)器官系统,医生经过临床诊断思维的加工就会形成诊断假设,就应重点对该系统的内容进行全面问诊,通过直接提问(常常用这种提问方式)收集有关本系统中疑有异常的更进一步的资料,对阳性的回答就应如上一章所述的方法去问诊,而阴性症状也应记录下来。

4. 较好地完成重点的病史采集以后,医生就有条件选择重点的体格检查内容和项目,体格检查结果将支持、修正或否定病史中建立的诊断假设。

三、特殊情况的问诊技巧

临床常会遇到缄默与忧伤、焦虑与抑郁、多话与唠叨、愤怒与敌意、多种症状并存、说谎和对医生不信任、文化程度低下和语言障碍、重危和晚期患者、残疾患者、老年人、儿童、精神疾病患者等特殊情况,问诊时要给予注意、相应处理。如患者因生病而伤心或哭泣,情绪低落,医生应予安抚、理解并适当等待、减慢问诊速度,使患者镇定后继续叙述病史。

第三篇　体　格　检　查

第一章

基 本 方 法

一、概述

1. 概述　体格检查是指医生运用自己的感官和借助于简便的检查工具（如体温计等），客观地了解和评估人体状况的一系列最基本的检查方法。

2. 体格检查常用的器具和物品

（1）必要工具：体温计、听诊器、血压计、压舌板、电筒、叩诊锤、检眼镜、大头针或别针、卷尺、直尺、棉签。

（2）备选工具：检耳镜、检鼻镜、鹅颈灯、音叉 128Hz、音叉 512Hz、近视力表、胶布、纱布垫、手套、润滑油、便携血氧脉搏仪。

3. 检查方法　包括视诊、触诊、叩诊、听诊和嗅诊。

二、视诊

1. 概述　视诊是医生用眼睛观察患者全身或局部表现的诊断方法。

2. 应用

（1）视诊可用于全身一般状态和许多体征的检查，如年龄、发育、营养、意识状态、面容、表情、体位、姿势、步态等。

（2）局部视诊可了解患者身体各部分的改变，如皮肤、黏膜、眼、耳、鼻、口、舌、头颈、胸廓、腹形、肌肉、骨骼、关节外形等。

（3）特殊部位的视诊需借助于某些仪器进行检查，如耳镜、鼻镜、检眼镜及内镜等。

3. 特点　不同部位的视诊内容和方法不同，但简便易行，适用范围广，常能提供重要的诊断资料和线索，有时仅用视诊就可明确一些疾病的诊断。

三、触诊

1. 概述　触诊是医生通过手接触被检查部位时的感觉来进行判断的一种方法。

 提示

　　触诊的适用范围很广，尤以腹部检查更为重要。

2. 触诊方法

（1）浅部触诊法

1）适用范围：用于体表浅在病变（关节、软组织、浅部动脉、静脉、神经、阴囊、精索等）的检查和评估。

2）操作方法：触诊时，将一手放在被检查部位，用掌指关节和腕关节的协同动作以旋转或滑动方式轻压触摸。

 提示

腹部浅部触诊可触及的深度约为 1cm。

3）意义：①浅部触诊有利于检查腹部有无压痛、抵抗感、搏动、包块和某些肿大脏器等；②浅部触诊常在深部触诊前进行，有利于患者做好接受深部触诊检查的心理准备。

（2）深部触诊法：检查时可用单手或两手重叠由浅入深，逐渐加压以达到深部触诊的目的。可触及的深度常常在 2cm 以上，有时可达 4~5cm，主要用于检查和评估腹腔病变和脏器情况。

1）深部滑行触诊法

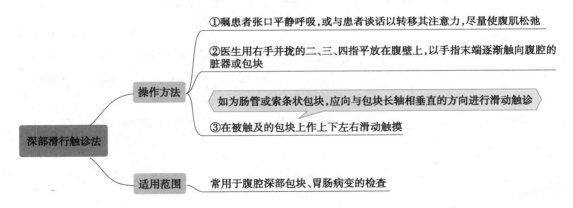

2）双手触诊法

3）深压触诊法

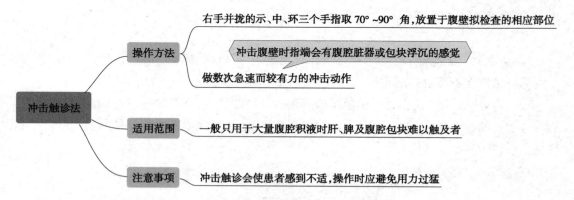

	用于探测腹腔深在病变部位或确定腹腔压痛点	如阑尾压痛点、胆囊压痛点等，用一个或两个并拢的手指逐渐深压腹壁被检查部位
深压触诊法		
	用于检查反跳痛	在手指深压的基础上稍停片刻，约2~3秒，迅速将手抬起；询问患者是否感觉疼痛加重；察看有无面部痛苦表情

4）冲击触诊法：又称为浮沉触诊法。

	操作方法	右手并拢的示、中、环三个手指取 70°~90° 角，放置于腹壁拟检查的相应部位
		冲击腹壁时指端会有腹腔脏器或包块浮沉的感觉
冲击触诊法		做数次急速而较有力的冲击动作
	适用范围	一般只用于大量腹腔积液时肝、脾及腹腔包块难以触及者
	注意事项	冲击触诊会使患者感到不适，操作时应避免用力过猛

3．触诊注意事项

（1）检查前医生要向患者讲清触诊的目的、消除其紧张情绪，取得其密切配合。

（2）医生手应温暖，手法应轻柔，以免影响检查效果。在检查过程中，应随时观察患者表情。

（3）患者应采取恰当的体位。通常取仰卧位，双手置于体侧，双腿稍弯曲，腹肌尽可能放松。

 提示

　　检查肝、脾、肾时可嘱患者取侧卧位。

（4）腹部检查前，应嘱患者排尿，有时需排便后检查。

（5）触诊时医生应边检查边思索，注意病变的部位、特点、毗邻关系，以明确病变的性质和来源。

四、叩诊

1．概述　叩诊是用手指叩击身体表面某一部位，使之震动而产生音响，根据震动和声响的特点来判断被检查部位的脏器状态有无异常的一种方法。另外，用手或叩诊锤直接叩击被检查部位，诊察反射情况和有无疼痛反应也属叩诊。

2. 适用范围　多用于确定肺尖宽度、肺下缘位置、胸膜病变、胸膜腔中液体多少或气体有无、肺部病变大小与性质、纵隔宽度、心界大小与形状、肝脾的边界、腹腔积液有无与多少，以及子宫、卵巢、膀胱有无胀大等情况。

3. 叩诊方法

（1）<u>直接叩诊法</u>

```
                    ┌─ 概念 ── 指医生右手中间三手指并拢，用其掌面直接拍击被检查部位，借助于拍击的反响和指
                    │          下的震动感来判断病变情况的方法
  直接叩诊法 ───────┤
                    │
                    └─ 适用范围 ── 适用于胸部和腹部范围较广泛的病变，如胸膜粘连或增厚、大量胸腔积液或腹腔积
                                   液及气胸等
```

（2）<u>间接叩诊法</u>：为应用最多的叩诊方法。

```
                    ┌─ 操作方法 ──┬─ 医生将左手中指第二指节紧贴于叩诊部位，其他手指稍微抬起，勿与体表接触
                    │             │      该处易与被检查部位紧密接触，且对被检查部位的震动较敏感
                    │             ├─ 右手指自然弯曲，用中指指端叩击左手中指末端指关节处或第二节指骨的远端
                    │             └─ 叩击方向与叩诊部位的体表垂直
  间接叩诊法 ───────┤
                    │             ┌─ 叩诊时应以腕关节与掌指关节活动为主，避免肘关节和肩关节参与运动
                    │             ├─ 叩击动作要灵活、短促、富有弹性
                    └─ 注意事项 ──┤  叩击后右手中指应立即抬起，以免影响对叩诊音的判断
                                  │      避免不间断地连续地快速叩击，这不利于叩诊音的分辨与震动的感知
                                  └─ 在同一部位叩诊可连续叩击 2~3 下，若未获得明确印象，可再连续叩击 2~3 下
```

> **ⓘ 提示**
>
> 　　检查肝区或肾区有无叩击痛时，医生可将左手手掌平置于被检查部位，右手握成拳状，并用其尺侧叩击左手手背，询问或观察患者有无疼痛感。

4. 叩诊注意事项

（1）环境应安静，以免影响叩诊音的判断。

（2）根据叩诊部位不同，患者应采取适当体位。

> **ⓘ 提示**
>
> 叩诊胸部时,可取坐位或卧位;叩诊腹部时常取仰卧位;确定有无少量腹腔积液时,可嘱患者取肘膝位。

(3)叩诊时应注意对称部位的比较与鉴别。

(4)叩诊时不仅要注意叩诊音响的变化,还要注意不同病灶的震动感差异,两者应相互配合。

(5)叩诊操作应规范,用力要均匀适当,一般叩诊可达到的深度为 5~7cm。

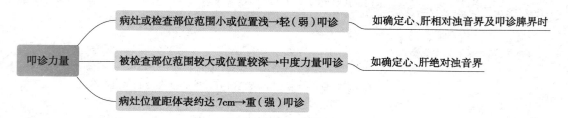

5. 叩诊音

(1)概述:叩诊时被叩击部位产生的反响称为叩诊音。叩诊音的不同取决于被叩击部位组织或器官的致密度、弹性、含气量及与体表的间距。

(2)临床分类(表 3-1-1)

表 3-1-1 叩诊音的临床分类

分类	概念
清音	是一种频率为 100~128 次 /s,振动持续时间较长,音响不甚一致的非乐性音
浊音	是一种音调较高,音响较弱,振动持续时间较短的非乐性叩诊音
鼓音	是一种如同击鼓声,音响比清音更强,振动持续时间也较长的和谐的乐音
实音	是一种音调较浊音更高,音响更弱,振动持续时间更短的一种非乐性音
过清音	是一种介于鼓音与清音之间的类乐性音,属于鼓音范畴,音调较清音低,音响较清音强,为正常成人不会出现的病态叩击音

(3)特点(表 3-1-2)

表 3-1-2 叩诊音的特点

叩诊音	相对强度	相对音调	相对时限	性质	出现部位	病理情况
鼓音	响亮	高	较长	鼓响样	胃泡区和腹部	大量气胸、肺空洞、气腹
过清音	更响亮	更低	更长	回响	正常不出现	肺气肿、肺含气量增加

叩诊音	相对强度	相对音调	相对时限	性质	出现部位	病理情况
清音	响亮	低	长	空响	正常肺	支气管炎
浊音	中等	中等	中等	重击声样	心、肝被肺覆盖的部分	大叶性肺炎
实音	弱	高	短	极钝	实质脏器部分	大量胸腔积液、肺实变

五、听诊

1. 概述

（1）概述：听诊是医生根据患者身体各部分活动时发出的声音判断正常与否的一种诊断方法。

（2）部位：广义的听诊包括听身体各部分所发出的任何声音，如语声、呼吸声、咳嗽声和呃逆、嗳气、呻吟、啼哭、呼叫发出的声音以及肠鸣音、关节活动音及骨擦音。

2. 方法

（1）直接听诊法：医生将耳直接贴附于被检者的体壁上进行听诊，这种方法所能听到的体内声音很弱。只有在某些特殊和紧急情况下才会采用。

（2）间接听诊法：是用听诊器进行听诊的一种检查方法。此法方便，可以在任何体位听诊时应用，听诊效果好，应用范围广，除用于心、肺、腹的听诊外，还可以听取身体其他部位发出的声音，如血管音、皮下气肿音、肌束颤动音、关节活动音、骨折面摩擦音等。

3. 听诊注意事项

（1）听诊环境要安静，要温暖、避风。

（2）切忌隔着衣服听诊。为防止听诊器体件过凉，接触皮肤前应用手测试其温度，过凉时可用手摩擦捂热体件。

（3）患者要采取适当的体位。

（4）要正确使用听诊器。听诊前注意检查耳件方向应向前，佩戴后适当调整其角度，检查硬管和软管管腔是否通畅。

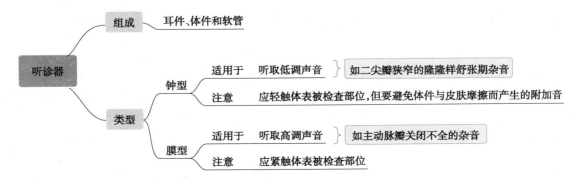

（5）听诊时注意力要集中,听肺部时要摒除心音干扰,听心音时要摒除呼吸音干扰,必要时嘱患者控制呼吸配合听诊。

六、嗅诊

嗅诊是通过嗅觉来判断发自患者的异常气味与疾病之间关系的一种方法。来自患者皮肤、黏膜、呼吸道、胃肠道、呕吐物、排泄物、分泌物、脓液和血液等的气味,根据疾病的不同,其特点和性质也不一样。如呼吸呈刺激性蒜味见于有机磷农药中毒;烂苹果味见于糖尿病酮症酸中毒者;尿呈浓烈氨味见于膀胱炎。

第二章

一 般 检 查

一、全身状态检查

1. 性别　疾病的发生与性别有一定关系,某些疾病可引起性征发生改变。

2. 年龄

（1）判断:年龄大小一般通过问诊即可得知。但在昏迷、死亡或隐瞒年龄等情况时,可通过观察皮肤弹性与光泽、肌肉状态、毛发颜色和分布、面与颈部皮肤的皱纹、牙齿状态等进行大体上的判断。

（2）与疾病发生及预后的关系:①佝偻病、麻疹、白喉等→幼儿及儿童多见;②结核病、风湿热等→少年与青年多见;③动脉硬化性疾病、某些癌肿→老年多见。

3. 生命体征　是评价生命活动存在与否及其质量的指标,包括体温、脉搏、呼吸和血压,为体格检查时必须检查的项目之一。

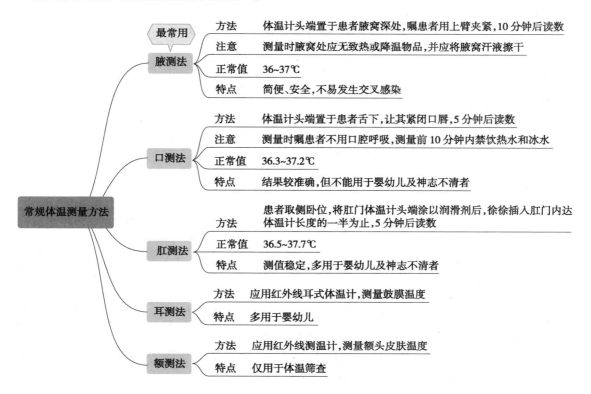

4. 呼吸、脉搏、血压 观察记录患者呼吸、脉搏的节律性及每分钟次数,观察动脉血压的高低。

5. 发育与体型

(1) 成人发育正常的指标

1) 头部的长度为身高的 1/8~1/7。

2) 胸围为身高的 1/2。

3) 双上肢展开后,左右指端的距离与身高基本一致。

4) 坐高等于下肢的长度。

(2) 病态发育:与内分泌的改变密切相关。

1) 在青春期前,如出现腺垂体功能亢进,可致体格异常高大→巨人症;如发生垂体功能减退,可致体格异常矮小→<u>垂体性侏儒症</u>。

2) 在新生儿期,如发生甲状腺功能减退,可导致体格矮小和智力低下→<u>呆小病</u>。

3) 性激素决定第二性征的发育,当性激素分泌受损,可导致第二性征的改变。

(3) 体型:是身体各部发育的外观表现,包括骨骼、肌肉的生长与脂肪分布的状态等。成人的体型分类见表 3-2-1。其中多数正常成人表现为正力型。病态异常体型常见的有:①矮小型(见于垂体性侏儒症、呆小病等);②高大型(见于巨人症等)。

表 3-2-1 成人的体型分类

分类	别称	表 现	腹上角
无力型	瘦长型	体高肌瘦、颈细长、肩窄下垂、胸廓扁平	<90°
正力型	匀称型	身体各个部分结构匀称适中	90° 左右
超力型	矮胖型	体格粗壮、颈粗短、面红、肩宽平、胸围大	>90°

6. 营养状态

(1) 评价方法:<u>常根据皮肤、毛发、皮下脂肪、肌肉的发育情况进行综合判断</u>。最简便而迅速的方法是<u>观察皮下脂肪充实的程度</u>。

> **提示**
>
> 前臂屈侧或上臂背侧下 1/3 处脂肪分布的个体差异最小,为判断脂肪充实程度最方便和最适宜的部位。

(2) 临床描述指标

1) 良好:黏膜红润、皮肤光泽、弹性良好,皮下脂肪丰满而有弹性,肌肉结实,指甲、毛发润泽,肋间隙及锁骨上窝深浅适中,肩胛部和股部肌肉丰满。

2) 不良:皮肤黏膜干燥、弹性降低,皮下脂肪菲薄,肌肉松弛无力,指甲粗糙无光泽、毛发稀疏,肋间隙、锁骨上窝凹陷,肩胛骨和髂骨嶙峋突出。

3）中等：介于良好、不良之间。

（3）营养状态异常

1）营养不良：由于摄食不足和/或消耗增多引起。体重减轻低于标准体重的10%时称为消瘦。根据世界卫生组织标准，BMI<18.5kg/m^{2}为消瘦。极度消瘦者称为恶病质。

2）营养过度：主要表现为体重增加，超过标准体重的20%为肥胖。根据世界卫生组织标准，BMI≥30kg/m^{2}为肥胖；我国标准，BMI≥28kg/m^{2}为肥胖。

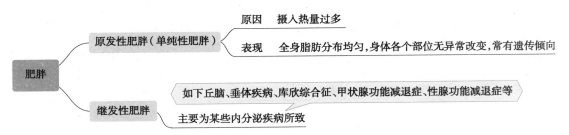

7. 意识状态　凡能影响大脑功能活动的疾病均可引起程度不等的意识改变，称为意识障碍。根据其程度可分为嗜睡、意识模糊、昏睡、谵妄以及昏迷。

8. 语调与语态

（1）语调异常：神经和发音器官病变可使音调发生改变，如喉部炎症、结核和肿瘤可引起声音嘶哑，脑血管意外可引起音调变浊和发音困难，喉返神经麻痹可引起音调降低和语言共鸣消失。

（2）语态异常：指语言节奏紊乱，出现语言不畅，快慢不均，音节不清，见于帕金森病、舞蹈症、手足徐动症及口吃等。

9. 面容与表情　健康人表情自然，神态安怡。临床常见的典型面容改变见表3-2-2。

表3-2-2　临床常见的典型面容改变与常见疾病

面容	表现	常见疾病
急性病容	面色潮红，兴奋不安，鼻翼扇动，口唇疱疹，表情痛苦	急性感染性疾病，如肺炎链球菌肺炎、疟疾、流行性脑脊髓膜炎等
慢性病容	面容憔悴，面色晦暗或苍白无华，目光暗淡，表情忧虑	慢性消耗性疾病，如恶性肿瘤、肝硬化、严重结核病等
贫血面容	面色苍白，唇舌色淡，表情疲惫	各种原因所致的贫血
肝病面容	面色晦暗，额部、鼻背、双颊有褐色色素沉着	慢性肝脏疾病
肾病面容	面色苍白，眼睑、颜面水肿，舌色淡、舌缘有齿痕	慢性肾脏疾病
甲状腺功能亢进面容	面容惊愕，睑裂增宽，眼球凸出，目光炯炯，兴奋不安，烦躁易怒	甲状腺功能亢进症
黏液性水肿面容	面色苍黄，颜面水肿，睑厚面宽，目光呆滞，反应迟钝，眉毛、头发稀疏，舌色淡、肥大	甲状腺功能减退症

续表

面容	表现	常见疾病
二尖瓣面容	面色晦暗、双颊紫红、口唇轻度发绀	风湿性心瓣膜病二尖瓣狭窄
肢端肥大症面容	头颅增大,面部变长,下颌增大、向前突出,眉弓及两颧隆起,唇舌肥厚,耳鼻增大	肢端肥大症
伤寒面容	表情淡漠,反应迟钝呈无欲状态	肠伤寒、脑脊髓膜炎、脑炎等高热衰竭患者
苦笑面容	牙关紧闭,面肌痉挛,呈苦笑状	破伤风
满月面容	面圆如满月,皮肤发红,常伴痤疮、胡须生长	库欣综合征、长期应用糖皮质激素者
面具面容	面部呆板、无表情,似面具样	帕金森病、脑炎等

10. 体位

（1）自主体位:指身体活动自如,不受限制。见于正常人、轻症和疾病早期患者。

（2）被动体位:指患者不能自己调整或变换身体的位置。见于极度衰竭或意识丧失者。

（3）强迫体位:指患者为减轻痛苦,被迫采取某种特殊的体位。临床常见的强迫体位见表 3-2-3。

表 3-2-3 临床常见的强迫体位与常见疾病

体位	特点	常见疾病
强迫仰卧位	仰卧,双腿蜷曲,借以减轻腹部肌肉的紧张程度	急性腹膜炎等
强迫俯卧位	可减轻脊背肌肉的紧张程度	脊柱疾病
强迫侧卧位	患侧卧位可限制患侧胸廓活动,减轻疼痛和有利于健侧代偿呼吸	一侧胸膜炎和大量胸腔积液
强迫坐位	便于辅助呼吸肌参与呼吸运动,加大膈肌活动度,增加肺通气量,并减少回心血量和减轻心脏负担	心、肺功能不全
强迫蹲位	停止活动,采用蹲踞位或膝胸位以缓解呼吸困难和心悸等症状	先天性发绀型心脏病
强迫停立位	心前区疼痛突然发作使患者常被迫立刻站住,并以右手按抚心前部位	心绞痛
辗转体位	患者辗转反侧,坐卧不安	胆石症、胆道蛔虫症、肾绞痛等
角弓反张位	颈及脊背肌肉强直,出现头向后仰,胸腹前凸,背过伸,躯干呈弓形	破伤风及小儿脑膜炎

11. 姿势

（1）正常姿势:主要依靠骨骼结构和各部分肌肉的紧张度来保持,也受机体健康状况及精神状态的影响,如疲劳和情绪低沉时可出现肩垂、弯背、拖拉蹒跚的步态。

（2）受疾病影响后姿势改变：如颈部活动受限提示颈椎疾病；充血性心力衰竭患者多愿采取坐位；腹部疼痛时可有躯干制动或弯曲，胃、十二指肠溃疡或胃肠痉挛性疼痛发作时，患者常捧腹而行。

12. 步态

（1）健康人的步态：因年龄、机体状态和所受训练的影响而有不同表现，如小儿喜急行或小跑，青壮年矫健快速，老年人常为小步慢行。

（2）典型异常步态（表 3-2-4）

表 3-2-4　典型异常步态表现与常见疾病

异常步态	表　　现	常见疾病
蹒跚步态	走路时身体左右摇摆似鸭行	佝偻病、大骨节病、进行性肌营养不良或先天性双侧髋关节脱位等
醉酒步态	行走时躯干重心不稳，步态紊乱不准确如醉酒状	小脑疾病、酒精及巴比妥中毒
共济失调步态	起步时一脚高抬，骤然垂落，双目向下注视，两脚间距很宽，以防身体倾斜，闭目时不能保持平衡	脊髓病变
慌张步态	起步后小步急速趋行，双脚擦地，身体前倾，有难以止步之势	帕金森病
跨阈步态	踝部肌腱、肌肉弛缓，患足下垂，行走时须抬高下肢才能起步	腓总神经麻痹
剪刀步态	双下肢肌张力增高，以伸肌和内收肌张力增高明显，移步时下肢内收过度，两腿交叉呈剪刀状	脑性瘫痪与截瘫
间歇性跛行	步行中，下肢突发性酸痛乏力，被迫停止行进，需休息后方能继续	高血压、动脉硬化

二、皮肤

1. 颜色

（1）苍白：可由贫血、末梢毛细血管痉挛或充盈不足所致，如寒冷、惊恐、休克、虚脱及主动脉瓣关闭不全等。皮肤苍白的诊断流程见图 3-2-1。

> ⓘ 提示
>
> 仅见肢端苍白，可能与肢体动脉痉挛或阻塞有关，如雷诺病、血栓闭塞性脉管炎等。

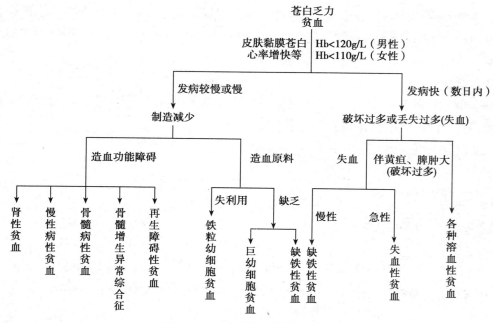

图 3-2-1　皮肤苍白的诊断流程

（2）发红：是由于毛细血管扩张充血、血流加速、血量增加及红细胞量增多所致。

1）生理情况：见于运动、饮酒后。

2）病理情况：见于发热性疾病，如肺炎链球菌肺炎、肺结核、猩红热、阿托品及一氧化碳中毒等。皮肤持久性发红见于库欣综合征及真性红细胞增多症。

（3）发绀：皮肤呈青紫色，常出现于口唇、耳郭、面颊及肢端。见于还原血红蛋白增多或异常血红蛋白血症。

（4）黄染：指皮肤黏膜发黄。

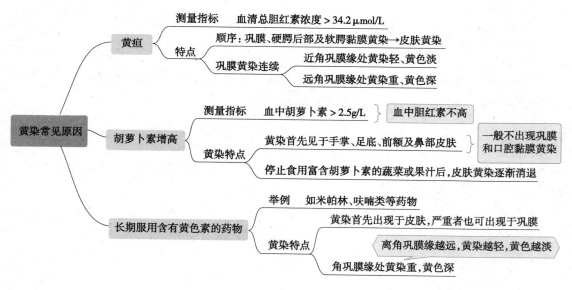

（5）色素沉着：若身体外露部分以及乳头、腋窝、生殖器官、关节、肛门周围等处皮肤的色素明显加深或其他部位出现色素沉着，提示为病理征象。见于慢性肾上腺皮质功能减退、肝硬化、晚期肝癌、肢端肥大症、黑热病、疟疾及使用某些药物（如抗肿瘤药物）等。

（6）色素脱失：当缺乏酪氨酸酶致体内酪氨酸不能转化为多巴而形成黑色素时，可发生色素脱失。

1）白癜风：为多形性大小不等的色素脱失斑片，发生后可缓慢扩大，无自觉症状，不引起生理功能改变。见于白癜风患者，偶见于甲状腺功能亢进症、肾上腺皮质功能减退症及恶性贫血患者。

2）白斑：多为圆形或椭圆形色素脱失斑片，一般不大，常发生于口腔黏膜及女性外阴部，部分白斑可癌变。

3）白化病：为全身皮肤和毛发色素脱失，头发可呈浅黄色或金黄色。属于遗传性疾病，为先天性酪氨酸酶合成障碍所致。

2. 湿度　与皮肤的排泌功能有关。在气温高、湿度大的环境中出汗增多是生理的调节功能。

3. 弹性　检查时，常选择手背或上臂内侧部位，以拇指和示指将皮肤提起，松手后如皮肤皱褶迅速平复为弹性正常，如皱褶平复缓慢为弹性减弱，后者见于长期消耗性疾病或严重脱水者。发热时血液循环加速，周围血管充盈，可使皮肤弹性增加。

4. 皮疹　常见于传染病、皮肤病、药物及其他物质所致的过敏反应等。发现皮疹时应仔细观察和记录其出现与消失的时间、发展顺序、分布部位、形态大小、颜色及压之是否褪色、平坦或隆起、有无瘙痒及脱屑等。临床常见皮疹见表 3-2-5。

表 3-2-5　临床常见皮疹特点与常见疾病

皮疹	特　点	常见疾病
斑疹	局部皮肤发红，一般不凸出皮肤表面	斑疹伤寒、丹毒、风湿性多形性红斑等
玫瑰疹	为鲜红色圆形斑疹，直径 2~3mm，检查时拉紧附近皮肤或以手指按压可使皮疹消退，松开时又出现，多见于胸腹部	伤寒和副伤寒（为两者的特征性皮疹）
丘疹	局部颜色改变，病灶凸出皮肤表面	药物疹、麻疹及湿疹等
斑丘疹	丘疹周围有皮肤发红的底盘	风疹、猩红热、药物疹等
荨麻疹	为稍隆起皮肤表面的苍白色或红色的局限性水肿	各种过敏反应
疱疹	为腔性皮损，局限性高出皮面。直径 <1cm →小水疱，直径 >1cm →大水疱；腔内含脓→脓疱	小水疱→单纯疱疹、水痘等；脓疱→水疱感染、糖尿病足、烫伤

5. 脱屑　病理状态下可见大量皮肤脱屑。米糠样脱屑常见于麻疹；片状脱屑常见于猩红热；银白色鳞状脱屑见于银屑病。

6. 皮下出血

（1）根据皮下出血直径大小及伴随情况分类：瘀点（<2mm）、紫癜（3~5mm）、瘀斑（>5mm）、血肿（片状出血并伴皮肤显著隆起）。

（2）病因：常见于造血系统疾病、重症感染、某些血管损害性疾病以及毒物或药物中毒等。

> **ⓘ 提示**
>
> 皮疹受压时，一般可褪色或消失，瘀点和小红痣受压后不褪色，但小红痣触诊时可感稍高于皮肤表面，且表面光亮。

7. 蜘蛛痣与肝掌

（1）概述

1）蜘蛛痣：指皮肤小动脉末端分支性扩张所形成的血管痣，形似蜘蛛。

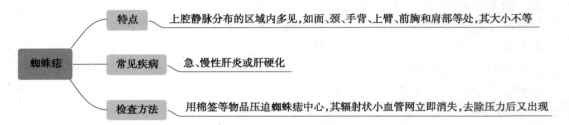

2）肝掌：指慢性肝病患者手掌大、小鱼际处常发红，加压后褪色。

（2）发生机制：一般认为与肝脏对雌激素的灭活作用减弱有关。

8. 水肿　水肿的检查应以视诊和触诊相结合。凹陷性水肿局部受压后可出现凹陷；黏液性水肿及象皮肿（丝虫病）组织肿胀明显，但受压后无组织凹陷。此外，胸腔、腹腔等浆膜腔内可见积液，外阴部亦可见水肿。

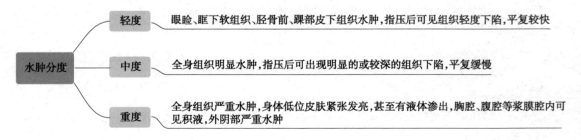

9. 皮下结节　大小结节均应触诊检查，注意其大小、硬度、部位、活动度及有无压痛等。常见皮下结节见表3-2-6。

表 3-2-6　常见皮下结节特点与常见疾病

皮下结节	特　　点	常见疾病
风湿结节	位于关节、骨隆突附近,圆形、质硬、无压痛,数目不多,大小不等	风湿热和类风湿等
囊蚴结节	见于躯干、四肢皮下,黄豆大小或略大,圆形或椭圆形,表面平滑,无压痛,与皮肤无粘连,可推动,质地硬韧,数目多少不一	囊尾蚴病
痛风结节	多见于外耳耳郭、跖趾、指/趾关节及掌指关节等部位,大小不一,呈黄白色	痛风(特征性病变)
结节性红斑	多见于青壮年女性,好发于小腿伸侧,常为对称性,大小不一,数目不等,疼痛性结节。常持续数天或数周而逐渐消退,不留瘢痕	溶血性链球菌感染、自身免疫病等
脂膜炎结节	—	脂膜炎
动脉炎结节	—	结节性多发动脉炎
Osler 小结	—	感染性心内膜炎

10. 瘢痕　表面低于周围正常皮肤者为萎缩瘢痕;高于周围正常皮肤者为增生性瘢痕。

11. 毛发

（1）毛发的颜色、曲直与种族有关,其分布、多少和颜色可因性别与年龄而有不同,也受遗传、营养和精神状态的影响。正常人毛发的多少存在一定差异。

（2）异常状态

1）毛发增多:见于一些内分泌疾病,如库欣综合征及长期使用肾上腺皮质激素及性激素者,女性患者除体毛增多外,尚可生长胡须。

2）病理性毛发脱落:常见于头部皮肤疾病(脂溢性皮炎等)、神经营养障碍(斑秃等)、发热性疾病(伤寒等)、内分泌疾病(甲状腺功能减退症等)、理化因素(如过量的放射线影响,某些抗癌药物如环磷酰胺、顺铂等)。

三、淋巴结

1. 表浅淋巴结分布

（1）头颈部淋巴结（表 3-2-7）。

（2）上肢:检查顺序为腋窝淋巴结→滑车上淋巴结。

1）腋窝淋巴结:是上肢最大的淋巴结组群,其分类见表 3-2-8。

表 3-2-7　头颈部淋巴结检查顺序与部位

名称及检查顺序	部　位
耳前淋巴结	耳屏前方
耳后（或乳突）淋巴结	耳后乳突表面、胸锁乳突肌止点处
枕淋巴结	枕部皮下，斜方肌起点与胸锁乳突肌止点之间
颌下淋巴结	颌下腺附近，在下颌角与颏部之中间部位
颏下淋巴结	颏下三角内，下颌舌骨肌表面，两侧下颌骨前端中点后方
颈前淋巴结	胸锁乳突肌表面及下颌角处
颈后淋巴结	斜方肌前缘
锁骨上淋巴结	锁骨与胸锁乳突肌所形成的夹角处

表 3-2-8　腋窝淋巴结分类及检查顺序

分类及检查顺序	部　位
腋尖淋巴结群	腋窝顶部
中央淋巴结群	腋窝内侧壁近肋骨及前锯肌处
胸肌淋巴结群	胸大肌下缘深部
肩胛下淋巴结群	腋窝后皱襞深部
外侧淋巴结群	腋窝外侧壁

2）滑车上淋巴结：位于上臂内侧，内上髁上方 3~4cm 处，肱二头肌与肱三头肌间的间沟内。

（3）下肢：检查顺序为腹股沟淋巴结（上群→下群）→腘窝淋巴结。

1）腹股沟淋巴结：位于腹股沟韧带下方股三角内。

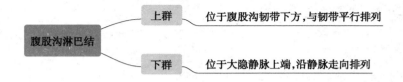

2）腘窝淋巴结：位于小隐静脉和腘静脉的汇合处。

2. 检查方法

（1）视诊：要注意局部征象（包括皮肤是否隆起，颜色有无变化，有无皮疹、瘢痕、瘘管等）、全身状态。

（2）触诊：是检查淋巴结的主要方法。检查者将示、中、环三指并拢，其指腹平放于被检查部位的皮肤上进行滑动触诊,滑动方式应取相互垂直的多个方向或转动式滑动,有助于淋巴结与肌肉和血管结节的区别。具体淋巴结的触诊见表3-2-9。

表 3-2-9　具体淋巴结的触诊方法

名称	触诊方法
颈部淋巴结	检查者可站在被检者前面或背后,手指紧贴检查部位,由浅及深行滑动触诊,嘱被检者头稍低,或偏向检查侧,使皮肤或肌肉松弛
锁骨上淋巴结	被检者取坐位或卧位,头部稍向前屈。检查者以左手触诊右侧,右手触诊左侧,由浅部逐渐触摸至锁骨后深部
腋窝淋巴结	被检者前臂稍外展,检查者以右手检查左侧,以左手检查右侧,触诊时由浅及深至腋窝各部
滑车上淋巴结	以左/右手扶托被检者左/右前臂,以右/左手向滑车上由浅及深进行触摸

淋巴结肿大:注意其部位、大小、数目、硬度、压痛、活动度、有无粘连,局部皮肤有无红肿、瘢痕、瘘管等。同时注意寻找引起淋巴结肿大的原发病灶。

3. 淋巴结肿大病因及表现

(1)局限性淋巴结肿大

1)非特异性淋巴结炎:由引流区域的急、慢性炎症所引起。

a. 急性炎症初始,肿大的淋巴结柔软、有压痛,表面光滑、无粘连,肿大至一定程度即停止。

b. 慢性炎症时,淋巴结较硬,最终淋巴结可缩小或消退。

2)单纯性淋巴结炎:为淋巴结本身的急性炎症。肿大的淋巴结有疼痛,呈中等硬度,有触痛,多发生于颈部淋巴结。

3)淋巴结结核:肿大的淋巴结常见于颈部血管周围,多发性,质地稍硬,大小不等,可相互粘连,或与周围组织粘连。如发生干酪性坏死,可触及波动感。晚期破溃后形成瘘管,愈合后可形成瘢痕。

4)恶性肿瘤淋巴结转移:肿大的淋巴结质地坚硬,或有橡皮样感,表面可光滑或突起,与周围组织粘连,不易推动,一般无压痛。

a. 肺癌可向右侧锁骨上或腋窝淋巴结转移。

b. 胃癌多向左侧锁骨上淋巴结转移,这种肿大的淋巴结称为 Virchow 淋巴结,常为胃癌、食管癌转移的标志。

(2)全身性淋巴结肿大

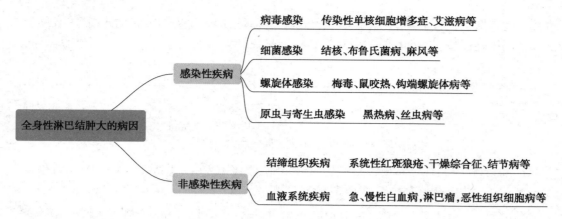

4. 淋巴结肿大的诊断流程（图 3-2-2）

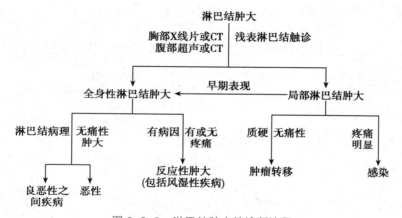

图 3-2-2 淋巴结肿大的诊断流程

—◦ 经 典 试 题 ◦—

（研）醉酒步态常见于

A. 大脑疾病

B. 小脑疾病

C. 脑性瘫痪

D. 腓总神经损伤

【答案】

B

○ 温 故 知 新 ○

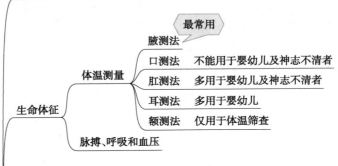

性别、年龄、意识状态、语调与语态、姿势

生命体征
├─ 体温测量
│   ├─ 腋测法　最常用
│   ├─ 口测法　不能用于婴幼儿及神志不清者
│   ├─ 肛测法　多用于婴幼儿及神志不清者
│   ├─ 耳测法　多用于婴幼儿
│   └─ 额测法　仅用于体温筛查
└─ 脉搏、呼吸和血压

全身状态检查

发育　病态发育与内分泌的改变密切相关

体型　无力型（瘦长型）、正力型（匀称型）、超力型（矮胖型）

营养状态
├─ 评价方法　观察皮下脂肪充实的程度最简便、迅速
├─ 临床描述指标　良好、不良、中等
├─ 营养不良　可表现为消瘦、恶病质
└─ 营养过度　可表现为肥胖（分为原发性、继发性肥胖）

面容与表情　典型面容改变有急性病容、慢性病容、贫血面容、肾病面容、甲状腺功能亢进面容、二尖瓣面容等

体位
├─ 自主体位　见于正常人、轻症和疾病早期患者
├─ 被动体位　见于极度衰竭或意识丧失者
└─ 强迫体位　如强迫仰卧位、强迫俯卧位、强迫侧卧位、角弓反张位等

步态　典型异常步态有蹒跚步态、醉酒步态、共济失调步态、慌张步态等

一般检查

皮肤
├─ 颜色　可见苍白、发红、发绀、黄染、色素沉着、色素脱失等
├─ 湿度、弹性、水肿、瘢痕及毛发情况
├─ 皮疹　常见斑疹、玫瑰疹、丘疹、荨麻疹和疱疹
├─ 皮下出血　可分为瘀点（＜2mm）、紫癜（3~5mm）、瘀斑（＞5mm）、血肿
├─ 蜘蛛痣　指皮肤小动脉末端分支性扩张所形成的血管痣　┐
├─ 肝掌　指慢性肝病患者手掌大、小鱼际处常发红，加压后褪色　┘与肝脏对雌激素的灭活作用减弱有关
└─ 皮下结节　常见风湿结节、囊蚴结节、痛风结节、结节性红斑等

	头颈部	耳前→耳后（或乳突）→枕→颌下→颏下→颈前→颈后→锁骨上淋巴结

表浅淋巴结及其检查顺序

上肢　腋窝（腋尖→中央→胸肌→肩胛下→外侧淋巴结群）→滑车上淋巴结

下肢　腹股沟（上群→下群）→腘窝淋巴结

淋巴结

淋巴结肿大

注意其部位、大小、数目、硬度、压痛、活动度、有无粘连，局部皮肤有无红肿、瘢痕、瘘管等

同时注意寻找原发病灶

病因

局限性淋巴结肿大　见于非特异性淋巴结炎、单纯性淋巴结炎、淋巴结结核、恶性肿瘤淋巴结转移

全身性淋巴结肿大　见于感染性及非感染性疾病（结缔组织疾病、血液系统疾病）

第三章

头 部 检 查

第一节 头发和头皮

一、头发

1. 检查头发要注意颜色、疏密度、脱发的类型与特点。
2. 儿童和老年人头发较稀疏,头发逐渐变白是老年性改变。
3. 脱发可见于疾病(如伤寒、甲状腺功能低下、斑秃),也可由物理与化学因素引起(如放射治疗和抗癌药物治疗后)。

二、头皮

检查头皮需分开头发观察头皮颜色、头皮屑,有无头癣、疖痈、外伤、血肿及瘢痕等。

第二节 头 颅

一、检查方法

1. 视诊 应注意头颅大小、外形变化和有无异常活动。头颅的大小以头围来衡量,测量时以软尺自眉间绕到颅后通过枕骨粗隆。
2. 触诊 用双手仔细触摸头颅的每一个部位,了解其外形,有无压痛和异常隆起。

二、临床常见的头颅大小异常或畸形(表 3-3-1)

表 3-3-1 临床常见头颅大小异常或畸形与临床意义

异常体征	临 床 意 义
小颅	小儿囟门过早闭合可形成小头畸形,同时伴智力发育障碍
尖颅	见于先天性疾病尖颅并指/趾畸形(Apert 综合征)
方颅	见于小儿佝偻病或先天性梅毒
巨颅	由于颅内压增高,压迫眼球,形成双目下视,巩膜外露的特殊表情,称落日现象,见于脑积水

续表

异常体征	临 床 意 义
长颅	见于 Marfan 综合征及肢端肥大症
变形颅	见于变形性骨炎（Paget 病）

三、运动异常

1. 头部活动受限　见于颈椎疾病。
2. 头部不随意地颤动　见于帕金森病（Parkinson 病）。
3. de Musset 征　是与颈动脉搏动一致的点头运动,见于严重主动脉瓣关闭不全。

第三节　颜面及其器官

一、眼

1. 眼的功能检查

（1）视力：近视力检查能了解眼的调节能力,与远视力检查配合可初步诊断是否有屈光不正（包括散光、近视、远视）和老视,或是否有器质性病变,如白内障、眼底病变等。

（2）视野：是周围视力,可检查黄斑中心凹以外的视网膜功能。采用手试对比检查法可粗略地测定视野。

1）检查方法：患者与检查者相对而坐,距离约 1m,两眼分别检查。如检查右眼,嘱其用手遮住左眼,右眼注视检查者的左眼,此时,检查者亦将自己的右眼遮盖；然后检查者将其手指置于自己与患者中间等距离处,分别自上、下、左、右等不同的方位从外周逐渐向眼的中央部移动,嘱患者在发现手指时,立即示意。如患者能在各方向与检查者同时看到手指,则大致属正常视野。

2）视野在各方向均缩小者,称为向心性视野狭小。在视野内的视力缺失地区称为暗点。视野的左或右一半缺失,称为偏盲。双眼视野颞侧偏盲或象限偏盲,见于视交叉以后的中枢病变,单侧不规则的视野缺损见于视神经和视网膜病变。

（3）色觉：色觉异常可分为色弱（对某种颜色的识别能力减低）和色盲（对某种颜色的识别能力丧失）两种。

1）先天性色盲：是遗传性疾病,以红绿色盲最常见。

2）后天性色盲：多由视网膜病变、视神经萎缩和球后视神经炎引起。

（4）立体视的检查。

2. 外眼检查

（1）眼睑的异常状态（表 3-3-2）

表 3-3-2　眼睑的异常状态与常见疾病

异常状态	常 见 疾 病
睑内翻	沙眼
上睑下垂	双侧→先天性上睑下垂、重症肌无力；单侧→蛛网膜下腔出血、白喉、脑脓肿、脑炎、外伤等引起的动眼神经麻痹
眼睑闭合障碍	双侧→甲状腺功能亢进症；单侧→面神经麻痹
眼睑水肿	肾炎、慢性肝病、营养不良、贫血、血管神经性水肿等

此外，还应注意眼睑有无包块、压痛、倒睫等。

（2）泪囊：患者向上看，检查者用双手拇指轻压患者双眼内眦下方，即骨性眶缘下内侧，挤压泪囊，观察有无分泌物或泪液自上、下泪点溢出。若有黏液脓性分泌物流出，应考虑慢性泪囊炎。

> ⓘ **提示**
>
> 急性炎症时应避免做泪囊检查。

（3）结膜：检查上睑结膜时需翻转眼睑。检查者用右手检查被检者左眼，用左手检查右眼。

1）翻转要领：用示指和拇指捏住上睑中外 1/3 交界处的边缘，嘱被检者向下看，此时轻轻向前下方牵拉，然后示指向下压迫睑板上缘，并与拇指配合将睑缘向上捻转即可将眼睑翻开。检查后，轻轻向前下牵拉上睑，同时嘱患者往上看，可使眼睑恢复正常位置。翻眼睑时动作要轻巧、柔和。

2）结膜常见改变（表 3-3-3）

表 3-3-3　结膜常见改变与常见情况

常见改变	常见情况
充血、黏膜发红	结膜炎、角膜炎
有颗粒与滤泡	沙眼
结膜苍白	贫血
结膜发黄	黄疸
有多少不等散在的出血点	感染性心内膜炎
伴充血、分泌物	急性结膜炎
有大片的结膜下出血	高血压、动脉硬化

> ⓘ 提示
>
> 　　除沙眼、春季卡他性结膜炎外，几乎所有的结膜炎症在下睑结膜的表现都比上睑结膜更明显。

　　（4）眼球：检查时注意眼球的外形与运动。

　　1）眼球突出：双侧眼球突出见于甲状腺功能亢进症；单侧眼球突出多见于局部炎症或眶内占位性病变，偶见于颅内病变。

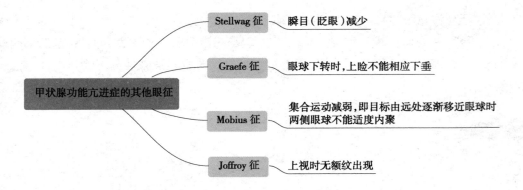

　　2）眼球下陷：双侧下陷见于严重脱水或老年人；单侧下陷见于 Horner 综合征和眶尖骨折。

　　3）眼球运动：即检查六条眼外肌的运动功能。检查者将目标物（棉签或手指尖）置于被检者眼前 30~40cm 处，嘱患者固定头位，眼球随目标方向移动，一般按左→左上→左下，右→右上→右下 6 个方向的顺序进行，每一方向代表双眼的一对配偶肌的功能，若有某一方向运动受限提示该对配偶肌功能障碍，并伴复视。

　　a. 麻痹性斜视：是指由支配眼肌运动的神经核、神经或眼外肌本身器质性病变所产生的斜视。多见于颅脑外伤、鼻咽癌、脑炎、脑膜炎、脑脓肿、脑血管病变。

　　b. 眼球震颤：指双侧眼球发生一系列有规律的快速往返运动。自发的眼球震颤见于耳源性眩晕、小脑疾病、视力严重低下等。

　　4）眼压减低：双眼球凹陷，见于眼球萎缩或脱水。

　　5）眼压增高：见于眼压增高性疾病，如青光眼。

　　3. 眼前节检查

　　（1）角膜：检查时用斜照光更易观察其透明度，注意有无云翳、白斑、软化、溃疡、新生血管等。角膜异常情况见表 3-3-4。

　　Kayser-Fleischer 环是指角膜边缘出现黄色或棕褐色的色素环，环的外缘较清晰，内缘较模糊，是铜代谢障碍的结果。

　　（2）巩膜：正常为瓷白色。

表 3-3-4 角膜异常表现与常见情况

异常表现	常见情况
角膜周边血管增生	严重沙眼
角膜软化	婴幼儿营养不良、维生素 A 缺乏等
角膜边缘及周围出现灰白色混浊环（老年环）	多见于老年人，是类脂质沉着的结果
Kayser-Fleischer 环	肝豆状核变性（Wilson 病）

1）在黄疸或血中其他黄色色素成分增多时，可出现黄染。

2）中年以后在内眦部可出现黄色斑块，为脂肪沉着所形成，呈不均匀性分布。

（3）虹膜：正常虹膜纹理近瞳孔部分呈放射状排列，周边呈环形排列。

1）虹膜纹理模糊或消失：见于虹膜炎症、水肿和萎缩。

2）虹膜形态异常或有裂孔：见于虹膜后粘连、外伤、先天性虹膜缺损等。

（4）瞳孔：检查时应注意瞳孔的形状、大小、位置、双侧是否等圆、等大，对光及集合反射等。

1）瞳孔的形状和大小变化（表 3-3-5）

表 3-3-5 瞳孔的形状和大小变化与常见情况

形状和大小变化	常见情况
瞳孔呈椭圆形	青光眼或眼内肿瘤
瞳孔形状不规则	虹膜粘连
瞳孔缩小	虹膜炎症、中毒（有机磷农药）、药物反应（毛果芸香碱、吗啡、氯丙嗪）等
瞳孔扩大	外伤、颈交感神经刺激、青光眼绝对期、视神经萎缩、药物影响（阿托品、可卡因）等
双侧瞳孔散大伴对光反射消失	濒死状态
双侧瞳孔大小不等	颅内病变（脑外伤、脑肿瘤、中枢神经梅毒、脑疝等）
双侧瞳孔不等，且变化不定	中枢神经和虹膜的神经支配障碍
双侧瞳孔不等，伴对光反射减弱或消失、神志不清	中脑功能损害

ℹ️ **提示**

生理情况下，婴幼儿和老年人瞳孔较小，青少年瞳孔较大，在光亮处瞳孔较小，兴奋或在暗处瞳孔扩大。

2）直接对光反射：通常用手电筒直接照射瞳孔并观察其动态反应。正常人眼受到光线刺激后瞳孔立即缩小，移开光源后瞳孔迅速复原。

3）间接对光反射：是指光线照射一眼时，另一眼瞳孔立即缩小，移开光线，瞳孔扩大。检查时应以一手挡住光线以免对检查眼受照射而形成直接对光反射。

> **提示**
>
> 瞳孔对光反射迟钝或消失，见于昏迷患者。

4）集合反射：嘱患者注视 1m 以外的目标，将目标逐渐移近眼球（距眼球 5~10cm），正常人可见双眼内聚，瞳孔缩小。

5）近反射：是视物由远至近时，正常人双眼内聚、瞳孔缩小和晶状体调节的总称。

> **提示**
>
> 动眼神经功能损害时，睫状肌和双眼内直肌麻痹，集合反射和调节反射均消失。

4. 眼底检查 需借助检眼镜才能检查眼底。

（1）正常眼底：视盘为卵圆形或圆形，边缘清楚，色淡红，颞侧较鼻侧稍淡，中央凹陷。动脉色鲜红，静脉色暗红，动、静脉管径的正常比例为 2∶3。

（2）主要观察项目：包括视盘、视网膜血管、黄斑区、视网膜各象限，应注意视盘的颜色、边缘、大小、形状、视网膜有无出血和渗出物、动脉有无硬化等。

（3）视盘水肿：常见于颅内肿瘤、脑脓肿、外伤性脑出血、脑膜炎、脑炎等引起颅内压增高。

> **提示**
>
> 视盘水肿发生的原理是颅内压增高后影响视网膜中央静脉的回流。

（4）常见疾病的眼底改变（表 3-3-6）

表 3-3-6 常见疾病的眼底改变

疾病	眼 底 改 变
高血压动脉硬化	早期：视网膜动脉痉挛 硬化期：视网膜动脉变细，反光增强，有动静脉交叉压迫现象，动脉呈铜丝状甚至银丝状 晚期：围绕视盘可见火焰状出血，棉絮状渗出物，严重时有视盘水肿
慢性肾炎	视盘及周围视网膜水肿，火焰状出血，棉絮状渗出物
子痫前期－子痫	视网膜动脉痉挛、水肿，渗出物增多时可致视网膜脱离
糖尿病	视网膜静脉扩张迂曲，视网膜有点状和片状深层出血
白血病	视盘边界不清，视网膜血管色淡，血管曲张或弯曲，视网膜上有带白色中心的出血斑及渗出物

二、耳

1. 外耳

（1）耳郭：注意耳郭的外形、大小、位置和对称性，是否有发育畸形、外伤瘢痕、红肿、瘘口、低垂耳、结节等。耳郭红肿并有局部发热和疼痛，见于感染。牵拉和触诊耳郭引起疼痛，常提示有炎症。

 提示

　　痛风患者可在耳郭上触及痛性小结节。

（2）外耳道：注意皮肤是否正常，有无溢液。常见外耳道异常状态见表 3-3-7。

表 3-3-7　常见外耳道异常状态与常见情况

异常状态	常见情况
有黄色液体流出，伴痒痛	外耳道炎
外耳道内局部红肿疼痛，伴耳郭牵拉痛	疖肿
有脓液流出，伴全身症状	急性中耳炎
有血液或脑脊液流出	颅底骨折

2. 中耳　观察鼓膜是否穿孔，注意穿孔位置，如有溢脓伴恶臭，可能为表皮样瘤。

3. 乳突　患化脓性中耳炎引流不畅时可蔓延为乳突炎，检查时可发现耳郭后方皮肤红肿，乳突有明显压痛，有时可见瘘管。严重时，可继发耳源性脑脓肿或脑膜炎。

4. 听力

（1）检测方法

1）在静室内嘱被检者闭目坐于椅子上，用手指堵塞一侧耳道。

2）医生持手表或以拇指与示指互相摩擦，自 1m 以外逐渐移近被检者耳部，直到被检者听到声音为止，测量距离。

3）同样方法检查另一耳。比较两耳的测试结果并与检查者（正常人）的听力进行对照。

4）精测方法是使用规定频率的音叉或电测听设备进行测试。

（2）听力减退：见于耳道有耵聍或异物、听神经损害、局部或全身血管硬化、中耳炎、耳硬化等。

三、鼻

1. 鼻的外形异常（表 3-3-8）

表 3-3-8　鼻的外形异常状态与常见情况

异常状态	常见情况
鼻梁皮肤黑褐色斑点或斑片	日晒后或黑热病、慢性肝脏疾病等所致色素沉着
鼻梁皮肤红色斑块,病损处高起皮面并向两侧面颊部扩展	系统性红斑狼疮
鼻尖和鼻翼发红,有毛细血管扩张和组织肥厚	酒渣鼻
蛙状鼻(鼻腔完全堵塞、外界变形、鼻梁宽平如蛙状)	肥大的鼻息肉
鞍鼻(鼻骨破坏、鼻梁塌陷所致)	鼻骨折、鼻骨发育不良、先天性梅毒和麻风病

2. **鼻翼扇动**　见于伴有呼吸困难的高热性疾病(如大叶性肺炎)、支气管哮喘和心源性哮喘发作时。

3. **鼻中隔**

(1)严重的高位偏曲可压迫鼻甲,引起神经性头痛,也可因偏曲部骨质刺激黏膜而引起出血。

(2)鼻中隔穿孔时,患者可听到鼻腔中有哨声,用小型手电筒照射一侧鼻孔,可见对侧有亮光透入。多见于鼻腔慢性炎症、外伤等。

4. **鼻出血**

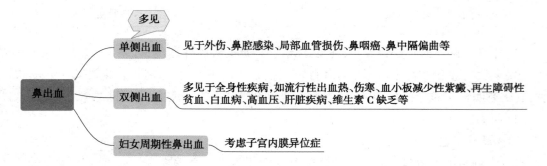

5. **鼻腔黏膜异常**(表 3-3-9)

表 3-3-9　鼻腔黏膜异常状态与常见情况

异常状态	常见情况
急性鼻黏膜肿胀(炎症充血),伴鼻塞、流涕	急性鼻炎
慢性鼻黏膜肿胀(黏膜组织肥厚)	各种因素引起的慢性鼻炎
鼻黏膜萎缩、鼻腔分泌物减少、鼻甲缩小、鼻腔宽大、嗅觉减退或丧失	慢性萎缩性鼻炎

6. **鼻腔分泌物**　清稀无色的分泌物为卡他性炎症,黏稠发黄或发绿的分泌物为鼻或鼻窦的化脓性炎症。

7. **鼻窦**　为鼻腔周围含气的骨质空腔,包括额窦、筛窦、上颌窦、蝶窦。鼻窦炎时出现鼻塞、流涕、头痛和鼻窦压痛。

四、口

1. 口唇 健康人口唇红润光泽。口唇的异常状态见表 3-3-10。

表 3-3-10 口唇的异常状态与常见情况

异常状态	常见情况
口唇苍白	贫血、虚脱、主动脉瓣关闭不全等
口唇颜色深红	急性发热性疾病
口唇发绀	心力衰竭和呼吸衰竭等
口唇干燥、皲裂	严重脱水
口唇疱疹	单纯疱疹病毒感染,常伴发于大叶性肺炎、感冒、流行性脑脊髓膜炎、疟疾等
口唇红色斑片,加压褪色	遗传性毛细血管扩张症
口唇突发非炎症性、无痛性肿胀	血管神经性水肿
口唇肥厚增大	黏液性水肿、肢端肥大症、呆小病等
口角糜烂	核黄素缺乏症
唇裂	先天性发育畸形

2. 口腔黏膜 正常口腔黏膜光洁呈粉红色。口腔黏膜的异常状态见表 3-3-11。

表 3-3-11 口腔黏膜的异常状态与常见情况

异常状态	常见情况
黏膜蓝黑色色素沉着斑片	肾上腺皮质功能减退症(Addison 病)
大小不等的黏膜下出血点或瘀斑	各种出血性疾病或维生素 C 缺乏
麻疹黏膜斑(相当于第二磨牙的颊黏膜处出现帽针头大小白色斑点)	麻疹早期
黏膜疹	猩红热、风疹和某些药物中毒
黏膜溃疡	慢性复发性口疮
雪口病(鹅口疮)	衰弱的患儿或老年患者,也可见于长期使用广谱抗生素和抗癌药后

3. 牙 检查时应注意有无龋齿、残根、缺牙和义齿等,牙的色泽与形状也有临床诊断意义。

(1)斑釉牙:牙齿呈黄褐色,为长期饮用含氟量过高的水所引起。

(2)Hutchinson 齿:指中切牙切缘呈月牙形凹陷,且牙间隙分离过宽,为先天性梅毒的重要体征之一。

（3）单纯牙间隙过宽：见于肢端肥大症。

4. **牙龈** 正常牙龈呈粉红色,质地坚韧且与牙颈部紧密贴合,检查时经压迫无出血、溢脓。

（1）牙龈水肿：见于慢性牙周炎。

（2）牙龈缘出血：常见于口腔内局部因素（牙石等）,可见于全身性疾病（维生素 C 缺乏症、肝脏疾病或血液系统出血性疾病等）。

（3）挤压牙龈后有脓液溢出：见于慢性牙周炎、牙龈瘘管等。

（4）牙龈游离缘出现铅线（蓝灰色点线）：是铅中毒特征。

（5）牙龈出现黑褐色点线状色素沉着：可见于铋、汞、砷等中毒。

5. **舌** 舌的异常变化见表 3-3-12。

表 3-3-12 舌的异常变化与临床意义

异常变化	临 床 意 义
干燥舌	①明显干燥→鼻部疾病、大量吸烟、阿托品作用、放射治疗后等 ②严重干燥→严重脱水,可伴皮肤弹性减退
舌体增大	①暂时性肿大→舌炎、口腔炎、舌的蜂窝织炎、脓肿、血肿、血管神经性水肿等 ②长时间增大→黏液性水肿、呆小病和唐氏综合征、舌肿瘤等
地图舌	如移行性舌炎,发生原因尚不明确,可由核黄素缺乏引起
裂纹舌	横向裂纹见于唐氏综合征与核黄素缺乏,纵向裂纹见于梅毒性舌炎
草莓舌	见于猩红热或长期发热者
牛肉舌	见于糙皮病（烟酸缺乏）
镜面舌	见于缺铁性贫血、恶性贫血及慢性萎缩性胃炎
毛舌（黑舌）	见于久病衰弱或长期使用广谱抗生素（引起真菌生长）患者
运动异常	震颤见于甲状腺功能亢进症;偏斜见于舌下神经麻痹

 提示

镜面舌也称光滑舌,舌头萎缩,舌体较小,舌面光滑呈粉红色或红色。

6. **咽部及扁桃体**

（1）咽部的分部：鼻咽、口咽和喉咽。

（2）检查方法：一般咽部检查即指口咽范围。被检者取坐位,头略后仰,口张大并发"啊"音,医生用压舌板在舌的前 2/3 与后 1/3 交界处迅速下压,此时软腭上抬,在照明配合下可见软腭、腭垂、软腭弓、扁桃体、咽后壁等。

（3）咽部异常情况（表 3-3-13）

表 3-3-13 咽部异常情况与常见疾病

异常情况	常见疾病
咽部黏膜充血、红肿、黏膜腺分泌增多	急性咽炎
咽部黏膜充血、表面粗糙,淋巴滤泡呈簇状增殖	慢性咽炎
腺体红肿、增大,扁桃体隐窝内有黄白色分泌物,或渗出物形成的苔片状假膜,易剥离	扁桃体发炎

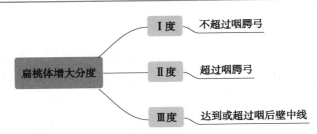

7. 喉　急性声音嘶哑或失音常见于急性炎症,慢性失音要考虑喉癌。喉上神经与喉返神经受损(纵隔或喉肿瘤等),可引起声带麻痹甚至失音。

8. 口腔的气味

(1)健康人口腔无特殊气味,饮酒、吸烟的人可有烟酒味。牙龈炎、龋齿、牙周炎可产生臭味;牙槽脓肿为腥臭味;牙龈出血为血腥味。如有特殊难闻的气味称为口臭,可由口腔局部、胃肠道或其他全身性疾病引起。

(2)部分疾病引起的口腔特殊气味(表3-3-14)

表 3-3-14 部分疾病引起的口腔特殊气味

疾　病	所致口腔气味
糖尿病酮症酸中毒	烂苹果味
肝坏死	肝臭味
尿毒症	尿味
肺脓肿	组织坏死的臭味
有机磷农药中毒	大蒜味

9. 腮腺　正常腮腺触诊时摸不出腺体轮廓。腮腺导管的开口相当于上颌第二磨牙对面的颊黏膜上。检查时应注意导管口有无分泌物。腮腺肿大见于急性流行性腮腺炎、急性化脓性腮腺炎、腮腺肿瘤。

○ 温 故 知 新 ○

头发和头皮 — 检查头发要注意颜色、疏密度、脱发的类型与特点，检查头皮需分开头发观察

头颅 — 注意头颅大小、外形变化和有无异常活动 〉 如 de Musset 征见于严重主动脉瓣关闭不全

眼

　功能检查
　　视力　分为远视力、近视力
　　视野
　　　可检查黄斑中心凹以外的视网膜功能
　　　双眼视野颞侧偏盲或象限偏盲→视交叉以后的中枢病变
　　　单侧不规则视野缺损 → 视神经和视网膜病变
　　色觉　色觉异常可分为色弱、色盲

　外眼检查
　　眼睑　注意有无睑内翻、上睑下垂、眼睑闭合障碍、眼睑水肿、眼睑包块、压痛、倒睫等
　　泪囊　挤压后有黏液脓性分泌物流出 → 慢性泪囊炎
　　结膜　注意有无充血、黏膜发红、颗粒与滤泡、结膜苍白或发黄、出血点及分泌物等
　　眼球
　　　眼球突出
　　　　双侧 → 甲状腺功能亢进症 〉 可伴随 Stellwag 征、Graefe 征、Mobius 征、Joffroy 征
　　　　单侧 → 多见于局部炎症、眶内占位性病变
　　　注意有无眼球下陷、眼压情况、眼球运动（如有无麻痹性斜视、眼球震颤）

　眼前节检查
　　角膜　注意有无云翳、白斑、软化、溃疡、新生血管等 〉 Kayser-Fleischer 环见于肝豆状核变性（Wilson 病）
　　巩膜　黄染见于黄疸或血中其他黄色色素成分增多
　　瞳孔
　　　形状　呈椭圆形→青光眼或眼内肿瘤；不规则→虹膜粘连
　　　缩小 → 虹膜炎症、中毒、药物反应等
　　　扩大 → 外伤、颈交感神经刺激、药物影响等
　　　反射　对光反射（直接、间接）、集合反射
　　眼底检查　视盘水肿常见于颅内肿瘤等疾病引起的颅内压增高

耳 — 主要检查外耳（耳郭、外耳道）、中耳（鼓膜是否穿孔）、乳突（有无压痛）、听力情况

头部检查

颜面及其器官

鼻　有无外形异常、鼻翼扇动、鼻中隔偏曲或穿孔、鼻出血、鼻腔黏膜及鼻窦异常,鼻腔分泌物情况

口唇　有无苍白、发绀、疱疹、糜烂等

口腔黏膜　麻疹黏膜斑　为麻疹的早期特征

黏膜疹　见于猩红热、风疹、某些药物中毒

牙　有无龋齿、残根、缺牙和义齿等,牙的色泽与形状　　Hutchinson 齿为先天性梅毒的重要体征之一

牙龈　注意颜色,有无水肿、出血、溢脓　　游离缘出现蓝灰色点线是铅中毒特征

口

舌　异常变化有干燥舌、舌体增大、地图舌、裂纹舌、草莓舌、牛肉舌、镜面舌、毛舌、舌的运动异常

咽部　注意有无黏膜充血、红肿、黏膜腺分泌及淋巴滤泡情况等

扁桃体　增大分度

Ⅰ度　不超过咽腭弓

Ⅱ度　超过咽腭弓

Ⅲ度　达到或超过咽后壁中线

其他　喉、口腔气味(糖尿病酮症酸中毒时可呈烂苹果味)、腮腺情况

第四章

颈 部 检 查

一、颈部外形与分区

1. 颈部外形　正常人颈部直立,两侧对称,矮胖者较粗短,瘦长者较细长,男性甲状软骨较突出,女性平坦不显著,转头时可见胸锁乳突肌突起。头稍后仰,更易观察颈部有无包块、瘢痕和两侧是否对称。正常人静坐时颈部血管不显露。

2. 颈部分区　根据解剖结构,颈部每侧可分为两个大三角区域,即颈前三角和颈后三角。

二、颈部姿势与运动

1. 正常情况　正常人坐位时颈部直立,伸屈、转动自如,检查时应注意颈部静态与动态时的改变。

2. 异常情况(表 3-4-1)

表 3-4-1　颈部姿势与运动的异常表现与常见情况

异常表现	常 见 情 况
头不能抬起	严重消耗性疾病的晚期、重症肌无力、脊髓前角细胞炎、进行性肌萎缩等
斜颈	颈肌外伤、瘢痕收缩、先天性颈肌挛缩
颈部运动受限,伴疼痛	软组织炎症、颈肌扭伤、肥大性脊椎炎、颈椎结核或肿瘤等
颈部强直	各种脑膜炎、蛛网膜下腔出血等

(i) 提示

先天性斜颈者检查时,可嘱患者把头位复正,此时患侧胸锁乳突肌的胸骨端会立即隆起,为诊断本病的特征性表现。

三、颈部皮肤与包块

1. 颈部皮肤　注意有无蜘蛛痣、感染(疖、痈、结核)及其他局限性或广泛性病变,如瘢痕、瘘管、神经性皮炎、银屑病等。

2. 颈部包块（表 3-4-2）　注意其部位、数目、大小、质地、活动度、有无压痛、与邻近器官的关系等特点。

表 3-4-2　颈部包块情况与临床意义

包块情况	临床意义
淋巴结肿大,质地不硬,有轻度压痛	可能为非特异性淋巴结炎
淋巴结肿大,质地较硬,伴纵隔、胸腔或腹腔病变表现	考虑恶性肿瘤的淋巴结转移
全身性、无痛性淋巴结肿大	多见于血液系统疾病
包块圆形、表面光滑、有囊样感、压迫后缩小	可能为囊状瘤
颈部包块弹性大,无全身症状	可能为囊肿
包块可随吞咽向上移动	见于肿大的甲状腺和甲状腺来源的包块

四、颈部血管

1. 正常情况　正常人立位或坐位时颈外静脉常不显露,平卧时可稍见充盈,充盈的水平仅限于锁骨上缘至下颌角距离的下 2/3 以内。

2. 异常情况

（1）坐位或半坐位时,颈静脉明显充盈、怒张或搏动：见于右心衰竭、缩窄性心包炎、心包积液、上腔静脉阻塞综合征,以及胸腔、腹腔压力增加等情况。颈静脉怒张的诊断流程见图 3-4-1。

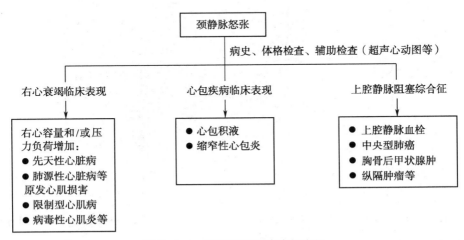

图 3-4-1　颈静脉怒张的诊断流程

（2）平卧位时看不到颈静脉充盈：提示低血容量状态。

（3）颈静脉搏动：可见于三尖瓣关闭不全等。一般观察右侧颈静脉。

（4）安静状态下颈动脉明显搏动：多见于主动脉瓣关闭不全、高血压、甲状腺功能亢进症及严重贫血。

> ⓘ 提示
>
> 　　一般静脉搏动柔和，范围弥散，触诊时无搏动感；动脉搏动比较强劲，为膨胀性，搏动感明显。

（5）颈部血管杂音

1）颈部大血管区的血管性杂音：应考虑颈动脉或椎动脉狭窄。

2）锁骨上窝处杂音：可能为锁骨下动脉狭窄，见于颈肋压迫。

3）颈静脉杂音：最常出现于右侧颈下部，随体位变动、转颈、呼吸等改变其性质，如在右锁骨上窝听到低调、柔和、连续性杂音，可能为颈静脉血流快速流入上腔静脉口径较宽的球部所产生，属于生理性，用手指压迫颈静脉后即可消失。

五、甲状腺

1. 概述　甲状腺位于甲状软骨下方和两侧（图3-4-2）。正常15~25g，表面光滑，柔软不易触及。

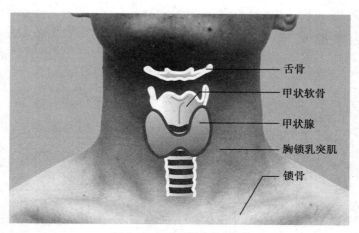

图 3-4-2　甲状腺位置图

2. 甲状腺检查法

（1）视诊：观察甲状腺的大小和对称性。检查时嘱被检者做吞咽动作，可见甲状腺随吞咽动作而向上移动，如不易辨认时，再嘱被检者两手放于枕后，头向后仰，再进行观察即较明显。

提示

正常人甲状腺外观不突出,女性在青春发育期可略增大。

（2）触诊:包括甲状腺峡部和甲状腺侧叶的检查。

1）甲状腺峡部:检查者站于被检者前面用拇指或站于被检者后面用示指从胸骨上切迹向上触摸,可感到气管前软组织,判断有无增厚,请被检者吞咽,可感到此软组织在手指下滑动,判断有无肿大或肿块。

2）甲状腺侧叶:包括前面触诊和后面触诊（图3-4-3、图3-4-4）。

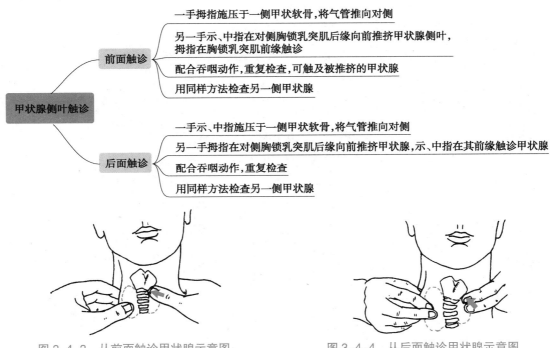

图3-4-3 从前面触诊甲状腺示意图　　　图3-4-4 从后面触诊甲状腺示意图

（3）听诊:用钟型听诊器直接放在肿大的甲状腺上,如听到低调的连续性静脉"嗡鸣"音,对诊断甲状腺功能亢进症有帮助。弥漫性甲状腺肿伴功能亢进还可听到收缩期动脉杂音。

3. 甲状腺肿大

（1）分度

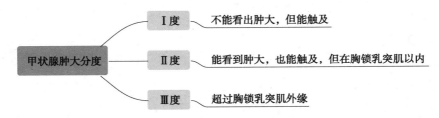

（2）引起甲状腺肿大的常见疾病（表3-4-3）

表3-4-3　引起甲状腺肿大的常见疾病与颈部检查

常见疾病	颈部检查
甲状腺功能亢进症	甲状腺肿大，质地柔软，触诊可有震颤，可能听到"嗡鸣"样血管杂音
单纯性甲状腺肿	腺体肿大很突出，可为弥漫性，也可为结节性，不伴甲状腺功能亢进体征
甲状腺癌	触诊包块可有结节感，不规则、质硬，摸不到颈总动脉搏动
慢性淋巴性甲状腺炎	甲状腺呈弥漫性或结节性肿大，在腺体后缘可摸到颈总动脉搏动
甲状旁腺腺瘤	可使甲状腺突出，检查时也随吞咽移动

（3）诊断流程（图3-4-5）

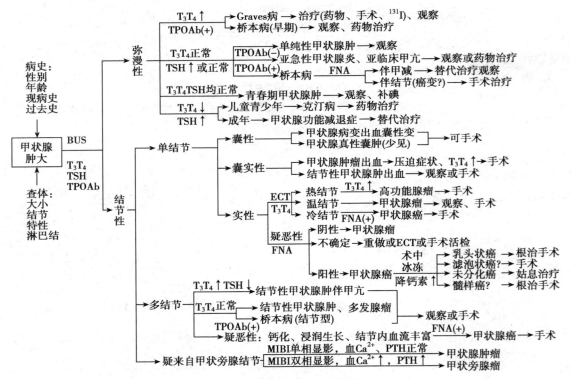

图3-4-5　甲状腺肿大的诊断流程

BUS，B型超声；T_4，四碘甲状腺原氨酸；T_3，三碘甲状腺原氨酸；TSH，促甲状腺激素；PTH，甲状旁腺激素；TPOAb，过氧化物酶抗体；ECT，发射计算机断层显像；FNA，细针穿刺细胞学检查；MIBI，甲氧基异丁基异腈。

六、气管

1. 检查方法　正常人气管位于颈前正中部。被检者取舒适坐位或仰卧位，使颈部处于自然直立状态，检查者将示指与环指分别置于两侧胸锁关节上，然后将中指置于气管之上，观察中指是否在示指与环指中间,或以中指置于气管与两侧胸锁乳突肌之间的间隙,据两侧间隙是否等宽来判断气管有无偏移。

2. 异常情况

（1）气管偏向健侧：见于大量胸腔积液、积气、纵隔肿瘤以及单侧甲状腺肿大。

（2）气管偏向患侧：见于肺不张、肺硬化、胸膜粘连。

（3）Oliver征：指主动脉弓动脉瘤时,由于心脏收缩时瘤体膨大将气管压向后下,每随心脏搏动可以触到气管的向下拽动。

―――――○ 经 典 试 题 ○―――――

（执）颈静脉搏动常见于

    A. 二尖瓣关闭不全　　　　　　B. 三尖瓣关闭不全

    C. 甲状腺功能亢进症　　　　　D. 左心衰竭

    E. 主动脉瓣关闭不全

【答案】

B

―――――○ 温 故 知 新 ○―――――

外形	正常人颈部直立,两侧对称,矮胖者较粗短,瘦长者较细长,男性甲状软骨较突出 头稍后仰,观察颈部有无包块、瘢痕和两侧是否对称	
分区	颈前三角、颈后三角	
姿势与运动	正常	坐位时颈部直立,伸屈、转动自如
	异常	如头不能抬起（见于重症肌无力等）、斜颈、颈部运动受限伴疼痛、颈部强直（脑膜炎等）
皮肤	注意有无蜘蛛痣、感染及其他局限性或广泛性病变（如瘢痕、瘘管等）	
包块	注意其部位、数目、大小、质地、活动度、有无压痛、与邻近器官的关系等 如肿大的甲状腺和甲状腺来源的包块,可随吞咽向上移动	

颈部检查

颈静脉怒张　→　右心衰竭、缩窄性心包炎、心包积液、上腔静脉阻塞综合征等

颈静脉搏动　→　三尖瓣关闭不全等

血管　安静时颈动脉明显搏动　→　主动脉瓣关闭不全、高血压、甲状腺功能亢进症、严重贫血

颈部大血管区杂音　→　颈动脉或椎动脉狭窄

锁骨上窝处杂音　→　可能为锁骨下动脉狭窄

颈静脉杂音　可见于右锁骨上窝的低调、柔和、连续性杂音　} 为生理性

检查方法　视诊、触诊和听诊

Ⅰ度　不能看出肿大,但能触及

甲状腺　肿大分度　Ⅱ度　能看到肿大,也能触及,但在胸锁乳突肌以内

Ⅲ度　超过胸锁乳突肌外缘

甲状腺肿大的常见疾病　甲状腺功能亢进症、单纯性甲状腺肿、甲状腺癌、慢性淋巴性甲状腺炎、甲状旁腺腺瘤

气管偏向健侧　→　大量胸腔积液、积气、纵隔肿瘤、单侧甲状腺肿大

气管　气管偏向患侧　→　肺不张、肺硬化、胸膜粘连

Oliver征　→　主动脉弓动脉瘤

第五章

胸部检查

第一节 胸部的体表标志

一、骨骼标志

胸部的骨骼标志见表 3-5-1、图 3-5-1。

表 3-5-1　胸部的骨骼标志

骨骼标志	部位	说明
胸骨柄	上部两侧与左右锁骨的胸骨端相连接，下方与胸骨体相连	—
胸骨上切迹	位于胸骨柄的上方	正常情况下气管位于切迹正中
胸骨角（Louis 角）	位于胸骨上切迹下约 5cm 处，由胸骨柄与胸骨体的连接处向前凸起而成	①两侧分别与左右第 2 肋软骨连接，为计数肋骨和肋间隙顺序的主要标志 ②标志支气管分叉、心房上缘和上下纵隔交界及相当于第 4 或 5 胸椎水平
腹上角（胸骨下角）	为左右肋弓（由两侧第 7~10 肋软骨相互连接而成）在胸骨下端会合处所形成的夹角	相当于横膈的穹窿部；其后为肝脏左叶、胃及胰腺的所在区域
剑突	为胸骨体下端的突出部分，呈三角形，底部与胸骨体相连	—
肋骨	共有 12 对，于背部与相应胸椎相连，由后上方向前下方倾斜	①第 1~7 肋骨在前胸部与各自的肋软骨连接 ②第 8~10 肋骨与 3 个联合一起的肋软骨连接，再与胸骨相连，构成胸廓的骨性支架
肋间隙	为两个肋骨之间的空隙	用以标记病变的水平位置
肩胛骨	位于后胸壁第 2~8 肋骨之间	直立位、两上肢自然下垂时，肩胛下角可作为第 7 或第 8 肋骨水平的标志，或相当于第 8 胸椎的水平；此可作为后胸部计数肋骨的标志
脊柱棘突	是后正中线的标志	第 7 颈椎棘突最为突出，其下为胸椎起点，常以此处作为识别和计数胸椎的标志
肋脊角	为第 12 肋骨与脊柱构成的夹角	其前为肾脏和输尿管上端所在的区域

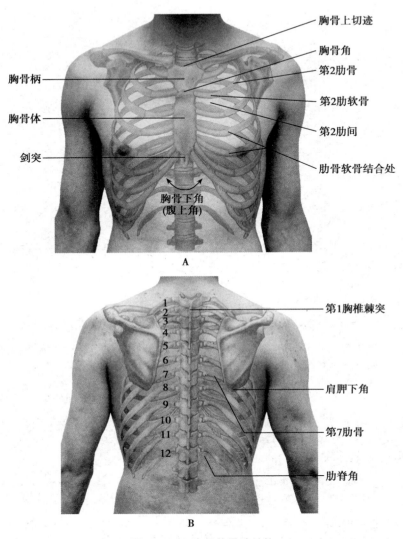

胸骨上切迹

胸骨角

第2肋骨

第2肋软骨

第2肋间

肋骨软骨结合处

胸骨柄

胸骨体

剑突

胸骨下角
(腹上角)

A

第1胸椎棘突

肩胛下角

第7肋骨

肋脊角

B

图 3-5-1　胸部的骨骼结构

A. 正面观；B. 背面观。

> **提示**
>
> 大多数肋骨可在胸壁上触及,唯第 1 对肋骨前部与锁骨相重叠,常不易触到。

二、垂直线标志（表 3-5-2）

表 3-5-2　垂直线标志

垂直线标志	概　念
前正中线	为通过胸骨正中的垂直线，其上端位于胸骨柄上缘的中点，向下通过剑突中央
锁骨中线	为通过锁骨的肩峰端与胸骨端两者中点的垂直线，即通过锁骨中点向下的垂直线
胸骨线	为沿胸骨边缘与前正中线平行的垂直线
胸骨旁线	为通过胸骨线和锁骨中线中间的垂直线
腋前线	为通过腋窝前皱襞沿前侧胸壁向下的垂直线
腋后线	为通过腋窝后皱襞沿后侧胸壁向下的垂直线
腋中线	为自腋窝顶端于腋前线和腋后线之间向下的垂直线
肩胛线	为双臂下垂时通过肩胛下角与后正中线平行的垂直线
后正中线	即脊柱中线，为通过椎骨棘突或沿脊柱正中下行的垂直线

三、自然陷窝和解剖区域（表 3-5-3）

表 3-5-3　自然陷窝和解剖区域

结构名称	部　位
腋窝	为上肢内侧与胸壁相连的凹陷部
胸骨上窝	为胸骨柄上方的凹陷部，正常气管位于其后
锁骨上窝	为锁骨上方的凹陷部，相当于两肺上叶肺尖的上部
锁骨下窝	为锁骨下方的凹陷部，下界为第 3 肋骨下缘，相当于两肺上叶肺尖的下部
肩胛上区	为肩胛冈以上的区域，其外上界为斜方肌的上缘，相当于两肺上叶肺尖的下部
肩胛下区	为两肩胛下角的连线与第 12 胸椎水平线之间的区域
肩胛间区	为两肩胛骨内缘之间的区域

四、肺和胸膜的界限

1. 气管　自颈前部正中沿食管前方下行进入胸廓内，在平胸骨角即第 4 或 5 胸椎水平处分为左、右主支气管，分别进入左、右肺内。

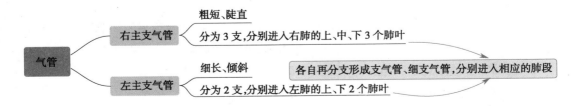

2. 肺尖 突出于锁骨之上,其最高点近锁骨的胸骨端,达第1胸椎的水平,距锁骨上缘约3cm。

3. 肺上界 始于胸锁关节向上至第1胸椎水平,然后转折向下至锁骨中1/3与内1/3交界处。

4. 肺外侧界 由肺上界向下延伸而成,几乎与侧胸壁的内部表面相接触。

5. 肺内侧界

(1)自胸锁关节处下行,于胸骨角水平处左右两肺的前内界几乎相遇。

(2)然后分别沿前正中线两旁下行,至第4肋软骨水平处分开。

1)右侧几乎呈直线继续向下,至第6肋软骨水平处转折向右,下行与右肺下界连接。

2)左侧于第4肋软骨水平处向左达第4肋骨前端,沿第4~6肋骨的前面向下,至第6肋软骨水平处再向左,下行与左肺下界连接。

6. 肺下界 前胸部的肺下界始于第6肋骨,向两侧斜行向下,于锁骨中线处达第6肋间隙,至腋中线处达第8肋间隙。后胸壁的肺下界几乎呈一水平线,于肩胛线处位于第10肋骨水平。

7. 叶间肺界 包括叶间隙、斜裂和水平裂。

8. 胸膜 覆盖在肺表面的胸膜称为脏层胸膜,覆盖在胸廓内面、膈上面及纵隔的胸膜称为壁层胸膜。胸膜的脏、壁两层在肺根部互相反折延续,围成左右两个完全封闭的胸膜腔。腔内为负压,使两层胸膜紧密相贴,构成一个潜在的无气空腔。胸膜腔内有少量浆液,以减少呼吸时两层胸膜之间的摩擦。每侧的肋胸膜与膈胸膜于肺下界以下的转折处称为肋膈窦。

第二节 胸壁、胸廓与乳房

一、胸壁

1. 一般检查 应注意营养状态、皮肤、淋巴结和骨骼肌发育的情况。

2. 静脉 正常胸壁无明显静脉可见。当上腔静脉或下腔静脉血流受阻建立侧支循环时,胸壁静脉可充盈或曲张。

(1)上腔静脉阻塞时,静脉血流方向自上而下。

(2)下腔静脉阻塞时,静脉血流方向自下而上。

3. 皮下气肿 指皮下组织有气体积存。以手按压存在皮下气肿部位的皮肤,引起气体在皮下组织内移动,可出现捻发感或握雪感。胸部皮下气肿多见于肺、气管、支气管、食管或胸膜受损,偶见于局部产气杆菌感染。

4. 胸壁压痛 正常情况下胸壁无压痛。

(1)肋间神经炎、肋软骨炎、胸壁软组织炎及肋骨骨折时,胸壁受累的局部可有压痛。

(2)骨髓异常增生者,常有胸骨压痛和叩击痛,见于白血病。

5. 肋间隙 须注意肋间隙有无回缩或膨隆。

(1)吸气时肋间隙回缩→提示呼吸道阻塞。

（2）肋间隙膨隆→见于大量胸腔积液、张力性气胸或严重慢性阻塞性肺疾病患者用力呼气时。

（3）局部肋间隙膨出→可见于胸壁肿瘤、主动脉瘤或婴儿和儿童时期心脏明显肿大者。

二、胸廓

1. 正常胸廓

（1）胸廓两侧大致对称，呈椭圆形。双肩基本在同一水平上。

（2）锁骨稍突出，锁骨上、下稍下陷。惯用右手者右侧胸大肌常较左侧发达，惯用左手者相反。

（3）成人胸廓的前后径:左右径 ≈ 1 : 1.5。小儿和老年人胸廓的前后径略小于左右径或几乎相等，故呈圆柱形。

2. 常见的胸廓外形改变

（1）扁平胸：胸廓呈扁平状，其前后径 <1/2 左右径。见于慢性消耗性疾病，如肺结核等。

（2）桶状胸：胸廓前后径≥左右径。肋骨斜度变小，与脊柱的夹角常 >45°。肋间隙增宽且饱满。腹上角增大，且呼吸时改变不明显。见于严重慢性阻塞性肺疾病、老年或矮胖体型者。

（3）佝偻病胸：多见于儿童。

1）佝偻病串珠：指沿胸骨两侧各肋软骨与肋骨交界处常隆起，形成串珠状。

2）肋膈沟：指下胸部前面的肋骨常外翻，沿膈附着的部位其胸壁向内凹陷形成沟状带。

3）漏斗胸：指胸骨剑突处显著内陷，形似漏斗。

4）鸡胸：指胸廓的前后径略长于左右径，其上下距离较短，胸骨下端常前凸，胸廓前侧壁肋骨凹陷。

（4）胸廓一侧变形

1）胸廓一侧膨隆：多见于大量胸腔积液、气胸、一侧严重代偿性肺气肿。

2）胸廓一侧平坦或下陷：常见于肺不张、肺纤维化、广泛性胸膜增厚和粘连等。

（5）胸廓局部隆起：见于心脏明显肿大、大量心包积液、主动脉瘤、胸内或胸壁肿瘤、肋软骨炎、肋骨骨折等。

1）肋软骨炎：于肋软骨突起处常有压痛。

2）肋骨骨折：前后挤压胸廓时，局部常出现剧痛，于骨折断端处可查到骨擦音。

（6）脊柱畸形引起的胸廓改变：严重者因脊柱前凸、后凸或侧凸，导致胸廓两侧不对称，肋间隙增宽或变窄。严重脊柱畸形所致的胸廓外形改变可引起呼吸、循环障碍。常见于脊柱结核等。

三、乳房

1. 概述

（1）正常儿童及男子乳房一般不明显，乳头位置大约位于锁骨中线第 4 肋间隙。正常女性乳房在青春期逐渐增大,呈半球形,乳头逐渐长大呈圆柱形。

（2）乳房的检查:应先健侧后患侧,还应包括引流乳房部位的淋巴结。检查时患者胸部应充分暴露,并有良好的照明。患者采取坐位或仰卧位,丰满和下垂乳房仰卧位检查更佳。一般先做视诊,再做触诊。

2. 视诊

（1）对称性:正常女性坐位时两侧乳房基本对称。

1）一侧乳房明显增大:见于先天畸形、囊肿形成、炎症或肿瘤。

2）一侧乳房明显缩小:多见于发育不全。

（2）皮肤改变

1）乳房皮肤发红:提示局部炎症（常伴局部肿、热、痛）或乳腺癌累及浅表淋巴管引起的癌性淋巴管炎（皮肤呈深红色,不伴疼痛,发展快,面积多超过一个象限）。

2）注意乳房皮肤有无溃疡、色素沉着和瘢痕等。

3）乳房水肿:见于乳腺癌（局部皮肤外观呈"橘皮"或"猪皮"样）和炎症（常伴皮肤发红）。注意水肿部位和范围。

4）乳房皮肤回缩:可见于外伤、炎症、恶性肿瘤。

ⓘ 提示

对于尚未触及局部肿块、无皮肤固定和溃疡等晚期乳腺癌表现的患者,轻度的皮肤回缩,常为早期乳腺癌的征象。

（3）乳头:须注意其位置、大小、两侧是否对称,有无乳头内陷。

1）乳头回缩:可为发育异常（自幼发生）;也可见于乳腺癌或炎性病变等病理性改变（最近出现）。

2）乳头出现分泌物:提示乳腺导管有病变。乳头出血最常见于导管内乳头状瘤,可见于乳腺癌及乳管炎。妊娠时乳头及其活动度均增大,肾上腺皮质功能减退时乳晕可出现明显色素沉着。

（4）腋窝和锁骨上窝:须详细观察有无包块、红肿、溃疡、瘘管和瘢痕等。

3. 触诊

（1）乳房的界限:上界是第2或第3肋骨,下界是第6或第7肋骨,内界起自胸骨缘,外界止于腋前线。

（2）检查方法

1）被检者采取坐位,先两臂下垂,然后双臂高举超过头部或双手叉腰再行检查。仰卧位检查时,可垫以小枕头抬高肩部使乳房能较对称地位于胸壁上,以便进行详细检查。

提示

以乳头为中心作一垂直线和水平线,可将乳房分为4个象限,便于记录病变部位。

2）触诊先由健侧乳房开始,后检查患侧。

3）检查者的手指和手掌应平置在乳房上,应用指腹,轻施压力,以旋转或来回滑动的方式进行触诊。

4）检查左侧乳房时由外上象限开始,然后顺时针方向进行由浅入深触诊直至4个象限检查完成,最后触诊乳头。以同样方式检查右侧乳房,但沿逆时针方向进行。

5）触诊时应着重注意乳房有无红、肿、热、痛和包块;乳头有无硬结、弹性消失和分泌物。

（3）正常乳房:呈模糊的颗粒感和柔韧感。青年人乳房柔韧,质地均匀一致;老年人乳房多松弛和呈结节感。月经期乳房小叶充血,乳房有紧绷感,月经后充血迅速消退,乳房复软。妊娠期乳房增大并有柔韧感,哺乳期呈结节感。

（4）触诊乳房时的物理征象

1）硬度增加、弹性消失:提示皮下组织存在病变如炎症或新生物浸润等。还应注意乳头的硬度和弹性。

2）压痛:乳房的某一区域压痛可见于炎症性病变、乳腺增生。

3）包块:如有包块存在,应注意其部位、大小、外形、硬度、有无压痛及活动度。

a. 大多数良性肿瘤质地呈中等硬度,表面光滑,形态较规则,活动度较大。

b. 恶性肿瘤多质地坚硬,表面凹凸不平,边缘多固定,压痛不明显,晚期固定度明显增加。

c. 炎性病变常表现为中度至重度压痛,位置较固定,可见不规则外形,质地坚硬极少见。

4. 乳房的常见病变

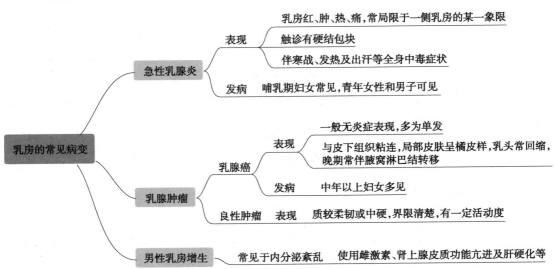

第三节 肺和胸膜

一、视诊

1. 呼吸运动

（1）形式：正常男性和儿童的呼吸以膈肌运动为主，形成腹式呼吸。女性呼吸以肋间肌的运动为主，形成胸式呼吸。

1）肺或胸膜疾病（如肺炎、重症肺结核和胸膜炎）、胸壁疾病（如肋间神经痛，肋骨骨折）等：胸式呼吸↓，腹式呼吸↑。

2）腹膜炎、大量腹腔积液、肝脾极度肿大、腹腔内巨大肿瘤、妊娠晚期等：腹式呼吸↓，胸式呼吸↑。

（2）呼吸困难

1）分类（表3-5-4）

表 3-5-4　呼吸困难的分类

项目	吸气性呼吸困难	呼气性呼吸困难
病因	常见于气管阻塞，如气管肿瘤、异物等	常见于支气管哮喘、慢性阻塞性肺疾病
机制	上呼吸道部分阻塞→气流不能顺利进入肺→吸气时呼吸肌收缩，胸内负压极度增高→吸气时间延长	下呼吸道阻塞→气流呼出不畅，呼气用力→呼气时间延长
表现	"三凹征"，即胸骨上窝、锁骨上窝及肋间隙向内凹陷	呼气时肋间隙膨隆

2）常见体位（表3-5-5）

表 3-5-5　呼吸困难的常见体位

体位	可能病因
端坐呼吸	充血性心力衰竭、二尖瓣狭窄、重症支气管哮喘（少见）、慢性阻塞性肺疾病（少见）
转卧或折身呼吸	充血性心力衰竭、神经性疾病（少见）
平卧呼吸	肺叶切除术后、神经性疾病、肝硬化（肺内分流）、低血容量

3）常见病因（表3-5-6）

2. 呼吸频率

（1）正常频率：静息状态下，呼吸为 12~20 次/min，呼吸与脉搏之比为 1:4。新生儿呼吸约 44 次/min。

表 3-5-6　呼吸困难的常见病因

疾病	呼吸困难特点	伴随症状
支气管哮喘	发作性,两次发作期间无症状	喘息,胸闷,咳嗽,咳痰
肺炎	起病逐渐,劳力性	咳嗽,咳痰,胸膜炎性疼痛
肺水肿	突发	呼吸增快,咳嗽,端坐呼吸和阵发性夜间呼吸困难
肺纤维化	进行性	呼吸增快,干咳
气胸	突然发作,中至重度呼吸困难	突感胸痛
慢性阻塞性肺疾病	起病逐渐,重度呼吸困难	疾病进展时,可出现咳嗽
肺栓塞	突发或逐渐,中至重度呼吸困难	胸痛、咯血、静脉血栓征象
肥胖	劳力性	—

（2）呼吸过速：呼吸频率 >20 次 /min。见于发热、疼痛、贫血、甲状腺功能亢进症及心力衰竭等。

> ⓘ 提示
>
> 一般体温升高 1℃,呼吸大约增加 4 次 /min。

（3）呼吸过缓：呼吸频率 <12 次 /min。呼吸浅慢见于麻醉药或镇静药过量和颅内压增高等。

（4）呼吸深度的变化

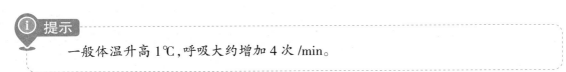
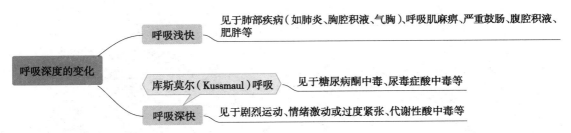

呼吸深度的变化

呼吸浅快　见于肺部疾病（如肺炎、胸腔积液、气胸）、呼吸肌麻痹、严重鼓肠、腹腔积液、肥胖等

库斯莫尔（Kussmaul）呼吸　见于糖尿病酮中毒、尿毒症酸中毒等

呼吸深快　见于剧烈运动、情绪激动或过度紧张、代谢性酸中毒等

3. 呼吸节律　正常成人静息状态下,呼吸节律基本上均匀整齐。常见呼吸节律改变见表 3-5-7。

二、触诊

1. 胸廓扩张度

（1）检查方法

1）前胸壁扩张度：检查者两手置于胸廓下面的前侧部,左右拇指分别沿两侧肋缘指向剑突,拇指尖在前正中线两侧对称部位,手掌和伸展的手指置于前侧胸壁。

163

表 3-5-7　常见呼吸节律改变

节律改变	特点	呼吸曲线	病因
呼吸停止	呼吸消失	—	心脏停搏
潮式呼吸（又称 Cheyne-Stokes 呼吸）	浅慢→深快→浅慢→呼吸暂停→如上的周期性呼吸		药物引起的呼吸抑制，充血性心力衰竭，大脑损伤（通常于脑皮质水平）
间停呼吸（又称 Biot 呼吸）	规律呼吸几次后，突然停止一段时间，又开始呼吸		颅内压增高，药物引起呼吸抑制，大脑损害（通常于延髓水平）
抑制性呼吸	吸气相突然中断，呼吸运动短暂地突然受到抑制	—	急性胸膜炎、胸膜恶性肿瘤、肋骨骨折、胸部严重外伤等
叹气样呼吸	一段正常呼吸节律中插入一次深大呼吸，常伴叹息声		神经衰弱、精神紧张或抑郁症

2）后胸廓扩张度：将两手平置于患者背部，约于第 10 肋骨水平，拇指与中线平行，并将两侧皮肤向中线轻推。嘱患者做深呼吸运动，观察比较两手的动度是否一致。

（2）异常情况：一侧胸廓扩张受限，见于大量胸腔积液、气胸、胸膜增厚和肺不张等。

2. 语音震颤　又称触觉震颤。

（1）检查方法：检查者将左右手掌的尺侧缘或掌面轻放于两侧胸壁的对称部位，嘱被检者用同等的强度重复发"yi"长音，自上至下，从内到外比较两侧相应部位语音震颤的异同，注意有无增强或减弱。

（2）语音震颤检查的部位及顺序（图 3-5-2）

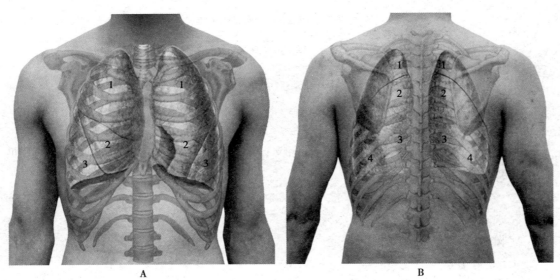

图 3-5-2　语音震颤检查的部位及顺序
A. 前胸部；B. 后胸部呼气相。

（3）影响因素：语音震颤的强弱主要取决于气管、支气管是否通畅，胸壁传导是否良好。

1）一般发音强、音调低、胸壁薄及支气管至胸壁的距离近者语音震颤强，反之则弱。

2）在肩胛间区及左右胸骨旁第1、2肋间隙，语音震颤最强，肺底则最弱。

> **ⓘ 提示**
>
> 　　语音震颤的检查特点：正常男性和消瘦者强于儿童、女性和肥胖者；前胸上部强于下部；右胸上部强于左胸上部。

3）异常情况

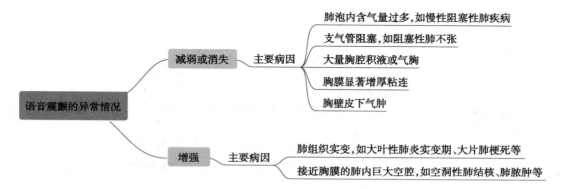

3. 胸膜摩擦感　常见于急性胸膜炎。通常于呼、吸两相均可触及，但有时只能在吸气相末触到，有如皮革相互摩擦的感觉。该征象常于胸廓的下前侧部触及，因该处为呼吸时胸廓动度最大的区域。

三、叩诊

1. 方法

（1）被检者取坐位或仰卧位，放松肌肉，两臂垂放，呼吸均匀。

（2）检查前胸，胸部稍向前挺，叩诊由锁骨上窝开始，沿锁骨中线、腋前线自第1肋间隙从上至下逐一肋间隙进行叩诊。

（3）检查侧胸壁，嘱被检者举起上臂置于头部，自腋窝开始沿腋中线、腋后线叩诊，向下检查至肋缘。

（4）检查背部，被检者向前稍低头，双手交叉抱肘，尽可能使肩胛骨移向外侧方，上半身略向前倾，叩诊自肺尖开始，沿肩胛线逐一肋间隙向下检查，直至肺底膈活动范围被确定为止。

（5）左右、上下、内外进行对比，并注意叩诊音的变化。

2. 影响叩诊音的因素

（1）胸壁组织增厚：如皮下脂肪较多，肌肉层较厚，乳房较大和水肿等，均可使叩诊音变浊。

（2）胸壁骨骼支架：较大者可加强共鸣作用。

（3）肋软骨钙化、胸廓变硬：可使叩诊的震动向四方散播的范围增大，定界叩诊较难得出准确结果。

（4）胸腔内积液：可影响叩诊的震动及声音的传播。

（5）其他：肺内含气量、肺泡的张力、弹性等，均可影响叩诊音。如深吸气时，肺泡张力增加，叩诊音调增高。

3. 正常叩诊音

（1）正常胸部叩诊音：为清音。

1）前胸上部较下部叩诊音相对稍浊；右肺上部叩诊音相对稍浊；背部叩诊音较前胸部稍浊。

2）右侧腋下部因受肝脏影响叩诊音稍浊，左侧腋前线下方有胃泡存在，叩诊呈鼓音（Traube 鼓音区）。

（2）肺界的叩诊

1）肺上界

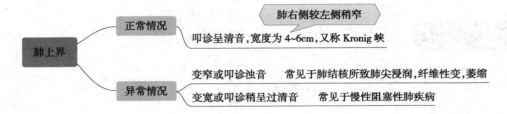

2）肺前界

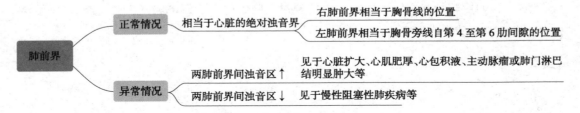

3）肺下界

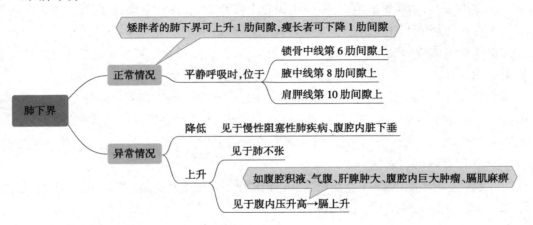

（3）肺下界的移动范围：相当于呼吸时膈肌的移动范围。正常人为 6~8cm。一般腋中线及腋后线上的移动度最大。

1）肺下界移动度减弱：见于肺组织弹性消失（如慢性阻塞性肺疾病），肺组织萎缩（如肺不张、肺纤维化），肺组织炎症和水肿。

2）肺下界移动度不能叩得：见于胸腔大量积液、积气、广泛胸膜增厚粘连。膈神经麻痹时肺下界移动度消失。

（4）侧卧位的胸部叩诊：侧卧位时近床面的胸部可叩得一条相对浊音或实音带。该带上方区域可叩出一粗略的浊音三角区，其底朝向床面，尖指向脊柱；此外，因侧卧时脊柱弯曲，使靠近床面一侧的胸廓肋间隙增宽，而朝上一侧的胸廓肋骨靠拢、肋间隙变窄。朝上一侧的肩胛角尖端处可叩得一相对浊音区，撤去枕头后由于脊柱伸直，此浊音区即行消失。可嘱被检者作另一侧的侧卧后，再行检查以证实侧卧体位对叩诊音的影响（图 3-5-3）。

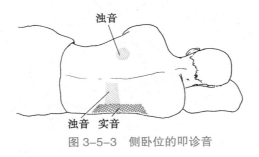

图 3-5-3　侧卧位的叩诊音

（5）胸部异常叩诊音：一般距胸部表面 5cm 以上的深部病灶、直径 <3cm 的小范围病灶或少量胸腔积液时，常不能发现叩诊音的改变。

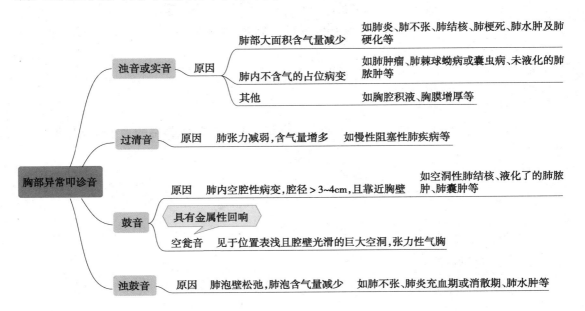

> **ⓘ 提示**
>
> 胸腔积液时,积液区叩诊为浊音,积液区下部浊音尤为明显,多呈实音。

1）Damoiseau 曲线（图 3-5-4）：指中等量胸腔积液,且无胸膜增厚、粘连的患者取坐位时,积液上界呈一弓形线。该线最低点位于对侧的脊柱旁,最高点在腋后线上,由此向内下方下降。

2）Garland 三角区（图 3-5-4）：指 Damoiseau 曲线与脊柱之间可叩得的呈轻度浊鼓音的倒置三角区。

3）Grocco 三角区（图 3-5-4）：指在健侧脊柱旁可叩得的一个三角形的浊音区,由 Damoiseau 曲线与脊柱的交点向下延长至健侧的肺下界线,以及脊柱所组成。

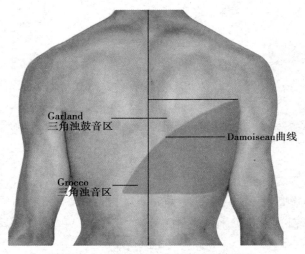

Garland
三角浊鼓音区

Damoisean曲线

Grocco
三角浊音区

图 3-5-4 中等量胸腔积液的叩诊音区

四、听诊

1. 正常呼吸音（表 3-5-8、图 3-5-5）

正常人肺泡呼吸音的强弱与性别、年龄、呼吸的深浅、肺组织弹性的大小及胸壁的厚薄等有关。

（1）男性肺泡呼吸音＞女性,儿童肺泡呼吸音＞老人。

（2）乳房下部及肩胛下部肺泡呼吸音＞腋窝下部＞肺尖及肺下缘区域。

（3）矮胖体型者肺泡呼吸音＜瘦长者。

2. 异常呼吸音

（1）异常肺泡呼吸音

1）肺泡呼吸音减弱或消失

表 3-5-8　正常呼吸音特征

特征	气管呼吸音	支气管呼吸音	支气管肺泡呼吸音	肺泡呼吸音
强度	极响亮	响亮	中等	柔和
音调	极高	高	中等	低
吸：呼	1：1	1：3	1：1	3：1
性质	粗糙	管样	沙沙声，但管样	轻柔的沙沙声
正常听诊区域	胸外气管	胸骨柄	主支气管	大部分肺野
产生机制	空气进出气管	吸入空气在声门、气管或主支气管形成湍流	兼有支气管呼吸音和肺泡呼吸音特点	空气在细支气管和肺泡内进出移动

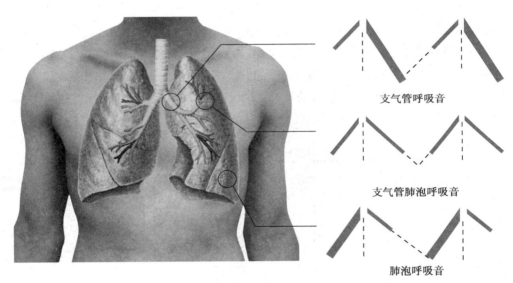

图 3-5-5　正常情况下呼吸音的分布及特点

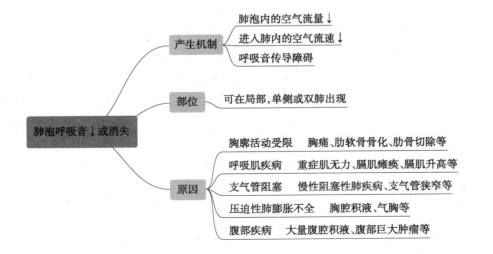

2）肺泡呼吸音增强

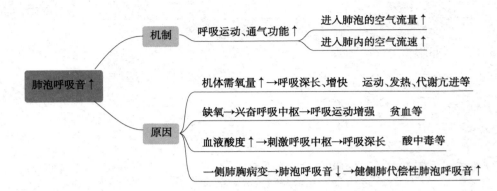

3）呼气音延长：①下呼吸道部分阻塞、痉挛或狭窄→呼气阻力↑，如支气管炎、支气管哮喘等；②肺组织弹性减退→呼气驱动力↓，如慢性阻塞性肺疾病等。

4）断续性呼吸音：常见于肺结核和肺炎等。因伴短促的不规则间歇，又称齿轮呼吸音。

5）粗糙性呼吸音：见于支气管或肺部炎症的早期。

（2）异常支气管呼吸音：指在正常肺泡呼吸音部位听到支气管呼吸音，也称管样呼吸音。常见病因见表3-5-9。

表3-5-9　引起异常支气管呼吸音的常见病因

病因	举例
肺组织实变	大叶性肺炎的实变期
肺内大空腔	肺脓肿、空洞性肺结核
压迫性肺不张	胸腔积液（积液区上方可闻及）

（3）异常支气管肺泡呼吸音：在正常肺泡呼吸音的区域内听到的支气管肺泡呼吸音。常见于支气管肺炎、肺结核、大叶性肺炎初期、在胸腔积液上方肺膨胀不全的区域。

3. 啰音　是呼吸音以外的附加音，正常情况下不存在。

（1）湿啰音

1）产生机制（图3-5-6）：①吸气时，气体通过呼吸道内的分泌物如渗出液、痰液、血液、黏液和脓液等，形成的水泡破裂产生声音，又称水泡音；②或为小支气管壁因分泌物黏着而陷闭，吸气时突然张开重新充气，产生爆裂音。

2）特点：断续而短暂，一次常连续多个出现，于吸气时或吸气终末较为明显，有时也出现于呼气早期，部位较恒定，性质不易变，中、小湿啰音可同时存在，咳嗽后可减轻或消失。

3）分类

a. 按音响强度分类

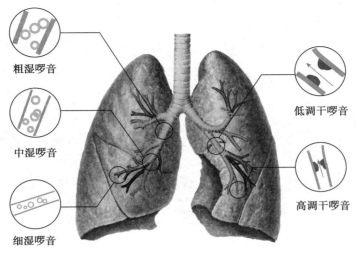

粗湿啰音

中湿啰音

细湿啰音

低调干啰音

高调干啰音

图 3-5-6　啰音的产生机制

见于肺炎、肺脓肿或空洞性肺结核

响亮性湿啰音　机制　周围有良好的传导介质,如实变

空洞共鸣作用

湿啰音的音响强度分类

非响亮性湿啰音　机制　病变周围有较多的正常肺泡组织,传导过程中声波逐渐减弱

b. 按呼吸道腔径大小和腔内渗出物多寡分类(表 3-5-10)

表 3-5-10　湿啰音按呼吸道腔径大小和腔内渗出物多寡分类

特征	粗湿啰音	中湿啰音	细湿啰音	捻发音
别称	大水泡音	中水泡音	小水泡音	—
发生部位	气管、主支气管或空洞部位	中等大小的支气管	小支气管	细支气管、肺泡
常见出现时期	吸气早期	吸气中期	吸气后期	吸气终末
病因	支气管扩张、肺水肿及肺结核或肺脓肿空洞;昏迷或濒死患者	支气管炎,支气管肺炎等	细支气管炎、支气管肺炎、肺淤血和肺梗死等;弥漫性肺间质纤维化者吸气后期(Velcro 啰音)	细支气管和肺泡炎症或充血,如肺淤血、肺炎早期、肺泡炎;可见于正常老年人、长期卧床者

肺部局限性湿啰音:仅提示该处的局部病变,如肺炎、肺结核或支气管扩张等。两侧肺底湿啰音:多见于心力衰竭所致的肺淤血和支气管肺炎等。两肺野满布湿啰音:多见于急性肺水肿和严重支气管肺炎。

> **ⓘ 提示**
>
> 　　弥漫性肺间质纤维化患者吸气后期出现细湿啰音,音调高,近耳颇似撕开尼龙扣带时发出的声音,称为 Velcro 啰音。

（2）干啰音

1）产生机制:气管、支气管或细支气管狭窄或部分阻塞,空气吸入或呼出时形成湍流,产生声音。

2）特点:持续时间较长、带乐性,音调较高,吸气及呼气时均可听及,但以呼气时明显;强度和性质易改变,部位易变换,在瞬间内数量可明显增减。

> **ⓘ 提示**
>
> 　　发生于主支气管以上大气道的干啰音,有时不用听诊器即可听及,称为喘鸣。

3）分类（表 3-5-11）

表 3-5-11　干啰音按照音调高低分类

项目	高调干啰音	低调干啰音
别称	哨笛音	鼾音
音调	高,基音频率可 >500Hz	低,基音频率为 100~200Hz
性质	呈短促的 "zhi-zhi" 声或带音乐性	呈呻吟声或鼾声
常见发生部位	较小的支气管或细支气管	气管或主支气管

双侧肺部干啰音:常见于支气管哮喘、慢性支气管炎、慢性阻塞性肺疾病、心源性哮喘等。局限性干啰音,常见于支气管内膜结核或肿瘤等。

4. 语音共振

（1）产生机制:被检者用一般的声音强度重复发"yi"长音,喉部发音产生的振动经气管、支气管、肺泡传至胸壁,由听诊器听及。

> **ⓘ 提示**
>
> 　　语音共振一般在气管和大支气管附近听到的声音最强,在肺底较弱。

（2）语音共振减弱:见于支气管阻塞、胸腔积液、胸膜增厚、胸壁水肿、肥胖、慢性阻塞性肺疾病等。

（3）病理情况下语音共振的听诊音（表 3-5-12）

表 3-5-12　病理情况下语音共振的听诊音

分类	特点	常见情况
支气管语音	语音共振的强度、清晰度均增加,常伴语音震颤增强,叩诊浊音,听及病理性支气管呼吸音	肺实变
胸语音	是一种更强、更响亮、较近耳的支气管语音,言词清晰可辨,容易听及,有时见于支气管语音出现前	大范围的肺实变区域
羊鸣音	语音强度增加,性质改变,带有鼻音性质,颇似"羊叫声"。嘱被检者说"yi-yi-yi"音,往往听到的是"a-a-a",提示有羊鸣音	中等量胸腔积液的上方肺受压区域,可见于肺实变伴少量胸腔积液的部位
耳语音	可清楚地听到增强的音调较高的耳语音	肺实变

5. 胸膜摩擦音

（1）产生机制：当胸膜面由于炎症的纤维蛋白渗出而变得粗糙时,随着呼吸便可出现胸膜摩擦音。其特征颇似用一手掩耳,以另一手指在其手背上摩擦时所听到的声音。

（2）听诊特点：胸膜摩擦音通常于呼吸两相均可听到,十分近耳,一般于吸气末或呼气初较明显,屏气时消失。深呼吸或在听诊器体件上加压时,摩擦音的强度可增加。最常听到的部位是前下侧胸壁,很少在肺尖听及。

（3）影响因素

1）胸膜摩擦音可随体位的变动而消失或复现。

2）胸腔积液较多时,摩擦音可消失；在积液吸收过程中,两层胸膜又接触时,可再出现。

（4）病因：常发生于纤维蛋白性胸膜炎、肺梗死、胸膜肿瘤、尿毒症等。

第四节　呼吸系统常见疾病的主要症状和体征

一、大叶性肺炎

1. 症状　①诱因,常为受凉、疲劳、酗酒；②起病多急骤,先有寒战,继之高热,体温可达 39~40℃,常呈稽留热；③患者诉头痛,全身肌肉酸痛,患侧胸痛,呼吸增快,咳嗽,咳铁锈色痰,数日后体温可急剧下降,大量出汗,随之症状明显好转。

2. 体征

（1）呈急性热病容,颜面潮红,鼻翼扇动,呼吸困难,发绀,脉率增速,常有口唇及口周疱疹。

（2）充血期：局部呼吸动度减弱,语音震颤稍增强,叩诊浊音,可听及捻发音。

（3）实变期：语音震颤、语音共振明显增强,叩诊浊音或实音,可听到支气管呼吸音。病变累及胸膜时,可听及胸膜摩擦音。

（4）消散期:局部叩诊逐渐变为清音,支气管呼吸音逐渐减弱,代之以湿啰音,最后湿啰音逐渐消失,呼吸音恢复正常。

二、慢性阻塞性肺疾病

1. 症状　主要表现为慢性咳嗽,咳痰及呼吸困难。晨间咳嗽加重伴咳白色黏液或浆液泡沫痰,量不多,合并感染时,量增多并呈脓性。常觉气短,胸闷,活动时明显,冬季加剧,并随病情进展而逐渐加重。

2. 体征

（1）早期可无明显体征。

（2）随病情进展,可见桶状胸,肋间隙增宽,呼吸动度减弱,语音共振减弱。双肺叩诊呈过清音,肺下界下降,移动度变小。肺泡呼吸音普遍性减弱,呼气相延长,双肺底可听到湿啰音,咳嗽后可减少或消失,啰音的量与部位常不恒定。

（3）心浊音界缩小或消失,肝浊音界下移。

三、支气管哮喘

1. 症状

（1）多数患者幼年或青年期发病,多反复发作,发病常有季节性。

（2）发作前常有过敏原接触史,或过敏性鼻炎症状,继之出现胸闷,并迅速出现明显呼吸困难。

（3）历时数小时,甚至数日,发作将停时,常咳出较多稀薄痰液后,气促减轻,发作逐渐缓解。

2. 体征

（1）缓解期患者无明显体征。

（2）发作时出现严重呼气性呼吸困难,被迫端坐,呼吸辅助肌参与呼吸。严重者大汗淋漓,伴发绀,胸廓胀满,呈吸气位,呼吸动度变小,语音共振减弱,叩诊呈过清音。两肺满布干啰音。

四、胸腔积液

1. 症状

（1）胸腔积液 <300ml:症状多不明显。少量炎性积液以纤维蛋白性渗出为主的患者常诉刺激性干咳,患侧胸痛,于吸气时加重,喜患侧卧位。

（2）胸腔积液 >500ml:常诉气短、胸闷,大量积液时可出现心悸,呼吸困难甚至端坐呼吸并出现发绀。

（3）常有其他基础疾病的表现。

2. 体征

（1）少量积液：常无明显体征，或仅见患侧胸廓呼吸动度减弱。

（2）中至大量积液：呼吸浅快，患侧呼吸运动受限，肋间隙丰满，心尖搏动及气管移向健侧，语音震颤和语音共振减弱或消失，在积液区可叩得浊音。

（3）大量胸腔积液或伴胸膜增厚粘连：叩诊为实音。积液区呼吸音、语音共振减弱或消失。积液区上方有时可听到支气管呼吸音。纤维蛋白性胸膜炎患者常可听到胸膜摩擦音。

五、气胸

1. 症状

（1）诱因常为持重物、屏气、剧烈运动或咳嗽。

（2）患者突感一侧胸痛，进行性呼吸困难，不能平卧或被迫健侧卧位，患侧朝上以减轻压迫症状。可有咳嗽，但无痰或少痰。

（3）小量闭合性气胸者仅有轻度气急，数小时后可逐渐平稳。

（4）大量张力性气胸者，除严重呼吸困难外，尚有表情紧张，烦躁不安，大汗淋漓，脉速，虚脱，发绀甚至呼吸衰竭。

2. 体征　少量积气者常无明显体征。积气量多时，患侧胸廓饱满，肋间隙变宽，呼吸动度减弱；语音震颤、语音共振减弱或消失。气管、心脏移向健侧。叩诊患侧呈鼓音。右侧气胸时肝浊音界下移。听诊患侧呼吸音减弱或消失。

六、肺与胸膜常见疾病的体征（表 3-5-13）

表 3-5-13　肺与胸膜常见疾病的体征

体征	大叶性肺炎	慢性阻塞性肺疾病	支气管哮喘	胸腔积液	气胸
胸廓	对称	桶状	对称	患侧饱满	患侧饱满
呼吸动度	患侧减弱	双侧减弱	双侧减弱	患侧减弱	患侧减弱或消失
气管位置	正中	正中	正中	移向健侧	移向健侧
语音震颤	患侧增强	双侧减弱	双侧减弱	减弱或消失	减弱或消失
音响	浊音	过清音	过清音	实音	鼓音
呼吸音	支气管呼吸音	减弱	减弱	减弱或消失	减弱或消失
啰音	湿啰音	多无	干啰音	无	无
语音共振	患侧增强	减弱	减弱	减弱	减弱或消失

第五节 心脏检查

一、视诊

1. 胸廓畸形　正常人胸廓左右两侧的前后径、横径应基本对称。

（1）心前区隆起：常见胸骨下段及胸骨左缘 3、4、5 肋间的局部隆起，如法洛四联症、肺动脉瓣狭窄等的右心室肥大。位于胸骨右缘第 2 肋间及其附近局部隆起，多见于主动脉弓动脉瘤或升主动脉扩张，常伴收缩期搏动。

（2）鸡胸、漏斗胸、脊柱畸形：如脊柱后侧凸可引起肺源性心脏病，鸡胸可伴马方综合征。

2. 心尖搏动　正常成人心尖搏动位于第 5 肋间，左锁骨中线内侧 0.5~1.0cm，搏动范围以直径计算为 2.0~2.5cm。

（1）心尖搏动移位

1）生理性因素

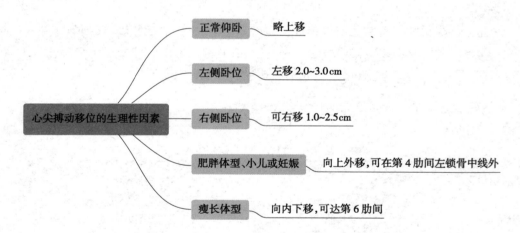

2）常见病理性因素（表 3-5-14）

（2）心尖搏动强度与范围

1）心尖搏动↑：见于剧烈运动、情绪激动；高热、严重贫血、甲状腺功能亢进症、左心室肥厚心功能代偿期等。

2）心尖搏动↓：见于胸壁肥厚、乳房悬垂或肋间隙狭窄；扩张型心肌病、急性心肌梗死、心包积液、缩窄性心包炎、肺气肿、左侧大量胸腔积液或气胸等。

（3）负性心尖搏动：指心脏收缩时，心尖部胸壁搏动内陷。见于粘连性心包炎、心包与周围组织广泛粘连、重度右心室肥厚。

3. 心前区搏动（表 3-5-15）

表 3-5-14 心尖搏动移位的常见病理因素

因素	心尖搏动移位	临床常见疾病
左心室增大	向左下	主动脉瓣关闭不全等
右心室增大	向左侧	二尖瓣狭窄等
左、右心室增大	向左下(伴心浊音界两侧扩大)	扩张型心肌病等
右位心	心尖搏动位于右侧胸壁	先天性右位心
纵隔移位	向患侧	一侧胸膜增厚或肺不张等
	移向病变对侧	一侧胸腔积液或气胸等
横膈移位	向左外侧	大量腹腔积液等,横膈抬高使心脏横位
	向内下,可达第 6 肋间	严重肺气肿等,横膈下移使心脏垂位

表 3-5-15 心前区搏动与常见情况

心前区搏动	常见情况
胸骨左缘第 3~4 肋间搏动	先天性心脏病所致的右心室肥厚,如房间隔缺损等
剑突下搏动	肺源性心脏病右心室肥大、腹主动脉瘤;消瘦者可能来自正常的腹主动脉搏动或心脏垂位时的右心室搏动
胸骨左缘第 2 肋间(肺动脉瓣区)收缩期搏动	肺动脉扩张、肺动脉高压,可见于少数正常青年人体力活动或情绪激动时
胸骨右缘第 2 肋间(主动脉瓣区)收缩期搏动	主动脉弓动脉瘤、升主动脉扩张

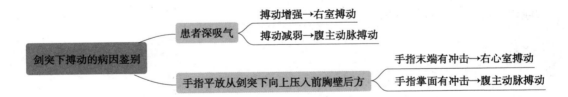

二、触诊

1. 心尖搏动及心前区搏动

(1)心尖区抬举性搏动:指心尖区徐缓、有力的搏动,可使手指尖端抬起且持续至第二心音开始,同时搏动范围增大,提示左心室肥厚。

(2)胸骨左下缘收缩期抬举性搏动:是右心室肥厚的可靠指征。

2. 震颤 为触诊时手掌尺侧(小鱼际)或手指指腹感到的一种细小震动感,又称猫喘。

(1)发生机制:是血液经狭窄的口径或循异常的方向流动形成涡流造成瓣膜、血管壁或心腔壁震动传至胸壁所致。发现震颤后应首先确定部位及来源(瓣膜、大血管或间隔缺损),其次确定其处于心动周期中的时相(收缩期、舒张期或连续性),最后分析其临床意义。

ⓘ 提示

　　临床上凡触及震颤,均可认为心脏有器质性病变。触诊有震颤者,多数也可听到响亮的杂音。

（2）心前区不同部位的震颤（表3-5-16）

表3-5-16　心前区不同部位的震颤与常见疾病

部位	时相	常见疾病
胸骨右缘第2肋间	收缩期	主动脉瓣狭窄
胸骨左缘第2肋间	收缩期	肺动脉瓣狭窄
胸骨左缘3~4肋间	收缩期	室间隔缺损
胸骨左缘第2肋间	连续性	动脉导管未闭
心尖区	舒张期	二尖瓣狭窄
心尖区	收缩期	重度二尖瓣关闭不全

　　3. 心包摩擦感

　　（1）特点：可在心前区或胸骨左缘第3、4肋间触及,多呈收缩期和舒张期双相的粗糙摩擦感,以收缩期、前倾体位和呼气末（使心脏靠近胸壁）更为明显。

　　（2）发生机制：急性心包炎时心包膜纤维蛋白渗出致表面粗糙,心脏收缩时脏层与壁层心包摩擦产生的振动传至胸壁。

ⓘ 提示

　　心包积液增多时,心包脏层与壁层分离,摩擦感消失。

　　三、叩诊

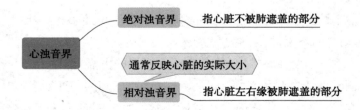

　　1. 叩诊顺序　通常先叩左界,后叩右界。

　　（1）左界叩诊：左侧在心尖搏动外2~3cm处开始,由外向内,逐个肋间向上,直至第2肋间；若心尖搏动不清楚,需从腋前线开始,从外向内叩诊。

（2）右界叩诊：先在右侧锁骨中线上叩出肝上界，然后于其上一肋间由外向内，逐一肋间向上叩诊，直至第2肋间。

2. 正常心浊音界（图3-5-7） 正常心脏左界自第2肋间起向外逐渐形成一外凸弧形，直至第5肋间。右界各肋间几乎与胸骨右缘一致，仅第4肋间稍超过胸骨右缘。叩诊后，以胸骨中线至心脏相对浊音界线的垂直距离（cm）表示心界，并标出胸骨中线与左锁骨中线的间距。一般正常成人的心脏相对浊音界见表3-5-17。

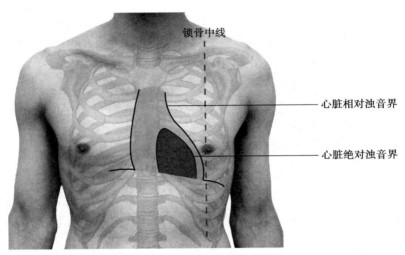

图3-5-7 正常心浊音界

表3-5-17 正常成人的心脏相对浊音界

右浊音界相当于	右界/cm	肋间	左界/cm	左浊音界相当于
升主动脉和上腔静脉	2~3	Ⅱ	2~3	肺动脉段
右心房	2~3	Ⅲ	3.5~4.5	左心耳
右心房	3~4	Ⅳ	5~6	左心室
		Ⅴ	7~9	左心室

3. 心浊音界改变

（1）心脏以外因素（表3-5-18）

表3-5-18 引起心浊音界改变的心脏以外因素

病 因	心浊音界改变
一侧大量胸腔积液、气胸	心界移向健侧
一侧胸膜粘连、增厚与肺不张	心界移向患侧
大量腹腔积液、腹腔巨大肿瘤	心浊音界向左增大
肺气肿	心浊音界变小

（2）心脏本身病变（表 3-5-19）

表 3-5-19　引起心浊音界改变的心脏本身病变

因素	心浊音界改变	常见疾病
左心室增大	向左下增大，心腰加深，心界似靴形	主动脉瓣关闭不全等
右心室增大	轻度增大：绝对浊音界增大，相对浊音界无明显改变	肺源性心脏病或房间隔缺损等
	显著增大：心界向左右两侧增大	
左、右心室增大	心浊音界向两侧增大，左界向左下增大，称普大型	扩张型心肌病等
左心房增大或合并肺动脉段扩大	左房显著增大：胸骨左缘第 3 肋间心界增大，心腰消失	二尖瓣狭窄等
	左房与肺动脉段均增大：胸骨左缘第 2、3 肋间心界增大，心腰更丰满或膨出，心界如梨形	
主动脉扩张	胸骨右缘第 1、2 肋间浊音界增宽，常伴收缩期搏动	升主动脉瘤等
心包积液	两侧增大，相对、绝对浊音界几乎相同；坐位时心界呈三角形烧瓶样，卧位时心底部浊音增宽	心包积液

四、听诊

1. 心脏瓣膜听诊区（表 3-5-20）

表 3-5-20　心脏瓣膜听诊区

听 诊 区	位　　置
二尖瓣区（心尖区）	心尖搏动最强点
肺动脉瓣区	胸骨左缘第 2 肋间
主动脉瓣区	胸骨右缘第 2 肋间
主动脉瓣第二听诊区（Erb 区）	胸骨左缘第 3 肋间
三尖瓣区	胸骨下端左缘，即胸骨左缘第 4、5 肋间

2. 听诊顺序　通常从心尖区开始，逆时针方向依次听诊，即心尖区→肺动脉瓣区→主动脉瓣区→主动脉瓣第二听诊区→三尖瓣区。

3. 心率　指每分钟心搏次数。正常成人安静、清醒时心率为 60~100 次 /min。成人心率 >100 次 /min，婴幼儿心率 >150 次 /min 称为心动过速。心率 <60 次 /min 称为心动过缓。

4. 心律　指心脏跳动的节律。正常人心律基本规则，部分青少年可出现窦性心律不齐，一般无临床意义。听诊所能发现的心律失常最常见的有期前收缩和心房颤动。

ⓘ 提示

　　心房颤动的听诊特点是心律绝对不规则、第一心音强弱不等和脉率少于心率（脉搏短绌）。

5. 心音（表3-5-21）

表3-5-21　心音

心音	产生机制	听诊	特点
第一心音（S_1）	主要是二尖瓣、三尖瓣关闭，瓣叶突然紧张产生振动而引起，半月瓣开放等因素也参与形成	通常能听到	音调较低钝，强度较响，历时较长（持续约0.1s），与心尖搏动同时出现，在心尖部最响
第二心音（S_2）	主要由主动脉瓣、肺动脉瓣关闭和血流在主动脉与肺动脉内突然减速引起瓣膜振动而引起，房室瓣开放等因素也参与形成	通常能听到	音调较高而脆，强度较S_1弱，历时较短（约0.08s），不与心尖搏动同步，在心底部最响
第三心音（S_3）	心室快速充盈的血流自心房冲击室壁，使心室壁、腱索和乳头肌突然紧张、振动所致	可在部分青少年中闻及	音调轻而低，持续时间短（约0.04s），局限于心尖部或其内上方，仰卧位、呼气时较清楚
第四心音（S_4）	与心房收缩使房室瓣及其相关结构突然紧张、振动有关	一般听不到，如听到则属病理性	心尖部及其内侧较明显，低调、沉浊而弱

> **提示**
> S_3出现在心室舒张早期、快速充盈期之末；S_4出现在心室舒张末期，收缩期前。

6. 心音的改变

（1）心音强度改变

1）S_1强度的改变：主要决定因素是心室内压增加的速率，心室内压增加的速率越快，S_1越强；其次受心室开始收缩时二尖瓣和三尖瓣的位置和上述其他因素影响。

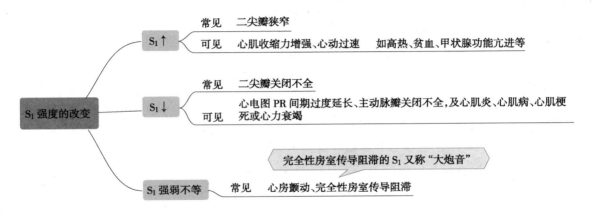

2）S_2 强度的改变：体循环或肺循环阻力的大小和半月瓣的病理改变是影响 S_2 的主要因素。通常 S_2 的主动脉瓣部分（A_2）在主动脉瓣区最清楚，肺动脉瓣部分（P_2）在肺动脉瓣区最清晰。一般青少年 $P_2 > A_2$，成人 $P_2 = A_2$，老年人 $P_2 < A_2$。

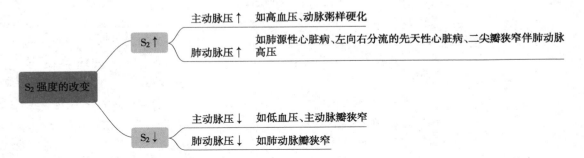

（2）心音性质改变

1）"单音律"：指心肌严重病变时，S_1 失去原有性质且明显减弱，S_2 也弱，S_1、S_2 极相似。

2）"钟摆律"或"胎心律"：指心率增快，收缩期与舒张期时限几乎相等时，听诊类似钟摆声，提示病情严重，如大面积急性心肌梗死、重症心肌炎等。

（3）心音分裂：正常生理条件下，三尖瓣较二尖瓣延迟关闭 0.02~0.03s，肺动脉瓣迟于主动脉瓣约 0.03s，上述时间差不能被人耳分辨，听诊仍为一个声音。当 S_1 或 S_2 的两个主要成分之间的间距延长，可出现心音分裂。

1）S_1 分裂

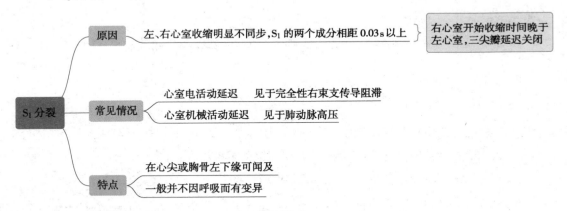

2）S_2 分裂（表 3-5-22）

7. 额外心音　指在正常 S_1、S_2 之外听到的附加心音，与心脏杂音不同。多数为病理性。

（1）舒张期额外心音

1）奔马律：是一种额外心音发生在舒张期的三音心律，由于同时常存在心率增快，额外心音与原有的 S_1、S_2 组成类似马奔跑时的蹄声，故称奔马律。奔马律是心肌严重损害的体征。按其出现时间的早晚可分为舒张早期奔马律（最常见，又称第三心音奔马律）、舒张晚期奔马律、重叠型奔马律。

表 3-5-22　S$_2$ 分裂

类型	特点	常见情况
生理性分裂	在深吸气末出现,无心脏疾病存在	健康青少年
通常分裂	是临床最常见的 S$_2$ 分裂,受呼吸影响	右室排血时间延长(如二尖瓣狭窄伴肺动脉高压、肺动脉瓣狭窄)、左室射血时间缩短(如二尖瓣关闭不全、室间隔缺损)
固定分裂	不受吸气、呼气的影响,S$_2$ 分裂的两个成分时距较固定	先天性心脏病房间隔缺损
反常分裂(逆分裂)	主动脉瓣关闭迟于肺动脉瓣;吸气时分裂变窄,呼气时变宽;属于病理性体征	完全性左束支传导阻滞、主动脉瓣狭窄、重度高血压

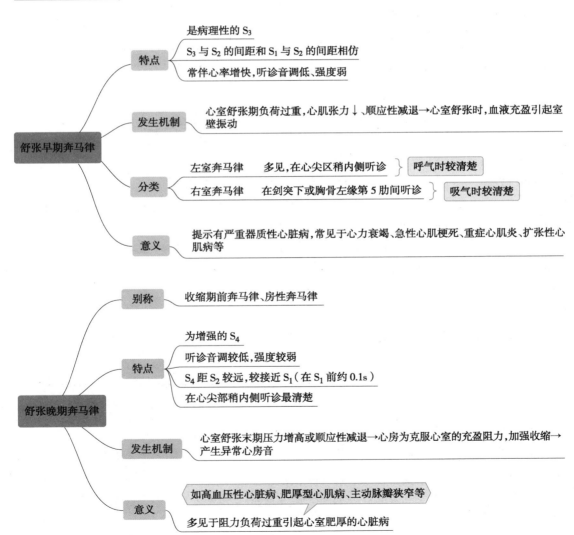

舒张早期奔马律
- 特点
  - 是病理性的 S$_3$
  - S$_3$ 与 S$_2$ 的间距和 S$_1$ 与 S$_2$ 的间距相仿
  - 常伴心率增快,听诊音调低、强度弱
- 发生机制
  - 心室舒张期负荷过重,心肌张力↓、顺应性减退→心室舒张时,血液充盈引起室壁振动
- 分类
  - 左室奔马律　多见,在心尖区稍内侧听诊 } 呼气时较清楚
  - 右室奔马律　在剑突下或胸骨左缘第 5 肋间听诊 } 吸气时较清楚
- 意义
  - 提示有严重器质性心脏病,常见于心力衰竭、急性心肌梗死、重症心肌炎、扩张性心肌病等

舒张晚期奔马律
- 别称
  - 收缩期前奔马律、房性奔马律
- 特点
  - 为增强的 S$_4$
  - 听诊音调较低,强度较弱
  - S$_4$ 距 S$_2$ 较远,较接近 S$_1$(在 S$_1$ 前约 0.1s)
  - 在心尖部稍内侧听诊最清楚
- 发生机制
  - 心室舒张末期压力增高或顺应性减退→心房为克服心室的充盈阻力,加强收缩→产生异常心房音
- 意义
  - 如高血压性心脏病、肥厚型心肌病、主动脉瓣狭窄等
  - 多见于阻力负荷过重引起心室肥厚的心脏病

舒张早期和晚期奔马律在快速性心率或房室传导时间延长时在舒张中期重叠出现,称为重叠型奔马律。心率较慢时,两种奔马律可没有重叠,听诊为 4 个心音,称舒张期四音律,常见于心肌病或心力衰竭。

2)开瓣音(表 3-5-23):又称二尖瓣开放拍击声,常位于 S_2 后 0.05~0.06s,见于二尖瓣狭窄而瓣膜尚柔软时。

表 3-5-23　开瓣音

项目	内　　容
发生机制	舒张早期,血液自高压力的左房迅速流入左室→弹性尚好的瓣叶迅速开放后又突然停止→瓣叶振动引起出现拍击样声音
听诊特点	音调高、历时短促而响亮、清脆,呈拍击样,在心尖内侧较清楚
临床意义	开瓣音可作为二尖瓣瓣叶弹性及活动尚好的间接指标,是二尖瓣分离术适应证的重要参考条件

3)心包叩击音:见于缩窄性心包炎,在 S_2 后 0.09~0.12s 出现,中频、较响而短促,在胸骨左缘最易闻及。

4)肿瘤扑落音:见于心房黏液瘤,位于心尖或其内侧胸骨左缘第 3、4 肋间,在 S_2 后 0.08~0.12s,出现时间较开瓣音晚,声音类似但音调较低,且随体位改变。

(2)收缩期额外心音

1)收缩早期喷射音(收缩早期喀喇音)

a. 特点:为高频爆裂样声音,高调、短促而清脆,紧接于 S_1 后 0.05~0.07s,在心底部听诊最清楚。

b. 发生机制:扩大的肺动脉或主动脉在心室射血时动脉壁振动,以及在主、肺动脉阻力增高的情况下半月瓣瓣叶用力开启,或狭窄的瓣叶在开启时突然受限产生振动所致。

c. 分类(表 3-5-24)

2)收缩中、晚期喀喇音:见于二尖瓣脱垂。

表 3-5-24　收缩早期喷射音的分类

特征	肺动脉收缩期喷射音	主动脉收缩期喷射音
最响部位	肺动脉瓣区	主动脉瓣区
与呼吸的关系	吸气时减弱,呼气时增强	可向心尖传导,不受呼吸影响
常见疾病	肺动脉高压、原发性肺动脉扩张、轻中度肺动脉瓣狭窄、房间隔缺损、室间隔缺损等	高血压、主动脉瘤、主动脉瓣狭窄、主动脉瓣关闭不全、主动脉缩窄等

a. 特点：高调、短促、清脆，如关门落锁的 Ka–Ta 样声音，在心尖区及其稍内侧最清楚，体位从下蹲到直立可使喀喇音在收缩期的较早阶段发生，下蹲位或持续紧紧握拳可使喀喇音发生延迟。

b. 分类：喀喇音出现在 S_1 后 0.08s 者称收缩中期喀喇音，>0.08s 者为收缩晚期喀喇音。

> **ⓘ 提示**
> 收缩中、晚期喀喇音合并收缩晚期杂音，称为二尖瓣脱垂综合征。

（3）医源性额外音：主要包括人工瓣膜音和人工起搏音。

8. 心脏杂音

（1）概述：指除心音与额外心音外，在心脏收缩或舒张期发现的异常声音。

（2）产生机制：血流加速、瓣膜口狭窄、瓣膜关闭不全、异常血流通道、心腔异常结构、大血管瘤样扩张等情况下，可使层流转变为湍流或旋涡而冲击心壁、大血管壁、瓣膜、腱索等使之振动而在相应部位产生杂音。

（3）杂音的特性与听诊要点

1）最响部位和传导方向

a. 杂音最响部位常与病变部位有关：如杂音在心尖部最响，提示二尖瓣病变。

b. 杂音的传导方向也有一定规律：如二尖瓣关闭不全的杂音多向左腋下传导。可将听诊器自某一听诊区逐渐移向另一听诊区，若杂音逐渐减弱，只在某一听诊区杂音最响，则可能仅是这一听诊区相应的瓣膜或部位有病变，其他听诊区的杂音是传导而来的。若移动时，杂音先逐渐减弱，而移近另一听诊区时杂音有增强且性质不相同，应考虑两个瓣膜或部位均有病变。

2）心动周期中的时期：不同时期的杂音反映不同的病变。可分收缩期杂音、舒张期杂音、连续性杂音和双期杂音（收缩期与舒张期均出现但不连续的杂音）。还可根据杂音在收缩期或舒张期出现的早、晚而进一步分为早期、中期、晚期或全期杂音。

> **ⓘ 提示**
> 一般舒张期杂音和连续性杂音均为器质性杂音，收缩期杂音可能为器质性或功能性，应注意鉴别。

3）性质：指由于杂音的不同频率而表现出音调与音色的不同。形容杂音音调的词常为柔和、粗糙。形容杂音音色的词可形容为吹风样、隆隆样（雷鸣样）、机器样、喷射样、叹气样（哈气样）、乐音样和鸟鸣样等。

4）强度：收缩期杂音的强度一般采用 Levine 6 级分级法（表 3–5–25）。舒张期杂音的分级可参照此标准，也有只分为轻、中、重度三级。

表 3-5-25　杂音强度——Levine 6 级分级法

级别	响度	听诊特点	震颤
1	很轻	很弱,易被初学者或缺少心脏听诊经验者所忽视	无
2	轻度	能被初学者或缺少心脏听诊经验者听到	无
3	中度	明显的杂音	无
4	中度	明显的杂音	有
5	响亮	响亮的杂音	明显
6	响亮	响亮的杂音,即使听诊器稍离开胸壁也能听到	明显

> **提示**
>
> 记录时,杂音级别为分子,6 为分母;如响度为 2 级的杂音记为 2/6 级杂音。

5）形态（表 3-5-26）

表 3-5-26　常见的杂音形态

形态	特点	示意图	举例
递增型杂音	杂音由弱逐渐增强		二尖瓣狭窄→舒张期隆隆样杂音
递减型杂音	杂音由较强逐渐减弱		主动脉瓣关闭不全→舒张期叹气样杂音
递增递减型杂音	杂音由弱转强,再由强转弱		主动脉瓣狭窄→收缩期杂音
连续型杂音	杂音由收缩期开始,逐渐增强,高峰在 S_2 处,舒张期开始渐减,直到下一心动周期的 S_1 前消失		动脉导管未闭→连续性杂音
一贯型杂音	杂音强度大体保持一致		二尖瓣关闭不全→全收缩期杂音

6）体位、呼吸和运动对杂音的影响

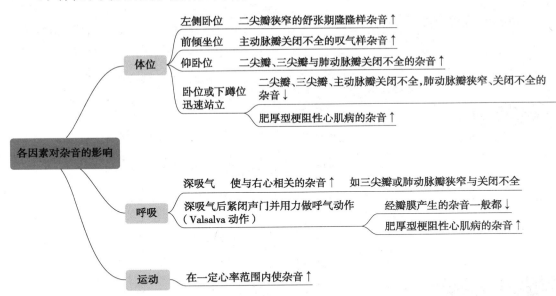

（4）杂音的临床意义：杂音的听取对心脏疾病的诊断与鉴别诊断有重要价值。但有杂音不一定有心脏病，有心脏病也可无杂音。根据产生杂音的心脏部位有无器质性病变，可区分为器质性杂音与功能性杂音；根据杂音的临床意义又可分为病理性杂音和生理性杂音。生理性与器质性收缩期杂音的鉴别要点见表3-5-27。

表 3-5-27　生理性与器质性收缩期杂音的鉴别要点

鉴别要点	生理性杂音	器质性收缩期杂音
年龄	儿童、青少年多见	不定
部位	肺动脉瓣区和 / 或心尖区	不定
性质	柔和、吹风样	粗糙、吹风样、常呈高调
持续时间	短促	较长、常为全收缩期
强度	≤2/6 级	常 ≥3/6 级
震颤	无	3/6 级以上可伴有震颤
传导	局限	沿血流方向传导较远而广

ⓘ 提示

　　生理性杂音必须符合的条件为只限于收缩期、心脏无增大、杂音柔和、吹风样、无震颤。

（5）收缩期杂音

1）二尖瓣区

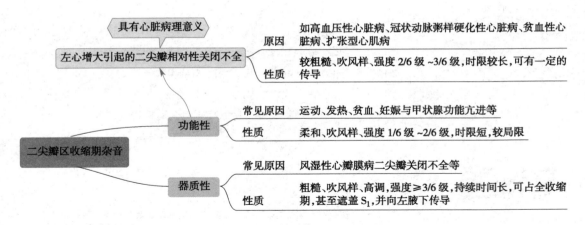

2）主动脉瓣区

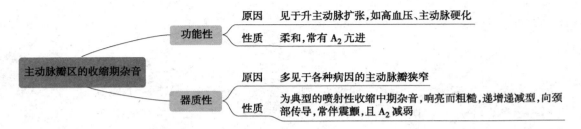

3）肺动脉瓣区

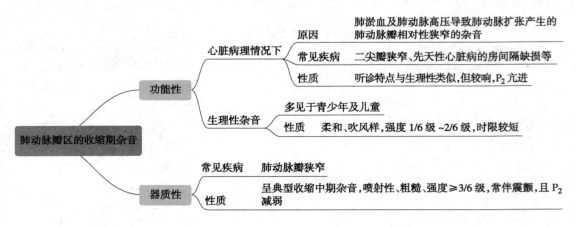

4）三尖瓣区

a. 功能性：多见于右心室扩大导致三尖瓣相对性关闭不全，如二尖瓣狭窄、肺源性心脏病。杂音为吹风样、柔和，吸气时增强，一般在 3/6 级以下，可随病情好转，心腔缩小而减弱或消失。

b. 器质性：极少见。

5）其他功能性杂音：在胸骨左缘第 2、3、4 肋间，部分青少年中可闻及生理性（无害性）杂音。杂音 1/6 级至 2/6 级、柔和、无传导，平卧位吸气时杂音易闻及，坐位时杂音减轻或消失。

6）其他器质性杂音：在胸骨左缘第 3、4 肋间，可闻及响亮而粗糙的收缩期杂音伴震颤，有时呈喷射性,提示室间隔缺损等。

（6）舒张期杂音

1）二尖瓣区（表 3-5-28）

表 3-5-28　二尖瓣区的舒张期杂音

项目	器质性二尖瓣狭窄	Austin Flint 杂音
杂音特点	粗糙,递增型舒张中、晚期杂音,常伴震颤	柔和,递减型舒张中、晚期杂音,无震颤
S_1 亢进	常有	无
开瓣音	可有	无
心房颤动	常有	常无
X 线心影	呈二尖瓣型、右室、左房增大	呈主动脉型、左室增大
常见疾病	风湿性心瓣膜病的二尖瓣狭窄	中、重度主动脉瓣关闭不全

2）主动脉瓣区：①杂音呈舒张早期开始的递减型柔和叹气样杂音,常向胸骨左缘及心尖传导,于主动脉瓣第二听诊区、前倾坐位、深呼气后暂停呼吸最清楚；②常见于风湿性心瓣膜病或先天性心脏病的主动脉瓣关闭不全、特发性主动脉瓣脱垂、梅毒性升主动脉炎、马方综合征所致主动脉瓣关闭不全。

3）肺动脉瓣：①多为由于肺动脉扩张导致相对性关闭不全所致的功能性杂音；②杂音柔和、较局限、呈舒张期递减型、吹风样,于吸气末增强,常合并 P_2 亢进,称 Graham-Steell 杂音,常见于二尖瓣狭窄伴明显肺动脉高压。

4）三尖瓣区：局限于胸骨左缘第 4、5 肋间,低调隆隆样,深吸气末杂音增强,见于三尖瓣狭窄,极为少见。

（7）连续性杂音：常见于先天性心脏病动脉导管未闭。可见于先天性心脏病主肺动脉间隔缺损、冠状动静脉瘘、冠状动脉窦瘤破裂。

（8）心脏杂音的诊断流程（图 3-5-8）

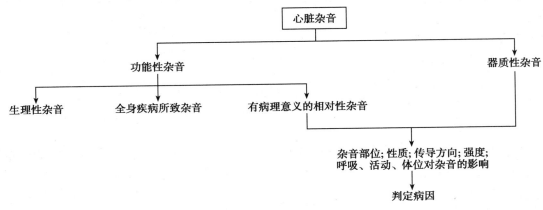

图 3-5-8　心脏杂音的诊断流程

9. 心包摩擦音

（1）特点

1）音质粗糙、高音调、搔抓样、比较表浅，类似纸张摩擦的声音。

2）在心前区或胸骨左缘第 3、4 肋间最响亮，坐位前倾及呼气末更明显。心包摩擦音与心搏一致，屏气时摩擦音仍存在。

3）典型者摩擦音呈心房收缩－心室收缩－心室舒张期三相，但多为心室收缩－心室舒张的双期摩擦音。

4）当心包腔有一定积液量后，摩擦音可消失。

（2）病因：见于各种感染性心包炎，可见于急性心肌梗死、尿毒症、心脏损伤后综合征、系统性红斑狼疮等非感染性情况导致的心包炎。

第六节　血管检查

一、脉搏

1. 脉率　影响因素一般类似于心率。正常成人在安静、清醒时脉率为 60~100 次 /min，老年人偏慢，女性稍快，儿童较快，<3 岁儿童多在 100 次 /min 以上。各种生理、病理情况或药物影响也可影响脉率。此外，还应观察脉率与心率是否一致。

2. 脉律　可反映心脏的节律。心房颤动者可有脉搏短绌。二度房室传导阻滞者可有脉搏脱漏，称脱落脉。

3. 紧张度与动脉壁状态　与动脉硬化的程度有关。如将桡动脉压紧后，虽远端手指触不到动脉搏动，但可触及条状动脉的存在，并且硬而缺乏弹性似条索状、迂曲或结节状，提示动脉硬化。

4. 强弱　与心搏出量、脉压和外周血管阻力相关。脉搏增强且振幅大，见于高热、甲状腺功能亢进、主动脉瓣关闭不全等。脉搏减弱而振幅低，见于心力衰竭、主动脉瓣狭窄与休克等。

5. 脉波（图 3-5-9）

（1）正常脉波（图 3-5-9A）

1）升支（叩击波）：发生在左室收缩早期，由左室射血冲击主动脉壁所致。

2）波峰（潮波）：出现在收缩中、晚期，系血液向动脉远端运行时，部分逆返，冲击动脉壁引起。

3）降支（重搏波）：发生于心室舒张期，来源于主动脉瓣关闭，血液由外周向近端折回后又向前，及主动脉壁弹性回缩，使血流持续流向外周动脉所致。在明显主动脉硬化者，重搏波趋于不明显。

（2）其他脉波（表 3-5-29）

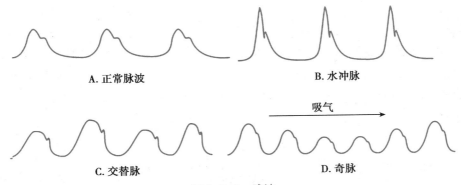

图 3-5-9　脉波

表 3-5-29　其他脉波

名称	含义	机制	常见疾病
水冲脉	脉搏骤起骤落，犹如潮水涨落（图 3-5-9B）	周围血管扩张、血流量增大	甲状腺功能亢进症、严重贫血、脚气病等
		存在血液分流、反流	主动脉瓣关闭不全、先天性心脏病动脉导管未闭、动静脉瘘等
交替脉	脉搏节律规则而强弱交替（图 3-5-9C）	系左室收缩力强弱交替所致，为左心室心力衰竭的重要体征之一	高血压性心脏病、急性心肌梗死、主动脉瓣关闭不全等
奇脉	吸气时脉搏明显减弱或消失（图 3-5-9D）	系左心室搏血量减少所致，又称"吸停脉"	心脏压塞、心包缩窄等
无脉	脉搏消失		严重休克、多发性大动脉炎

二、血压

1. 血压测定方法　①直接测压法；②间接测量法。

2. 测量步骤

（1）被检者半小时内禁烟、禁咖啡、排空膀胱，安静环境下在有靠背的椅子安静休息至少 5 分钟。

（2）取坐位（特殊情况下可取仰卧位或站立位）测血压，被检者上肢裸露伸直并轻度外展，肘部置于心脏同一水平，将气袖均匀紧贴皮肤缠于上臂，使其下缘在肘窝以上约 2.5cm，气袖之中央位于肱动脉表面。注意，气袖大小应适合患者的上臂臂围，至少应包裹 80% 上臂。

（3）检查者触及肱动脉搏动后，将听诊器体件置于搏动上，向袖带内充气，边充气边听诊，待肱动脉搏动声消失，再升高 30mmHg 后，缓慢放气（2~6mmHg/s），双眼随汞柱下降，平视汞柱表面，根据听诊结果读出血压值。

> **ⓘ 提示**
>
> 　　血压至少应测量 2 次, 间隔 1~2 分钟; 如收缩压或舒张压 2 次读数相差 5mmHg 以上, 应再次测量, 以 3 次读数的平均值作为测量结果。

　　3. 血压标准(表 3-5-30)

表 3-5-30　血压标准

类别	收缩压 /mmHg	舒张压 /mmHg
正常血压	<120	<80
正常高值	120~139	80~89
1 级高血压(轻度)	140~159	90~99
2 级高血压(中度)	160~179	100~109
3 级高血压(重度)	≥180	≥110
单纯收缩期高血压	≥140	<90

　　注: 若患者的收缩压与舒张压分属不同级别时, 则以较高的分级为准; 单纯收缩期高血压也可按照收缩压水平分为 1、2、3 级。

　　4. 血压变动的临床意义

　　(1)高血压

　　1)标准: 在安静、清醒和未使用降压药的条件下, 至少 3 次非同日血压值≥收缩压 140mmHg 和 / 或舒张压 90mmHg。

　　2)意义: 高血压是动脉粥样硬化、冠状动脉粥样硬化性心脏病的重要危险因素, 也是心力衰竭的重要原因。

　　(2)低血压: 指血压 <90/60mmHg。

　　1)急性的持续(>30 分钟)低血压状态多见于严重病症, 如休克、心肌梗死、急性心脏压塞等。慢性低血压也可有体质的原因。

　　2)患者平卧 5 分钟以上后站立 1 分钟和 5 分钟时测定血压, 若其收缩压下降 >20mmHg, 并伴头晕或晕厥, 为体位性低血压。

　　(3)双侧上肢血压差别显著: 正常双侧上肢血压差别达 5~10mmHg, 超过此范围见于多发性大动脉炎、先天性动脉畸形等。

　　(4)上下肢血压差异常: 正常下肢血压高于上肢血压达 20~40mmHg。下肢血压低于上肢见于主动脉缩窄、胸腹主动脉型大动脉炎等。

　　(5)脉压改变

　　1)脉压: 收缩压与舒张压之差值为脉压, 舒张压加 1/3 脉压为平均动脉压。

　　2)脉压明显增大(≥60mmHg): 见于甲状腺功能亢进症、主动脉瓣关闭不全、动脉硬化等。

3）脉压减小（<30mmHg）：可见于主动脉瓣狭窄、心包积液、严重心力衰竭等。

5. 动态血压监测（ABPM）　正常标准为 24 小时平均血压值 <130/80mmHg；白昼平均血压值 <135/85mmHg；夜间平均血压值 <120/70mmHg。正常情况下，夜间血压值较白昼低10%~20%。凡是疑有单纯性诊所高血压（白大衣高血压）、隐蔽性高血压、顽固难治性高血压、发作性高血压或低血压的患者，均应考虑作动态血压监测作为常规血压的补充手段。

6. 家庭自测血压　正常血压值为 <135/85mmHg，注意与诊所血压的标准有所不同。就诊时供医生参考，必要时补充进行动态血压监测。

三、血管杂音及周围血管征

1. 静脉杂音　静脉压力低，不易出现涡流，故杂音一般多不明显。临床较有意义的有颈静脉营营声。

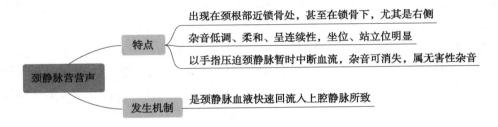

> **ⓘ 提示**
>
> 肝硬化门静脉高压引起腹壁静脉曲张时，可在脐周或上腹部闻及连续性静脉营营声。

2. 动脉杂音　多见于周围动脉、肺动脉和冠状动脉。

（1）甲状腺功能亢进症在甲状腺侧叶的连续性杂音临床上多见，提示局部血流丰富。

（2）肾动脉狭窄时，在上腹部或腰背部闻及收缩期杂音。

（3）冠状动静脉瘘时可在胸骨中下端出现较表浅而柔和的连续性杂音或双期杂音，部分以舒张期更为显著。

（4）在正常儿童及青年，锁骨上可有轻而短的呈递增递减型收缩期杂音，当双肩向后高度伸展可使杂音消失。

3. 周围血管征　凡体检发现水冲脉、枪击音、Duroziez 双重杂音、毛细血管搏动征，可统称周围血管征阳性，主要见于主动脉瓣重度关闭不全、甲状腺功能亢进症、严重贫血等。

（1）枪击音：指在外周较大动脉表面（常选择股动脉）轻放膜型听诊器，可闻及与心跳一致短促如射枪的声音。

（2）Duroziez 双重杂音：指以听诊器钟型体件稍加压力于股动脉，并使体件开口方向稍偏向近心端，可闻及收缩期与舒张期双期吹风样杂音。

（3）毛细血管搏动征：用手指轻压患者指甲末端或以玻片轻压患者口唇黏膜，使局部发白,当心脏收缩和舒张时,发白的局部边缘发生有规律的红、白交替改变,即毛细血管搏动征。

第七节 循环系统常见疾病的主要症状和体征

一、二尖瓣狭窄

1. 病因 主要为风湿热,是风湿性心脏炎反复发作后遗留的慢性心脏瓣膜损害。少数为先天性等。近年来,老年人瓣膜钙化所致的心脏瓣膜病变在我国日渐增多。

2. 症状

(1) 失代偿期发生时,初为劳力性呼吸困难,随病情发展,出现休息时呼吸困难、阵发性夜间呼吸困难、端坐呼吸,甚至发生急性肺水肿。多于活动或夜间睡眠时发生咳嗽,劳累时加重,多为干咳。

(2) 咳嗽致支气管内膜微血管或肺泡内毛细血管破裂时,有血丝痰;如咯出较大量鲜血,通常见于黏膜下支气管静脉破裂出血;急性肺水肿时多有大量粉红色泡沫状痰。如左心房明显扩张压迫食管,可引起吞咽困难;由于扩大的左房和肺动脉压迫左喉返神经致其麻痹引起声音嘶哑。

3. 体征

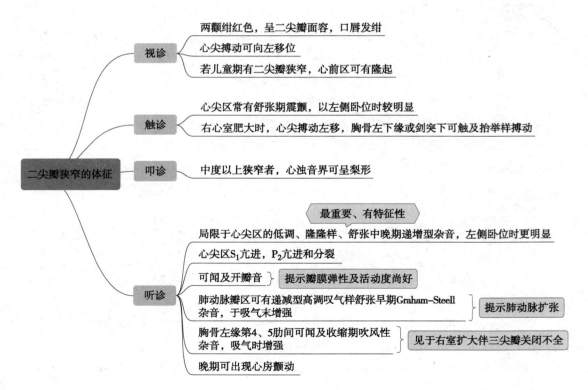

二、二尖瓣关闭不全

1. 病因

（1）急性二尖瓣关闭不全：常见于感染或缺血坏死引起的腱索断裂或乳头肌坏死。

（2）慢性二尖瓣关闭不全：见于风湿性、二尖瓣脱垂、冠状动脉粥样硬化性心脏病伴乳头肌功能失调、老年性二尖瓣退行性变等。

2. 症状　慢性二尖瓣关闭不全早期无明显自觉症状。出现明显症状时，多已有不可逆的心功能损害。表现为心悸、咳嗽、劳力性呼吸困难、疲乏无力等，急性肺水肿、咯血或动脉栓塞较二尖瓣狭窄少。

3. 体征

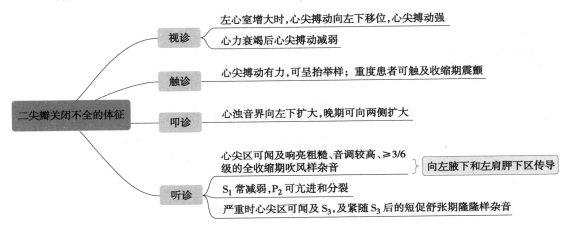

三、主动脉瓣狭窄

1. 病因　主要有风湿性、先天性、老年退行性主动脉瓣钙化等。

2. 症状　轻度狭窄可无症状。中、重度狭窄者，常见典型三联征即呼吸困难、心绞痛和晕厥。

3. 体征

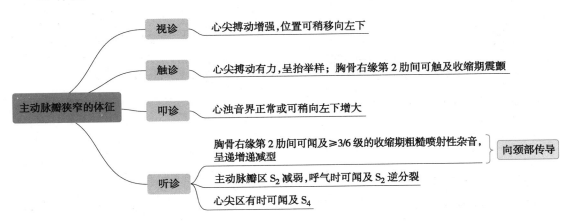

四、主动脉瓣关闭不全

1. 病因　可由风湿性与非风湿性病因（先天性、瓣膜脱垂、感染性心内膜炎等）引起。

2. 症状　出现较晚。可见心悸、心前区不适、头部搏动感、体位性头晕等症状；心绞痛，劳力性呼吸困难。

3. 体征

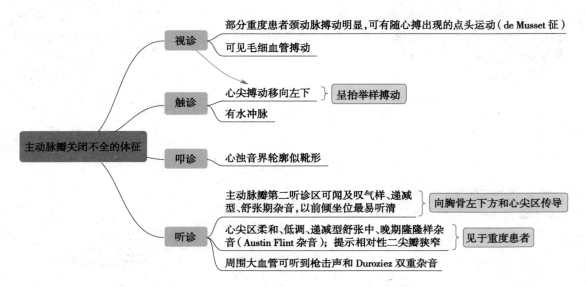

五、心包积液

1. 病因　可有感染性（如结核、病毒、化脓性等）与非感染性（如风湿性、肿瘤转移、出血、尿毒症性等）。

2. 症状　胸闷、心悸、呼吸困难、腹胀、水肿等，以及原发病的症状。严重的心脏压塞可出现休克。

3. 体征（表 3-5-31）

表 3-5-31　心包积液的体征

项目	表　现
视诊	心尖搏动明显减弱甚至消失。缩窄性心包炎可发现 Kussmaul 征
触诊	心尖搏动弱而不易触到
叩诊	心浊音界向两侧扩大，且随体位改变（卧位→心底部浊音界增宽，坐位→心尖部浊音界增宽）
听诊	少量心包积液时，心前区可闻及心包摩擦音；大量心包积液时，心率较快，心音弱而远。偶然可闻心包叩击音

Kussmaul 征,即因吸气时周围静脉回流增多而缩窄的心包使心室失去适应性扩张的能力,致静脉压增高,患者吸气时颈静脉扩张更明显。大量积液时,可出现颈静脉怒张、肝肿大和肝颈静脉回流征阳性,Ewart 征,脉压减小,奇脉。

 提示

 Ewart 征是指左肩胛下区语颤增强、叩诊浊音并闻及支气管呼吸音。

六、心力衰竭

1. 病因
（1）心肌本身病变:如心肌缺血、心肌坏死或心肌炎症。
（2）心室负荷过重:包括阻力负荷过重(高血压、主动脉瓣狭窄等)和容量负荷过重(二尖瓣或主动脉瓣关闭不全等)。
2. 诱发因素　如感染、心律失常、钠盐摄入过多、输液过多和 / 或过快及过度劳累等。
3. 症状
（1）左心衰竭(肺淤血):乏力,进行性劳力性呼吸困难、夜间阵发性呼吸困难、端坐呼吸,咳嗽、咳泡沫痰,少数出现咯血。
（2）右心衰竭(体循环淤血):腹胀、少尿及食欲不振,甚至恶心呕吐。
4. 体征(表 3-5-32)　除以下所列体征外,尚有原发性心脏病变和心力衰竭诱因的相关体征。

表 3-5-32　心力衰竭的体征

项目	左心衰竭	右心衰竭
视诊	有呼吸急促、轻微发绀、高枕卧位或端坐体位;急性肺水肿时可见自口、鼻涌出大量粉红色泡沫,呼吸窘迫,并大汗淋漓	颈静脉怒张,可有周围性发绀,水肿
触诊	可有交替脉	肝肿大、压痛及肝颈静脉回流征阳性。下肢或腰骶部等下垂部位凹陷性水肿
叩诊	除原发性心脏病体征外,通常无特殊发现	可有胸腔积液(右侧多见)与腹腔积液体征
听诊	心率增快,心尖区及其内侧可闻及舒张期奔马律,P_2 亢进;肺部细小湿啰音,可伴少量哮鸣音;急性肺水肿时,双肺满布湿啰音和哮鸣音	可在三尖瓣区闻及三尖瓣相对关闭不全的收缩期吹风样杂音,以及右心室舒张期奔马律

◦ 经 典 试 题 ◦

（研）1. 测量血压方法的注意事项，下列说法正确的是

    A. 袖带下缘位于肘窝横纹处

    B. 被检者测前安静休息并停止吸烟 5~10 分钟

    C. 仰卧位时，被测的右上肢平放于腋中线水平

    D. 袖带内充气应至肱动脉搏动音消失为止

（研）2. 下列疾病中，可出现抑制性呼吸现象的病因是

    A. 急性胸膜炎

    B. 糖尿病酮症酸中毒

    C. 充血性心力衰竭

    D. 支气管哮喘

（研）3. 患者剑突下可见搏动，深吸气后明显，可能的临床意义是

    A. 腹主动脉瘤   B. 肝血管瘤

    C. 右心室扩大   D. 左心室室壁瘤

（执）4. 男性，40 岁。发现心脏杂音 40 年。查体：胸骨左第 3 肋间闻及舒张期叹气样杂音，向心尖部传导，周围血管征阳性。胸部 X 线片最可能出现的心脏外形是

    A. 梨形   B. 普大型

    C. 靴形   D. 烧瓶形

    E. 球形

（研）（5~6 题共用题干）

    男性，72 岁。因胸痛 24 小时，诊断为急性前壁心肌梗死入院，按常规接受药物治疗。入院后第 4 天，患者再次感心前区疼痛，持续约 30 分钟。查体：心尖部内侧可闻及收缩中晚期高调、短促附加音伴收缩晚期杂音，与呼吸运动无关。

    5. 患者新出现的附加音最可能是

    A. 心包摩擦音   B. 开瓣音

    C. 喀喇音   D. 第四心音

    6. 其可能的原因是

    A. 心力衰竭   B. 渗出性心包炎

    C. 二尖瓣脱垂   D. 心室壁瘤

【答案】

  1. C   2. A   3. C   4. C   5. C   6. C

温 故 知 新

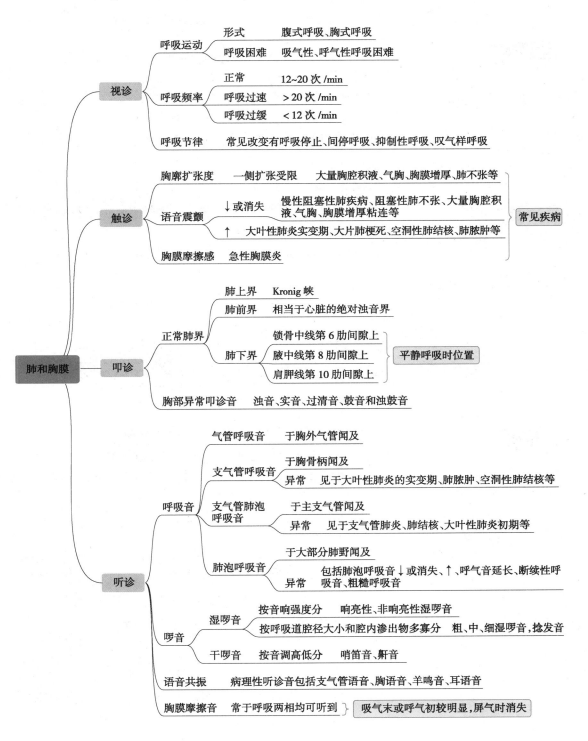

心脏视诊

- 胸廓畸形 —— 包括心前区隆起、鸡胸、漏斗胸、脊柱畸形
- 心尖搏动
  - 正常成人 —— 位于第5肋间，左锁骨中线内侧0.5~1.0cm —— 搏动范围以直径计算为2.0~2.5cm
  - 改变 —— 有无移位、强度与范围变化、负性心尖搏动
- 心前区搏动
  - 胸骨左缘第3~4肋间搏动 —— 先天性心脏病所致的右心室肥厚，如房间隔缺损等
  - 剑突下搏动 —— 肺源性心脏病右心室肥大、腹主动脉瘤
  - 肺动脉瓣区收缩期搏动 —— 肺动脉扩张、肺动脉高压
  - 主动脉瓣区收缩期搏动 —— 主动脉弓动脉瘤、升主动脉扩张
  - 常见情况

心脏触诊

- 心尖区抬举性搏动 —— 提示左心室肥厚
- 胸骨左下缘收缩期抬举性搏动 —— 提示右心室肥厚
- 震颤 —— 临床凡触及震颤，均可认为心脏有器质性病变 —— 如心尖区舒张期震颤，常见于二尖瓣狭窄
- 心包摩擦感
  - 可在心前区或胸骨左缘第3、4肋间触及
  - 多呈收缩期和舒张期双相的粗糙摩擦感，以收缩期、前倾体位和呼气末更明显

心脏叩诊

- 叩诊顺序 —— 通常先叩左界，后叩右界
- 正常心浊音界
  - 第Ⅱ肋间　右界：2~3；左界：2~3
  - 第Ⅲ肋间　右界：2~3；左界：3.5~4.5
  - 第Ⅳ肋间　右界：3~4；左界：5~6
  - 第Ⅴ肋间　左界：7~9
  - 以胸骨中线至心脏相对浊音界线的垂直距离（cm）表示心界
- 心浊音界改变
  - 心外因素
    - 一侧大量胸腔积液、气胸 —— 心界移向健侧
    - 一侧胸膜粘连、增厚、肺不张 —— 心界移向患侧
    - 大量腹腔积液、腹腔巨大肿瘤 —— 心浊音界向左增大
    - 肺气肿 —— 心浊音界变小
  - 心脏本身病变
    - 左心室增大 —— 心界似靴形 → 主动脉瓣关闭不全等
    - 右心室增大 —— 显著增大时，心界向左右两侧增大 → 肺源性心脏病或房间隔缺损等
    - 左、右心室增大 —— 普大型心 → 扩张型心肌病等
    - 左心房增大 —— 合并肺动脉段扩大时心界如梨形 → 二尖瓣狭窄等
    - 主动脉扩张 —— 胸骨右缘第1、2肋间浊音界增宽，常伴收缩期搏动 → 升主动脉瘤等
    - 心包积液 —— 心界呈三角形烧瓶样，卧位时心底部浊音区增宽

心脏瓣膜听诊区及顺序
- ①二尖瓣区（心尖区）　位于心尖搏动最强点
- ②肺动脉瓣区　在胸骨左缘第2肋间
- ③主动脉瓣区　位于胸骨右缘第2肋间
- ④主动脉瓣第二听诊区　在胸骨左缘第3肋间
- ⑤三尖瓣区　在胸骨左缘第4、5肋间

心脏听诊

心音

分类
- S_1　音调较低钝，强度较响，与心尖搏动同时出现，在心尖部最响　} 历时约0.1s
- S_2　音调较高而脆，强度较弱，不与心尖搏动同步，在心底部最响　} 历时约0.08s
- S_3　音调轻而低，局限于心尖部或其内上方，仰卧位、呼气时较清楚　} 持续约0.04s
- S_4　心尖部及其内侧较明显，低调、沉浊而弱

心音的改变

强度改变
- S_1
  - 主要决定因素：心室内压增加的速率
  - 可有增强、减弱、强弱不等（常见于心房颤动、完全性房室传导阻滞）
- S_2　主要影响因素：体循环或肺循环阻力的大小和半月瓣的病理改变

心音分裂
- S_1分裂　常见于心室电或机械活动延迟　[三尖瓣关闭明显迟于二尖瓣]
- S_2分裂
  - 固定分裂常见于先天性心脏病房间隔缺损
  - 包括生理性分裂、通常分裂、固定分裂、逆分裂

额外心音
- 舒张期额外心音　包括奔马律、开瓣音、心包叩击音和肿瘤扑落音
- 收缩期额外心音　包括收缩早期喷射音，收缩中、晚期喀喇音（见于二尖瓣脱垂）

心脏杂音
- 按心动周期中的时期分类　收缩期、舒张期、连续性、双期杂音
- 强度　收缩期杂音强度一般采用Levine 6级分级法
- 形态　常见递增型、递减型、递增递减型、连续型、一贯型
- 影响因素　体位、呼吸和运动
- 临床意义　可分为生理性杂音、器质性杂音

心包摩擦音
- 在心前区或胸骨左缘第3、4肋间最响亮，坐位前倾及呼气末更明显
- 与心搏一致，屏气时摩擦音仍存在；心包腔有一定积液量后可消失

脉率　影响因素一般类似于心率　} 各种生理、病理情况或药物因素均可影响脉率

脉律　心房颤动者可有脉搏短绌,二度房室传导阻滞可有脱落脉

紧张度与动脉壁状态　与动脉硬化的程度有关

强弱　与心搏出量、脉压和外周血管阻力相关

脉搏

正常脉波　由升支(叩击波)、波峰(潮波)和降支(重搏波)组成

脉波
- 水冲脉　甲状腺功能亢进、严重贫血、脚气病、主动脉瓣关闭不全等
- 交替脉　高血压性心脏病、急性心肌梗死、主动脉瓣关闭不全等　} 常见情况
- 奇脉　心脏压塞、心包缩窄等
- 无脉　严重休克、多发性大动脉炎

血管检查

测定方法　直接测压法、间接测量法

高血压　至少3次非同日血压值收缩压≥140mmHg和/或舒张压≥90mmHg　} 安静、清醒和未用降压药时测量

血压

低血压　血压<90/60mmHg

双侧上肢血压差别超过5~10mmHg　多发性大动脉炎、先天性动脉畸形等

下肢血压低于上肢　主动脉缩窄、胸腹主动脉型大动脉炎等

脉压
- 明显增大　甲状腺功能亢进、主动脉瓣关闭不全、动脉硬化等　} 常见情况
- 减小　主动脉瓣狭窄、心包积液、严重心力衰竭等

血管杂音

静脉杂音　肝硬化门静脉高压时,脐周或上腹部可闻及连续性静脉营营声

动脉杂音　多见于周围动脉、肺动脉和冠状动脉

周围血管征

包括　水冲脉、枪击音、Duroziez双重杂音、毛细血管搏动征

常见情况　主动脉瓣重度关闭不全、甲状腺功能亢进、严重贫血等

第六章

腹 部 检 查

第一节　腹部的体表标志与分区

一、体表标志（表 3-6-1、图 3-6-1）

表 3-6-1　腹部体表标志

名称	解剖特点	临床意义
肋弓下缘	由第 8~10 肋软骨连接形成的肋缘和第 11、12 浮肋构成	是腹部体表的上界，常用于腹部分区，肝、脾的测量和胆囊的定位
剑突	是胸骨下端的软骨	是腹部体表的上界，常作为肝脏测量的标志
腹上角	是两侧肋弓至剑突根部的交角	常用于判断体型及肝脏的测量
脐	位于腹部中心，向后投影相当于第 3~4 腰椎之间	是腹部四区分法的标志；易有脐疝
髂前上棘	是髂嵴前方凸出点	是腹部九区分法的标志和骨髓穿刺的部位
腹直肌外缘	相当于锁骨中线的延续	常为手术切口和胆囊点的定位
腹中线	是胸骨中线（前正中线）的延续	是腹部四区分法的垂直线，易发生白线疝
腹股沟韧带	是腹部体表的下界	是寻找股动脉、股静脉的标志
耻骨联合	是两耻骨间的纤维软骨连接	与耻骨共同组成腹部体表下界
肋脊角	是背部两侧第 12 肋骨与脊柱的交角	为检查肾脏压、叩痛的位置

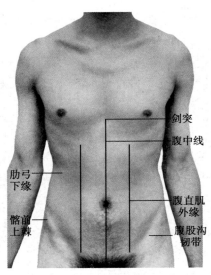

图 3-6-1　腹部体表标志示意图

二、腹部分区

1. 四区分法　通过脐划一水平线与一垂直线,两线相交将腹部分为四区,即左、右上腹部和左、右下腹部。

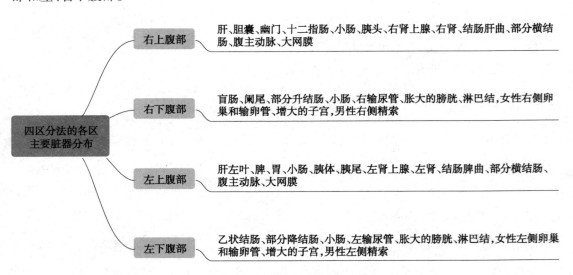

2. 九区分法　两侧肋弓下缘连线和两侧髂前上棘连线为两条水平线,左、右髂前上棘至腹中线连线的中点为两条垂直线,四线相交将腹部划分为井字形九区。各区脏器分布见表 3-6-2。

临床上常用四区分法,其不足之处,以九区分法补充,如在四区分法的基础上加用上腹、中腹、下腹和左、右侧腹部。

表 3-6-2　九区分法的各区脏器分布

分区	脏器分布
右上腹部（右季肋部）	肝右叶、胆囊、结肠肝曲、右肾、右肾上腺
右侧腹部（右腰部）	升结肠、空肠、右肾
右下腹部（右髂部）	盲肠、阑尾、回肠末端、淋巴结，女性右侧卵巢和输卵管，男性右侧精索
上腹部	胃、肝左叶、十二指肠、胰头、胰体、横结肠、腹主动脉、大网膜
中腹部（脐部）	十二指肠、空肠、回肠、下垂的胃或横结肠、肠系膜及淋巴结、输尿管、腹主动脉、大网膜
下腹部（耻骨上部）	回肠、乙状结肠、输尿管、胀大的膀胱、女性增大的子宫
左上腹部（左季肋部）	脾、胃、结肠脾曲、胰尾、左肾、左肾上腺
左侧腹部（左腰部）	降结肠、空肠、回肠、左肾
左下腹部（左髂部）	乙状结肠、淋巴结，女性左侧卵巢和输卵管，男性左侧精索

第二节　视　诊

一、腹部外形

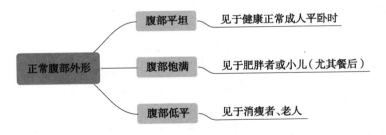

1. 腹部膨隆

（1）全腹膨隆：指腹部弥漫性膨隆，可呈球形或椭圆形。其常见原因见于表 3-6-3。

表 3-6-3　全腹膨隆的常见原因

原因		举例
腹腔积液	蛙腹（腹部外形扁而宽）	肝硬化门静脉高压症（常见），心力衰竭、缩窄性心包炎、腹膜癌转移、肾病综合征、胰源性腹腔积液、结核性腹膜炎等
	尖腹（腹部常呈尖凸型）	腹膜炎症或肿瘤浸润
腹内积气	胃肠道内积气（多见）	肠梗阻或肠麻痹
	腹腔内积气	胃肠穿孔或治疗性人工气腹
腹内巨大肿块		足月妊娠、巨大卵巢囊肿、畸胎瘤等

（2）局部膨隆：常见于脏器肿大、腹内肿瘤或炎性肿块、胃或肠胀气，以及腹壁上的肿物和疝等。视诊时应注意膨隆的部位、外形，是否随呼吸而移位或随体位而改变，有无搏动等。脏器肿大一般都在该脏器所在部位，并保持该脏器的外形特征，如脾脏切迹等。

（3）鉴别腹壁肿块（如皮下脂肪瘤、纤维瘤、结核性脓肿等）和腹腔内病变的方法：嘱患者仰卧位做屈颈抬肩动作，使腹壁肌肉紧张，如肿块更加明显，说明肿块位于腹壁上；如变得不明显或消失，说明肿块位于腹腔内，被收缩变硬的腹肌所掩盖。

> **ⓘ 提示**
>
> 腹部弥漫性膨隆，除因肥胖、腹壁皮下脂肪明显增多，脐凹陷外，因腹腔内容物增多所致者腹壁无增厚，受腹压影响使脐凸出。

2. 腹部凹陷

（1）全腹凹陷

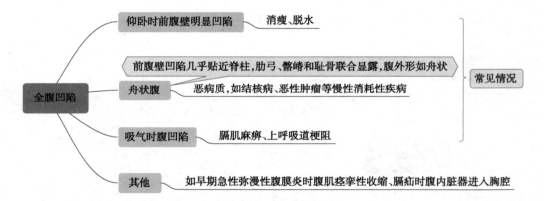

（2）局部凹陷：较少见，多由于手术后腹壁瘢痕收缩所致，可见于白线疝、切口疝患者卧位时。

二、呼吸运动

男性及儿童以<u>腹式呼吸</u>为主，成年女性以<u>胸式呼吸</u>为主。腹式呼吸运动异常见表 3-6-4。

表 3-6-4　腹式呼吸运动异常与常见病因

腹式呼吸异常	常 见 病 因
减弱	腹膜炎症、腹腔积液、急性腹痛、腹腔内巨大肿物或妊娠等
消失	胃肠穿孔所致急性腹膜炎或膈肌麻痹等
增强	分离（转换）障碍性呼吸或胸腔疾病（大量积液等）

三、腹壁静脉

1. 生理情况 正常人腹壁皮下静脉一般不显露,皮肤较薄而松弛的老年人,可见静脉显露于皮肤,常呈较直条纹,不迂曲。其他使腹压增加的情况(如腹腔积液、腹腔巨大肿物、妊娠等)也可见静脉显露。

2. 腹壁静脉曲张(或扩张) 常见于门静脉高压致循环障碍或上、下腔静脉回流受阻而有侧支循环形成时,此时腹壁静脉显而易见或迂曲变粗。

(1)血流方向(表3-6-5)

表3-6-5 腹壁静脉曲张的血流方向

原因	腹壁静脉曲张的血流方向
门静脉高压	常以脐为中心向四周伸展,血液经脐静脉脐孔而入腹壁浅静脉流向四方
下腔静脉阻塞	脐以下的血流均转流向上
上腔静脉阻塞	上腹壁或胸壁的浅静脉曲张血流均转流向下

(2)检查方法:①选一段没有分支的腹壁静脉,医生将右手示指和中指并拢压在静脉上;②一只手指紧压静脉向外滑动,挤出该段静脉内血液,至一定距离后(约7.5~10cm)放松该手指;③另一手指紧压不动,看静脉是否充盈,如迅速充盈,则血流方向是从放松的一端流向紧压手指的一端;④同法放松另一手指,观察静脉充盈速度,即可看出血流方向。

> **提示**
>
> 门静脉高压显著时,于脐部可见到一簇曲张静脉向四周放射,形如水母头,常在此处听到静脉血管杂音。

四、胃肠型和蠕动波

正常人腹部一般看不到胃和肠的轮廓及蠕动波形。胃肠道梗阻时梗阻近端的胃或肠段饱满而隆起,可显出各自的轮廓,称为胃型或肠型,当伴有该部位的蠕动加强时,可看到正蠕动波(自左向右)或逆蠕动波(自右向左,有时可见)。

1. 小肠梗阻 蠕动波多见于脐部,严重梗阻时,胀大的肠袢呈管状隆起,横行排列于腹中部,组成多层梯形肠型,并可看到明显的肠蠕动波,运行方向不一,此起彼伏,全腹膨胀,听诊时可闻高调肠鸣音或呈金属音调。

2. 结肠远端梗阻 宽大的肠型多位于腹部周边,盲肠多胀大成球形,随每次蠕动波的到来而更加隆起。

3. 肠麻痹 蠕动波消失。

五、腹壁其他情况

1. 皮疹

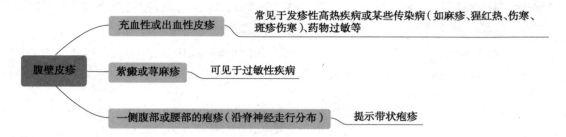

2. 色素（表3-6-6）

表3-6-6　腹壁色素含义与常见情况

表现	含义	常见情况
皮肤皱褶处（如腹股沟及系腰带部位）有褐色素沉着	—	肾上腺皮质功能减退
格雷特纳征（Grey-Turner征）	腰部、季肋部和下腹部皮肤呈蓝色	重症急性胰腺炎和肠绞窄
库伦征（Cullen征）	脐周围或下腹壁皮肤发蓝	重症急性胰腺炎或异位妊娠破裂等
腹部和腰部不规则的斑片状色素沉着	—	多发性神经纤维瘤

3. 腹纹

（1）白纹：为腹壁真皮结缔组织因张力增高断裂所致，可见于肥胖者或经产妇女。

（2）妊娠纹：出现于下腹部和髂部，可见于妊娠期、产后。

（3）紫纹：是皮质醇增多症的常见征象，可见于下腹部、臀部、股外侧和肩背部。

4. 瘢痕　某些特定部位的手术瘢痕，常提示患者的手术史。

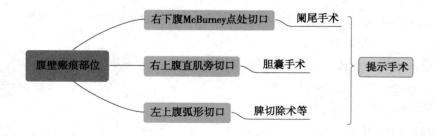

5. 疝　腹部疝可分为腹内疝和腹外疝（较多见）两大类。脐疝多见于婴幼儿，白线疝可见于先天性腹直肌两侧闭合不良，切口疝可见于手术瘢痕愈合不良处，股疝多见于女性。

6. 脐部

（1）脐部分泌物：①呈浆液性或脓性，有臭味，多为炎症所致；②呈水样，有尿味，为脐尿管未闭的征象。

（2）脐部：①溃烂，可能为化脓性或结核性炎症；②溃疡坚硬、固定而凸出，多为癌肿所致。

7. 腹部体毛

（1）腹部体毛增多或女性阴毛呈男性型分布：见于皮质醇增多症、肾上腺性变态综合征。

（2）腹部体毛稀少：见于腺垂体功能减退症、黏液性水肿和性腺功能减退症。

8. 上腹部搏动　可见于正常人较瘦者、腹主动脉瘤、肝血管瘤、二尖瓣狭窄或三尖瓣关闭不全所致右心室肥大。

第三节　听　诊

一、肠鸣音

通常以右下腹部作为肠鸣音听诊点，正常肠鸣音为 4~5 次 /min，频率声响和音调变异较大，餐后频繁而明显，休息时稀疏而微弱。肠鸣音变化见表 3-6-7。

表 3-6-7　肠鸣音变化特点与常见情况

肠鸣音变化	特点	常见情况
活跃	肠鸣音可 >10 次 /min，音调不特别高亢	急性胃肠炎、服泻药后、胃肠道大出血
亢进	肠鸣音次数多、响亮、高亢	机械性肠梗阻
减弱	肠鸣音减弱，或数分钟才听到 1 次	肠梗阻持续存在、老年性便秘、腹膜炎、电解质紊乱（低血钾）及胃肠动力低下等
消失	持续听诊 >2 分钟，未听到肠鸣音	急性腹膜炎、麻痹性肠梗阻

二、血管杂音

1. 动脉性杂音　常在腹中部或腹部两侧。

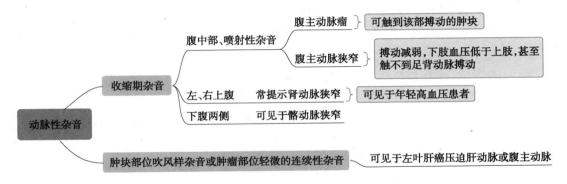

2. 静脉性杂音　为连续性潺潺声,无收缩期与舒张期性质,常出现于脐周或上腹部。在腹壁静脉曲张严重处,此音提示门静脉高压(常为肝硬化引起)时的侧支循环形成,称克吕韦耶 – 鲍姆加滕综合征。

三、摩擦音

在脾梗死致脾周围炎、肝周围炎或胆囊炎累及局部腹膜等情况下,可于深呼吸时,于各相应部位听到摩擦音。亦可见于腹膜纤维蛋白渗出性炎症时。

四、搔刮试验

搔刮试验用于肝下缘触诊不清楚时,协助测定肝下缘。常用于腹壁较厚或不能满意地配合触诊的患者,有时用于鉴别右上腹肿物是否为肿大的肝脏。

第四节　叩　　诊

一、腹部叩诊音

1. 正常情况下,腹部叩诊大部分区域均为鼓音,只有肝、脾所在部位,增大的膀胱和子宫占据的部位,以及两侧腹部近腰肌处叩诊为浊音。

2. 当肝、脾或其他脏器极度肿大,腹腔内肿瘤或大量腹腔积液时,鼓音范围缩小,病变部位可出现浊音或实音。当胃肠高度胀气或胃肠穿孔致气腹时,则鼓音范围明显增大或出现于不应有鼓音的部位(如肝浊音界内)。

3. 叩诊可从左下腹开始逆时针方向至右下腹部,再至脐部,借此可获得腹部叩诊音的总体印象。

二、肝脏及胆囊叩诊

1. 肝界叩诊

(1)肝上界:一般沿右锁骨中线、右腋中线和右肩胛线,由肺区向下叩向腹,当由清音转为浊音时,即为肝上界。此处相当于被肺遮盖的肝顶部,又称肝相对浊音界。再向下叩 1~2 肋间,浊音变为实音,此处肝脏不再被肺所遮盖而直接贴近胸壁,称肝绝对浊音界(亦为肺下界)。

(2)肝下界:由腹部鼓音区沿右锁骨中线或正中线向上叩,由鼓音转为浊音处即是。

(3)匀称体型者的肝界(表 3-6-8)

矮胖体型者肝上下界均可高一个肋间,瘦长体型者则可低一个肋间。

(4)肝浊音界变化(表 3-6-9)

膈下脓肿时,由于肝下移和横膈升高,肝浊音区也扩大,但肝脏本身并未增大。

表 3-6-8　匀称体型者的肝界

垂直线标志	肝上界	肝下界	肝上下径
右锁骨中线	第 5 肋间	右季肋下缘	9~11cm
右腋中线	第 7 肋间	第 10 肋骨水平	—
右肩胛线	第 10 肋间	—	—

表 3-6-9　肝浊音界变化与常见情况

肝浊音界变化	常见情况
扩大	肝癌、肝脓肿、病毒性肝炎、肝淤血和多囊肝等
缩小	急性重型病毒性肝炎、肝硬化和胃肠胀气等
消失,代之以鼓音	急性胃肠穿孔、腹部大手术后数日内、间位结肠、全内脏转位
上移	右肺纤维化、右下肺不张、气腹、鼓肠等
下移	肺气肿、右侧张力性气胸等

（5）肝区叩击痛：对诊断病毒性肝炎、肝脓肿或肝癌有一定意义。

2. 胆囊　临床仅能检查胆囊区有无叩击痛,胆囊区叩击痛为胆囊炎的重要体征。

三、胃泡鼓音区叩诊

1. 胃泡鼓音区位于左前胸下部肋缘以上,约呈半圆形,为胃底穹窿含气而形成。其上界为横膈及肺下缘,下界为肋弓,左界为脾脏,右界为肝左缘。

2. 胃泡鼓音区明显缩小或消失可见于中、重度脾肿大,左侧胸腔积液、心包积液、肝左叶肿大、急性胃扩张、溺水患者。

四、脾脏叩诊

1. 脾脏浊音区的叩诊　宜采用轻叩法,在左腋中线上进行。正常在左腋中线第 9~11 肋之间叩到,长度为 4~7cm,前方不超过腋前线。

2. 脾脏浊音区扩大　见于脾肿大。

3. 脾脏浊音区缩小　见于左侧气胸、胃扩张、肠胀气等。

五、移动性浊音

1. 检查特点

（1）嘱患者取仰卧位,其腹中部叩诊呈鼓音,两侧腹部叩诊呈浊音。

（2）自腹中部脐水平面开始向患者左侧叩诊,发现浊音时,板指固定不动,患者右侧卧后再度叩诊,呈鼓音,表明浊音移动。同样方法向右侧叩诊,叩得浊音后嘱患者左侧卧,以核实浊音是否移动。

（3）因体位不同而出现浊音区变动的现象，称移动性浊音。

提示

> 移动性浊音提示腹腔内游离腹腔积液 >1 000ml。

2. 水坑征 适用于腹腔积液量少者。指患者取肘膝位，使脐部处于最低部位，医生由侧腹部向脐部叩诊，由鼓音转为浊音，提示腹腔积液可能 >120ml。

3. 巨大卵巢囊肿的腹部浊音特点

（1）患者仰卧位，腹中部常呈浊音，两侧腹部呈鼓音（图 3-6-2）。

（2）浊音不呈移动性。

（3）尺压试验，即患者仰卧，用一硬尺横置于腹壁上，医生两手将尺下压，如为卵巢囊肿，可使尺发生节奏性搏动；如为腹腔积液，则搏动不能被传导，硬尺无此种搏动。

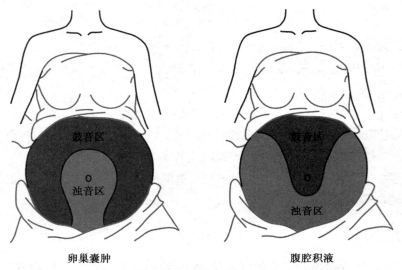

图 3-6-2 卵巢囊肿与腹腔积液叩诊鉴别示意图

六、肋脊角叩击痛

主要用于检查肾脏病变。检查时，患者采取坐位或侧卧位，医生用左手掌平放在其肋脊角处（肾区），右手握拳用由轻到中等的力量叩击左手背。正常时肋脊角处无叩击痛，当有肾小球肾炎、肾盂肾炎、肾结石、肾结核及肾周围炎时，肾区有叩击痛。

七、膀胱叩诊

叩诊在耻骨联合上方进行，通常从上往下，由鼓音转成浊音。膀胱空虚时，因耻骨上方有肠管存在，叩诊呈鼓音，叩不出膀胱的轮廓。当膀胱内有尿液充盈时，耻骨上方叩诊呈圆形浊音区。

 提示

　　腹腔积液时,耻骨上方叩诊也可有浊音区,但此区的弧形上缘凹向脐部,而膀胱胀大时浊音区的弧形上缘凸向脐部。

第五节 触 诊

一、腹部触诊法

　　1. 浅部触诊　使腹壁压陷约 1cm,用于发现腹壁的紧张度、表浅的压痛、肿块、搏动和腹壁上的肿物等(如皮下脂肪瘤、结节等)。

　　2. 深部触诊　使腹壁压陷至少 2cm 以上,有时可达 4~5cm,以了解腹腔内脏器情况,检查压痛、反跳痛和腹内肿物等。

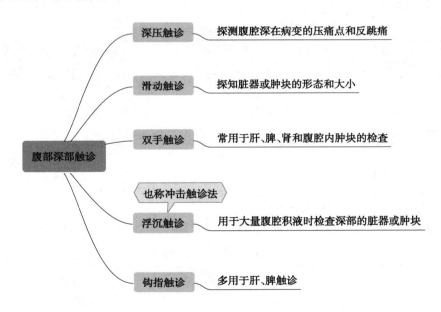

二、腹壁紧张度

　　1. 正常腹壁　有一定张力,触之柔软,较易压陷,即腹壁柔软。有些人(尤其儿童)因不习惯触摸或怕痒而发笑致腹肌自主性痉挛,称肌卫增强,转移注意力后可消失,不属异常。

　　2. 腹壁紧张度增加

　　(1)全腹壁紧张(表 3-6-10)

表 3-6-10　全腹壁紧张与常见情况

表现	常见情况
腹壁紧张,无肌痉挛、压痛	肠胀气或气腹、腹腔内大量腹腔积液(多为漏出液或血性漏出液)等
板状腹(腹壁明显紧张,硬如木板)	急性胃肠穿孔、脏器破裂致急性弥漫性腹膜炎
腹壁柔韧感(腹壁有抵抗力,不易压陷)	结核性炎症或其他慢性病变、腹膜转移癌

（2）局部腹壁紧张（表 3-6-11）

表 3-6-11　局部腹壁紧张与常见情况

表现	常见情况
上腹或左上腹肌紧张	急性胰腺炎
右上腹肌紧张	急性胆囊炎
右下腹肌紧张	急性阑尾炎,可见于胃穿孔
腹壁紧张不明显	年老体弱、腹肌发育不良、大量腹腔积液或过度肥胖患者腹膜炎症、盆腔脏器炎症

3. 腹壁紧张度减低（表 3-6-12）

表 3-6-12　腹壁紧张度减低与常见情况

表现	常见情况
腹壁松软无力,失去弹性,全腹紧张度减低	慢性消耗性疾病、大量放腹腔积液后、经产妇或年老体弱、脱水患者
腹壁张力消失	脊髓损伤所致腹肌瘫痪、重症肌无力
局部腹壁紧张度降低	局部腹肌瘫痪或缺陷(如腹壁疝)

三、压痛及反跳痛

1. 压痛　多来自腹壁或腹腔内的病变。

（1）腹腔部分脏器病变的压痛部位（表 3-6-13）

表 3-6-13　腹腔部分脏器病变的压痛部位

病变	常见压痛部位
阑尾炎	右下腹压痛
胰体、胰尾的炎症和肿瘤	左腰部压痛
胆囊病变	右肩胛下区压痛
胸部病变(下叶肺炎、胸膜炎、心肌梗死等)	上腹部或季肋部压痛
盆腔疾病(如膀胱、子宫及附件疾病)	下腹部压痛

（2）部分位置固定的压痛点

1）胆囊点:位于右锁骨中线与肋缘交界处,其压痛标志胆囊的病变。

2）麦氏点：位于脐与右髂前上棘连线中、外 1/3 交界处，其压痛标志阑尾的病变。

3）罗夫辛征（Rovsing 征）阳性：指用右手压迫左下腹降结肠区，相当于麦氏点对称部位，再用左手按压其上端使结肠内气体传送至右下腹盲肠和阑尾部位，引起右下腹疼痛。<u>提示右下腹部有炎症</u>。

4）腰大肌征阳性：指下腹痛腹部触诊无明显压痛，嘱患者左侧卧位，两腿伸直，并使右下肢被动向后过伸，发生右下腹痛。<u>提示炎症阑尾位于盲肠后位</u>。

2. 反跳痛

（1）概述：医生用手触诊腹部出现压痛后，用并拢的 2~3 个手指（示、中、环指）压于原处稍停片刻，使压痛感觉趋于稳定，然后迅速将手抬起，如此时患者感觉腹痛骤然加重，并常伴痛苦表情或呻吟，称为反跳痛。

（2）意义：<u>反跳痛是腹膜壁层已受炎症累及的征象</u>，是腹内脏器病变累及邻近腹膜的标志。当腹内脏器炎症尚未累及壁层腹膜时，可仅有压痛而无反跳痛。

 提示

腹膜炎患者常有腹肌紧张、压痛与反跳痛，称腹膜刺激征。

四、脏器触诊

1. 肝脏触诊

（1）方法：包括单手触诊法、双手触诊法、钩指触诊法（适用于儿童和腹壁薄软者）。

（2）肝脏大小

1）正常成人的肝脏，一般在肋缘下触不到，但腹壁松软的瘦长体型，于深吸气时可于肋弓下触及肝下缘，在 1cm 以内。在剑突下可触及肝下缘，多在 3cm 以内，在腹上角较锐的瘦高者剑突根部下可达 5cm，但不会超过剑突根部至脐距离的中、上 1/3 交界处。

如超出上述标准，肝脏质地柔软，表面光滑，且无压痛，则首先应考虑肝脏下移，此时可用叩诊法叩出肝上界，如肝上界也相应降低，肝上下径正常，则为肝脏下移，如肝上界正常或升高，则提示肝肿大。

2）肝脏变化情况（表 3-6-14）

表 3-6-14　肝脏变化情况与常见情况

变化情况	常见情况
肝脏下移	内脏下垂、肺气肿、右侧胸腔大量积液
弥漫性肝肿大	病毒性肝炎、肝淤血、脂肪肝、早期肝硬化、巴德－吉亚利综合征（Budd-Chiari syndrome）、白血病、血吸虫病、华支睾吸虫病等
局限性肝肿大	肝脓肿、肝肿瘤及肝囊肿（包括肝棘球蚴病）等
肝脏缩小	急性和亚急性重型肝炎、门静脉性肝硬化晚期

（3）质地

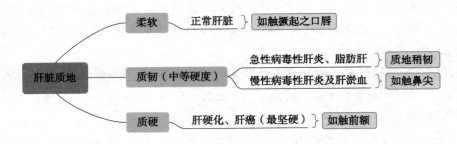

（4）边缘和表面状态：正常肝脏边缘整齐、厚薄一致、表面光滑。肝边缘和表面状态的变化见表 3-6-15。

表 3-6-15 肝边缘和表面状态的变化与常见情况

肝边缘和表面状态的变化	常见情况
肝边缘圆钝	脂肪肝、肝淤血
肝边缘锐利,表面扪及细小结节	肝硬化
肝边缘不规则,表面不光滑,呈不均匀的结节状	肝癌、多囊肝、肝棘球蚴病
肝表面呈大块状隆起	巨块型肝癌、肝脓肿
肝呈明显分叶状	肝梅毒

（5）压痛：正常肝脏无压痛。

1）轻度弥漫性压痛：见于病毒性肝炎、肝淤血等。

2）局限性剧烈压痛：见于较表浅的肝脓肿（常在右侧肋间隙处），叩击时可有叩击痛。

3）当右心衰竭引起肝淤血肿大时,用手压迫肿大肝脏可使颈静脉怒张更明显,称为肝颈静脉回流征阳性。

（6）搏动：正常肝脏以及因炎症、肿瘤等原因引起的肝脏肿大并不伴有搏动。如果触到肝脏搏动,应注意其为单向性抑或扩张性。

1）肝脏单向性搏动：常为传导腹主动脉的搏动所致。

2）扩张性搏动：为肝脏本身的搏动,见于三尖瓣关闭不全。

（7）肝区摩擦感：见于肝周围炎。

（8）肝震颤：见于肝棘球蚴病。检查时需用浮沉触诊法。

2. 脾脏触诊

（1）正常情况：脾脏不能触及。

（2）异常情况：内脏下垂或左侧胸腔积液、积气时膈下降,可使脾脏向下移位。除此以外,能触到脾脏则提示脾脏肿大至正常 2 倍以上。脾脏明显肿大而位置又较表浅时,用右手单手触诊稍用力即可查到。如果肿大的脾脏位置较深,应用双手触诊法进行检查。

（3）脾脏肿大

1）测量法（图3-6-3）

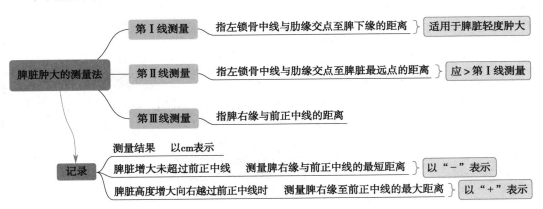

脾脏肿大的测量法

- 第Ⅰ线测量 ── 指左锁骨中线与肋缘交点至脾下缘的距离 } 适用于脾脏轻度肿大
- 第Ⅱ线测量 ── 指左锁骨中线与肋缘交点至脾脏最远点的距离 } 应＞第Ⅰ线测量
- 第Ⅲ线测量 ── 指脾右缘与前正中线的距离

记录
- 测量结果　以cm表示
- 脾脏增大未超过前正中线　测量脾右缘与前正中线的最短距离 } 以"－"表示
- 脾脏高度增大向右越过前正中线时　测量脾右缘至前正中线的最大距离 } 以"＋"表示

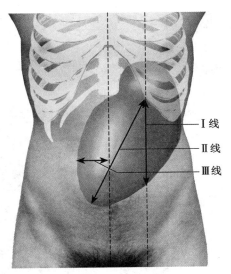

Ⅰ线
Ⅱ线
Ⅲ线

图3-6-3　脾脏肿大测量法

2）分度（表3-6-16）

表3-6-16　脾脏肿大的分度

分度	特点	质地	常见情况
轻度肿大	脾缘≤肋下2cm	柔软	急、慢性病毒性肝炎，伤寒，粟粒型结核，急性疟疾，感染性心内膜炎，败血症等
中度肿大	脾缘＞肋下2cm，在脐水平线以上	一般较硬	肝硬化、疟疾后遗症、慢性淋巴细胞白血病、慢性溶血性黄疸、淋巴瘤、系统性红斑狼疮等
高度肿大（巨脾）	脾缘超过脐水平线或前正中线	硬	①表面光滑，见于慢性髓系白血病、黑热病、慢性疟疾、骨髓纤维化等 ②表面不平滑、有结节，见于淋巴瘤、恶性组织细胞病

3）诊断流程（图 3-6-4）

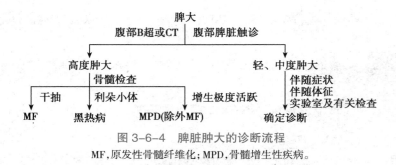

图 3-6-4　脾脏肿大的诊断流程
MF,原发性骨髓纤维化；MPD,骨髓增生性疾病。

（4）脾脏触诊的其他情况

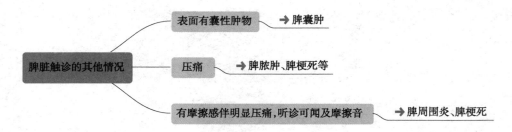

3. 胆囊触诊

（1）方法：可用单手滑行触诊法或钩指触诊法。正常时胆囊不能触及。

（2）触诊结果

1）胆囊肿大

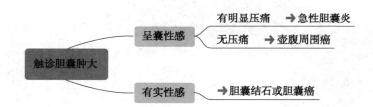

2）胆囊触痛：检查时医生用左手掌平放于患者右胸下部,以拇指指腹勾压于右肋下胆囊点处,嘱患者缓慢深吸气,在吸气过程中发炎的胆囊下移时碰到用力按压的拇指,即可引起疼痛。若胆囊触痛剧烈而致吸气中止,称为墨菲征（Murphy 征）阳性。常见于急性胆囊炎。

3）库瓦西耶征（Courvoisier 征）阳性：指胰头癌压迫胆总管导致胆道阻塞、黄疸进行性加深,胆囊显著肿大,但无压痛。

 提示

黄疸明显,胆囊常不肿大：可见于胆总管结石胆道阻塞。

4. 肾脏触诊

（1）方法：一般用双手触诊法。可采取仰卧位或立位。正常人肾脏一般不易触及，有时可触到右肾下极。

（2）异常情况

1）深吸气时能触到 >1/2 的肾脏：见于肾下垂。肾下垂明显，并能在腹腔各个方向移动，称为游走肾。

2）肾脏肿大：<u>见于肾盂积水或积脓、肾肿瘤、多囊肾等。</u>

（3）肾脏和尿路疾病压痛点（表 3-6-17、图 3-6-5）

表 3-6-17　肾脏和尿路疾病压痛点位置与提示情况

压痛点	位置	提示情况
肋脊点	指背部第 12 肋骨与脊柱的交角（肋脊角）的顶点	肾盂肾炎、肾脓肿和肾结核等肾脏炎症性疾病
肋腰点	指第 12 肋骨与腰肌外缘的交角（肋腰角）顶点	同肋脊点
季肋点（前肾点）	指第 10 肋骨前端，右侧位置稍低，相当于肾盂位置	肾脏病变
上输尿管点	在脐水平线腹直肌外缘	输尿管结石、结核或化脓性炎症
中输尿管点	在髂前上棘水平腹直肌外缘，相当于输尿管第二狭窄处	

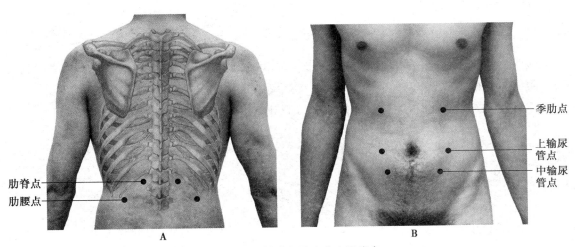

图 3-6-5　肾脏和尿路疾病压痛点

5. 膀胱触诊　正常膀胱空虚时隐存于盆腔内，不易触到。一般采用单手滑行触诊法。当膀胱有结石或肿瘤时，若腹壁菲薄柔软，可用双手触诊法。

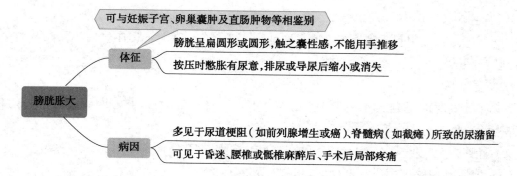

6. 胰腺触诊 胰腺位于腹膜后,位置深而柔软,不能触及。

（1）上腹中部或左上腹有横行呈带状压痛及肌紧张,并涉及左腰部:提示胰腺炎症。

（2）起病急,腰部、季肋部和下腹部皮下淤血而发蓝:提示重症急性胰腺炎。

（3）上腹部触及质硬、无移动性横行条索状肿物:考虑慢性胰腺炎。

（4）触诊呈坚硬块状,表面不光滑似有结节:可能为胰腺癌。

（5）上腹部肋缘下或左上腹部触到囊性肿物:多为胰腺假性囊肿。

五、腹部肿块

1. 正常腹部可触到的结构 包括腹直肌肌腹及腱划、腰椎椎体及骶骨岬、乙状结肠粪块、横结肠和盲肠。

2. 异常肿块 如在腹部触到上述内容以外的肿块,则应视为异常,多有病理意义。触诊时应注意肿块的部位、大小、形态、质地、有无压痛、搏动、移动度及其与腹壁和皮肤的关系。

六、液波震颤

腹腔内有大量游离液体时,用手指叩击腹部,可感到液波震颤,或称波动感。检查时为防止腹壁本身的震动传至对侧,可让另一人将手掌尺侧缘压于脐部腹中线上,即可阻止之。此法需有 3 000~4 000ml 以上液量才能查出。肥胖者可出现假阳性。

 提示

> 液波震颤不如移动性浊音明显。

七、振水音

1. 胃内有多量液体及气体存留时可出现振水音。

2. 正常人在餐后或饮进多量液体时可有上腹部振水音。在清晨空腹或餐后 6~8 小时以上仍有振水音,提示幽门梗阻或胃扩张。

第六节　腹部常见疾病的主要症状和体征

一、消化性溃疡

1. 症状和体征

（1）疼痛性质：常为持续性钝痛、隐痛、胀痛、烧灼样痛、饥饿痛等。

（2）疼痛部位和节律性（表 3-6-18）

表 3-6-18　消化性溃疡的疼痛部位和节律性

常见疼痛情况	胃溃疡	十二指肠溃疡
部位	中上腹部稍偏高处、剑突下或剑突下偏左处	中上腹部、脐上方或脐上偏右处
压痛	上腹部局限性轻压痛，压痛点常偏左	上腹部局限性轻压痛，压痛点常偏右
时间	餐后 1 小时内	两餐之间
规律	进餐—疼痛—缓解	疼痛—进餐—缓解

（3）周期性：好发于秋末或春初，与寒冷有明显关系。

（4）长期性：上腹部疼痛屡愈屡发，延续数年至数十年，每次发作持续数周至数月不等。

（5）加重因素：过度紧张、劳累、焦虑、忧郁、饮食不慎、气候变化、烟酒和药物影响等。

（6）缓解因素：休息、进食和口服制酸药物或抑酸药物等。

2. 并发症

（1）出血：胃、十二指肠溃疡并发出血是上消化道出血的最常见病因，其发生率占 20%~25%，表现为呕血和黑便。

（2）穿孔：急性穿孔部位多为十二指肠前壁或胃前壁。后壁溃疡穿孔或穿孔较小者，只引起局限性腹膜炎，称亚急性穿孔。后壁溃疡慢性穿孔常与邻近器官发生粘连，形成包裹性积液，称穿透性溃疡，可引起持续性、顽固的背部疼痛。

（3）幽门梗阻

1）十二指肠溃疡和幽门管溃疡可引起幽门反射性痉挛、充血、水肿或瘢痕收缩，而产生幽门梗阻。

2）反复发作性呕吐是主要症状，多发生于餐后 30~60 分钟，每隔 1~2 天发作 1 次，每次呕吐量可达 1L 以上，为大量酸酵宿食，吐后感觉舒服。有脱水和消瘦的表现。查体可见胃型和胃蠕动波，空腹时上腹部可查到振水音（特征性体征）。

（4）癌变：胃溃疡的癌变率在 1%~3% 以下，十二指肠溃疡不会引起癌变。

二、急性腹膜炎

1. 分类

（1）按炎症范围分：弥漫性和局限性。

（2）按发病来源分：继发性和原发性。

（3）按炎症开始时的性质分：无菌性或感染性。

2. 症状

（1）急性弥漫性腹膜炎：常见于消化性溃疡急性穿孔、外伤性胃肠穿孔。主要表现为突发的上腹部持续性剧烈疼痛，一般在原发病灶处最显著，腹痛迅速扩展至全腹，于深呼吸、咳嗽和转动体位时疼痛加剧。

（2）急性局限性腹膜炎：常发生于病变脏器部位的附近，疼痛可局限于病变部位，多呈持续钝痛。

3. 体征　腹部检查可发现典型的腹膜炎三联征，即腹肌紧张、压痛和反跳痛。弥漫性腹膜炎的体征见表3-6-19。

表 3-6-19　弥漫性腹膜炎的体征

项目	表　现
视诊	腹式呼吸明显减弱或消失，腹腔内炎性渗出液增多或肠管发生麻痹明显扩张时，可见腹部膨隆
听诊	肠鸣音减弱或消失
叩诊	胃肠穿孔时可出现肝浊音界缩小或消失，腹腔有多量渗液时，可叩出移动性浊音
触诊	全腹腹肌紧张、压痛和反跳痛，胃溃疡穿孔时可呈板状腹

三、肝硬化

1. 症状

（1）代偿期（早期）：症状较轻微，常缺乏特征性，可有食欲减退、消化不良、腹胀、恶心、大便不规则等消化系统症状及乏力、头晕、消瘦等全身症状。

（2）失代偿期（中、晚期）：代偿期症状加重，可出现水肿、腹腔积液、黄疸、皮肤黏膜出血、发热、肝性脑病、少尿、无尿等症状。

2. 体征

（1）患者面色灰暗，缺少光泽，皮肤、巩膜黄染，可见蜘蛛痣、肝掌，男性常有乳房发育并伴压痛。肝脏由肿大而变小，质地变硬，表面不光滑。脾脏轻至中度肿大，下肢常有水肿，皮肤可有瘀点、瘀斑、苍白等肝功能减退表现。

（2）失代偿期肝硬化可见门静脉高压表现。

1）腹腔积液：是肝硬化晚期最突出的临床表现。可出现蛙状腹、脐疝、移动性浊音、液波震颤等。

2）侧支循环的建立和开放：临床重要的侧支循环有食管和胃底静脉曲张、腹壁静脉曲张、痔静脉曲张。

3）脾肿大：门静脉高压时，脾脏轻、中度肿大，可伴脾功能亢进，全血细胞减少。发生上消化道出血时，脾脏可暂时缩小。发生脾周围炎时，可出现左上腹隐痛，脾区摩擦感和摩擦音。

四、急性阑尾炎

1. 症状

（1）腹痛是主要症状，早期为中上腹或脐周范围较弥散疼痛（内脏神经痛），经数小时后炎症波及浆膜和腹膜壁层，<u>出现定位清楚的右下腹疼痛（躯体神经痛）</u>。70%~80% 患者有典型转移性右下腹痛病史。

（2）常伴有恶心、呕吐、便秘、腹泻及轻度发热。

2. 体征　可有上腹或脐周模糊不清的轻压痛（见于病程早期）；<u>右下腹 McBurney 点显著、固定的压痛和反跳痛</u>；罗夫辛征阳性、腰大肌征阳性；直肠右前壁触痛或触及肿块。当阑尾炎进展至坏死穿孔后，出现高热，右下腹压痛和反跳痛更明显，并伴局部腹肌紧张。形成阑尾周围脓肿时，可触及有明显压痛的肿块。

五、肠梗阻

1. 症状　临床表现为腹痛（最主要）、呕吐、排便排气停止和腹胀。

2. 体征

（1）呈痛苦重病面容，眼球凹陷呈脱水貌，呼吸急促，脉搏细速，甚至血压下降、休克等征象。

（2）腹部检查

1）腹部膨胀，小肠梗阻可见脐周不规则呈梯形多层排列的肠型和蠕动波，结肠梗阻可见腹部周边明显膨胀。

2）<u>机械性肠梗阻患者可听到肠鸣音明显亢进，呈金属音调。麻痹性肠梗阻患者肠鸣音减弱或消失</u>。

3）腹腔有渗液时，出现移动性浊音。腹肌紧张，伴压痛，绞窄性肠梗阻患者可出现反跳痛。

六、腹部肿块

1. 病因　包括炎症性、肿瘤性、梗阻性、先天性、寄生虫性和其他。

2. 症状　炎性肿块常伴低热，肿块部位有疼痛。良性肿块病程较长，肿块生长速度缓慢，不伴全身其他症状。恶性肿块伴有食欲减退、消瘦、贫血，肿块生长速度较快等。腹部肿块的常见伴随症状见表 3-6-20。

表 3-6-20　腹部肿块的常见伴随症状与常见情况

伴随症状		常 见 情 况
伴黄疸	肝病变	慢性右心衰竭者,肝肿大伴压痛→肝淤血
	胆病变	胆囊肿大有发热,间歇性黄疸,右上腹疼痛并向右肩背部放射→胆结石
	胰病变	黄疸进行性加深,扪及无压痛性肿大的胆囊→胰头癌
伴消化道出血	胃肠道病变	
伴呕吐和腹部绞痛	胃肠道梗阻	
伴尿路症状	肾、膀胱病变	
伴月经周期紊乱	卵巢、子宫病变	

3. **体征**　应注意全身检查和腹部肿块的检查。

4. **腹部肿块的诊断流程**(图 3-6-6)

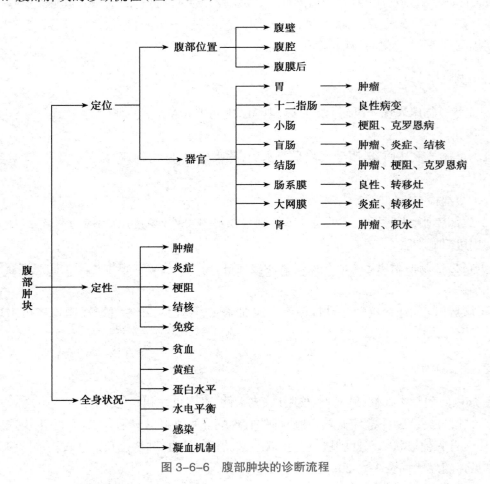

图 3-6-6　腹部肿块的诊断流程

◦ 经典试题 ◦

（研）1. 肝硬化失代偿期患者发生大呕血后出现的体征变化，正确的是

　　A. 肝脏缩小

　　B. 脾脏缩小

　　C. 腹腔积液量明显减少

　　D. 腹壁静脉曲张加重

（研）2. 正常人腹部触诊时，下列结构不能触及的是

　　A. 腰椎椎体

　　B. 横结肠

　　C. 胰腺

　　D. 带粪块的乙状结肠

（研）3. 患者出现剧烈阵发性腹痛，约数分钟一次，无排气。查体：腹部膨隆，压痛（＋），可见肠型及蠕动波，肠鸣音亢进呈金属音调。最可能的诊断是

　　A. 血管性肠梗阻

　　B. 麻痹性肠梗阻

　　C. 痉挛性肠梗阻

　　D. 机械性肠梗阻

（研）（4~5 题共用题干）

　　男性，48 岁。因肝硬化 5 年，近 1 年来明显腹胀，尿少，食欲下降，下肢水肿来院。查体：一般情况差，腹膨隆，可见腹壁静脉曲张，移动性浊音阳性。

　　4. 该患者还可能出现的体征是

　　A. 振水音阳性

　　B. 剑突下可闻静脉营营音

　　C. 肝浊音界消失

　　D. 肠鸣音亢进

　　5. 该患者腹壁静脉曲张的血流方向应为

　　A. 脐以上静脉血流向上，脐以下血流向下

　　B. 脐以上静脉血流向下，脐以下血流向上

　　C. 脐以上静脉血流向上，脐以下血流向上

　　D. 脐以上静脉血流向下，脐以下血流向下

【答案】

　1. B　2. C　3. D　4. B　5. A

温 故 知 新

腹部视诊

腹部外形
- 正常 可见腹部平坦、饱满、低平
- 全腹膨隆 腹腔积液、腹内积气、腹内巨大肿块
- 局部膨隆 脏器肿大、腹内肿瘤或炎性肿块、胃肠胀气、腹壁肿物和疝等
- 全腹凹陷 消瘦、脱水、恶病质、膈肌麻痹、上呼吸道梗阻
- 局部凹陷 白线疝、切口疝患者卧位时

常见情况

呼吸运动
- 正常
  - 男性及儿童 以腹式呼吸为主
  - 成年女性 以胸式呼吸为主
- 异常 减弱、消失、增强

腹壁静脉
- 正常 腹壁皮下静脉一般不显露
- 门静脉高压 腹壁曲张静脉常以脐为中心向四周伸展，形如水母头
- 下腔静脉阻塞 脐以下的血流均转流向上
- 上腔静脉阻塞 上腹壁或胸壁的浅静脉曲张血流方向均转流向下

异常

胃肠型和蠕动波
- 正常 一般看不到胃和肠的轮廓及蠕动波形
- 胃肠道梗阻 可见胃型或肠型
- 肠麻痹 蠕动波消失

腹壁其他情况
- 皮疹
  - 充血性或出血性皮疹 → 发疹性高热疾病或某些传染病、药物过敏等
  - 紫癜或荨麻疹 → 过敏性疾病
- 色素
  - 皮肤皱褶处有褐色素沉着 → 肾上腺皮质功能减退
  - Grey-Turner 征 → 重症急性胰腺炎、肠绞窄
  - Cullen 征 → 重症急性胰腺炎、宫外孕破裂等
- 腹纹
  - 白纹 → 肥胖者、经产妇女
  - 妊娠纹 → 妊娠期、产后
  - 紫纹 → 皮质醇增多症
- 瘢痕 特定部位的手术瘢痕，常提示手术史
- 疝 常见的有脐疝、白线疝、切口疝、股疝
- 脐部 注意有无分泌物及其性质，有无溃烂、溃疡
- 腹部体毛 有无体毛增多、稀少，女性阴毛呈男性型分布
- 上腹部搏动 可见于正常人较瘦者、腹主动脉瘤、肝血管瘤等

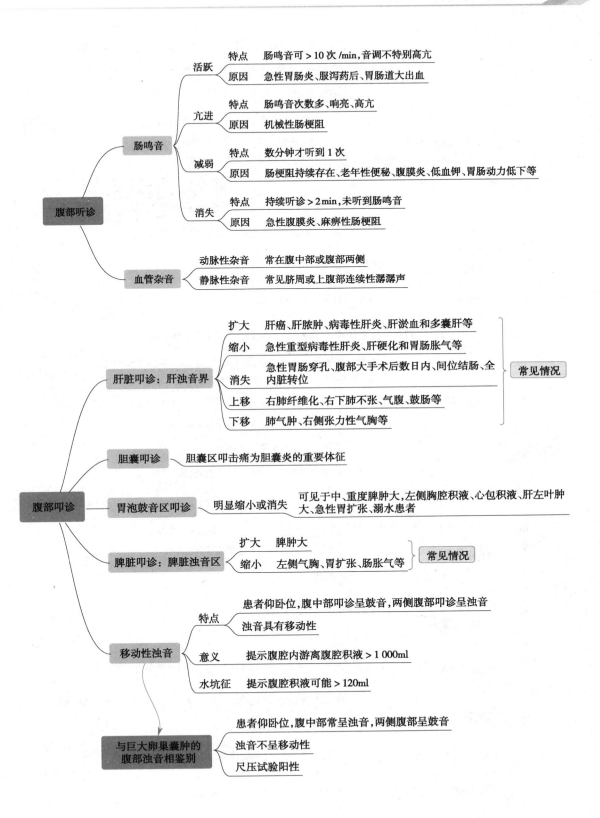

腹部听诊
- 肠鸣音
  - 活跃
    - 特点　肠鸣音可 > 10 次 /min,音调不特别高亢
    - 原因　急性胃肠炎、服泻药后、胃肠道大出血
  - 亢进
    - 特点　肠鸣音次数多、响亮、高亢
    - 原因　机械性肠梗阻
  - 减弱
    - 特点　数分钟才听到 1 次
    - 原因　肠梗阻持续存在、老年性便秘、腹膜炎、低血钾、胃肠动力低下等
  - 消失
    - 特点　持续听诊 > 2min,未听到肠鸣音
    - 原因　急性腹膜炎、麻痹性肠梗阻
- 血管杂音
  - 动脉性杂音　常在腹中部或腹部两侧
  - 静脉性杂音　常见脐周或上腹部连续性潺潺声

腹部叩诊
- 肝脏叩诊:肝浊音界
  - 扩大　肝癌、肝脓肿、病毒性肝炎、肝淤血和多囊肝等
  - 缩小　急性重型病毒性肝炎、肝硬化和胃肠胀气等
  - 消失　急性胃肠穿孔、腹部大手术后数日内、间位结肠、全内脏转位
  - 上移　右肺纤维化、右下肺不张、气腹、鼓肠等
  - 下移　肺气肿、右侧张力性气胸等
  - } 常见情况
- 胆囊叩诊　胆囊区叩击痛为胆囊炎的重要体征
- 胃泡鼓音区叩诊　明显缩小或消失　可见于中、重度脾肿大,左侧胸腔积液、心包积液、肝左叶肿大、急性胃扩张、溺水患者
- 脾脏叩诊:脾脏浊音区
  - 扩大　脾肿大
  - 缩小　左侧气胸、胃扩张、肠胀气等
  - } 常见情况
- 移动性浊音
  - 特点
    - 患者仰卧位,腹中部叩诊呈鼓音,两侧腹部叩诊呈浊音
    - 浊音具有移动性
  - 意义　提示腹腔内游离腹腔积液 > 1 000ml
  - 水坑征　提示腹腔积液可能 > 120ml
- 与巨大卵巢囊肿的腹部浊音相鉴别
  - 患者仰卧位,腹中部常呈浊音,两侧腹部呈鼓音
  - 浊音不呈移动性
  - 尺压试验阳性

腹壁紧张度
- 全腹壁紧张
  - 无肌痉挛、压痛　肠胀气或气腹、腹腔内大量腹腔积液等
  - 板状腹　急性胃肠穿孔、脏器破裂致急性弥漫性腹膜炎
  - 腹壁柔韧感　结核性炎症、腹膜转移癌等
- 局部腹壁紧张
  - 上腹或左上腹肌紧张　急性胰腺炎
  - 右上腹肌紧张　急性胆囊炎
  - 右下腹肌紧张　急性阑尾炎
  - 腹壁紧张不明显　年老体弱、腹肌发育不良、大量腹腔积液或过度肥胖患者腹膜炎症、盆腔脏器炎症
- 腹壁紧张度减低　多因腹肌张力降低或消失所致

〔常见情况〕

压痛　多来自腹壁或腹腔内的病变

反跳痛　是腹内脏器病变累及邻近腹膜的标志

肝脏触诊
- 位置　肝脏下移　内脏下垂、肺气肿、右侧胸腔大量积液
- 大小
  - 弥漫性肝肿大　病毒性肝炎、肝淤血、脂肪肝、早期肝硬化等
  - 局限性肝肿大　肝脓肿、肝肿瘤及肝囊肿等
  - 肝脏缩小　急性和亚急性重型肝炎、门静脉性肝硬化晚期
- 搏动
  - 单向性搏动　常为传导腹主动脉的搏动所致
  - 扩张性搏动　见于三尖瓣关闭不全
- 其他　质地、边缘和表面状态、压痛、肝区摩擦感、肝震颤

〔常见情况〕

腹部触诊

脾脏触诊
- 脾脏肿大分度
  - 轻度　脾缘≤肋下2cm
  - 中度　脾缘>肋下2cm,在脐水平线以上
  - 高度　脾缘超过脐水平线或前正中线
- 其他　表面情况、压痛、摩擦感

胆囊触诊
- Murphy 征阳性　常见于急性胆囊炎
- Courvoisier 征阳性　见于胰头癌

其他　肾脏触诊,注意有无肿大、压痛;膀胱胀大常见于尿潴留;胰腺正常不能触及

腹部肿块
- 正常　腹直肌肌腹及腱划、腰椎椎体及骶骨岬、乙状结肠粪块、横结肠、盲肠
- 异常肿块　触到上述内容以外的肿块

液波震颤　腹腔内有大量游离液体(3 000~4 000ml 以上)时出现

振水音　清晨空腹或餐后 6~8 小时以上仍有振水音,提示幽门梗阻或胃扩张

第七章

生殖器、肛门、直肠检查

第一节　男性生殖器检查

一、阴茎

1. 包皮　指阴茎的皮肤在阴茎颈前向内翻转覆盖于阴茎表面。成人包皮不应掩盖尿道口。

（1）包茎：指翻起包皮后不能露出尿道外口或阴茎头，见于先天性包皮口狭窄或炎症、外伤后粘连。

（2）包皮过长：指包皮长度超过阴茎头，但翻起后能露出尿道口或阴茎头。

> **ⓘ 提示**
>
> 　　包皮过长或包茎易引起尿道外口或阴茎头感染、嵌顿；污垢在阴茎颈部易于残留，长期的污垢刺激常被认为是阴茎癌的重要致病因素之一。故提倡早期手术处理过长的包皮。

2. 阴茎头与阴茎颈　检查时应将包皮上翻暴露全部阴茎头及阴茎颈，观察其表面的色泽、有无充血、水肿、分泌物及结节等。正常阴茎头红润、光滑。

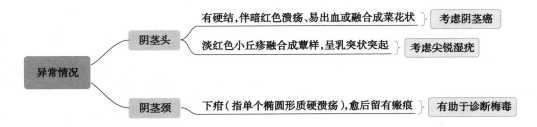

3. 尿道口　观察尿道口有无红肿、分泌物及溃疡。

（1）淋球菌或其他病原体感染所致的尿道炎常可见尿道口红肿、分泌物及溃疡。

（2）先天性畸形或炎症粘连常可出现尿道口狭窄。

（3）尿道下裂时嘱患者排尿，裂口处常有尿液溢出。

4. 阴茎大小与形态

（1）成人阴茎过小呈婴儿型阴茎，见于垂体功能或性腺功能不全。

（2）儿童期阴茎过大呈成人型阴茎，见于性早熟，如促性腺激素过早分泌。

（3）假性性早熟，见于睾丸间质细胞瘤。

二、阴囊

1. 检查方法　患者取站立位或仰卧位，两腿稍分开。医生先观察阴囊皮肤及外形，之后将双手的拇指置于患者阴囊前面，其余手指放在阴囊后面，起托护作用，拇指做来回滑动触诊，可双手同时进行。也可用单手触诊。

2. 阴囊皮肤及外形

（1）正常情况：某些正常人可有表皮囊肿，其特征是多形的白色或黄色小结节，由脱落的毛囊上皮细胞角蛋白碎片堵塞毛囊引起的多发良性结节。

（2）阴囊常见病变：包括阴囊湿疹、阴囊水肿、阴囊象皮肿、阴囊疝和鞘膜积液。透光试验有助于鉴别鞘膜积液的病因，方法：用不透明的纸片卷成圆筒，一端置于肿大的阴囊部位，对侧阴囊以电筒照射，从纸筒另一端观察阴囊透光情况。也可把房间光线调暗，用电筒照射阴囊后观察。鞘膜积液时，阴囊呈橙红色均质的半透明状；而阴囊疝和睾丸肿瘤不透光。

3. 精索（表 3-7-1）

表 3-7-1　精索触诊表现与常见情况

触诊表现	常 见 情 况
正常精索	呈柔软的索条状，无压痛
精索呈串珠样肿胀	输精管结核
精索挤压痛、局部皮肤红肿	精索急性炎症
靠近附睾的精索触及硬结	丝虫病
精索有蚯蚓团样感	精索静脉曲张

4. 睾丸

（1）睾丸急性肿痛，压痛明显：见于急性睾丸炎，常继发于流行性腮腺炎、淋病等。

（2）睾丸慢性肿痛：多由结核引起。

（3）一侧睾丸肿大、质硬并有结节：考虑睾丸肿瘤或白血病细胞浸润。

（4）睾丸萎缩：可见于流行性腮腺炎、外伤后遗症、精索静脉曲张。

（5）睾丸过小：常为先天性或内分泌异常引起，如肥胖性生殖无能症等。

（6）当阴囊触诊未触及睾丸时，应触诊腹股沟管内或阴茎根部、会阴部等处，或做超声检查腹腔。如睾丸隐藏在以上部位，称为隐睾症。

5. 附睾

（1）急性附睾炎：附睾肿痛明显，常伴睾丸肿大，附睾与睾丸分界不清。

（2）慢性附睾炎：附睾肿大而压痛轻。

（3）附睾肿胀而无压痛，质硬并有结节感，伴输精管增粗且呈串珠状，可能为附睾结核。结核病灶破溃后易形成瘘管。

三、前列腺

1. 检查方法　患者取肘膝卧位，跪卧于检查台上，也可采用右侧卧位或站立弯腰位。医生示指戴指套（或手套），指端涂以润滑剂，徐徐插入肛门，向腹侧触诊。可同时作前列腺按压留取前列腺液做化验检查。

2. 触诊

（1）正常前列腺质韧而有弹性，左、右两叶之间可触及正中沟。

（2）良性前列腺肥大时，正中沟消失，表面光滑有韧感，无压痛及粘连，多见于老年人。

（3）前列腺肿大、有明显压痛：多见于急性前列腺炎。

（4）前列腺肿大、质硬、无压痛，表面有硬结节：多为前列腺癌。

四、精囊

1. 正常时，肛诊一般不易触及精囊。

2. 肛诊触及精囊　可视为病理状态。

（1）精囊呈条索状肿胀并有触压痛，多为炎症所致。

（2）精囊表面呈结节状，多因结核引起。

（3）精囊质硬肿大，应考虑癌变。

 提示

　　精囊病变常继发于前列腺。

第二节　女性生殖器检查

一、外生殖器

1. 阴阜　性成熟后皮肤有阴毛，呈倒三角形分布，为女性第二性征。

（1）阴毛先浓密后脱落，明显稀少或缺如，见于性功能减退症、希恩综合征等。

（2）阴毛明显增多，呈男性分布，多见于肾上腺皮质功能亢进。

2. 大阴唇　性成熟后表面有阴毛，未生育妇女两侧大阴唇自然合拢遮盖外阴；经产妇两侧大阴唇常分开；老年人或绝经后常萎缩。

3. 小阴唇　炎症时常有红肿疼痛。局部色素脱失见于白斑症；若有结节、溃烂应考虑癌变可能。如有乳突状或蕈样突起见于尖锐湿疣。

4. 阴蒂　过小见于性发育不全；过大应考虑两性畸形；红肿见于外阴炎症。

5. 阴道前庭　前庭大腺有炎症时，局部红肿、硬痛并有脓液溢出。肿大明显而压痛轻，可见于前庭大腺囊肿。

二、内生殖器

1. 阴道　检查时，医生用拇、示指分开两侧小阴唇，在前庭后部可见阴道外口，其周围有处女膜。正常阴道黏膜呈浅红色，柔软、光滑。检查时应注意其紧张度，有无瘢痕、肿块、分泌物、出血等并观察子宫颈有无溃烂及新生物形成。

2. 子宫　触诊时应采用双合诊法。

（1）正常子宫颈表面光滑，妊娠时质软着紫色，检查时应注意子宫颈有无充血、糜烂、肥大及息肉。环绕子宫颈周围的阴道分前后、左右穹窿，后穹窿最深，为诊断性穿刺的部位。

（2）产后妇女子宫增大，触之较韧，光滑无压痛，子宫体积匀称性增大见于妊娠；非匀称性增大见于各种肿瘤。

3. 输卵管

（1）输卵管肿胀、增粗或有结节，弯曲或僵直，且常与周围组织粘连、固定，明显触压痛者，多见于急、慢性炎症或结核。

（2）输卵管明显肿大，可为输卵管积脓或积水。

4. 卵巢　触诊时多采用双合诊。绝经后萎缩变小、变硬；增大有压痛常见于卵巢炎症；卵巢囊肿常可见卵巢肿大。

第三节　肛门与直肠检查

一、常用体位（表 3-7-2）

表 3-7-2　肛门与直肠检查常用体位检查方法与适用情况

体位	检查方法	适用情况
肘膝位	患者两肘关节屈曲，置于检查台上，胸部尽量靠近检查台，两膝关节屈曲成直角跪于检查台上，臀部抬高	最常用于前列腺、精囊及内镜检查
左侧卧位	患者取左侧卧位，右腿向腹部屈曲，左腿伸直，臀部靠近检查台右边。医生位于患者背后进行检查	病重、年老体弱或女性患者

体位	检查方法	适用情况
仰卧位或截石位	患者仰卧于检查台上,臀部垫高,两腿屈曲、抬高并外展	重症体弱患者或膀胱直肠窝的检查,亦可行直肠双合诊
蹲位	患者下蹲呈排大便的姿势,屏气向下用力	检查直肠脱出、内痔及直肠息肉等

二、视诊

1. 肛门闭锁与狭窄　多见于新生儿先天性畸形。感染、外伤或手术可引起肛门狭窄。

2. 肛门周围瘢痕　多见于外伤或手术后。

3. 肛门周围红肿及压痛　常为肛门周围炎症或脓肿。

4. 肛裂　检查时肛门常可见裂口,触诊时有明显触压痛。

5. 痔　多见于成人,患者常有大便带血、痔块脱出、疼痛或瘙痒感。

（1）内痔:在肛门内口可查到柔软的紫红色包块,排便时可突出肛门口外。

（2）外痔:在肛门外口可见紫红色柔软包块。

（3）混合痔:在齿状线上、下均可发现紫红色包块,下部被肛管皮肤所覆盖。

6. 肛门直肠瘘　简称肛瘘,内口在直肠或肛管内,瘘管经过肛门软组织开口于肛门周围皮肤(有时有脓性分泌物流出)。肛瘘多为肛管或直肠周围脓肿与结核所致。

7. 直肠脱垂　又称脱肛。检查时患者取蹲位,观察肛门外有无突出物。

（1）直肠部分脱垂(黏膜脱垂):肛门外无突出物或突出不明显,患者屏气作排便动作时肛门外可见紫红色球状突出物,且随排便力气加大而突出更明显。停止排便时突出物常可回复至肛门内。

（2）直肠完全脱垂(直肠壁全层脱垂):指肛门外突出物呈椭圆形块状物,表面有环形皱襞,停止排便时不易回复。

三、触诊

1. 检查方法

（1）患者可采取肘膝位、左侧卧位或仰卧位等。

（2）医生右手示指戴指套或手套,涂以润滑剂后,将示指置于肛门外口轻轻按摩,等患者肛门括约肌适应放松后,再徐徐插入肛门、直肠内。

（3）先检查肛门及括约肌的紧张度,再查肛管及直肠的内壁。注意有无压痛及黏膜是否光滑,有无肿块及搏动感。

2. 直肠指诊常见的异常改变

（1）直肠剧烈触痛,常因肛裂及感染引起。

（2）直肠触痛伴有波动感，见于肛门、直肠周围脓肿。

（3）直肠内触及柔软、光滑而有弹性的包块，常为直肠息肉。

（4）触及坚硬凹凸不平的包块，应考虑直肠癌。

（5）指诊后指套表面带有黏液、脓液或血液，应取其涂片镜检或做细菌学检查。如直肠病变病因不明，应进一步做内镜检查。男性直肠指检还可触诊前列腺与精囊，女性则可检查子宫颈、子宫、输卵管等。必要时配用双合诊。

ⓘ **提示**

直肠指检对肛门、直肠的疾病诊断有重要价值，对盆腔的其他疾病如阑尾炎、髂窝脓肿也有诊断意义。

第八章

脊柱与四肢检查

第一节 脊 柱 检 查

一、脊柱弯曲度

1. 生理性弯曲 正常人直立时,脊柱从侧面观察有呈 S 状的四个生理弯曲,即颈段稍向前凸,胸段稍向后凸,腰椎明显向前凸,骶椎明显向后凸。正常人脊柱无侧弯。让患者取站立位或坐位,从后面观察脊柱有无侧弯。还应侧面观察脊柱各部形态,了解有无前后凸出畸形。

2. 病理性变形

（1）颈椎变形:颈部检查可观察自然姿势有无异常。颈侧偏见于先天性斜颈,患者头向一侧倾斜,患侧胸锁乳突肌隆起。

（2）脊柱变形

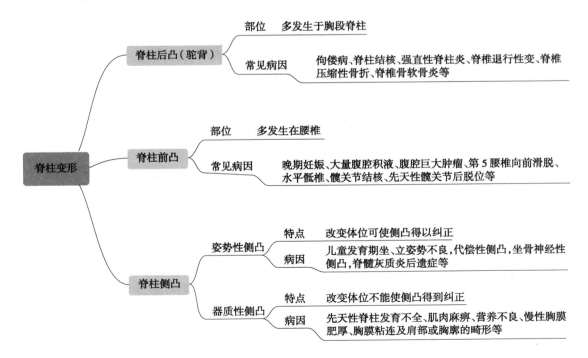

二、脊柱活动度

1. 正常活动度　颈椎段和腰椎段的活动范围最大；胸椎段活动范围最小；骶椎和尾椎几乎无活动性。正常脊柱的活动范围见表 3-8-1。

表 3-8-1　正常脊柱的活动范围

部位	前屈	后伸	左右侧弯	旋转度（一侧）
颈椎	35°～45°	35°～45°	45°	60°～80°
胸椎	30°	20°	20°	35°
腰椎	75°～90°	30°	20°～35°	30°
全脊柱	128°	125°	73.5°	115°

2. 活动受限

（1）颈椎段活动受限：常见于颈部肌纤维组织炎及韧带受损、颈椎病、结核或肿瘤浸润、颈椎外伤、骨折或关节脱位等。

（2）腰椎段活动受限：常见于腰部肌纤维组织炎及韧带受损、腰椎椎管狭窄、椎间盘突出、腰椎结核或肿瘤、腰椎骨折或脱位等。

三、脊柱压痛与叩击痛

1. 压痛检查方法

（1）嘱患者取端坐位，身体稍向前倾。

（2）检查者以右手拇指从枕骨粗隆开始自上而下逐个按压脊椎棘突及椎旁肌肉。

（3）正常时均无压痛。如有压痛，提示压痛部位可能有病变，并以第 7 颈椎棘突为标志计数病变椎体的位置（表 3-8-2）。

表 3-8-2　临床常见脊柱及椎旁肌肉的压痛部位与常见情况

临床常见脊柱及椎旁肌肉的压痛部位	常见情况
斜方肌中点处	落枕
锁骨上窝和颈外侧三角区内	颈肋综合征、前斜角肌综合征
颈肩部	颈部肌纤维组织炎
胸腰椎棘突	结核、椎间盘突出、外伤或骨折等
胸腰椎椎旁肌肉	腰背肌纤维炎或劳损

2. 叩击痛

（1）直接叩击法：指用中指或叩诊锤垂直叩击各椎体的棘突，多用于检查胸椎与腰椎。颈椎疾病一般不用此法检查。

（2）间接叩击法：嘱患者取坐位，医生将左手掌置于其头部，右手半握拳以小鱼际肌部位叩击左手背,了解脊柱各部位有无疼痛。叩击痛阳性见于脊柱结核、脊椎骨折及椎间盘突出等。叩击痛的部位多为病变部位。如有颈椎病或颈椎间盘脱出症,间接叩诊时可出现上肢的放射性疼痛。

四、脊柱检查的几种特殊试验

1. 颈椎特殊试验（表 3-8-3 ）

表 3-8-3　颈椎特殊试验

名称	操作方法	患者阳性表现	临床意义
Jackson 压头试验	患者取端坐位,检查者双手重叠放于其头顶部,向下加压	出现颈痛或上肢放射痛	多见于颈椎病及颈椎间盘突出症
前屈旋颈试验（Fenz 征）	嘱患者头颈部前屈,并左右旋转	颈椎处感觉疼痛	多提示颈椎小关节的退行改变
颈静脉加压试验（压颈试验,Naffziger 试验）	患者仰卧,检查者以双手指按压患者两侧颈静脉	颈部及上肢疼痛加重 下肢症状加重	可见于根性颈椎病 可见于根性坐骨神经痛
旋颈试验	患者取坐位,头略后仰,并自动向左、右做旋颈动作	出现头昏、头痛、视力模糊	提示椎动脉型颈椎病

2. 腰骶椎的特殊试验（表 3-8-4 ）

表 3-8-4　腰骶椎的特殊试验

名称	操作方法	患者阳性表现	临床意义
摇摆试验	患者平卧,屈膝、髋,双手抱于膝前。检查者手扶患者双膝,左右摇摆	腰部疼痛	多见于腰骶部病变
拾物试验	将一物品放在地上,嘱患者拾起。腰椎正常者可两膝伸直,腰部自然弯曲,俯身将物品拾起	先以一手扶膝蹲下,腰部挺直地用手接近物品	多见于腰椎病变,如腰椎间盘脱出,腰肌外伤及炎症
直腿抬高试验（Lasegue 征）	患者仰卧,双下肢平伸,检查者一手握患者踝部,一手置于大腿伸侧,分别做双侧直腿抬高动作,腰与大腿正常可达80°~90°	腿抬高不足70°,且伴下肢后侧的放射性疼痛	见于腰椎间盘突出症、单纯性坐骨神经痛
屈颈试验（Linder 征）	患者取仰卧、端坐或直立位,检查者一手置于患者胸前,另一手置于枕后,缓慢、用力地上抬其头部,使颈前屈	出现下肢放射痛	见于腰椎间盘突出症的"根肩型"患者
股神经牵拉试验	患者俯卧,髋、膝关节完全伸直。检查者将一侧下肢抬起,使髋关节过伸	大腿前方出现放射痛	可见于高位腰椎间盘突出症（L_2~L_3 或 L_3~L_4 ）

第二节 四肢与关节检查

一、上肢

1. 长度 双上肢长度正常情况下等长,长度不一见于先天性短肢畸形、骨折重叠和关节脱位等。

2. 肩关节

(1)外形

1)方肩:指肩关节弧形轮廓消失,肩峰突出。见于肩关节脱位或三角肌萎缩。

2)两侧肩关节一高一低,颈短耸肩,见于先天性肩胛高耸症、脊柱侧弯。

3)锁骨骨折,远端下垂,使该侧肩下垂,肩部突出畸形如戴肩章状,见于外伤性肩锁关节脱位。

(2)运动

1)肩关节周围炎:可见关节各方向的活动受限,即冻结肩。

2)冈上肌腱炎:肩关节外展达60°范围时感疼痛,超过120°时则消失。

3)肩关节炎:肩关节外展开始即痛,但仍可外展。

4)肱骨或锁骨骨折:轻微外展即感疼痛。

5)肩肱关节或肩锁关节脱位:搭肩试验(Dugas征)常为阳性,即嘱患者用患侧手掌平放于对侧肩关节前方,如不能搭上而前臂不能自然贴紧胸壁。

(3)压痛点

1)肱骨结节间压痛:见于肱二头肌长头腱鞘炎。

2)肱骨大结节压痛:可见于冈上肌腱损伤。

3)肩峰下内方触痛:可见于肩峰下滑囊炎。

3. 肘关节

(1)形态:伸直时肘关节轻度外翻,称携物角,5°~15°。此角 >15°为肘外翻,<15°为肘内翻。

1)髁上骨折:可见肘窝上方突出。

2)桡骨头脱位:可见肘窝外下方向桡侧突出。

3)肘关节后脱位:鹰嘴向肘后方突出,Hüter线及Hüter三角(肘关节伸直时肱骨内外上髁及尺骨鹰嘴形成的连线,和屈肘时形成的三角)解剖关系改变。

4)肘关节积液和滑膜增生:常出现肘部肿胀。

(2)运动:肘关节活动正常时屈135°~150°,伸10°,旋前(手背向上转动)80°~90°,旋后(手背向下转动)80°~90°。

(3)触诊:注意肘关节周围皮肤温度,有无肿块,肱动脉搏动,桡骨小头是否压痛,滑车淋巴结是否肿大。

4. 腕关节及手

（1）外形

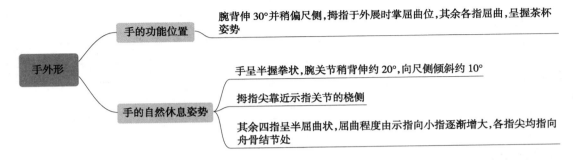

（2）局部肿胀与隆起（表3-8-5）

表3-8-5 局部肿胀与隆起表现与常见情况

表现	常见情况
腕关节背侧或旁侧局部隆起	腱鞘囊肿
腕背侧肿胀	腕肌腱腱鞘炎或软组织损伤
尺骨小头向腕背侧隆起	桡尺远侧关节半脱位
手指关节梭形肿胀	类风湿关节炎、骨关节炎（有特征性 Heberden 结节）
单个指关节梭形肿胀	指骨结核、内生软骨瘤
指间关节侧方肿胀	手指侧副韧带损伤

（3）常见畸形（表3-8-6）

表3-8-6 腕关节及手的常见畸形表现与常见情况

畸形表现	常见情况
腕垂症	桡神经损伤
猿掌	正中神经损伤
爪形手	尺神经损伤、进行性肌萎缩、脊髓空洞症和麻风等
餐叉样畸形	Colles 骨折
匙状甲（反甲）	缺铁性贫血、高原疾病，偶见于风湿热、甲癣
杵状指/趾	呼吸系统疾病（如慢性肺脓肿、支气管扩张和支气管肺癌）、心血管疾病（如发绀型先天性心脏病、亚急性感染性心内膜炎）、营养障碍性疾病（如肝硬化）

 提示

杵状指/趾的发生可能与肢体末端慢性缺氧、代谢障碍及中毒性损害有关。

二、下肢

1. 髋关节

（1）步态

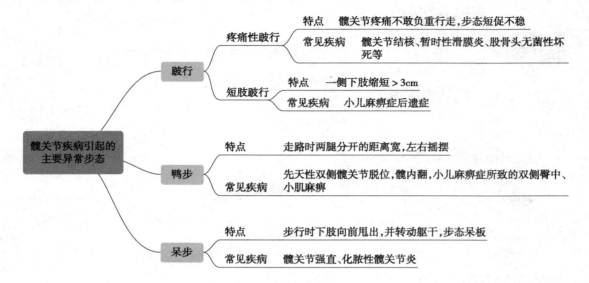

髋关节疾病引起的主要异常步态

- 跛行
  - 疼痛性跛行
    - 特点　髋关节疼痛不敢负重行走,步态短促不稳
    - 常见疾病　髋关节结核、暂时性滑膜炎、股骨头无菌性坏死等
  - 短肢跛行
    - 特点　一侧下肢缩短 > 3cm
    - 常见疾病　小儿麻痹症后遗症
- 鸭步
  - 特点　走路时两腿分开的距离宽,左右摇摆
  - 常见疾病　先天性双侧髋关节脱位,髋内翻,小儿麻痹症所致的双侧臀中、小肌麻痹
- 呆步
  - 特点　步行时下肢向前甩出,并转动躯干,步态呆板
  - 常见疾病　髋关节强直、化脓性髋关节炎

（2）畸形：髋关节可有内收、外展及旋转畸形,多见于髋关节脱位,股骨干及股骨头骨折错位。

（3）肿胀及皮肤皱褶：腹股沟异常饱满,提示髋关节肿胀;髋关节病变时臀肌萎缩;臀部皱褶不对称,提示一侧髋关节脱位。

（4）肿块、窦道及瘢痕：常见于髋关节结核。

（5）压痛：触诊腹股沟韧带中点后下 1cm,再向外 1cm。髋关节有积液时此处有波动感,如触诊硬韧饱满,可能为髋关节前脱位;若该处空虚,可能为后脱位。

（6）活动度：髋关节有一定的活动范围,表现为屈曲 130° ~140°,后伸 15° ~30°,内收 20° ~30°,外展 30° ~45°,旋转 45°。

（7）其他

1）患者下肢伸直,医生以拳叩击足跟,如髋部疼痛,则示髋关节炎或骨折。

2）嘱患者做屈髋和伸髋动作,可闻及大粗隆上方有明显的"咯噔"声,系紧张肥厚的阔筋膜张肌与股骨大粗隆摩擦声。

2. 膝关节

（1）膝外翻：嘱患者暴露双膝关节,处站立位及平卧位进行检查,直立时双腿并拢,两股骨内髁及两胫骨内踝可同时接触,如两踝距离增宽,小腿向外偏斜,双下肢呈"X"状,称"X形腿",见于佝偻病。

（2）膝内翻：患者直立时,双股骨内髁间距增大,小腿向内偏斜,膝关节向内形成角度,双下肢形成"O"状,称"O 形腿",见于儿童佝偻病。

（3）膝反张:指膝关节过度后伸形成向前的反屈状。见于小儿麻痹后遗症、膝关节结核。

（4）膝关节肿胀（表 3-8-7）:检查关节肿胀的同时,应注意关节周围皮肤有无发红、灼热及窦道形成。

表 3-8-7　膝关节肿胀表现与常见情况

膝关节肿胀表现	常见情况
膝关节匀称性胀大,双侧膝眼消失并突出	膝关节积液
髌骨上方明显隆起	髌上囊内积液
髌骨前面明显隆起	髌前滑囊炎
膝关节呈梭形膨大	膝关节结核
关节间隙附近有突出物	半月板囊肿

（5）肌萎缩:膝关节病变时,常见股四头肌及内侧肌萎缩。

（6）压痛

1）膝关节发炎时,双膝眼处压痛。

2）髌骨软骨炎时,髌骨两侧有压痛。

3）膝关节间隙压痛,提示半月板损伤。

4）侧副韧带损伤,压痛点多在韧带上下两端的附着处。

5）胫骨结节骨骺炎时,压痛点位于髌韧带在胫骨的止点处。

（7）膝关节周围的肿块（表 3-8-8）:应注意肿块的大小、硬度、活动度,有无压痛及波动感。

表 3-8-8　膝关节周围的肿块表现与常见情况

膝关节周围的肿块表现	常见情况
髌骨前方肿块,触及囊性感	髌前滑囊炎
膝关节间隙处肿块,且伸膝时明显,屈膝后消失	半月板囊肿
胫前上端或股骨下端局限性隆起,无压痛	骨软骨瘤
腘窝处肿块,有囊状感	腘窝囊肿
腘窝处肿块,伴有与动脉同步的搏动	动脉瘤

（8）摩擦感

1）膝部摩擦感:提示膝关节面不光滑,见于炎症后遗症、创伤性关节炎。

2）髌骨摩擦感:提示髌骨表面不光滑,见于炎症及创伤后遗留的病变。

（9）特殊试验（表 3-8-9）

表3-8-9 膝关节的特殊试验

膝关节的特殊试验	方法	临床意义
浮髌试验	患者取平卧位,下肢伸直放松,医生一手虎口卡于患膝髌骨上极,并加压压迫髌上囊,使关节液集中于髌骨底面,另一手示指垂直按压髌骨并迅速抬起,按压时髌骨与关节面有碰触感,松手时髌骨浮起,即为浮髌试验阳性	浮髌试验阳性提示有中等量以上关节积液(>50ml)
侧方加压试验	患者取仰卧位,膝关节伸直,医生一手握住踝关节向外侧推抬,另一手置于膝关节外上方向内侧推压,使内侧副韧带紧张度增加;向相反方向加压,使外侧副韧带紧张度增加	膝关节内侧疼痛,提示内侧副韧带损伤;外侧膝关节疼痛,提示外侧副韧带损伤

三、踝关节与足

1. 肿胀

(1)匀称性肿胀:见于踝关节扭伤、结核、化脓性关节炎、类风湿关节炎。

(2)局限性肿胀

1)足背或内、外踝下方局限肿胀,见于腱鞘炎或腱鞘囊肿。

2)跟骨结节处肿胀,见于跟腱周围炎。

3)第二、三跖趾关节背侧或跖骨干局限性肿胀,可能为距骨头无菌性坏死或骨折引起。

4)足趾皮肤温度变冷、肿胀,皮肤呈乌黑色,见于缺血性坏死。

2. 局限性隆起

(1)足背部骨性隆起,可见于外伤,骨质增生或先天性异常。

(2)内外踝明显突出,见于胫腓关节分离,内外踝骨折。

(3)踝关节前方隆起,见于距骨头骨质增生。

3. 畸形　足部常见畸形有扁平足、弓形足、马蹄足、跟足畸形、足内翻和足外翻。

> **ℹ 提示**
>
> 足内翻常见于小儿麻痹后遗症;足外翻见于胫前胫后肌麻痹。

4. 压痛点

(1)内外踝骨折,跟骨骨折,韧带损伤局部均可出现压痛。

(2)第二、三跖骨头处压痛,见于跖骨头无菌性坏死。

(3)第二、三跖骨干压痛,见于疲劳骨折。

(4)跟腱压痛,见于跟腱腱鞘炎。

(5)足跟内侧压痛,见于跟骨骨棘或跖筋膜炎。

经典试题

（研）下列疾病中,可出现杵状指/趾的是

　　A. 肝硬化

　　B. 慢性支气管炎

　　C. 肢端肥大症

　　D. 缺铁性贫血

【答案】

　A

温故知新

脊柱与四肢检查
- 脊柱检查
  - 弯曲度
    - 生理性弯曲　颈段稍前凸,胸段稍后凸,腰椎明显前凸,骶椎明显后凸
    - 病理性变形　颈椎变形,脊柱后凸、前凸、侧凸
  - 活动度
    - 活动范围　颈椎段、腰椎段(两者最大)>胸椎段(较小)>骶椎、尾椎(几乎无活动性)
    - 活动受限　颈椎段、腰椎段活动受限常见
  - 压痛
    - 斜方肌中点　→落枕
    - 锁骨上窝和颈外侧三角区内　→颈肋综合征、前斜角肌综合征
    - 颈肩部　→可见于颈部肌纤维组织炎
    - 胸腰椎棘突　→结核、椎间盘突出、外伤或骨折等
    - 胸腰椎椎旁肌肉　→腰背肌纤维炎或劳损
  - 叩击痛
    - 直接叩击法　多用于检查胸椎与腰椎
    - 间接叩击法　阳性见于脊柱结核、脊椎骨折及椎间盘突出等
  - 颈椎特殊试验　包括Jackson压头试验、前屈旋颈试验、压颈试验、旋颈试验
  - 腰骶椎特殊试验　包括摇摆试验、拾物试验、Lasegue征、Linder征、股神经牵拉试验
  - 上肢
    - 肩关节
      - 外形　如方肩见于肩关节脱位、三角肌萎缩
      - 运动　如搭肩试验(Dugas征)阳性见于肩肱关节或肩锁关节脱位
      - 压痛点　如肩峰下内方触痛可见于肩峰下滑囊炎
    - 肘关节　形态(有无肘外翻、肘内翻)、运动、触诊(肘关节周围皮肤温度、有无肿块等)

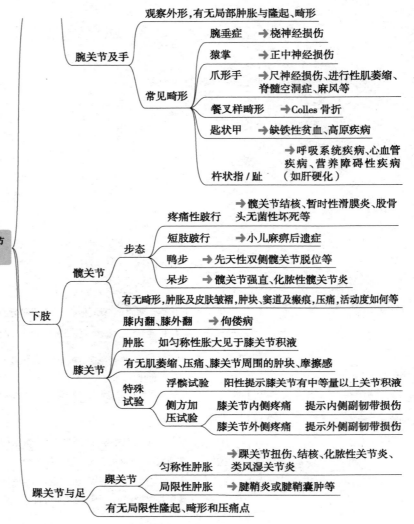

四肢与关节检查

腕关节及手
- 观察外形,有无局部肿胀与隆起、畸形
- 常见畸形
  - 腕垂症 →桡神经损伤
  - 猿掌 →正中神经损伤
  - 爪形手 →尺神经损伤、进行性肌萎缩、脊髓空洞症、麻风等
  - 餐叉样畸形 →Colles 骨折
  - 匙状甲 →缺铁性贫血、高原疾病
  - 杵状指/趾 →呼吸系统疾病、心血管疾病、营养障碍性疾病(如肝硬化)

下肢
- 髋关节
  - 步态
    - 疼痛性跛行 →髋关节结核、暂时性滑膜炎、股骨头无菌性坏死等
    - 短肢跛行 →小儿麻痹后遗症
    - 鸭步 →先天性双侧髋关节脱位等
    - 呆步 →髋关节强直、化脓性髋关节炎
  - 有无畸形,肿胀及皮肤皱褶,肿块、窦道及瘢痕,压痛,活动度如何等
- 膝关节
  - 膝内翻、膝外翻 →佝偻病
  - 肿胀 如匀称性胀大见于膝关节积液
  - 有无肌萎缩、压痛、膝关节周围的肿块、摩擦感
  - 特殊试验
    - 浮髌试验 阳性提示膝关节有中等量以上关节积液
    - 侧方加压试验
      - 膝关节内侧疼痛 提示内侧副韧带损伤
      - 膝关节外侧疼痛 提示外侧副韧带损伤

踝关节与足
- 踝关节
  - 匀称性肿胀 →踝关节扭伤、结核、化脓性关节炎、类风湿关节炎
  - 局限性肿胀 →腱鞘炎或腱鞘囊肿等
- 有无局限性隆起、畸形和压痛点

第九章

神经系统检查

第一节　脑神经检查

一、嗅神经

1. 检查　嗅神经系第Ⅰ对脑神经,检查方法如下。

(1)先确定患者是否鼻孔通畅、有无鼻黏膜病变。然后嘱患者闭目,依次检查双侧嗅觉。

(2)先压住一侧鼻孔,用患者熟悉的、无刺激性气味的物品(如杏仁、松节油、肉桂油、牙膏、香烟或香皂等)置于另一鼻孔下,让患者辨别嗅到的各种气味。

> ℹ️ **提示**
>
> 不能使用可直接刺激三叉神经末梢的挥发性液体,如酒精、氨水和甲醛溶液等。

(3)换另一侧鼻孔进行测试,双侧比较。

2. 嗅觉功能障碍　如排除鼻黏膜病变,常见于同侧嗅神经损害,如嗅沟病变压迫嗅球、嗅束可引起嗅觉丧失。

二、视神经

视神经系第Ⅱ对脑神经。检查包括视力、视野检查和眼底检查。

三、动眼神经、滑车神经、展神经

1. 概述　动眼神经(第Ⅲ对脑神经)、滑车神经(第Ⅳ对脑神经)、展神经(第Ⅵ对脑神经),共同支配眼球运动,合称为眼球运动神经。

2. 异常情况

(1)眼球运动向内、向上及向下活动受限,及上睑下垂、调节反射消失:均提示有动眼神经麻痹。

(2)眼球向下及向外运动减弱:提示滑车神经损害。

（3）眼球向外转动障碍：提示展神经受损。

（4）瞳孔反射异常：可见于动眼神经或视神经受损。

（5）眼球运动神经麻痹可出现相应眼外肌的功能障碍导致麻痹性斜视，单侧眼球运动神经麻痹可导致复视。

四、三叉神经

1. 概述　三叉神经系第Ⅴ对脑神经，是混合性神经。感觉神经纤维分布于面部皮肤、眼、鼻、口腔黏膜；运动神经纤维支配咀嚼肌、颞肌和翼状内外肌。

2. 面部感觉

（1）检查方法：嘱患者闭眼，以针刺检查痛觉、棉絮检查触觉和盛有冷或热水的试管检查温度觉。两侧及内外对比，观察患者的感觉反应，同时确定感觉障碍区域。

（2）感觉障碍

1）周围性感觉障碍：为患侧患支（眼支、上颌支、下颌支）分布区各种感觉缺失。

2）核性感觉障碍：呈葱皮样感觉障碍。

3. 角膜反射

（1）检查方法：嘱患者睁眼向内侧注视，以捻成细束的棉絮从患者视野外接近并轻触外侧角膜，避免触及睫毛，正常反应为被刺激侧迅速闭眼（直接角膜反射），对侧也出现眼睑闭合反应（间接角膜反射）。

（2）异常情况

1）直接和间接角膜反射均（－）：见于三叉神经病变（传入障碍）。

2）直接反射（－），间接反射（＋）：见于患侧面神经瘫痪（传出障碍）。

4. 运动功能

（1）检查方法：检查者双手触按患者颞肌、咀嚼肌，嘱患者做咀嚼动作，对比双侧肌力强弱；再嘱患者做张口运动或露齿，以上下门齿中缝为标准，观察张口时下颌有无偏斜。

（2）一侧三叉神经运动纤维受损：病侧咀嚼肌肌力减弱或出现萎缩，张口时由于翼状肌瘫痪，下颌偏向病侧。

五、面神经

1. 概述　面神经系第Ⅶ对脑神经，主要支配面部表情肌和具有舌前 2/3 味觉功能。

2. 运动功能

（1）一侧面神经周围性（核或核下性）损害：病侧额纹减少、睑裂增大、鼻唇沟变浅，不能皱额、闭眼微笑或露齿时口角歪向健侧，鼓腮及吹口哨时病变侧漏气。

（2）中枢性（核上的皮质脑干束或皮质运动区）损害：由于上半部面肌受双侧皮质运动区的支配，皱额、闭眼无明显影响，只出现病灶对侧下半部面部表情肌的瘫痪。

3. 味觉检查　面神经损害者,舌前 2/3 味觉丧失。

六、位听神经

1. 概述　位听神经系第Ⅷ对脑神经,包括前庭及耳蜗两种感觉神经。
2. 听力检查　可测定耳蜗神经的功能。
3. 前庭功能检查　通过外耳道灌注冷、热水试验或旋转试验,观察有无前庭功能障碍所致的眼球震颤反应减弱或消失。

七、舌咽神经、迷走神经

1. 概述　舌咽神经系第Ⅸ对脑神经,迷走神经系第Ⅹ对脑神经,两者常同时受损。
2. 运动　观察患者张口发"啊"音时悬雍垂是否居中,两侧软腭上抬是否一致。
（1）一侧神经受损:患侧软腭上抬减弱,悬雍垂偏向健侧。
（2）双侧神经麻痹:悬雍垂居中,但双侧软腭上抬受限,甚至完全不能上抬。
3. 咽反射　用压舌板轻触左侧或右侧咽后壁,正常出现咽部肌肉收缩和舌后缩,并有恶心反应,有神经损害时患侧反射迟钝或消失。
4. 感觉　可用棉签轻触两侧软腭和咽后壁,观察感觉。舌后 1/3 的味觉减退为舌咽神经损害。

八、副神经

1. 副神经系第Ⅺ对脑神经,支配胸锁乳突肌及斜方肌。
2. 副神经受损时,向对侧转头及同侧耸肩无力或不能,同侧胸锁乳突肌及斜方肌萎缩。

九、舌下神经

1. 舌下神经系第Ⅻ对脑神经。
2. 单侧舌下神经麻痹时伸舌,舌尖偏向病侧;双侧麻痹者不能伸舌。

第二节　运动功能检查

一、肌容积

1. 概述　肌容积是指肌肉的体积。观察、比较两侧对称部位肌容积,有无肌萎缩或假性肥大,可肉眼观察或用软尺测量肢体周径。
2. 异常情况

（1）肌萎缩：可见于下运动神经元损害、肌肉疾病、长期失用等情况。

（2）肌肉假性肥大：表现为外观肥大、触之坚硬、肌力减弱，可见于进行性肌营养不良，以腓肠肌和三角肌表现明显。

二、肌力

1. 概述　肌力是指肌肉运动时的最大收缩力。检查时令患者做肢体伸屈动作，检查者从相反方向给予阻力，测试患者对阻力的克服力量，并注意两侧比较。

2. 肌力分级法（表 3-9-1）

表 3-9-1　肌力分级法

分级	特点
0 级	完全瘫痪，测不到肌肉收缩
1 级	仅测到肌肉收缩，但不能产生动作
2 级	肢体在床面上能水平移动，但不能抵抗自身重力，即不能抬离床面
3 级	肢体能抬离床面，但不能抗阻力
4 级	肢体能做抗阻力动作，但不完全
5 级	正常肌力

3. 常见的瘫痪类型（表 3-9-2）

表 3-9-2　常见的瘫痪类型

名称	特点	常见情况
单瘫	单一肢体瘫痪	脊髓灰质炎
偏瘫	一侧肢体（上、下肢）瘫痪，常伴同侧脑神经损害	颅内病变、脑卒中
交叉性偏瘫	一侧肢体瘫痪，对侧脑神经损害	脑干病变
截瘫	双侧下肢瘫痪，是脊髓横贯性损伤的结果	脊髓外伤、炎症等

4. 瘫痪的诊断流程（图 3-9-1）

三、肌张力

1. 概述　肌张力是指静息状态下的肌肉紧张度和被动运动时遇到的阻力，其实质是一种牵张反射，即骨骼肌受到外力牵拉时产生的收缩反应，这种收缩是通过反射中枢控制的。

2. 肌张力增高　触摸肌肉有坚实感，伸屈肢体时阻力增加。

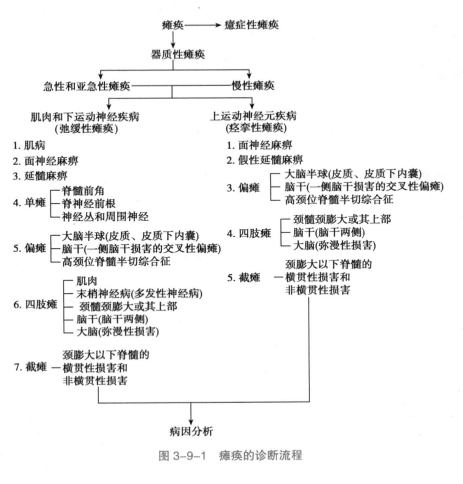

图 3-9-1　瘫痪的诊断流程

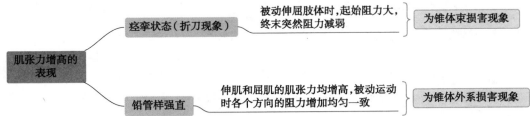

3. 肌张力降低　肌肉松软,伸屈肢体时阻力低,关节运动范围扩大,见于下运动神经元病变(如周围神经炎、脊髓前角灰质炎等)、小脑病变和肌源性病变等。

四、不自主运动

1. 概述　不自主运动是指患者意识清楚的情况下,随意肌不自主收缩所产生的一些无目的的异常动作,多为锥体外系损害表现。

2. 震颤　为两组拮抗肌交替收缩引起的不自主动作。

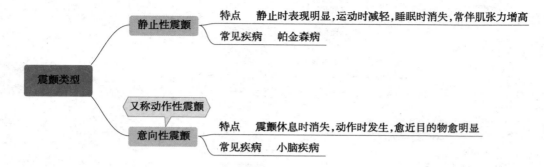

3. 舞蹈样运动 为面部肌肉及肢体的快速、不规则、无目的、不对称的不自主运动。

（1）特点：表现为做鬼脸、转颈、耸肩、手指间断性伸屈、摆手和伸臂等舞蹈样动作。睡眠时可减轻或消失。

（2）临床意义：多见于儿童期风湿性舞蹈病、遗传性舞蹈病、服用抗精神病药物者。

4. 手足徐动 为手指或足趾的一种缓慢持续的伸展扭曲动作，见于脑性瘫痪、肝豆状核变性、脑基底节变性。

五、共济运动

1. 概述 机体任一动作的完成均依赖于某组肌群协调一致的运动，称共济运动。

2. 常用检查方法（表 3-9-3）

表 3-9-3 共济运动的常用检查方法

名称	操作方法	临床意义
指鼻试验	嘱患者先以示指接触距其前方 0.5m 检查者的示指，再以示指触自己的鼻尖，由慢到快，先睁眼、后闭眼，重复进行	①小脑半球病变→同侧指鼻不准 ②感觉性共济失调→睁眼时指鼻准确，闭眼时出现障碍
跟-膝-胫试验	嘱患者仰卧，上抬一侧下肢，将足跟置于另一下肢膝盖下端，再沿胫骨前缘向下移动，先睁眼、后闭眼重复进行	①小脑损害→动作不稳 ②感觉性共济失调→闭眼时足跟难以寻到膝盖
快速轮替动作	嘱患者伸直手掌，并以前臂做快速旋前旋后动作，或一手用手掌、手背连续交替拍打对侧手掌	共济失调→患者动作缓慢、不协调
闭目难立征	嘱患者双足并拢站立，双手向前平伸，闭目，观察其姿势平衡	感觉性共济失调→睁眼时能站稳，闭眼时站立不稳

第三节　感觉功能检查

一、浅感觉检查

1. 痛觉　用别针的针尖均匀地轻刺患者皮肤,询问患者是否疼痛。注意两侧对称比较,同时记录痛感障碍类型(正常、过敏、减退或消失)与范围。

 提示

　　为避免患者将触觉与痛觉混淆,应交替使用别针的针尖和针帽进行检查比较。

2. 触觉　用棉签轻触患者的皮肤或黏膜,询问有无感觉。

3. 温度觉　用盛有热水(40~50℃)或冷水(5~10℃)的玻璃试管交替接触患者皮肤,嘱患者辨别冷、热感。

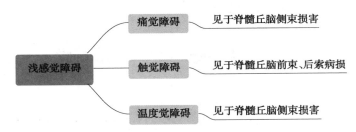

二、深感觉检查

1. 运动觉　检查者轻轻夹住患者的手指或足趾两侧,上或下移动,令患者根据感觉说出"向上"或"向下"。

2. 位置觉　检查者将患者的肢体摆成某一姿势,请患者描述该姿势或用对侧肢体模仿。

3. 震动觉　用震动着的音叉(128Hz)柄置于骨突起处(如内、外踝,手指、桡尺骨茎突、胫骨、膝盖等),询问有无震动感觉,判断两侧有无差别。

 提示

　　深感觉障碍见于后索病损。

三、复合感觉检查

1. 皮肤定位觉　检查者以手指或棉签轻触患者皮肤某处,让患者指出被触部位。

2. 两点辨别觉

（1）操作方法：以钝脚分规轻轻刺激皮肤上的两点，检测患者辨别两点的能力，再逐渐缩小双脚间距，直到患者感觉为一点时，测其实际间距，两侧比较。

（2）正常值：手指的辨别间距是 2mm，舌是 1mm，脚趾是 3~8mm，手掌是 8~12mm，后背是 40~60mm。

3. 实体觉　嘱患者用单手触摸熟悉的物体，如钢笔、钥匙、硬币等，并说出物体的名称。先测功能差的一侧，再测另一手。

4. 体表图形觉　在患者的皮肤上画图形（方、圆、三角形等）或写简单的字（一、二、十等），观察其能否识别，须双侧对照。

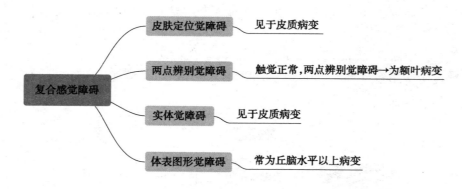

第四节　神经反射检查

一、浅反射

1. 概述　浅反射系刺激皮肤、黏膜或角膜等引起的反应。包括角膜反射、腹壁反射、提睾反射、跖反射、肛门反射。

2. 腹壁反射

（1）检查方法：患者仰卧，下肢稍屈曲，使腹壁松弛，然后用钝头竹签分别沿肋缘下（胸髓 7~8 节）、脐平（胸髓 9~10 节）及腹股沟上（胸髓 11~12 节）的方向，由外向内轻划两侧腹壁皮肤，分别称为上、中、下腹壁反射。

（2）正常反应：上、中或下部局部腹肌收缩。

（3）异常反应

1）反射消失：上腹部反射消失见于胸髓 7~8 节受损；中腹部反射消失见于胸髓 9~10 节受损；下腹部反射消失见于胸髓 11~12 节受损。

2）双侧上、中、下部反射均消失：见于昏迷、急性腹膜炎。

3）一侧上、中、下部腹壁反射均消失：见于同侧锥体束病损。

提示

　　肥胖、老年及经产妇会出现腹壁反射减弱或消失。

　　3. 提睾反射

　　（1）检查方法：用竹签由下而上轻划股内侧上方皮肤，可引起同侧提睾肌收缩，睾丸上提。

　　（2）异常反应

　　1）双侧反射消失：为腰髓 1~2 节病损。

　　2）一侧反射减弱或消失：见于锥体束损害。

　　3）局部病变如腹股沟疝、阴囊水肿等：可影响提睾反射。

　　4. 跖反射

　　（1）检查方法：患者仰卧，下肢伸直，检查者手持患者踝部，用钝头竹签划足底外侧，由足跟向前至近小趾跖关节处转向姆趾侧。

　　（2）正常反应：足跖屈曲（即 Babinski 征阴性）。

　　（3）跖反射消失：见于骶髓 1~2 节病损。

　　5. 肛门反射

　　（1）检查方法：用大头针轻划肛门周围皮肤，可引起肛门外括约肌收缩。

　　（2）肛门反射障碍：见于骶髓 4~5 节或肛尾神经病损。

二、深反射

　　1. 概述　深反射是指刺激骨膜、肌腱经深部感受器完成的反射，又称腱反射。

　　2. 反射强度分级（表 3-9-4）

表 3-9-4　反射强度分级

分级	特　　点
0	反射消失
+	肌肉收缩存在,但无相应关节活动,为反射减弱
+ +	肌肉收缩并导致关节活动,为正常反射
+ + +	反射增强,可为正常或病理状况
+ + + +	反射亢进,并伴有阵挛,为病理状况

　　3. **肱二头肌反射**　患者前臂屈曲，检查者以左手拇指置于患者肘部肱二头肌腱上，右手持叩诊锤叩击检查者左手拇指，可使患者肱二头肌收缩，前臂快速屈曲。

　　4. **肱三头肌反射**　患者外展上臂，半屈肘关节，检查者用左手托住其前臂，右手用叩诊锤直接叩击鹰嘴上方的肱三头肌腱,可使肱三头肌收缩,引起前臂伸展。

5. **桡骨膜反射** 被检者前臂置于半屈半旋前位,检查者以左手托住其腕部,并使腕关节自然下垂,随即以叩诊锤叩桡骨茎突,可引起肱桡肌收缩,发生屈肘和前臂旋前动作。

6. **膝反射** ①患者取坐位,小腿完全松弛下垂与大腿成直角;或仰卧位,检查者以左手托起其膝关节使之屈曲约120°。②用右手持叩诊锤叩击膝盖髌骨下方股四头肌腱,可引起小腿伸展。

7. <u>**跟腱反射(又称踝反射)**</u> 患者仰卧,髋及膝关节屈曲,下肢取外旋外展位。检查者左手将患者足部背屈成直角,以叩诊锤叩击跟腱,反应为腓肠肌收缩,足向跖面屈曲。

8. **深反射的反射中枢**(表3-9-5)

表 3-9-5 深反射的反射中枢

深反射名称	反射中枢
肱二头肌反射	颈髓 5~6 节
肱三头肌反射	颈髓 6~7 节
桡骨膜反射	颈髓 5~6 节
膝反射	腰髓 2~4 节
跟腱反射	骶髓 1~2 节

9. **阵挛**

(1)**概述**:锥体束以上病变导致深反射亢进时,用力使相关肌肉处于持续性紧张状态,该组肌肉发生节律性收缩,称为阵挛。

(2)**常见分类**

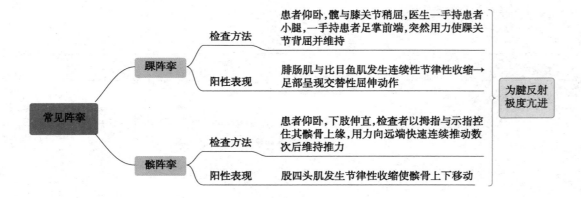

三、病理反射

1. **概述** 病理反射指锥体束病损时,大脑失去了对脑干和脊髓的抑制作用而出现的异常反射。

提示

  <1.5 岁的婴幼儿神经系统发育未完善,也可出现这种反射,不属于病理性。

  2. Babinski 征检查 患者取仰卧位,用竹签沿患者足底外侧缘,由后向前至小趾近跟部并转向内侧。

  3. Oppenheim 征检查 检查者弯曲示指及中指,沿患者胫骨前缘用力由上向下滑压。

  4. Gordon 征检查 检查者用手以一定力量捏压腓肠肌。

 提示

  Babinski 征、Oppenheim 征、Gordon 征的阳性反应均为蹞趾背伸,余趾呈扇形展开。

  5. Hoffmann 征 通常认为是病理反射,也有认为是深反射亢进的表现,反射中枢为颈髓 7 节至胸髓 1 节。

  (1)检查方法:检查者左手持患者腕部,以右手中指与示指夹住患者中指并稍向上提,使腕部处于轻度过伸位。

  (2)阳性反应:以拇指迅速弹刮患者的中指指甲,引起其余四指掌屈反应。

  四、脑膜刺激征

  1. 概述 脑膜刺激征为脑膜受激惹的体征,见于脑膜炎、蛛网膜下腔出血、颅压增高等。

  2. 颈强直 患者仰卧,检查者以一手托患者枕部,另一只手置于胸前做屈颈动作。如检查时感觉到抵抗力增强,即为颈部阻力增高或颈强直。在除外颈椎或颈部肌肉局部病变后,即可认为有脑膜刺激征。

  3. Kernig 征 患者仰卧,一侧下肢髋、膝关节屈曲成直角,检查者将患者小腿抬高伸膝。正常人膝关节可伸达 135° 以上。伸膝受阻且伴疼痛与屈肌痉挛,为阳性。

  4. Brudzinski 征 患者仰卧,下肢伸直,检查者一手托起患者枕部,另一手按于其胸前。当头部前屈时,双髋与膝关节同时屈曲为阳性。

第五节 自主神经功能检查

  一、眼心反射

  1. 患者仰卧,双眼自然闭合,计数脉率。

  2. 检查者用左手中指、示指分别置于患者眼球两侧,逐渐加压,以患者不痛为限。加压

20~30s 后计数脉率,正常可减少 10~12 次 /min。

二、卧立位试验

平卧位计数脉率,然后起立站直,再计数脉率。

三、皮肤划痕试验

用钝头竹签在皮肤上适度加压划一条线,数秒后,皮肤先出现白色划痕(血管收缩)高出皮面,以后变红,属正常反应。

四、竖毛反射

正常情况下,将冰块置于患者颈后或腋窝,数秒后可见竖毛肌收缩,毛囊处隆起如鸡皮。

五、发汗试验

常用碘淀粉法。皮下注射毛果芸香碱 10mg,作用于交感神经节后纤维而引起出汗,出汗处淀粉变蓝色,无汗处皮肤颜色不变。

六、Valsalva 动作

患者深吸气后,在屏气状态下用力做呼气动作 10~15s。计算此期间最长心搏间期与最短心搏间期的比值,正常人≥1.4。

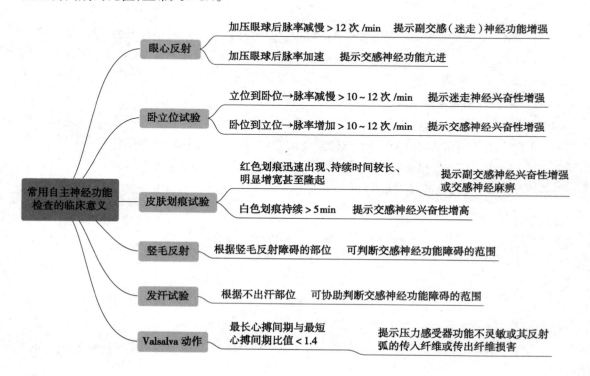

---○ 经 典 试 题 ○---

（执）肢体能在床面上水平移动,但不能抬离床面,提示肌力为

  A. 1 级   B. 2 级

  C. 3 级   D. 4 级

  E. 5 级

【答案】

 B

---○ 温 故 知 新 ○---

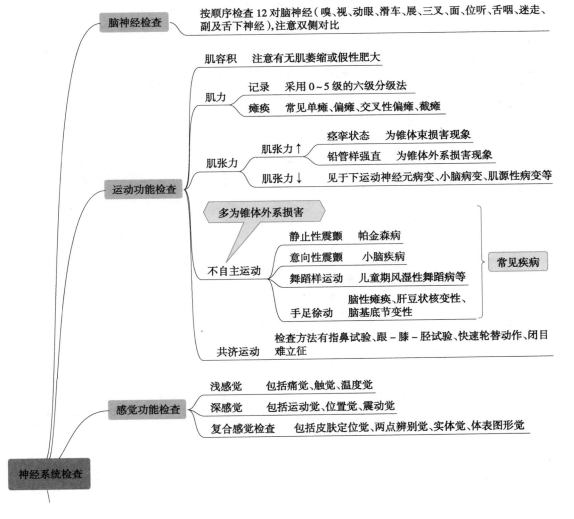

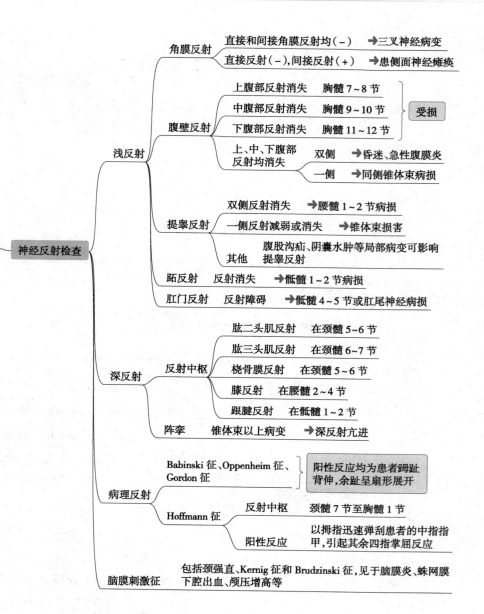

角膜反射
- 直接和间接角膜反射均（－）　➡三叉神经病变
- 直接反射（－）,间接反射（+）　➡患侧面神经瘫痪

浅反射
- 腹壁反射
  - 上腹部反射消失　胸髓7~8节
  - 中腹部反射消失　胸髓9~10节　➡受损
  - 下腹部反射消失　胸髓11~12节
  - 上、中、下腹部反射均消失
    - 双侧　➡昏迷、急性腹膜炎
    - 一侧　➡同侧锥体束病损
- 提睾反射
  - 双侧反射消失　➡腰髓1~2节病损
  - 一侧反射减弱或消失　➡锥体束损害
  - 其他　腹股沟疝、阴囊水肿等局部病变可影响提睾反射
- 跖反射　反射消失　➡骶髓1~2节病损
- 肛门反射　反射障碍　➡骶髓4~5节或肛尾神经病损

神经反射检查

深反射
- 反射中枢
  - 肱二头肌反射　在颈髓5~6节
  - 肱三头肌反射　在颈髓6~7节
  - 桡骨膜反射　在颈髓5~6节
  - 膝反射　在腰髓2~4节
  - 跟腱反射　在骶髓1~2节
- 阵挛　锥体束以上病变　➡深反射亢进

病理反射
- Babinski 征、Oppenheim 征、Gordon 征　阳性反应均为患者踇趾背伸,余趾呈扇形展开
- Hoffmann 征
  - 反射中枢　颈髓7节至胸髓1节
  - 阳性反应　以拇指迅速弹刮患者的中指指甲,引起其余四指掌屈反应

脑膜刺激征　包括颈强直、Kernig 征和 Brudzinski 征,见于脑膜炎、蛛网膜下腔出血、颅压增高等

第十章

全身体格检查

一、基本要求

1. 检查的内容务求全面系统。

2. 检查的顺序应是从头到脚分段进行。

3. 遵循检查内容和顺序的基本原则的同时，允许根据具体被检者和医生的情况，酌情对个别检查顺序作适当调整。

4. 体格检查还要注意具体操作的灵活性。

5. 全身体格检查的顺序

（1）卧位患者：一般情况和生命征→头颈部→前、侧胸部（心肺）→（患者取坐位）后背部（包括肺、脊柱、肾区、骶部）、（卧位）腹部→上肢、下肢→肛门、直肠→外生殖器→神经系统（最后站立位）。

（2）坐位患者：一般情况和生命征→上肢→头颈部→后背部（包括肺、脊柱、肾区、骶部）→（患者取卧位）前胸部、侧胸部（心、肺）→腹部→下肢→肛门、直肠→外生殖器→神经系统（最后站立位）。

6. 强调边查边想，正确评价；边查边问，核实补充。

7. 检查过程中与患者有适当交流。

8. 掌握检查的进度和时间　一般应尽量在 40 分钟内完成。

9. 检查结束时应与患者简单交谈。

二、特殊情况的体格检查

1. 智力障碍患者的检查

（1）创造舒适的检查环境，保护患者隐私，让一位亲近的家人或保健人员在场常可使患者减少顾虑。

（2）检查时耐心，减慢速度，轻柔、细致，不得已时可分次完成。可能有损伤或带来恐惧感的检查应留待最后完成。

2. 情绪障碍或有精神疾病的患者　对于全身或重点体格检查绝对必要的精神病患者，可在用镇静药物或适当约束后进行。

3. 病重或生理缺陷患者的检查

（1）检查需要更长的时间、更轻柔的手法、变通的检查方法和顺序来完成。

（2）抬起、翻身、变动体位都可能需要助手。

（3）需要特别注意检查与主诉、现病史有关的器官系统。

（4）检查顺序需要酌情改变。

4. 检查条件不佳的情景

（1）在患者家里进行体格检查，需要携带必要的检查器械，光线应尽量调整充足，最好有助手或家人在场协助完成。

（2）检查结束后应注意将所有用过的一次性消耗物品装袋处理，其余器械应充分清洁和消毒才能供第二次使用。

5. 某些意外紧急情况下的体格检查　在抢救期间可酌情抓紧时机，完成重要器官的一些检查，如神志状态、瞳孔大小、对光反射、眼球活动，以及心、肺听诊和四肢活动度等，不求全面、系统，但求与生命相关或创伤部位有关的体征能及时发现、准确评估，为进一步抢救或治疗的决策提供依据。

三、老年人的体格检查

1. 注意随着年龄增加而可能出现的老年性改变

（1）视力、听力有一定下降，记忆力减退。

（2）皮肤弹性降低。

（3）瞳孔对光反应稍迟钝，眼球向上凝视能力下降；老年环不是病理改变。

（4）收缩压略升高，但仍在正常范围。

（5）与脊柱后弓和椎体下塌有关的胸腔前后径增加；胸部检查时有捻发音并不一定是疾病所造成。

（6）肠鸣音较少和较弱。

（7）性器官萎缩，前列腺增大。

（8）肌肉常有轻度萎缩。

（9）步态变慢，跨步变小。

（10）踝反射等深反射及肌力可能减弱。

2. 老年人体检时特别注意事项

（1）定期体格检查十分必要，但应照顾患者实际情况，耐心、细致进行体检。

（2）检查方法应灵活、机动，如在交谈中了解智力、记忆力。

（3）初步的精神状态检查可从患者三个"a"加以评价，即一般状态（appearance）、情感反应（affect）及语言、行为是否适度（appropriateness）。

（4）注意患者视力、听力下降程度，一般对耳语音及高调语音分辨能力较差。

（5）心脏检查时，注意第一心音改变及第三心音可能是病态表现。

（6）血压检查最好包括坐、卧、立位，以了解循环代偿能力，并应双臂检查。

四、重点体格检查

进行有的放矢的重点体格检查,其顺序与全身体格检查基本一致,但应根据患者的体位、病情和需要对重点体格检查的部位和内容作适当的调整,尽量减少患者的不适,又能较快地完成需要的、有针对性的检查。

第四篇　实　验　诊　断

第一章

概　论

一、实验诊断的概念

1. 定义　实验诊断是以实验室检查结果或数据为依据,结合其他临床资料,经过综合分析,应用于临床诊断、鉴别诊断、病情观察、疗效监测和预后判断的一种临床诊断方法。

2. 实验诊断的内容(表 4-1-1)

表 4-1-1　实验诊断的内容

项目	内容
临床血液学检查	①红细胞、白细胞和血小板的数量、生成动力学、形态学和细胞化学等的检验;②止血凝血功能、抗凝和纤溶功能的检验;③溶血的检验;④血型鉴定和交叉配血试验等
临床生物化学检查	①糖、脂肪、蛋白质及其代谢产物和衍生物的检验;②血液和体液中电解质和微量元素的检验;③血气和酸碱平衡的检验;④临床酶学检验;⑤激素和内分泌功能的检验;⑥药物和毒物浓度检查等
临床免疫学检查	机体免疫功能检验、感染性免疫、自身性免疫及肿瘤标志物等检验
临床病原学检查	感染性疾病的常见病原体检验、医院感染的常见病原体检验、性传播性疾病的病原体检验、细菌耐药性检验等
体液与排泄物检查	对尿液、脑脊液、精液、胆汁等各种体液及粪便、痰等排泄物的常规检验
其他检查	染色体分析、基因诊断以及即时检验(POCT,指在患者旁边进行的医学检验)等

二、患者标本的采集和处理

1. 血液标本

(1)血液标本的种类

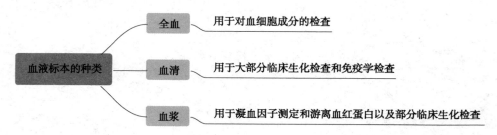

（2）采血部位

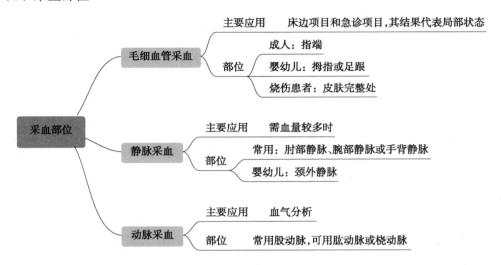

（3）采血时间

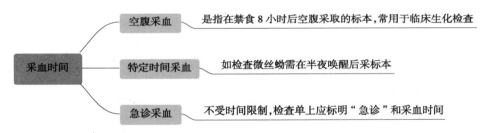

（4）标本采集后的处理

1）添加剂：采用全血或血浆标本时，采血后应立即将血液标本注入含适当添加剂的试管中，并充分混匀。如用肝素抗凝，则在抽血前先用肝素湿润注射器。商品化真空采血管已经抗凝处理。常用血液标本添加剂的用途与特点见表4-1-2。

表4-1-2　常用血液标本添加剂的用途与特点

添加剂	作　用	用　途	注 意 事 项
乙二胺四乙酸盐	与血液 Ca^{2+} 结合成螯合物	全血细胞计数	抗凝剂用量和血液的比例，立即混匀
枸橼酸钠	与血液 Ca^{2+} 结合	血沉、凝血试验、血液保养液	抗凝作用相对较弱，抗凝剂浓度、体积和血液的比例非常重要
肝素	加强抗凝血酶灭活丝氨酸蛋白酶，阻止凝血酶形成	血气分析；肝素锂适用于红细胞渗透脆性试验	采用电极法检查时，血清钾与血浆钾有差异；不适合血常规检查
草酸盐	与血液 Ca^{2+} 形成草酸钙沉淀	草酸钾干粉常用于血浆标本抗凝	容易造成钾离子污染其他检查项目；现已少用

续表

添加剂	作　用	用　途	注意事项
促凝剂	促进激活凝血机制,加速血液凝固	缩短血清分离时间,特别适用于急诊生化检查	常用促凝剂有凝血酶、蛇毒、硅石粉、硅碳素等
分离胶	高黏度凝胶在血清和血块间形成隔层,达到分离血细胞和血清目的	能快速分离出血清标本;有利于标本的冷藏保存	分离胶的质量影响分离效果和检查结果

2）及时送检和检查:处理不当的标本引起溶血也可影响检验结果。因此,血液标本采集后应尽快送检和检查。

3）微生物检验的血标本:尽可能在使用抗生素前采样,血液标本采集后应立即注入血培养皿中送检,并防止标本污染。

2. 骨髓标本　骨髓标本由骨髓穿刺而获得。采得骨髓液后,如用作骨髓细胞形态学检查,应立即将其制成涂片,并将涂片在空气中晃动使涂膜迅速干燥,以防止细胞聚变或溶血;如进行细菌培养,操作同血培养;进行造血干细胞培养则应用肝素抗凝,接种在特定的培养基中。标本均需及时送检。

3. 排泄物、体液标本　尿液、脑脊液、粪便、浆膜腔积液等标本采集后均应随时尽快送检。

三、实验诊断的临床应用和评价

1. 选择检验项目需遵循的原则　包括针对性、有效性、经济性和及时性。

2. 常用诊断性实验的评价指标

（1）诊断灵敏度:指某检验项目对某种疾病具有鉴别、确认的能力。

（2）诊断特异性:指某检验项目确认无某种疾病的能力。

（3）诊断准确度:指某检验项目在实际使用中,所有检验结果中诊断准确结果的百分比。

（4）连续定量数据分析:应使用检验项目临床性能评价（ROC）分析方法制成评价曲线。曲线上寻找最佳判断限界及其诊断灵敏度和特异性。常应用于两种以上诊断性检验的诊断价值的比较。

3. 检验结果解释需与临床结合　由此恰当地作出合理的结论,指导临床诊治工作。

4. 与非特异性检查项目的组合　如在进行肝功能检查时联合肾功能检查,可让临床工作者更全面了解患者的功能状态,为某些常见病的筛查、选择性用药以及药物副作用的评价等提供重要信息。

四、实验诊断参考值范围、医学决定水平与危急值

1. 参考范围　参考值是指对抽样的个体进行某项目检查所得的值;所有抽样组测得值

的平均值加减 2 个标准差即为参考范围。

2. 医学决定水平（MDL）　是指不同于参考值的另一些限值,通过观察测定值是否高于或低于这些限值,可在疾病诊断中起排除或确认的作用,或对某些疾病进行分级或分类,或对预后作出估计,以提示医生在临床上应采取何种处理方式或决定采取某种治疗措施,等等。

3. 危急值　是指某些检验结果出现异常超过一定界值时,可能危及患者的生命,医生必须紧急处理,称之为危急值。出现危急值必须立即报告临床并做详尽记录。

○ 温 故 知 新 ○

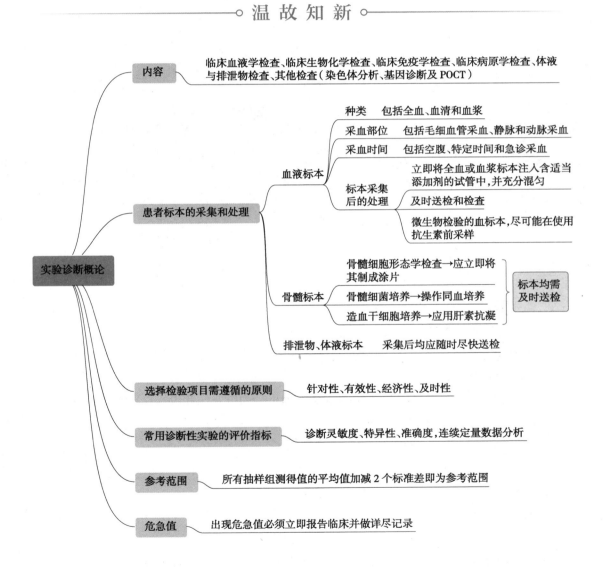

第二章

临床血液学检测

第一节　血液一般检测

一、红细胞的检测和血红蛋白的测定

1. 参考值　血红蛋白和红细胞数参考值见表 4-2-1。

表 4-2-1　血红蛋白和红细胞数参考值

人群	参 考 值			
	红细胞数		血红蛋白	
	正常值（$\times 10^{12}$/L）	增多（$\times 10^{12}$/L）	正常值（g/L）	增多（g/L）
成年男性	4.0~5.5	>6.0	120~160	>170
成年女性	3.5~5.0	>5.5	110~150	>160
新生儿	6.0~7.0	—	170~200	—

2. 临床意义

（1）红细胞及血红蛋白增多

1）相对性增多：是因血浆容量减少,使红细胞容量相对增加。见于严重呕吐、腹泻、大量出汗、大面积烧伤等。

2）绝对性增多（红细胞增多症）：按发病原因可分为继发性和原发性两类,后者称为真性红细胞增多症,是血液肿瘤的一种。

（2）红细胞及血红蛋白减少

1）生理性减少：婴幼儿及 <15 岁的儿童、部分老年人及妊娠中、晚期均可有红细胞数及血红蛋白减少。

2）病理性减少：见于各种贫血。包括红细胞生成减少、红细胞破坏增多、红细胞丢失过多。

（3）红细胞形态改变：正常红细胞呈双凹圆盘形,直径 6~9μm,平均 7.5μm。

1）大小异常

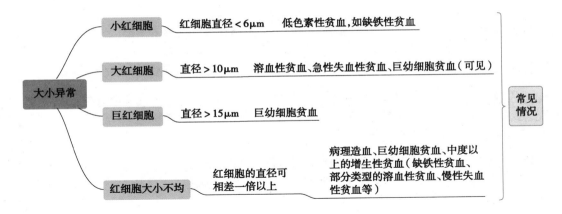

2）形态异常（表 4-2-2）

表 4-2-2 红细胞形态异常与常见疾病

细 胞 类 型	常 见 疾 病
球形细胞	遗传性球形红细胞增多症
椭圆形细胞	遗传性椭圆形红细胞增多症
口形细胞	遗传性口形细胞增多症
靶形细胞	珠蛋白生成障碍性贫血、异常血红蛋白病
镰形细胞	镰状细胞贫血（HbS 病）
泪滴形细胞	骨髓纤维化、珠蛋白生成障碍性贫血、溶血性贫血
棘形细胞或刺突细胞	棘形细胞增多症、脂质代谢异常、脂肪吸收不良等
锯齿形细胞	肝病、尿毒症、丙酮酸激酶缺陷症等
裂细胞	微血管病性溶血性贫血、心脏瓣膜溶血、弥散性血管内凝血等
红细胞缗钱状排列	多发性骨髓瘤、淋巴浆细胞淋巴瘤的特殊类型巨球蛋白血症
红细胞形态不整（也称异形红细胞增多）	一些与红细胞形态改变有关的贫血

3）着色异常

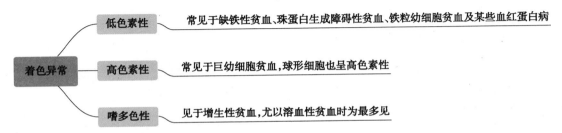

4）结构异常（表 4-2-3）：指 Wright-Giemsa 染色后红细胞内存在特殊有形成分或结构。

表 4-2-3 红细胞的结构异常与常见疾病

结构异常	特 点	常 见 疾 病
嗜碱性点彩	红细胞内含有细小的蓝色点状物质	巨幼细胞贫血、铅中毒等
染色质小体（Howell-Jolly body）	红细胞内含有圆形紫红色小体，是核碎裂的残余物或染色质的断裂、丢失，晚幼红细胞也可见	溶血性贫血、巨幼细胞贫血、纯红白血病及其他增生性贫血
卡波环	成熟红细胞内出现一条很细的淡紫红色线状体呈环形或"8"字形，目前认为可能是纺锤体的残余物	严重贫血、溶血性贫血、巨幼细胞贫血、铅中毒及白血病等
有核红细胞	外周血涂片中除新生儿可见到有核红细胞外，成人若出现均属病理现象	溶血性贫血、白血病、骨髓纤维化、骨髓转移癌、脾切除后

二、白细胞的检测

1. 白细胞计数

（1）参考值：成人（4~10）×10^9/L；新生儿（15~20）×10^9/L；6 个月至 2 岁（11~12）×10^9/L。

（2）临床意义

1）白细胞总数 >10×10^9/L 称白细胞增多，<4×10^9/L 称白细胞减少。

2）外周血涂片，经 Wright-Giemsa 染色后从形态上将白细胞分为中性粒细胞、嗜酸性粒细胞、嗜碱性粒细胞、淋巴细胞和单核细胞。

2. 白细胞的分类计数（表 4-2-4）

表 4-2-4 白细胞的分类计数

细胞类型	百分数（%）	绝对值（×10^9/L）
中性粒细胞（N）		
杆状核	0~5	0.04~0.5
分叶核	50~70	2~7
嗜酸性粒细胞	0.5~5	0.05~0.5
嗜碱性粒细胞	0~1	0~0.1
淋巴细胞	20~40	0.8~4
单核细胞	3~8	0.12~0.8

（1）中性粒细胞

1）增多

```
                   ┌─ 生理性增多 ──── 多见于妊娠后期及分娩时、剧烈运动或劳动后、饱餐或淋浴后等
                   │
                   │                ┌─ 急性感染　特别是化脓性球菌（如金黄色葡萄球菌等）感染为最常见的原因
中性粒细胞增多 ──┤                │   严重的组织损伤及大量血细胞破坏　如严重外伤、较大手术后、大面积烧伤等
                   │                │
                   └─ 病理性增多 ──┤   急性大出血
                                    │   急性中毒　如糖尿病酮症酸中毒、尿毒症和妊娠中毒症等
                                    └─ 白血病、骨髓增殖性肿瘤及一些恶性实体瘤
```

2）减少（表4-2-5）：<u>中性粒细胞绝对值 <1.5×10^9/L，称为粒细胞减少症，<0.5×10^9/L 时称为粒细胞缺乏症。</u>

表4-2-5　中性粒细胞减少与常见情况

中性粒细胞减少原因	常 见 情 况
感染	①革兰氏阴性杆菌感染→伤寒、副伤寒杆菌感染等 ②某些病毒感染性疾病→流感、病毒性肝炎、水痘等 ③某些原虫感染→疟疾、黑热病等
血液系统疾病	再生障碍性贫血、噬血细胞综合征、部分巨幼细胞贫血等
物理、化学因素损伤	①物理因素→X线、γ射线、放射性核素等 ②化学物质→如苯、铅、汞等 ③化学药物→如氯霉素、磺胺类药、抗肿瘤药等
单核-巨噬细胞系统功能亢进	门静脉性肝硬化、部分淋巴瘤、噬血细胞综合征
自身免疫性疾病	系统性红斑狼疮

3）核象变化：<u>病理情况下可出现中性粒细胞核左移或核右移现象</u>（表4-2-6）。

表4-2-6　中性粒细胞的病理核象变化

项目	中性粒细胞核左移	中性粒细胞核右移
含义	外周血的非分叶核中性粒细胞的百分率增高（>5%）	外周血中性粒细胞的细胞核出现5叶或更多分叶，且其百分率 >3%
常见疾病	<u>急性化脓性感染、急性失血、急性中毒及急性溶血反应</u>，粒细胞白血病和粒细胞类白血病反应	<u>①巨幼细胞贫血及造血功能衰退</u> <u>②可见于应用抗代谢药物（如阿糖胞苷或6-巯基嘌呤等）、炎症的恢复期</u>

ⓘ 提示

　　在疾病进展期突然出现中性粒细胞核右移的现象，则提示预后不良。

4）形态异常（表4-2-7）

表 4-2-7　中性粒细胞的形态异常

形态异常	特　点	常　见　情　况
中毒性改变	可见细胞大小不均、中毒颗粒、空泡变性、杜勒小体和核变性	严重传染性疾病（如猩红热）、化脓性感染、败血症、恶性肿瘤、中毒及大面积烧伤等
巨多分叶核中性粒细胞	细胞胞体较大，核分叶过多，常超过 5 叶以上	巨幼细胞贫血或应用抗代谢药物治疗后
与遗传有关的中性粒细胞形态异常	可见 Pelger-Huet 畸形、Chediak-Higashi 畸形、Alder-Reilly 畸形、May-Hegglin 畸形	某些常染色体显性或隐性遗传性疾病

（2）嗜酸性粒细胞
1）增多

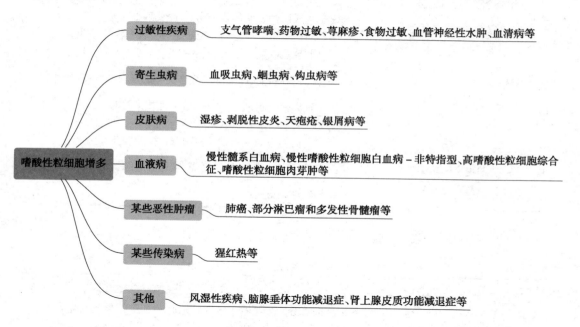

2）减少：常见于伤寒、副伤寒初期，大手术、烧伤等应激状态，其临床意义不大。
（3）嗜碱性粒细胞

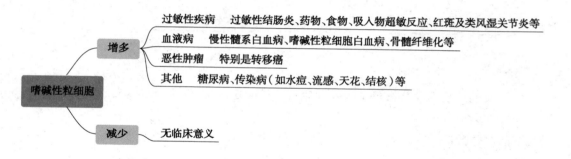

（4）淋巴细胞

1）增多（表4-2-8）

表4-2-8　淋巴细胞增多

项目	内　容
生理性增多	①多见于儿童期和婴儿期 ②婴儿出生时淋巴细胞约占35%，4~6天后淋巴细胞可达50%，与粒细胞比例大致相等，直至4~6岁，此为儿童期的淋巴细胞生理性增多 ③4~6岁后淋巴细胞比例逐渐减低，粒细胞比例增加，逐渐达正常成人水平
病理性增多	①感染性疾病，如麻疹、风疹、水痘、流行性腮腺炎等 ②成熟淋巴细胞肿瘤，包括成熟淋巴细胞的白血病和部分淋巴瘤 ③急性传染病的恢复期 ④移植排斥反应，见于移植物抗宿主反应或移植物抗宿主病 ⑤淋巴细胞比值相对增高的疾病，如再生障碍性贫血、粒细胞减少症等

2）减少：主要见于应用肾上腺皮质激素、烷化剂等的治疗以及放射线损伤、T淋巴细胞免疫缺陷病、丙种球蛋白缺乏症等。

3）反应性淋巴细胞（异型淋巴细胞）：增多可见于感染性疾病，药物过敏，输血、血液透析或体外循环术后（可能与巨细胞病毒感染有关）和其他（如免疫性疾病、粒细胞缺乏症、放射治疗等）。

（5）单核细胞

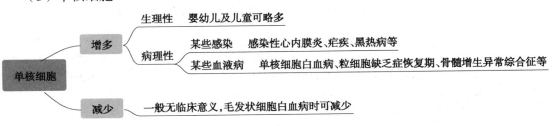

3. 中性粒细胞型类白血病反应与慢性髓系白血病的鉴别诊断（表4-2-9）

表4-2-9　中性粒细胞型类白血病反应与慢性髓系白血病的鉴别诊断

鉴别要点	类白血病反应	慢性髓系白血病
明确的病因	有原发疾病	无
临床表现	原发病症状明显	消瘦、乏力、低热、盗汗、脾增大
白细胞数及分类计数	中度增高，大多数<100×10⁹/L，以中性粒细胞分叶核及杆状粒细胞为主，原始粒细胞少见	可显著增高，典型病例常>100×10⁹/L，可见各发育阶段粒细胞，与骨髓象相似
嗜酸性及嗜碱性粒细胞	不增多	常增多
中性粒细胞中毒性改变	常明显	不明显
红细胞及血小板	无明显变化	早期病例轻至中度贫血，血小板数可增高，晚期均减少

续表

鉴别要点	类白血病反应	慢性髓系白血病
骨髓象	一般无明显改变	极度增生,粒系细胞常 90% 以上,以中性晚幼粒及中幼粒为主,早幼粒、原始粒细胞不超过 10%
中性粒细胞碱性磷酸酶	积分显著增高	积分显著减低,甚至为 0
Ph 染色体	阴性	阳性

三、网织红细胞的检测

1. 参考值

（1）成人：0.005~0.015（百分数为 0.5%~1.5%）；绝对数（24~84）×10⁹/L。

（2）儿童：0.005~0.015（百分数为 0.5%~1.5%）。

（3）新生儿：0.03~0.06（百分数为 3%~6%）。

2. 临床意义（表 4-2-10）

表 4-2-10　网织红细胞检测的临床意义

网织红细胞数量	表　示	常见疾病
增多	骨髓红细胞系增生旺盛	溶血性贫血、急性失血、缺铁性贫血等,如补充铁或维生素 B₁₂ 及叶酸后
减少	骨髓造血功能减低	再生障碍性贫血、纯红细胞再生障碍性贫血等

四、血小板的检测

1. 血小板计数（PC 或 PLT）　参考值为（100~300）×10⁹/L。PLT<100×10⁹/L 称为血小板减少。PLT>400×10⁹/L 为血小板增多。

（1）血小板减少

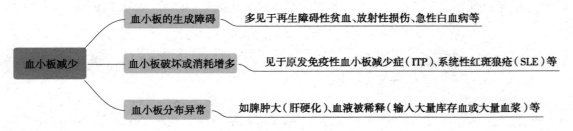

（2）血小板增多

1）原发性增多：见于骨髓增殖性肿瘤,如真性红细胞增多症、原发性血小板增多症、原发性骨髓纤维化早期及慢性髓系白血病等。

2）反应性增多：见于急性感染、急性溶血、某些癌症患者等。

2. 血小板平均容积和血小板分布宽度测定（表 4-2-11）

表 4-2-11 血小板平均容积和血小板分布宽度测定

	血小板平均容积	血小板分布宽度测定
英文简写	MPV	PDW
含义	表示单个血小板的平均容积	反映血小板容积大小的离散度,用单个血小板容积大小的变异系数(CV)表示
参考值	7~11fl	15%~17%
增加	①血小板破坏增加而骨髓代偿功能良好者②造血功能抑制解除后	表明血小板大小悬殊,见于急性髓系白血病、巨幼细胞贫血、脾切除等
减低	①骨髓造血功能不良②半数白血病患者③骨髓造血功能衰竭(可见MPV随血小板数而持续下降)	表明血小板容积的均一性高

ℹ️ **提示**

MPV 增加是造血功能恢复的首先征兆。

3. 外周血血小板形态

(1)大小:巨大的血小板主要见于原发免疫性血小板减少症(ITP)、髓系白血病及某些反应性骨髓增生旺盛的疾病。

(2)形态:①正常幼稚型增多见于急性失血后;②病理性幼稚型增多见于原发性和反应性血小板疾病。当骨髓巨核细胞增生旺盛时,尤其是 ITP 出现血小板减少危象和粒细胞白血病时,可见到大量蓝色的、巨大的血小板。

(3)血小板分布:①原发性血小板增多症,血小板聚集成团、成片,可以占满整个油镜视野;②再生障碍性贫血时,血小板明显减少;③血小板无力症则不出现聚集成堆的血小板。

五、红细胞沉降率测定

1. 概述 红细胞沉降率(ESR 或血沉率)是指红细胞在一定条件下沉降的速率,简称"血沉"。病理情况下主要受血液组成的影响:①球蛋白、纤维蛋白原增加会使 ESR↑;②红细胞减少时 ESR↑,球形红细胞增多时 ESR↓。

2. 参考值 男性 0~15mm/h;女性 0~20mm/h。

3. 临床意义

(1)ESR↑

1)生理性增快:12 岁以下的儿童、60 岁以上的高龄者、妇女月经期、妊娠 3 个月以上 ESR 可加快,其增快可能与生理性贫血或纤维蛋白原含量增加有关。

2)病理性增快:见于炎症性疾病、组织损伤及坏死以及恶性肿瘤等。

(2)ESR↓:一般临床意义较小,红细胞增多症、球形红细胞增多症和纤维蛋白原含量重度缺乏者,血沉可减慢。

六、血细胞比容测定和红细胞有关参数的应用

1. 血细胞比容测定　血细胞比容（HCT）又称血细胞压积（PCV），是指血细胞在血液中所占容积的比值。

（1）HCT↑：可见于真性红细胞增多症。

（2）HCT↓：见于各种贫血。由于贫血类型不同，红细胞体积大小也有不同，HCT的减少与红细胞数减少并不一定成正比。

 提示

> 将红细胞数、血红蛋白量和HCT结合起来，计算红细胞各项平均值才更有参考意义。

2. 红细胞平均值的计算（表4-2-12）

表4-2-12　红细胞平均值的计算

项目	平均红细胞容积（MCV）	平均红细胞血红蛋白量（MCH）	平均红细胞血红蛋白浓度（MCHC）
含义	指每个红细胞的平均体积	指每个红细胞内所含血红蛋白的平均量	指每升血液中平均所含血红蛋白浓度（g）
计算公式	MCV=每升血液中血细胞比容/每升血液中红细胞数	MCH=每升血液中血红蛋白量/每升血液中红细胞数	MCHC=每升血液中血红蛋白量/每升血液中血细胞比容
参考值	①手工法：82~92fl ②血细胞分析仪法：80~100fl	①手工法：27~31pg ②血细胞分析仪法：27~34pg	320~360g/L（32%~36%）

3. 贫血的形态学分类（表4-2-13）

表4-2-13　贫血的形态学分类

贫血的形态学分类	MCV/fl	MCH/pg	MCHC/($g \cdot L^{-1}$)	病　因
正常细胞性贫血	80~100[*]	27~34[*]	320~360[*]	再生障碍性贫血、急性失血性贫血、多数溶血性贫血、骨髓病性贫血如白血病等
大细胞性贫血	>100	>34	320~360	巨幼细胞贫血及恶性贫血
单纯小细胞性贫血	<80	<27	320~360	慢性感染、炎症、肝病、尿毒症、恶性肿瘤、风湿性疾病等所致的贫血
小细胞低色素性贫血	<80	<27	<320	缺铁性贫血、珠蛋白生成障碍性贫血、铁粒幼细胞贫血

注：* 为正常参考值（血细胞分析仪法）。

4. 红细胞体积分布宽度（RDW）　是反映外周血红细胞体积异质性的参数，由血细胞分析仪测量而获得。

（1）根据MCV、RDW的贫血形态学分类（表4-2-14）

表 4-2-14　根据 MCV、RDW 的贫血形态学分类

MCV	RDW	贫血类型	常 见 疾 病
增高	正常	大细胞均一性贫血	部分再生障碍性贫血
	增高	大细胞非均一性贫血	巨幼细胞贫血、MDS
正常	正常	正常细胞均一性贫血	急性失血性贫血
	增高	正常细胞非均一性贫血	再生障碍性贫血、PNH、葡糖 -6- 磷酸脱氢酶（G6PD）缺陷症等
减低	正常	小细胞均一性贫血	珠蛋白生成障碍性贫血、球形细胞增多症等
	增高	小细胞非均一性贫血	缺铁性贫血

（2）用于缺铁性贫血的诊断和鉴别诊断

1）缺铁性贫血和轻型 β 珠蛋白生成障碍性贫血均表现为小细胞低色素性贫血,缺铁性贫血患者 RDW 增高,而珠蛋白生成障碍性贫血患者 88% 为正常。

2）缺铁性贫血患者在缺铁潜伏期时 RDW 即有增高,治疗后贫血已得到纠正,RDW 仍未降至正常水平,可能反映体内贮存铁尚未完全补足,故 RDW 对缺铁性贫血治疗中的动态监测可能有一定的价值。

七、血细胞体积直方图的临床应用（图 4-2-1）

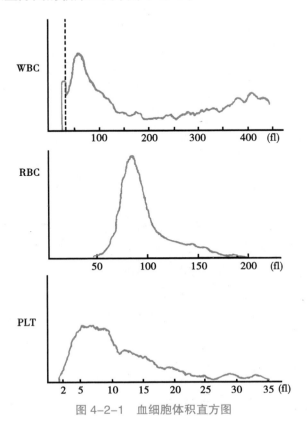

图 4-2-1　血细胞体积直方图

1. 白细胞体积分布直方图

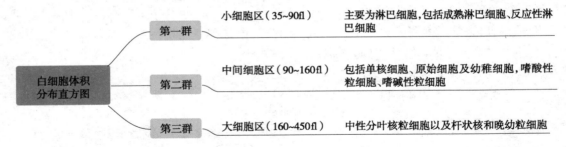

2. 红细胞体积分布直方图

（1）缺铁性贫血：典型者呈小细胞性贫血，MCV 降低，主峰曲线的波峰左移；红细胞大小为非均一性，RDW 增高，则波峰基底增宽，显示为小细胞非均一性贫血特征。

（2）轻型 β 珠蛋白生成障碍性贫血：呈小细胞均一性贫血，波峰左移，基底变窄。

（3）铁粒幼细胞贫血：小细胞低色素性红细胞与正常红细胞同时存在，故出现波峰左移、峰底增宽的双峰。

（4）巨幼细胞贫血：红细胞呈大细胞非均一性，波峰右移，峰底增宽。治疗有效时，也可出现双峰现象。

（5）混合性营养性贫血：巨幼细胞贫血可同时合并缺铁性贫血，前者 MCV 增高，后者降低，故直方图图形取决于哪一类细胞占优势。如两者的严重程度相似，则反映 MCV 的波峰位置可显示正常，而 RDW 明显增高，则峰底增宽。

3. 血小板直方图　血小板直方图可反映血小板数（PLT）、血小板平均容积（MPV）、血小板分布宽度（PDW）和血小板比容（PCV）等参数。

第二节　溶血性贫血的实验室检测

一、概述

1. 定义　溶血性贫血是指各种原因导致红细胞生存时间缩短、破坏增多或加速，而骨髓造血功能不能相应代偿而发生的一类贫血。红细胞在血管内破坏者为血管内溶血，在血管外单核 – 巨噬细胞系统丰富的组织破坏者为血管外溶血。

2. 分类　临床按病因和发病机制分类：①红细胞内在缺陷所致的溶血性贫血，多为遗传疾病，如遗传性球形红细胞增多症等，但也有后天获得性疾病如阵发性睡眠性血红蛋白尿症；②红细胞外因素所致的溶血性贫血，均为后天获得性疾病。

二、溶血性贫血的筛查检测

1. 血浆游离血红蛋白测定　参考值 <50mg/L。

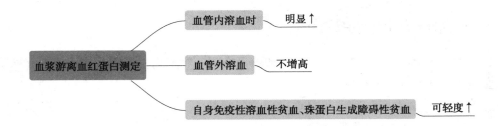

2. 血清结合珠蛋白测定

（1）各种溶血时血清结合珠蛋白均有减低，血管内溶血时减低显著。肝脏疾病、传染性单核细胞增多症、先天性无结合珠蛋白血症等也可减低或消失。

（2）感染、创伤、恶性肿瘤、系统性红斑狼疮、糖皮质激素治疗、口服避孕药、肝外阻塞性黄疸等可有结合珠蛋白增高。

3. 血浆高铁血红素清蛋白测定　阳性表示为严重血管内溶血。

4. 含铁血黄素尿试验（Rous 试验）　慢性血管内溶血可呈现阳性，并持续数周。常见于阵发性睡眠性血红蛋白尿症，在溶血初期可阴性。

5. 红细胞寿命测定　正常红细胞半衰期为 25~32 天，溶血性贫血时常 <15 天，这是确定溶血性贫血的可靠方法。

三、红细胞膜缺陷的部分检测

1. 红细胞渗透脆性试验

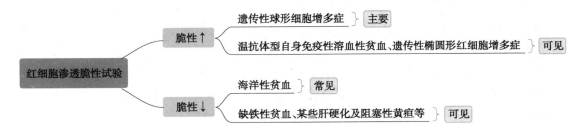

2. 红细胞孵育渗透脆性试验　常用于轻型遗传性球形细胞红增多症、遗传性非球形红细胞溶血性贫血的诊断和鉴别诊断。

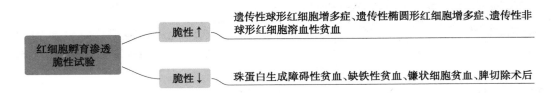

3. 自身溶血试验及纠正试验　可用作遗传性球形红细胞增多症和先天性非球形红细胞性溶血性贫血的鉴别诊断。

四、红细胞酶缺陷的部分检测

1. 高铁血红蛋白还原试验 蚕豆病和伯氨喹型药物溶血性贫血患者由于 G6PD 缺陷,高铁血红蛋白还原率明显下降。

2. 葡糖 –6– 磷酸脱氢酶荧光斑点试验和活性测定 G6PD 缺陷者荧光很弱或无荧光;杂合子或某些 G6PD 变异体者则可能有轻到中度荧光。

五、珠蛋白生成异常的部分检测

1. 血红蛋白电泳

(1)HbA_2 增高:是诊断 β 轻型地中海贫血的重要依据。个别恶性贫血、叶酸缺乏所致巨幼细胞贫血、某些不稳定血红蛋白病也会增高。

(2)HbA_2 减低:见于缺铁性贫血及铁粒幼细胞贫血。

2. HbA_2 定量测定 临床意义同血红蛋白电泳。

六、自身免疫性溶血性贫血(AIHA)检测

1. 抗球蛋白试验 直接、间接抗球蛋白均呈阴性反应。

(1)阳性:见于新生儿溶血病、自身免疫性溶血性贫血、系统性红斑狼疮(SLE)等。

(2)温抗体与冷抗体:AIHA 大多属于温抗体型(主要为 IgG),也有少部分冷抗体型(主要为 IgM),故必要时应用于 4℃条件下进行试验,排除假阴性反应。

(3)抗体亚型:AIHA 大多为 IgG 型抗体,故应使用广谱的抗球蛋白血清进行试验。

(4)间接 Coombs 试验:主要用于 Rh 或 ABO 妊娠免疫性新生儿溶血病、母体血清中不完全抗体的检测。

2. 冷凝集素试验 某些 AIHA 患者的冷凝集素效价很高。

3. 冷热溶血试验 阳性见于阵发性寒冷性血红蛋白尿症(PCH)。某些病毒感染如麻疹、流行性腮腺炎、水痘、传染性单核细胞增多症也可有阳性反应。

七、阵发性睡眠性血红蛋白尿症(PNH)有关检测(表 4-2-15)

表 4-2-15 PNH 有关检测

名称	临床意义
蔗糖溶血试验	PNH 常为阳性。轻度阳性亦可见于部分巨幼细胞贫血,再生障碍性贫血,AIHA 和遗传性球形红细胞增多症。此试验可作为 PNH 的筛选试验,阴性可排除 PNH,阳性应再做 Ham 试验
酸化溶血试验(Ham 试验)	阳性主要见于 PNH,某些 AIHA 发作严重时也可阳性
蛇毒因子溶血试验	它能直接激活血清中的补体 C3,通过旁路途径激活补体系统,使 PNH 的红细胞溶血

提示

> 蛇毒因子溶血试验为特异性 PNH 试验。

第三节　骨髓细胞学检测

一、检查的适应证

1. 外周血细胞成分及形态异常,如一系、二系或三系细胞的增多和减少;外周血中出现原始、幼稚细胞等异常细胞。

2. 不明原因发热,肝、脾、淋巴结肿大。

3. 骨痛、骨质破坏、肾功能异常、黄疸、紫癜、血沉明显增加、血浆蛋白异常、免疫球蛋白定量及构成异常等。

4. 化疗后的疗效观察。

5. 需要骨髓做标本的检查,如骨髓活检、造血祖细胞培养、染色体核型分析、微生物及寄生虫学检查(如伤寒、疟疾)等。

二、检查的禁忌证

由于凝血因子缺陷引起的出血性疾病如血友病;晚期妊娠的孕妇做骨髓穿刺术应慎重。

三、骨髓有核细胞增生程度分级(表 4-2-16)

表 4-2-16　骨髓有核细胞增生程度分级

增生程度	成熟红细胞:有核红细胞	有核细胞均数/高倍镜视野	常 见 病 例
增生极度活跃	1:1	>100	急慢性白血病
增生明显活跃	10:1	50~100	急慢性白血病、增生性贫血
增生活跃	20:1	20~50	正常骨髓象、增生性贫血
增生减低	50:1	5~10	再生障碍性贫血
增生极度减低	200:1	<5	再生障碍性贫血

四、血细胞发育过程中形态演变的一般规律

1. 造血干细胞的分化及增殖示意图(图 4-2-2)

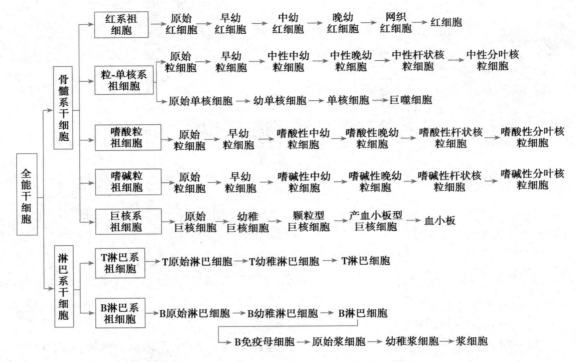

图 4-2-2　造血干细胞的分化及增殖示意图

2. 血细胞发育过程中形态演变的一般规律

（1）细胞体积：随血细胞的发育成熟，胞体逐渐由大变小。但巨核细胞体积通常由小变大，早幼粒细胞较原始粒细胞稍大。胞体大小变化的同时常发生形态变化如巨核细胞、单核细胞，从圆形或椭圆形变为不规则形。

（2）细胞质：①量由少逐渐增多，但淋巴细胞变化不大；②染色由深蓝变浅染，甚至淡红，红细胞系最终变为橙红色；③颗粒从无颗粒（原始细胞）→嗜天青颗粒（早幼粒细胞）→特异性颗粒（中性、嗜酸性和嗜碱性颗粒）。单核细胞类似。但幼红细胞胞质内无颗粒，淋巴细胞除 NK 细胞外也无颗粒。

（3）细胞核：①细胞核由大变小，由规则变为不规则，甚至分叶，但巨核细胞核由小变大；红细胞系核变小，核形规则，成熟以后脱核；②染色质由细致疏松逐渐变为粗糙、致密或凝集成块，着色由浅变深；③核仁由有到无，经清晰、模糊不清至消失；④核膜由不明显变为明显。

（4）细胞核/细胞质比例：由大变小，即由核大质少到核小质多。巨核细胞则相反。

五、血细胞的细胞化学染色

1. 中性细胞碱性磷酸酶（NAP）染色　NAP 主要存在于成熟阶段的中性粒细胞（分叶核及杆状核）和巨噬细胞中，其他血细胞均呈阴性反应。

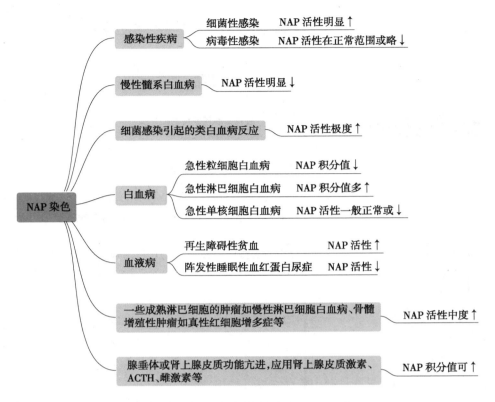

2. 几种常见急性白血病的细胞化学染色结果（表 4-2-17）

表 4-2-17　几种常见急性白血病的细胞化学染色结果

细胞化学染色	急性淋巴细胞白血病	急性粒细胞白血病	急性单核细胞白血病	纯红白血病
MPO	–	+~+++	–~+	–
AS–D NCE	–	++~+++	–~+	
αNAE		–~++	++~+++	
αNAE+NaF		不被 NaF 抑制	能被 NaF 抑制	–
NAP	增加	减少	正常或增加	–
PAS	+,粗颗粒状或块状	– 或 +,弥散性淡红色	– 或 +,弥散性淡红色或细颗粒状	+++

注：MPO，髓过氧化物酶；AS–D NCE，氯乙酸 AS–D 萘酚酯酶；αNAE，α 乙酸萘酚酯酶；NaF，氟化钠；NAP，中性细胞碱性磷酸酶；PAS，糖原染色。

六、铁染色

1. 细胞外铁　观察骨髓小粒中贮存在单核 – 巨噬细胞系统内的铁（在幼红细胞之外的铁）。按阳性反应的强度分为 5 级。

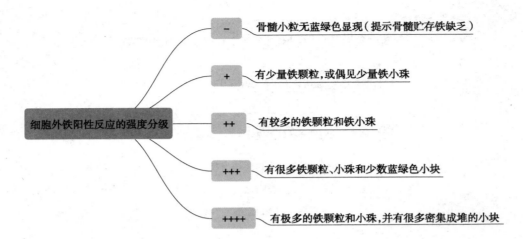

细胞外铁阳性反应的强度分级

－　骨髓小粒无蓝绿色显现（提示骨髓贮存铁缺乏）

＋　有少量铁颗粒，或偶见少量铁小珠

＋＋　有较多的铁颗粒和铁小珠

＋＋＋　有很多铁颗粒、小珠和少数蓝绿色小块

＋＋＋＋　有极多的铁颗粒和小珠，并有很多密集成堆的小块

2. 细胞内铁　为幼红细胞内的铁，含有铁颗粒的幼红细胞称为铁粒幼红细胞。

3. 参考值

（1）细胞外铁 +~++，大多为 ++。

（2）细胞内铁 20%~90%，平均值为 65%，无环形铁粒幼红细胞。由于各实验室的实验条件不同，此参考值也有差异。

4. 临床意义

（1）缺铁性贫血时，早期骨髓中贮存铁就已耗尽，细胞外铁呈"–"。铁粒幼细胞百分率常 <15%。经铁剂治疗后，数天内铁小粒出现在幼红细胞中，但细胞外铁需补铁治疗一段时间后才会出现。故铁染色是目前诊断缺铁性贫血及指导铁剂治疗的一项可靠和临床实用的检验方法。

（2）非缺铁性贫血，如慢性炎症性贫血、珠蛋白生成障碍性贫血等，细胞外铁多增加，常 >+++~++++。

（3）铁粒幼细胞贫血时，因血红素合成障碍，铁利用不良，铁粒幼红细胞增多，可见到环形铁粒幼红细胞。骨髓增生异常综合征（MDS）伴有环形铁粒幼红细胞（MDS–RS），环形铁粒幼红细胞 >15%。

七、细胞免疫分型

1. 检测方法

（1）免疫荧光法：有荧光者为阳性细胞，无荧光者为阴性细胞。

（2）免疫酶标染色法：显示颜色的细胞为阳性细胞，无色者为阴性细胞。

2. 细胞免疫分型的临床应用

（1）有助于识别不同系列的细胞（表 4–2–18）

（2）用于检测 T 淋巴细胞亚群：临床上常用 CD3、CD4 和 CD8 单抗检测全 T 细胞，并可将 T 细胞分为 Th 和 Ts 两个主要亚群，计算 Th/Ts 比值作为评价机体免疫状态的指标。

（3）用于识别不同分化阶段的细胞：如检测细胞表达 CD34、CD38、HLA–DR、TdT 可了解细胞的分化阶段。

表 4-2-18　细胞免疫分型有助于识别不同系列的细胞

细胞系列	识别抗体
髓系细胞	CD11b、CD11c、CD13、CD14、CD15、CD33、CD64、CD117 等
T 细胞系列	CD1、CD2、CD3、CD4、CD5、CD7、CD8、CD57
B 细胞系列	CD10、CD19、CD20、CD22、CD23、FMC7、CD79a、IgM 等
NK 细胞	CD16、CD56 等
巨核细胞和血小板	CD41、CD42、CD61 等
幼稚红细胞	血型糖蛋白 A（CD235a）、CD36、CD71

（4）有助于识别不同功能态的细胞：如记忆 T 细胞高表达 CD45RO、不表达 CD45RA，活化 T 细胞不表达 CD45RA。

（5）可用于血液肿瘤的免疫表型分析和血液肿瘤微小残留病的监测。

第四节　血型鉴定与交叉配血试验

一、ABO 血型系统

1. ABO 血型系统分型（表 4-2-19）

表 4-2-19　ABO 血型系统分型

血型	红细胞表面抗原	血清中的抗体
A	A	抗 B
B	B	抗 A
AB	AB	无
O	无	抗 A 及抗 B

2. 抗体　ABO 血型系统抗体有免疫抗体和天然抗体之分。抗体有抗 A 和抗 B 两种。血型抗体也是免疫球蛋白（IgG、IgM、IgA），免疫性抗体主要是 IgG，天然抗体主要是 IgM。

3. ABO 血型鉴定　ABO 血型抗体能在生理盐水中与相应红细胞抗原结合而发生凝集反应。只有被检者红细胞上的抗原鉴定和血清中的抗体鉴定所得结果完全相符时才能肯定其血型类别（表 4-2-20）。

表 4-2-20　用标准血清及标准红细胞鉴定 ABO 血型结果

标准血清 + 被检者红细胞			标准红细胞 + 被检者血清			被鉴定血的血型
抗 A 血清	抗 B 血清	抗 AB 血清（O 型血清）	A 型红细胞	B 型红细胞	O 型红细胞	
+	−	+	−	+	−	A 型
−	+	+	+	−	−	B 型
+	+	+	−	−	−	AB 型
−	−	−	+	+	−	O 型

4. 交叉配血试验　输血前必须进行交叉配血试验,其目的主要是进一步验证供者与受者的 ABO 血型鉴定是否正确,以避免血型鉴定错误导致输血后严重溶血反应。

> **i 提示**
>
> 为避免输血反应必须坚持同型输血,交叉配血是保证输血安全的关键措施。

5. ABO 血型系统的临床意义

（1）在输血上的意义:每个人都具有 ABO 血型系统中的某种抗原或某种"天然抗体",故输血前必须准确鉴定供血者与受血者的血型,选择同型人的血液,并经交叉配血试验,证明完全相配合时才能输血。

（2）新生儿同种免疫溶血病:在我国最多见的是 ABO 血型系统所引起的溶血病,其次为 Rh 系统所引起。

（3）ABO 血型与器官移植:已知 ABO 抗原是一种强移植抗原,如供者与受者 ABO 血型不合可加速对移植物的排斥,特别是皮肤和肾移植。

（4）其他:ABO 血型检查还可用于亲缘鉴定,可疑血迹、精斑、毛发等的鉴定,以及与某些疾病相关性的调查。

二、Rh 血型系统

1. Rh 抗体主要是不完全抗体,如用 5 种不完全抗体标准血清（抗 D、抗 E、抗 C、抗 c、抗 e）进行鉴定者,可将 Rh 血型系统分为 18 个型别。由于临床实验室不易得到 5 种 Rh 抗血清,且在 Rh 抗原中,抗原性最强、出现频率高、临床意义较大的是 D 抗原,故一般只作 D 抗原的鉴定。

2. Rh 血型系统的临床意义

（1）Rh 血型系统所致的溶血性输血反应:由 Rh 血型不合引起的溶血性输血反应,是一种血管外溶血反应,以高胆红素血症为其特征。

（2）新生儿 Rh 溶血病:母亲与胎儿的 Rh 血型不合,典型的病例为胎儿之父为 Rh 阳性（DD 或 Dd）,母为 Rh 阴性（dd）,胎儿为 Rh 阳性（Dd）。

三、白细胞抗原系统

1. 白细胞抗原可分为白细胞本身特有的以及与其他血液成分共有的两大类,后者包括 HLA 抗原及某些红细胞血型抗原。

2. HLA 系统是一个复杂的多态性遗传系统,有 140 多种特异性抗原。HLA 配型在器官移植时对提高移植物存活率有非常密切的关系。供体和受体的 HLA-A、HLA-B、HLA-D、HLA-DR 完全相同者的存活率明显高于不同者,特别是 HLA-DR 的配合对提高移植物的存活率尤为重要。HLA 还可作为遗传标志,用来研究人类学以及与疾病的相关性。

◦ 经 典 试 题 ◦

（研）1. 外周血网织红细胞检测的意义为

 A. 反映骨髓整体造血功能

 B. 反映骨髓造血原料的利用程度

 C. 反映早期红细胞生成过程

 D. 反映某些贫血患者治疗效果

（研）2. 巨幼细胞贫血患者的外周红细胞形态特征是

 A. 大椭圆形 B. 球形

 C. 靶形 D. 镰形

（研）3. 下列外周血化验检查最有助于判断骨髓增生程度的是

 A. 血红蛋白测定

 B. 红细胞计数

 C. 网织红细胞计数

 D. 血细胞比容测定

（执）4. 女性，45 岁。茶色尿伴腰背痛 1 个月。查体：贫血貌，巩膜黄染，肝肋下未触及，脾肋下 2cm，腹部移动性浊音（－）。血常规：Hb 72g/L，WBC 6.0×10^9/L，PLT 126×10^9/L，网织红细胞 0.12。Coombs 试验（＋），Ham 试验（－）。该患者最可能的诊断是

 A. 自身免疫性溶血性贫血

 B. 巨幼细胞贫血

 C. 脾功能亢进

 D. 骨髓增生异常综合征

 E. 阵发性睡眠性血红蛋白尿症

【答案与解析】

 1. A 2. A 3. C

 4. A。解析：患者为中年女性，主要表现为茶色尿伴腰背痛 1 个月，查体见贫血貌、黄疸、脾轻度肿大；腹部移动性浊音阴性。血常规提示中度贫血、网织红细胞增生；Coombs 试验（＋）是自身免疫性溶血的特异性检查。综上所述，该患者最可能的诊断是自身免疫性溶血（A 对）。巨幼细胞贫血为大细胞性贫血。脾功能亢进是血管内溶血的一个临床表现，早期以白细胞和／或血小板减少为主，晚期常发生全血细胞减少。骨髓增生异常综合征多为三系降低。阵发性睡眠性血红蛋白尿症 Ham 试验呈阳性。故选 A。

○ 温 故 知 新 ○

参考值 成人（4~10）×10^9/L;新生儿（15~20）×10^9/L;6 个月至 2 岁（11~12）× 10^9/L

中性粒细胞
　↑　生理性　剧烈运动或劳动后、饱餐或淋浴后等
　　　病理性　急性感染、严重组织损伤、急性大出血等 ｝常见情况
　↓→感染,血液系统疾病,物理、化学因素损伤等
　核象变化　核左移→急性化脓性感染、急性失血、急性中毒等
　　　　　　核右移　主要见于巨幼细胞贫血及造血功能衰退
　形态异常　中毒性改变、巨多分叶核中性粒细胞、与遗传有关的中性粒细胞形态异常

嗜酸性粒细胞　↑→过敏性疾病（支气管哮喘、荨麻疹等）、寄生虫病、皮肤病、血液病等

白细胞

嗜碱性粒细胞　↑→过敏性疾病（过敏性结肠炎等）、血液病、恶性肿瘤等

淋巴细胞
　↑　生理性　多见于儿童期和婴儿期
　　　病理性→感染性疾病、成熟淋巴细胞肿瘤、急性传染病的恢复期、移植排斥反应等
　↓→应用肾上腺皮质激素、烷化剂等的治疗以及放射线损伤等
　异型淋巴细胞↑→感染性疾病,药物过敏,输血、血液透析或体外循环术后等

单核细胞　病理性↑→感染性心内膜炎等感染,单核细胞白血病、骨髓增生异常综合征等血液病

血液一般检测

网织红细胞
　↑　表示骨髓红细胞系增生旺盛→溶血性贫血、急性失血、缺铁性贫血等
　↓　表示骨髓造血功能减低→再生障碍性贫血、纯红细胞再生障碍性贫血等

血小板
参考值　（100~300）×10^9/L
　↓　包括血小板生成障碍、破坏增多和分布异常
　↑　原发性→骨髓增殖性肿瘤,如真性红细胞增多症
　　　反应性→急性感染、急性溶血、某些癌症患者等

红细胞沉降率
　生理性↑→12 岁以下的儿童、60 岁以上的高龄者、妇女月经期、妊娠 3 个月以上
　病理性↑→各种炎症性疾病、组织损伤及坏死以及恶性肿瘤等

其他　HCT、MCV、MCH、MCHC 等测定

红细胞的检测和血红蛋白的测定

- 参考值
  - 红细胞
    - 成年男性（4.0~5.5）×10^{12}/L
    - 成年女性（3.5~5.0）×10^{12}/L
    - 新生儿（6.0~7.0）×10^{12}/L
  - 血红蛋白
    - 成年男性 120~160g/L
    - 成年女性 110~150g/L
    - 新生儿 170~200g/L

- 红细胞及血红蛋白↑
  - 相对性↑ 见于严重呕吐、腹泻、大量出汗、大面积烧伤等
  - 绝对性↑ 分为继发性和原发性（称为真性红细胞增多症）

- 红细胞及血红蛋白↓
  - 生理性↓ 见于婴幼儿及<15岁的儿童，部分老年人，妊娠中、晚期
  - 病理性↓ 见于各种贫血

- 红细胞形态改变
  - 大小异常（常见情况）
    - 小红细胞 低色素性贫血，如缺铁性贫血
    - 大红细胞 溶血性贫血、急性失血性贫血
    - 巨红细胞 巨幼细胞贫血
    - 红细胞大小不均 病理造血、巨幼细胞贫血、中度以上的增生性贫血等
  - 形态异常
    - 球形细胞 遗传性球形红细胞增多症
    - 椭圆形细胞 遗传性椭圆形红细胞增多症
    - 靶形细胞 珠蛋白生成障碍性贫血、异常血红蛋白病
    - 镰形细胞 镰状细胞贫血
    - 红细胞缗钱状排列 多发性骨髓瘤、淋巴浆细胞淋巴瘤的特殊类型巨球蛋白血症
  - 着色异常 低色素性（如缺铁性贫血）、高色素性（如巨幼细胞贫血）、嗜多色性（如溶血性贫血）
  - 结构异常（常见情况）
    - 嗜碱性点彩 巨幼细胞贫血和铅中毒等
    - 染色质小体 溶血性贫血、巨幼细胞贫血等
    - 卡波环 严重贫血、溶血性贫血、巨幼细胞贫血、铅中毒及白血病等
    - 有核红细胞 溶血性贫血、白血病、骨髓纤维化等

临床血液学其他检测

溶血性贫血

- **筛查检测**：血浆游离血红蛋白测定、血清结合珠蛋白测定、血浆高铁血红素清蛋白测定、Rous 试验和红细胞寿命测定
- **红细胞膜缺陷检测之红细胞渗透脆性**
  - ↑ 主要见于遗传性球形红细胞增多症
  - ↓ 常见于海洋性贫血
- **红细胞酶缺陷的检测**
  - 高铁血红蛋白还原试验：还原率↓,见于蚕豆病和伯氨喹型药物溶血性贫血
  - G6PD 荧光斑点试验和活性测定
    - G6PD 缺陷者荧光很弱或无荧光
    - 杂合子或某些 G6PD 变异者则可能有轻到中度荧光
- **珠蛋白生成异常的检测**
  - HbA₂↑ 是诊断β轻型地中海贫血的重要依据
  - HbA₂↓ 见于缺铁性贫血及铁粒幼细胞贫血
- **AIHA检测**
  - 抗球蛋白试验：阳性见于新生儿溶血病、自身免疫性溶血性贫血、系统性红斑狼疮（SLE）等
  - 冷凝集素试验：某些 AIHA 患者的冷凝集素效价很高
  - 冷热溶血试验：阳性见于PCH、麻疹、流行性腮腺炎等病毒感染也可有阳性反应
- **PNH有关检测**
  - 蔗糖溶血试验：PNH常为阳性
  - 酸化溶血试验：阳性主要见于PNH
  - 蛇毒因子溶血试验：为特异性 PNH 试验

骨髓细胞学检测

- **骨髓有核细胞增生程度分级**
  - 增生极度活跃 → 急慢性白血病
  - 增生明显活跃 → 急慢性白血病、增生性贫血
  - 增生活跃 → 正常骨髓象、增生性贫血
  - 增生减低
  - 增生极度减低
  - → 再生障碍性贫血
- **血细胞的细胞化学染色**：常见急性白血病主要应用 MPO、AS–D NCE、αNAE、NAP 和 PAS 染色
- **铁染色**
  - 细胞外铁：按阳性反应的强度分为 – ~++++5 级
  - 细胞内铁：为幼红细胞内的铁
  - 临床意义
    - 缺铁性贫血：细胞外铁呈"–",铁粒幼细胞百分率常 <15%
    - 非缺铁性贫血如慢性炎症性贫血：细胞外铁常 >+++~++++
    - 铁粒幼细胞性贫血：可见到环形铁粒幼红细胞
- **细胞免疫分型**：有助于识别不同系列的细胞、用于检测 T 淋巴细胞亚群、用于识别不同分化阶段的细胞等

血型鉴定

- **ABO 血型系统**
  - 免疫性抗体→IgG
  - 天然抗体→IgM
  - ABO 血型鉴定、交叉配血试验
- **Rh 血型系统**
  - 抗原性最强、出现频率高、临床意义较大的是 D 抗原
  - 临床意义：Rh 血型系统所致的溶血性输血反应、新生儿 Rh 溶血病
- **白细胞抗原系统**：HLA 配型在器官移植时与提高移植物存活率有非常密切的关系

第三章

血栓与止血检测

第一节　血管壁检测

一、筛检试验

1. 出血时间（BT）　将皮肤刺破后，让血液自然流出到血流自然停止所需的时间称为出血时间。参考值为（6.9±2.1）min，>9min 为异常。

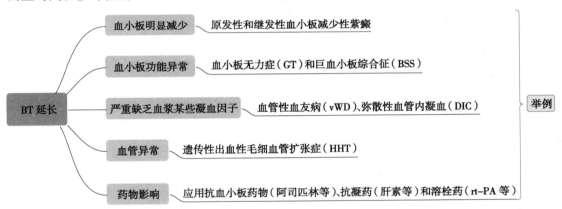

2. 束臂试验　又称毛细血管脆性试验（CFT）或毛细血管抵抗力试验（CRT）。

（1）参考值：给予上臂袖带加压 8min（压力维持在 80~120mmHg），观察前臂屈侧皮肤在 5cm 直径的圆圈内新的出血点数目。成年男性 <5 个，儿童和成年女性 <10 个。

（2）临床意义：新的出血点超过正常范围高限值为该试验阳性，见于以下情况。

1）血管壁的结构和/或功能缺陷：如遗传性出血性毛细血管扩张症、过敏性紫癜等。

2）血小板数量和功能异常：如原发性和继发性血小板减少性紫癜、血小板增多症以及遗传性和获得性血小板功能缺陷症等。

3）血管性血友病（vWD）。

4）其他：如高血压、糖尿病、败血症和维生素 C 缺乏症等。

二、诊断试验

1. 血管性血友病因子（vWF）抗原测定　vWF:Ag 是血管内皮细胞的促凝指标之一。它由血管内皮细胞合成和分泌，参与血小板的黏附和聚集反应，起促凝血作用。

（1）vWF：Ag 减低：见于血管性血友病（vWD），是诊断 vWD 及其分型的指标之一。

（2）vWF：Ag 增高：见于血栓前状态和血栓性疾病，如急性冠脉综合征（ACS）、心肌梗死、心绞痛、脑血管病变、糖尿病、妊娠高血压综合征、肾小球疾病、大手术后、恶性肿瘤、免疫性疾病和感染性疾病等。

2. 血管性血友病因子活性（vWF：A）测定　结合 vWF：Ag、F Ⅷ：C 检测，主要用于 vWD 的分型诊断。

3. 6- 酮 - 前列腺素 $F_{1\alpha}$ 测定　减低见于血栓性疾病，如急性心肌梗死、心绞痛、脑血管病及血栓性血小板减少性紫癜（TTP）等。

4. 血浆凝血酶调节蛋白抗原（TM：Ag）测定　TM：Ag 水平增高反映血管内皮细胞的抗凝作用增强，见于血栓性疾病，如糖尿病、心肌梗死、脑梗死、深静脉血栓形成、肺栓塞和 TTP 等。

第二节　血小板检测

一、筛检试验

1. 血小板计数　见本篇第二章。

2. 血块收缩试验（CRT）　是在富含血小板的血浆中加入 Ca^{2+} 和凝血酶，使血浆凝固形成凝块。

（1）参考值：①凝块法，参考值为 65.8% ± 11.0%；②血块收缩时间（小时），2 小时开始收缩，18~24 小时完全收缩。

（2）临床意义

1）血块收缩时间减低（<40%）：见于原发免疫性血小板减少症（ITP）、血小板增多症、血小板无力症、红细胞增多症、低（无）纤维蛋白原血症、多发性骨髓瘤（MM）、原发性巨球蛋白血症等。

2）血块收缩时间增高：见于先天性和获得性因子Ⅷ缺陷症等。

二、部分诊断试验（表 4-3-1）

表 4-3-1　血小板检测的部分诊断试验与常见疾病

名称	常见疾病	
	结果增高	结果减低
血小板黏附试验（PAdT）	血栓前状态和血栓性疾病，如心肌梗死、心绞痛、脑血管病变等	血管性血友病（vWD）、巨血小板综合征、血小板无力症等
血小板聚集试验（PAgT）	血栓前状态和血栓性疾病，如心肌梗死、心绞痛、糖尿病等	血小板无力症、尿毒症、肝硬化等
血小板促凝活性（PPA）测定	血栓性疾病和血栓前状态	血小板第 3 因子缺陷症、血小板无力症、巨血小板综合征等
血浆血栓烷 B_2（TXB_2）测定	血栓前状态和血栓性疾病	环氧合酶或 TXA_2 合成酶缺乏症，服用抑制环氧合酶或 TXA_2 合成酶的药物，如阿司匹林等

第三节　凝血因子检测

一、筛检试验

1. 活化的部分凝血活酶时间（APTT）测定　本试验需设正常对照值，测定值与正常对照值比较，延长 >10s 为异常。

（1）APTT 延长：见于因子ⅫⅫ、Ⅺ、Ⅸ、Ⅷ、Ⅹ、Ⅴ、Ⅱ、PK（激肽释放酶原）、HMWK（高分子量激肽原）和纤维蛋白原缺乏，尤其用于 FⅧ、Ⅺ、Ⅸ缺乏以及它们的抗凝物质增多。

> ℹ️ **提示**
>
> 　APTT 是监测普通肝素和诊断狼疮抗凝物质（LA）的常用试验。

（2）APTT 缩短：见于血栓性疾病和血栓前状态（PIS），但灵敏度和特异度差。

2. 凝血时间（CT）　本试验反映内源凝血系统的凝血过程。

（1）CT 延长

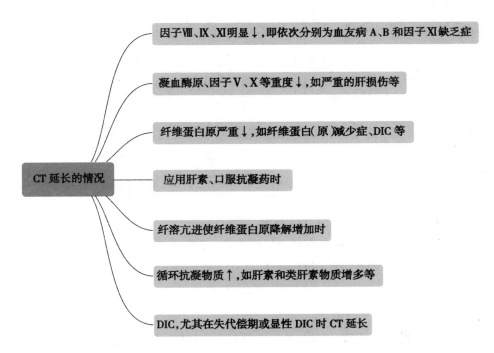

（2）CT 缩短：见于高凝状态，但敏感性差。

3. 血浆凝血酶原时间（PT）测定

（1）参考值

1）PT：本试验需设正常对照值。测定值超过正常对照值 3s 以上为异常。

2）凝血酶原时间比值（PTR）：受检血浆的凝血酶原时间（s）/正常人血浆的凝血酶原时间（s）的比值。参考值为 0.82~1.15s。

3）国际正常化比值（INR）：INR=PTR^{ISI}，其参考值依国际灵敏度指数（ISI）不同而异。ISI 越小，组织凝血活酶的灵敏度越高。

（2）临床意义

1）PT 延长：见于先天性凝血因子 I（纤维蛋白原）、II（凝血酶原）、V、VII、X 缺乏；获得性凝血因子缺乏，如严重肝病、维生素 K 缺乏、纤溶亢进、DIC 等。

2）PT 缩短：见于血液高凝状态（HCS），如 DIC 早期、心肌梗死、脑栓塞、深静脉血栓形成（DVT）、多发性骨髓瘤等，但敏感性和特异性差。

3）PTR 及 INR 是监测口服抗凝剂的首选指标：国人的 INR 以 2.0~2.5 为宜，一般不要 >3.0。

二、部分诊断试验

1. 血浆凝血因子 VIII、IX、XI、XII 促凝活性测定

（1）活性增高：见于血栓前状态和血栓性疾病。

（2）活性减低（表 4-3-2）

表 4-3-2　血浆凝血因子 VIII、IX、XI、XII 促凝活性减低与常见情况

活性减低的因子	常 见 情 况
FVIII：C	血友病 A、血管性血友病、血中存在因子 VIII 抗体、DIC 等
FIX：C	血友病 B、肝脏疾病、维生素 K 缺乏症、DIC、口服抗凝药物等
FXI：C	因子 XI 缺乏症、肝脏疾病、DIC 等
FXII：C	先天性因子 XII 缺乏症、肝脏疾病、DIC 和某些血栓性疾病等

2. 血浆因子 II、V、VII、X 促凝活性测定

（1）活性增高：见于血栓前状态和血栓性疾病，尤其见于静脉系统血栓形成。

（2）活性减低：分别见于先天性因子 II、V、VII 和 X 缺乏症，获得性因子缺乏见于肝病、DIC、口服抗凝剂、维生素 K 缺乏症、新生儿出血症、肠道灭菌和吸收不良综合征等。

3. 血浆纤维蛋白原（Fg）测定

（1）Fg 增高：见于糖尿病（DM）、急性心肌梗死（AMI）、风湿病、急性肾小球肾炎、肾病综合征等。

（2）Fg 减低：见于 DIC、原发性纤溶症、重症肝炎、肝硬化和低（无）纤维蛋白原血症。

第四节 抗凝系统检测

一、病理性抗凝物质的筛检试验

1. 血浆凝血酶时间（TT）

（1）参考值：受检 TT 值延长超过正常对照值 3s 以上为 TT 延长。

（2）临床意义

1）TT 延长：见于低（无）纤维蛋白原血症和异常纤维蛋白原血症；血中纤维蛋白（原）降解产物（FDPs）增高等。

2）TT 缩短：无临床意义。

2. 凝血酶时间的甲苯胺蓝纠正试验或血浆游离肝素时间

（1）参考值：TT 延长的受检血浆中加入甲苯胺蓝后，TT 缩短 >5s，提示受检血浆中有类肝素或肝素物质增多；如果 TT 不缩短，提示延长的 TT 不是由肝素类物质所致。

（2）临床意义：血中类肝素物质增多见于严重肝病、DIC、过敏性休克等。临床应用肝素时，延长的 TT 也可被甲苯胺蓝纠正。

3. APTT 交叉纠正试验（图 4-3-1） 本试验是用于鉴别是否凝血因子缺乏或有无抗凝物质存在。延长的 APTT，若能被 1/2 量的正常新鲜血浆所纠正，表示受检血浆中可能缺乏凝血因子；若不能纠正则表示受检血浆中可能存在抗凝物质。

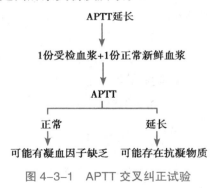

图 4-3-1 APTT 交叉纠正试验

二、病理性抗凝物质的诊断试验

1. 狼疮抗凝物质（LA）测定 阳性见于有狼疮抗凝物质存在的患者，如系统性红斑狼疮、自发性流产、某些血栓性疾病以及抗磷脂抗体综合征等。

2. 抗心磷脂抗体测定 参见本篇第八章第四节。

三、生理性抗凝因子检测

1. 血浆抗凝血酶（AT）活性测定

（1）活性增高：见于血友病、白血病和再生障碍性贫血等的急性出血期；也见于口服抗凝药治疗中。

（2）活性减低：见于先天性和获得性 AT 缺陷症，后者见于血栓前状态、血栓性疾病、DIC 和肝脏疾病等。

2. 血浆蛋白 C（PC）活性测定 血浆蛋白 C 活性减低见于：①遗传性疾病，见于遗传性或先天性 PC 缺陷症；②获得性疾病，见于 DIC、肝病、手术后、口服抗凝剂、急性呼吸窘迫综合征和 DIC 等。

3. 血浆游离蛋白 S（FPS）抗原和总蛋白 S（TPS）抗原测定　FPS 减低见于先天性和获得性 PS 缺陷症，后者见于肝病、口服抗凝剂和 DIC 等。

4. 血浆凝血酶 – 抗凝血酶复合物（TAT）测定　本试验是反映凝血酶活性的试验。增高见于急性心肌梗死、不稳定型心绞痛、DIC、深静脉血栓形成、脑梗死、急性白血病等。

第五节　纤溶活性检测

一、筛检试验

1. 血浆 D- 二聚体测定

（1）血浆 D- 二聚体正常：可排除深静脉血栓形成（DVT）和肺血栓栓塞（PE）。

（2）血浆 D- 二聚体增高：见于 DIC、恶性肿瘤、急性早幼粒细胞白血病、肺血栓栓塞、深静脉血栓形成等。临床上也利用其测定值的变化判断溶栓治疗的效果。

2. 血浆纤维蛋白（原）降解产物（FDPs）测定　FDPs 参考值是 <5mg/L。FDPs 阳性或增高见于原发性纤溶和继发性纤溶，后者如 DIC、恶性肿瘤、急性早幼粒细胞白血病、肺栓塞、深静脉血栓形成、肾脏疾病、肝脏疾病等。

3. 优球蛋白溶解时间　敏感性低，特异性高。

二、部分诊断试验

1. 血浆组织型纤溶酶原激活物（t-PA）测定

（1）t-PA 增高：表明纤溶活性亢进，见于原发性纤溶和继发性纤溶（如 DIC）等。

（2）t-PA 减低：表明纤溶活性减弱，见于血栓前状态和血栓性疾病，如动脉血栓形成、深静脉血栓形成、高脂血症、口服避孕药、缺血性脑卒中和糖尿病等。

2. 血浆纤溶酶原活性（PLG：A）测定

（1）PLG：A 增高：表示纤溶活性减低，见于血栓前状态和血栓性疾病。

（2）PLG：A 减低：表示纤溶活性增高，见于原发性纤溶、继发性纤溶和先天性 PLG 缺乏症。

3. 血浆鱼精蛋白副凝固试验（3P test）

（1）阳性：见于继发性纤溶症（如 DIC 的早、中期）。但在恶性肿瘤、上消化道出血、外科大手术后等也可出现假阳性。

（2）阴性：见于正常人、原发性纤溶症等。晚期 DIC 由于凝血相关因子耗竭也可出现阴性。

4. 血浆纤溶酶 – 抗纤溶酶复合物测定　本试验是反映纤溶酶活性较好的试验。增高见于血栓前状态和血栓性疾病,如 DIC、急性心肌梗死、脑梗死、肺栓塞、深静脉血栓形成、肾病综合征等。

○ 经 典 试 题 ○

(执)1. 维生素 K 缺乏时,不会出现的实验室检查结果是

    A. PT 延长

    B. FDP 增加

    C. CT 延长

    D. INR 升高

    E. APTT 延长

(研)2. 提示纤溶异常的实验室检查有

    A. 3P 试验

    B. D– 二聚体试验

    C. PC、PS 测定

    D. FDP 测定

(研)3. 男性,15 岁。左膝外伤后关节肿胀、疼痛 2 天。自幼外伤后易出血不止。查体:左膝关节处皮肤见一瘀斑,左膝关节肿胀,局部有压痛。该患者下列实验室检查中最有可能出现的异常是

    A. 凝血酶原时间(PT)

    B. 活化部分凝血酶时间(APTT)

    C. 凝血酶时间(TT)

    D. 血纤维蛋白原测定

【答案与解析】

1. D　2. ABD

3. B。解析:根据题干信息,考虑血友病的可能性大。血友病为一组遗传性凝血功能障碍的出血性疾病。患者检查可见出血时间、凝血酶原时间、血小板计数及血小板聚集功能正常,APTT 延长。F Ⅷ活性测定辅以 F Ⅷ:Ag 测定和 F Ⅸ活性测定辅以 F Ⅸ:Ag 测定可以确诊血友病 A 和血友病 B,同时根据结果对血友病进行临床分型;同时应行 vWF:Ag 测定。故选 B。

温 故 知 新

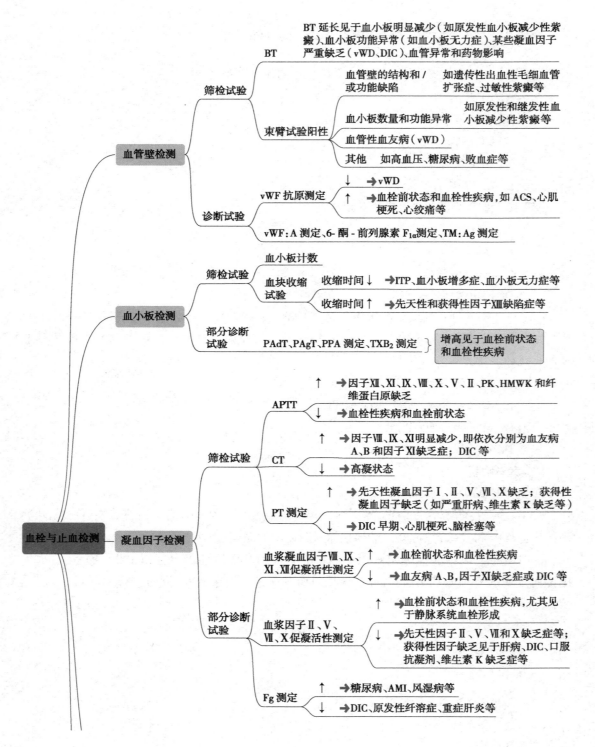

血栓与止血检测

血管壁检测

筛检试验
- BT：BT 延长见于血小板明显减少（如原发性血小板减少性紫癜）、血小板功能异常（如血小板无力症）、某些凝血因子严重缺乏（vWD、DIC）、血管异常和药物影响
- 束臂试验阳性
  - 血管壁的结构和 / 或功能缺陷　如遗传性出血性毛细血管扩张症、过敏性紫癜等
  - 血小板数量和功能异常　如原发性和继发性血小板减少性紫癜等
  - 血管性血友病（vWD）
  - 其他　如高血压、糖尿病、败血症等

诊断试验
- vWF 抗原测定
  - ↓ →vWD
  - ↑ →血栓前状态和血栓性疾病，如 ACS、心肌梗死、心绞痛等
- vWF：A 测定、6- 酮 - 前列腺素 $F_{1\alpha}$ 测定、TM：Ag 测定

血小板检测

筛检试验
- 血小板计数
- 血块收缩试验
  - 收缩时间↓ →ITP、血小板增多症、血小板无力症等
  - 收缩时间↑ →先天性和获得性因子ⅩⅢ缺陷症等

部分诊断试验
- PAdT、PAgT、PPA 测定、TXB_2 测定 } 增高见于血栓前状态和血栓性疾病

凝血因子检测

筛检试验
- APTT
  - ↑ →因子Ⅻ、Ⅺ、Ⅸ、Ⅷ、Ⅹ、Ⅴ、Ⅱ、PK、HMWK 和纤维蛋白原缺乏
  - ↓ →血栓性疾病和血栓前状态
- CT
  - ↑ →因子Ⅷ、Ⅸ、Ⅺ明显减少，即依次分别为血友病 A、B 和因子Ⅺ缺乏症；DIC 等
  - ↓ →高凝状态
- PT 测定
  - ↑ →先天性凝血因子Ⅰ、Ⅱ、Ⅴ、Ⅶ、Ⅹ缺乏；获得性凝血因子缺乏（如严重肝病、维生素 K 缺乏等）
  - ↓ →DIC 早期、心肌梗死、脑栓塞等

部分诊断试验
- 血浆凝血因子Ⅷ、Ⅸ、Ⅺ、Ⅻ促凝活性测定
  - ↑ →血栓前状态和血栓性疾病
  - ↓ →血友病 A、B，因子Ⅺ缺乏症或 DIC 等
- 血浆因子Ⅱ、Ⅴ、Ⅶ、Ⅹ促凝活性测定
  - ↑ →血栓前状态和血栓性疾病，尤其见于静脉系统血栓形成
  - ↓ →先天性因子Ⅱ、Ⅴ、Ⅶ和Ⅹ缺乏症等；获得性因子缺乏见于肝病、DIC、口服抗凝剂、维生素 K 缺乏症等
- Fg 测定
  - ↑ →糖尿病、AMI、风湿病等
  - ↓ →DIC、原发性纤溶症、重症肝炎等

抗凝系统检测
- 病理性抗凝物质
  - 筛检试验
    - TT：TT↑见于低（无）纤维蛋白原血症和异常纤维蛋白原血症等
    - APTT交叉纠正试验：用于鉴别是否凝血因子缺乏或有无抗凝物质存在
  - 诊断试验：狼疮抗凝物质（LA）测定、抗心磷脂抗体测定
- 生理性抗凝因子检测：AT活性测定、PC活性测定、FPS抗原和TPS抗原测定、TAT测定

纤溶活性检测
- 筛检试验
  - 血浆D-二聚体测定
    - 正常：可排除DVT和肺血栓栓塞（PE）
    - ↑→DIC、恶性肿瘤、急性早幼粒细胞白血病等
  - FDPs测定、优球蛋白溶解时间
- 部分诊断试验
  - t-PA测定
    - ↑：表明纤溶活性亢进，见于原发性纤溶和继发性纤溶（如DIC）等
    - ↓：表明纤溶活性减弱，见于血栓前状态和血栓性疾病
  - 血浆纤溶酶原活性（PLG：A）测定
  - 血浆鱼精蛋白副凝固试验
    - 阳性→继发性纤溶症（如DIC的早、中期）
    - 阴性→正常人、原发性纤溶症等
  - 血浆纤溶酶-抗纤溶酶复合物测定：增高见于血栓前状态和血栓性疾病

第四章

排泄物、分泌物及体液检测

第一节 尿液检测

一、尿液标本采集

1. 临床常用尿液标本的种类、特点及用途（表 4-4-1）

表 4-4-1 临床常用尿液标本的种类、特点及用途

种　类	特　点	用　途
晨尿	清晨起床后的第一次尿液,其浓缩、酸化,有形成分、化学成分浓度高	适用于有形成分、化学成分和早孕检查
随机尿	可随时采集的尿液标本。其采集方便,标本易得,但影响因素多	适合于门诊、急诊
3 小时尿	采集上午 6~9 时时段内的尿液标本	尿液有形成分排泄率检查,如白细胞排泄率等
12 小时尿	晚 8 时排空膀胱并弃去此次尿液,采集至次日晨 8 时最后一次排出的全部尿液	12 小时尿有形成分计数,但其检查结果变化较大,已较少应用
24 小时尿	晨 8 时排空膀胱并弃去此次尿液,采集此后直至次日晨 8 时的全部尿液	化学成分定量检查
餐后尿	午餐后 2 小时的尿液标本	检查病理性尿蛋白、尿糖和尿胆原
清洁中段尿	清洗外阴后,不间断排尿,弃去前、后时段的尿液,无菌容器采集中间时段的尿液	微生物培养

2. 尿液标本保存　尿液标本采集后应及时送检,并在 1 小时内完成检查（最好在 30 分钟内）。如有特殊情况不能及时检查或需进行特殊检查时,可将尿液标本冷藏保存或在尿液标本中加入防腐剂。

二、尿液一般性状检查

1. 指标与参考值（表 4-4-2）

2. 临床意义

（1）尿量:是指 24 小时内人体排出体外的尿液总量。

表 4-4-2 尿液一般性状检查的指标与参考值

指标	参 考 值
尿量	①成人，1 000~2 000ml/24h ②儿童，按体重计算排尿量，为成人的 3~4 倍
颜色与透明度	新鲜尿液呈淡黄色、清晰透明
比重	①成人，1.015~1.025，晨尿最高，一般 >1.020 ②婴幼儿：尿液比重偏低
酸碱度	新鲜尿液多呈弱酸性，随机尿 pH 4.5~8.0，晨尿 pH 约 6.5
气味	挥发性酸的气味

1）多尿：成人 24 小时尿量 >2 500ml，儿童 24 小时尿量 >3 000ml 称为多尿。

a. 生理性多尿：多见于饮水过多、食用含水量多的食物、静脉输液、精神紧张和分离（转换）障碍等；也可见于服用利尿剂、咖啡因、脱水剂等药物的患者。

b. 病理性多尿：可见于内分泌疾病、肾脏疾病和代谢性疾病等患者。

2）少尿与无尿

a. 成人 24 小时尿量 <400ml 或每小时 <17ml，学龄前儿童尿量 <300ml/24h，婴幼儿尿量 <200ml/24h，称为少尿。

b. 成人 24 小时尿量 <100ml，小儿 <30~50ml，称为无尿。

c. 少尿与无尿主要由肾前性、肾性和肾后性等因素所致。

（2）颜色

1）红色：其中以血尿最常见。含有一定量红细胞的尿液称为血尿。1 000ml 尿液所含血量 >1ml，外观可出现红色的尿液称为肉眼血尿。红色尿液的种类、颜色及临床意义见表 4-4-3。

表 4-4-3 红色尿液的种类、颜色及临床意义

种类	尿液颜色	临 床 意 义
血尿	淡红色云雾状、洗肉水样或混有血凝块	①泌尿生殖系统疾病，如炎症、损伤、结石、出血或肿瘤等 ②出血性疾病，如血小板减少症、血友病等 ③其他，如感染性疾病、结缔组织疾病等
血红蛋白尿	暗红色、棕红色甚至酱油色	蚕豆病、PNH 及血型不合的输血反应、免疫性溶血性贫血等
肌红蛋白尿	粉红色或暗红色	肌肉组织广泛损伤、变性，如 AMI、大面积烧伤、创伤等
卟啉尿	红葡萄酒色	常见于先天性卟啉代谢异常等

2）深黄色：最常见的是胆红素尿。常见于胆汁淤积性黄疸及肝细胞性黄疸。另外，某些食物和药物也可使尿液外观呈黄色，如维生素 B_2、利福平、呋喃唑酮等。

3）白色

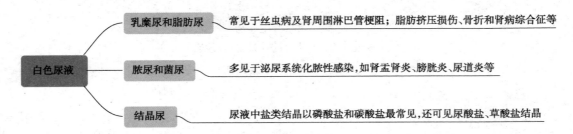

4）黑褐色：见于重症血尿、变性血红蛋白尿，也可见于酪氨酸病、酚中毒、黑尿酸症或黑色素瘤等。

5）蓝色：主要见于尿布蓝染综合征，也可见于尿蓝母、靛青生成过多的某些胃肠疾病等，以及某些药物或食物的影响。

6）淡绿色：见于铜绿假单胞菌感染，以及服用某些药物后，如吲哚美辛、亚甲蓝、阿米替林等。

（3）透明度：正常尿液清晰透明。新鲜尿液发生浑浊可由盐类结晶、红细胞、白细胞（脓细胞）、细菌、乳糜等引起。

（4）比重：是指在4℃条件下尿液与同体积纯水的重量之比，是尿液中所含溶质浓度的指标。

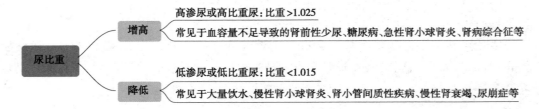

> ⓘ 提示
>
> 尿比重固定于 1.010 ± 0.003，提示肾脏浓缩稀释功能丧失。

（5）酸碱度（pH）：尿液酸碱度受食物、药物和多种疾病的影响。

1）pH 降低：见于进食肉类（含硫、磷）及混合性食物等，服用氯化铵、维生素 C 等酸性药物，酸中毒、高热、糖尿病、痛风等。低钾性代谢性碱中毒患者尿液呈酸性为其特征之一。

2）pH 增高：见于进食蔬菜、水果（含钾、钠），服用噻嗪类利尿剂、碳酸氢钠等碱性药物，碱中毒、膀胱炎等。另外，尿液放置过久因尿素分解释放氨，可使尿液呈碱性。

三、尿液化学检查

1. 指标与参考值（表 4-4-4）

表 4-4-4　尿液化学检查的指标与参考值

指标	参考值	
	定性	定量
蛋白质	–	0~80mg/24h
葡萄糖	–	0.56~5.0mmol/24h
酮体	–	–
胆红素	–	≤2mg/L
尿胆原	– 或弱阳性	≤10mg/L

注:"–"代表阴性。

2. 临床意义

（1）蛋白尿：当蛋白质浓度 >100mg/L 或 150mg/24h 尿液,蛋白质定性检查呈阳性的尿液,称为蛋白尿。

1）生理性蛋白尿

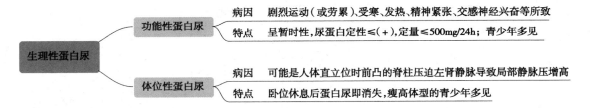

提示

体位性蛋白尿又称为直立性蛋白尿。

2）病理性蛋白尿（表 4-4-5）：见于各种肾脏及肾脏以外疾病所致的蛋白尿,多为持续性蛋白尿。

表 4-4-5　病理性蛋白尿

分类	标志性蛋白及其他成分	临床意义
肾小球性蛋白尿	清蛋白或抗凝血酶、转铁蛋白、前清蛋白、IgG、IgA、IgM 和补体 C3 等	急性肾炎、肾缺血和糖尿病肾病
肾小管性蛋白尿	α_1-MG、β_2-MG、视黄醇结合蛋白、胱抑素 C、β-NAG	肾盂肾炎、间质性肾炎、重金属中毒、药物损害及肾移植术后等
混合性蛋白尿	清蛋白、α_1-MG、总蛋白	糖尿病、系统性红斑狼疮等
溢出性蛋白尿	血红蛋白、肌红蛋白、本周蛋白	溶血性贫血、挤压综合征、多发性骨髓瘤、浆细胞病、轻链病等
组织性蛋白尿	Tamm-Horsfall 蛋白	肾小管受炎症或药物刺激等
假性蛋白尿	血液、脓液、黏液等	肾脏以下的泌尿道疾病如膀胱炎、尿道炎、尿道出血及尿液内混入阴道分泌物等

（2）尿糖

1）尿糖定性检查呈阳性的尿液称为糖尿。

2）当血糖浓度 >8.88mmol/L 时,尿液中开始出现葡萄糖,这时的血糖浓度称为肾糖阈。

3）肾糖阈可随肾小球滤过率和肾小管葡萄糖重吸收率的变化而变化。肾小球滤过率降低可导致肾糖阈增高,而肾小管重吸收率降低则可引起肾糖阈降低。肾小管重吸收能力降低也可引起葡萄糖尿,但其血糖浓度正常。

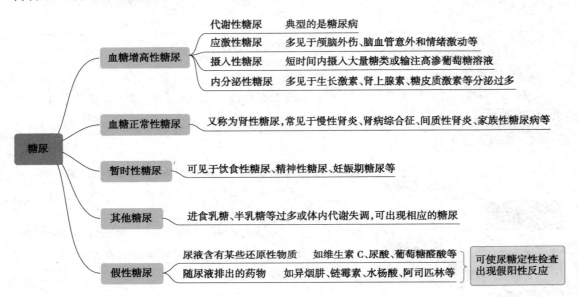

（3）酮体:酮体包括乙酰乙酸、β- 羟丁酸和丙酮。尿液酮体阳性见于糖尿病酮症酸中毒、非糖尿病性酮症（如感染性疾病、严重呕吐、剧烈运动、腹泻等）、中毒（如氯仿、乙醚麻醉后和磷中毒等）和药物影响（如降糖药）。

> ℹ️ 提示
>
> 　尿液酮体检查主要用于糖代谢障碍和脂肪不完全氧化的判断与评价。

（4）尿液胆红素与尿胆原:该检查主要用于黄疸的鉴别,其变化特点见表 4-4-6。

表 4-4-6　尿胆原和尿液胆红素的变化特点

指标	健康人	溶血性黄疸	肝细胞性黄疸	胆汁淤积性黄疸
尿液颜色	浅黄	深黄	深黄	深黄
尿胆原	弱阳性 /-	强阳性	+	-
尿胆素	-	+	+	-
尿液胆红素	-	-	+	+

注:"-" 代表阴性,"+" 代表阳性。

四、尿液显微镜检查

1. 参考值

（1）血细胞：红细胞平均 0~3 个 /HPF，定量检查 0~5 个 /μl；白细胞和脓细胞平均 0~5 个 /HPF，定量检查 0~10 个 /μl。

（2）上皮细胞：①无肾小管上皮细胞；②无或偶见移行上皮细胞；③鳞状上皮细胞，男性偶见，女性为 3~5 个 /HPF。

（3）管型：偶见透明管型。

2. 临床意义

（1）细胞

1）红细胞：离心尿液中红细胞数量增多，>3 个 /HPF，且外观无血色的尿液称为镜下血尿。在低渗尿液中红细胞胀大，甚至使血红蛋白溢出，形成大小不等的空环形，称为红细胞淡影或影形红细胞。尿液异常红细胞的类型及特点与临床意义见表 4-4-7。

表 4-4-7　尿液异常红细胞的类型及特点与临床意义

类型	特点与临床意义
均一性红细胞	肾小球以外部位的泌尿系统的出血，如尿路结石、损伤、出血性膀胱炎、血友病、剧烈活动等
非均一性红细胞	见于肾小球肾炎、肾盂肾炎、肾结核、肾病综合征，此时多伴有蛋白尿和管型
混合性红细胞	以上 2 种红细胞混合存在

2）白细胞和脓细胞

a. 尿液中的白细胞主要是中性粒细胞，在新鲜尿液中其形态与血液白细胞一致；在炎症过程中被破坏或死亡的白细胞称为脓细胞。在低渗尿液中，中性粒细胞吸水肿胀，胞质内的颗粒呈布朗分子运动，由于光的折射，在油镜下可见灰蓝色发光现象，称为闪光细胞，多见于肾盂肾炎。

b. 白细胞检查主要用于泌尿系统感染的诊断。如果尿液白细胞数量增多，>5 个 /HPF，称为镜下脓尿。白细胞数量增多主要见于肾盂肾炎、膀胱炎、肾移植排斥反应、药物性急性间质性肾炎、新月形肾小球肾炎、阴道炎和子宫颈炎等。

3）上皮细胞：尿液的上皮细胞来源于肾小管、肾盂、肾盏、输尿管、膀胱和尿道等。上皮细胞检查对泌尿系统疾病有定位诊断的价值。

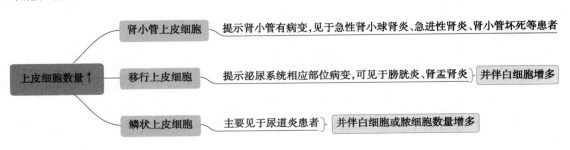

（2）管型：管型的体积越大、越宽，表明肾脏损伤越严重。常见管型的分类及意义见表 4-4-8。

表 4-4-8 常见管型的分类及临床意义

管型	临床意义
透明管型	健康人偶见,其增多见于肾实质性病变
红细胞管型	急性肾小球病变、肾小球出血
白细胞管型	肾脏感染性病变或免疫性反应
上皮细胞管型	肾小管坏死
颗粒管型	肾实质性病变伴有肾单位淤滞
蜡样管型	肾单位长期阻塞、肾小管有严重病变、预后差
脂肪管型	肾小管损伤、肾小管上皮细胞脂肪变性
肾衰管型	急性肾衰竭多尿期,出现于慢性肾衰竭提示预后不良

（3）结晶

1）生理性结晶：多来自食物及人体正常的代谢,如草酸钙结晶、磷酸盐结晶、马尿酸结晶等,一般无临床意义。

2）病理性结晶：常见类型及临床意义见表 4-4-9。

表 4-4-9 病理性结晶的常见类型及临床意义

病理性结晶的常见类型	临床意义
胆红素结晶	胆汁淤积性黄疸、肝硬化、肝癌、急性肝坏死、急性磷中毒
胱氨酸结晶	肾结石、膀胱结石
亮氨酸结晶	急性磷中毒、氯仿中毒、急性肝坏死、肝硬化
酪氨酸结晶	急性磷中毒、氯仿中毒、急性肝坏死、肝硬化
胆固醇结晶	肾盂肾炎、膀胱炎、肾淀粉样变性或脂肪变性
磺胺嘧啶结晶	同时伴红细胞出现提示药物性损伤
磺胺甲噁唑结晶	同时伴红细胞出现提示药物性损伤

（4）细菌：健康人新鲜尿液中无细菌存在和生长。如按无菌要求采集的尿液标本,见到较多量的细菌,同时见到大量白细胞和上皮细胞及红细胞,多提示尿路感染。

 提示

非经无菌手段采集到的新鲜尿液中检查到细菌无临床意义。

（5）真菌：多为白假丝酵母菌,常见于糖尿病患者、女性尿液或碱性尿液。

（6）寄生虫：尿液中的寄生虫及虫卵多为标本污染所致。如阴道毛滴虫多来自女性阴道分泌物,乳糜尿中可检查出微丝蚴。

五、尿液其他检查

1. 人绒毛膜促性腺激素(hCG)

(1)尿液 hCG 的检查目的:①诊断早孕;②监测孕早期反应(异位妊娠、流产);③监测滋养层肿瘤;④作为唐氏综合征三联试验的诊断指标之一。

(2)参考值

1)定性(用于常规妊娠检查):正常为阴性。

2)定量(用于 hCG 非常规检查):正常男性、女性(未妊娠)<5U/L。

(3)临床意义

1)早期妊娠诊断:正常妊娠期间尿液 hCG 定性检查持续阳性,分娩 5~6 天后变为阴性。

2)异位妊娠诊断:正常妊娠时血清 hCG 浓度随着不同孕周的变化呈规律性变化,而异位妊娠时血清 hCG 浓度增高不如正常妊娠。60%~80% 的异位妊娠患者 hCG 呈阳性。

3)流产诊断和监测:不完全流产孕妇的子宫内尚有胎盘组织残留,hCG 仍可为阳性。完全流产或死胎时,则由阳性转为阴性。在保胎治疗过程中,如果 hCG 不断增高,说明保胎有效,反之则说明保胎无效。

4)妊娠滋养细胞疾病的诊断与监测:葡萄胎、侵蚀性葡萄胎、绒毛膜上皮细胞癌及男性睾丸畸胎瘤等患者尿液 hCG 明显高于正常孕妇,可用于妊娠滋养细胞疾病的辅助诊断。妊娠滋养细胞肿瘤患者术后 3 周,hCG 浓度降低,8~12 周呈阴性,如果 hCG 浓度不降低或不转阴性,提示可能有残留病灶。

5)其他疾病:如脑垂体疾病、甲状腺功能亢进症、卵巢囊肿、子宫内膜增生或子宫颈癌等患者 hCG 浓度也可以增高。

2. 本周蛋白(BJP)　本周蛋白又称凝溶蛋白。轻链型、IgD 型多发性骨髓瘤(MM)患者因肾功能易受损,尿液异常可以是首发的甚至唯一的临床表现,60%~80%MM 患者尿液中 BJP 呈阳性。肾盂肾炎、慢性肾炎、肾癌、肾病综合征等患者尿液中偶可检出 BJP。

第二节　粪便检测

一、粪便一般性状检查

1. 参考值　①成人每天一般排便 1 次,100~300g,为成形软便,呈黄褐色,有少量黏液,有粪臭;②婴幼儿粪便可为黄色或金黄色糊状。

2. 临床意义

(1)量:健康人的粪便量随着食物种类、食量及消化器官的功能状态而异。①当胃肠道、胰腺有炎症或功能紊乱时,因炎症渗出、肠蠕动加快及消化吸收功能不良,可使排便次数和排便量增多;②如果排便次数少,但排便量增多,多见于肠道上段病变;排便次数增多,但每次排便量减少,多为肠道下段病变。

（2）性状:粪便性状改变及临床意义见表4-4-10。

表 4-4-10　粪便性状改变特点及临床意义

粪便	特点	临床意义
稀汁便	脓样,含有膜状物	假膜性小肠结肠炎
	洗肉水样	副溶血性弧菌食物中毒
	红豆汤样	出血性小肠炎
	稀水样	艾滋病伴肠道隐孢子虫感染
米泔样便	白色淘米水样,含有黏液片块	霍乱、副霍乱
黏液便	小肠病变的黏液混于粪便中;大肠病变的黏液附着在粪便表面	肠道炎症或受刺激、肿瘤或便秘、某些细菌性痢疾
胨状便	黏胨状、膜状或纽带状物	过敏性肠炎、慢性细菌性痢疾
鲜血便	鲜红色,滴落于排便之后或附在粪便表面	直肠癌、直肠息肉、肛裂或痔疮
脓血便	脓样、脓血样、黏液血样、黏液脓血样	细菌性痢疾、阿米巴痢疾、结肠癌、肠结核、溃疡性结肠炎
乳凝块	黄白色乳凝块或蛋花样	婴儿消化不良、婴儿腹泻
变形便	球形硬便	习惯性便秘、老年人排便无力
	细条、扁片状	肠痉挛、直肠或肛门狭窄
	细铅笔状	肠痉挛、肛裂、痔疮、直肠癌

（3）颜色:肉食者粪便偏黑褐色,进食过多绿色蔬菜者的粪便呈暗绿色。粪便颜色变化及意义见表4-4-11。

表 4-4-11　粪便颜色变化及意义

颜色	生理性	病理性
淡黄色	婴儿	服用大黄、山道年、番泻叶等
绿色	食用大量绿色蔬菜	服用甘汞等
白陶土色	食用大量脂肪	胆汁淤积性黄疸,服用硫酸钡、金霉素等
红色	食用大量番茄、红辣椒、西瓜等	直肠癌、痔疮、肛裂等,服用利福平
果酱色	食用大量咖啡、可可、樱桃、桑葚、巧克力等	阿米巴痢疾、肠套叠等
柏油色	食用动物血和肝脏等	上消化道出血,服用铁剂、活性炭等

（4）气味:粪便的气味与进食的种类、疾病等有关。正常粪便由于蛋白质的分解产物,如吲哚、粪臭素、硫醇、硫化氢、氨、靛基质等而产生臭味,素食者臭味轻,肉食者臭味重。

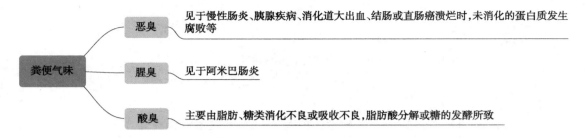

（5）寄生虫：肠道寄生虫感染时粪便中可出现寄生虫，如蛔虫、蛲虫、绦虫等或其片段，肉眼即可发现；钩虫虫体需要筛查粪便后才能发现。服用驱虫剂后应常规检查有无寄生虫。

（6）结石：粪便中可发现胆石、粪石、胰石和肠结石等，最多见的是胆石。粪便中出现胆石多见于服用排石药物或碎石术之后。

二、粪便隐血试验（FOBT）

1. 消化道出血量较少时红细胞已被消化分解，粪便外观无血色，且显微镜检查也未发现红细胞者为隐血。

2. 采用化学方法或免疫学方法检查粪便微量出血的试验称为粪便隐血试验（FOBT）。FOBT 对消化道出血，特别是消化道肿瘤的诊断与鉴别诊断具有重要价值。

三、粪便显微镜检查

1. 细胞和食物残渣 粪便中的细胞及食物残渣增多的临床意义见表 4-4-12。

表 4-4-12 粪便中细胞及食物残渣增多的临床意义

成分	参考值	增多的临床意义
红细胞	无	肠道下段的病变、阿米巴痢疾和细菌性痢疾
白细胞	偶见	以中性粒细胞为主，常见于肠炎、细菌性痢疾、溃疡性结肠炎；肠易激综合征、寄生虫感染可见大量嗜酸性粒细胞
吞噬细胞	无	急性细菌性痢疾、出血性肠炎、溃疡性结肠炎
上皮细胞	少见	大量增多或成片出现见于结肠炎、假膜性小肠结肠炎
肿瘤细胞	无	结肠癌、直肠癌
脂肪小滴	偶见	粪便出现大量脂肪小滴称为脂肪泻，见于急性和慢性胰腺炎、胰头癌、吸收不良综合征、胆汁淤积性黄疸等
肌肉纤维	少量	肠蠕动亢进、胰蛋白酶缺乏、腹泻等
结缔组织、弹力纤维	少量	胃蛋白酶缺乏症和腹泻
植物细胞、植物纤维	少量	胃蛋白酶缺乏症、肠蠕动亢进和腹泻等
淀粉颗粒	偶见	消化功能不良、腹泻、慢性胰腺炎、胰腺功能不全

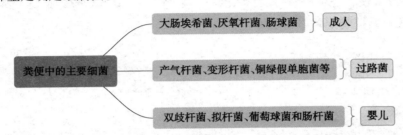

> **提示**
>
> 吞噬细胞是诊断急性细菌性痢疾的主要依据之一。

2. 结晶

（1）Charcot-Leyden 结晶：见于阿米巴痢疾、钩虫病和过敏性肠炎等。

（2）血红素结晶：为棕黄色斜方形结晶,主要见于胃肠道出血。

3. 细菌　若正常菌群消失或比例失调,称为肠道菌群失调症。可通过粪便涂片染色检查、细菌培养鉴定确定致病菌。

4. 真菌　正常粪便中极少见假丝酵母菌,且多为外源性污染所致。在病理情况下,粪便中以白假丝酵母菌多见,常见于长期应用广谱抗生素、激素、免疫抑制剂和放射治疗、化学治疗及各种慢性消耗性疾病等。

5. 寄生虫及虫卵　对于寄生虫病患者,肉眼可直接观察其粪便中的寄生虫虫体,显微镜检查虫卵和包囊。另外,也可采用单克隆抗体检查虫卵抗原,以便对虫卵形态不典型或高度怀疑寄生虫感染的患者进行确诊。

（1）蠕虫:在病理情况下,粪便涂片中可见到蛔虫卵、鞭虫卵、钩虫卵、蛲虫卵、血吸虫卵、肺吸虫卵、肝吸虫卵或姜片虫卵等。

（2）原虫:溶组织内阿米巴、蓝氏贾第鞭毛虫、隐孢子虫、人芽孢子虫。

第三节　痰液检测

一、痰液一般性状检查

1. 参考值　无痰液或仅有少量白色、灰白色泡沫样或黏液样痰液,无异物,新鲜痰液无特殊气味。

2. 临床意义

（1）痰液量

1）呼吸系统疾病患者痰液量增多,可为 50~100ml/24h,且依病种和病情而异。急性呼吸系统感染较慢性炎症的痰液量少,病毒感染较细菌感染痰液量少。

2）痰液量增多常见于支气管扩张、肺脓肿、肺水肿、肺空洞性改变和慢性支气管炎,有时甚至 >100ml/24h。

（2）颜色:痰液颜色改变的常见原因及临床意义见表 4-4-13。

表 4-4-13 痰液颜色改变的常见原因及临床意义

痰液颜色	常见原因	临床意义
黄色、黄绿色	脓细胞增多	肺炎、慢性支气管炎、支气管扩张、肺脓肿、肺结核
红色、棕红色	出血	肺癌、肺结核、支气管扩张
铁锈色	血红蛋白变性	急性肺水肿、大叶性肺炎、肺梗死
粉红色泡沫样	肺淤血、肺水肿	左心衰竭
烂桃样灰黄色	肺组织坏死	肺吸虫病
棕褐色	红细胞破坏	阿米巴肺脓肿、肺吸虫病
灰色、灰黑色	吸入粉尘、烟雾	矿工、锅炉工、长期吸烟者
无色（大量）	支气管黏液溢出	肺泡细胞癌

（3）性状:痰液性状改变及临床意义见表 4-4-14。

表 4-4-14 痰液性状改变及临床意义

痰液性状	临床意义
黏液性	急性支气管炎、支气管哮喘、早期肺炎;白假丝酵母菌感染
浆液性	肺水肿、肺淤血、棘球蚴病
脓性	支气管扩张、肺脓肿、脓胸向肺内破溃、活动性肺结核等
黏液脓性	慢性气管炎发作期、支气管扩张、肺结核等
浆液脓性	肺脓肿、肺组织坏死、支气管扩张
血性	肺结核、支气管扩张、肺水肿、肺癌、肺梗死、出血性疾病等

（4）异物

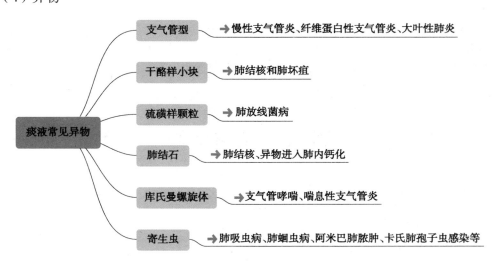

（5）气味

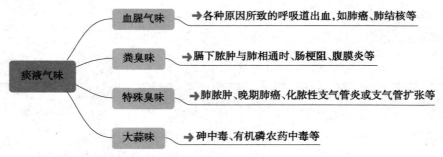

二、痰液显微镜检查

1. 参考值　痰液可见少量中性粒细胞和上皮细胞。

2. 临床意义　痰液显微镜检查是诊断病原微生物感染和肿瘤的直接方法。痰液中常见有形成分及临床意义见表4-4-15。

表4-4-15　痰液中常见有形成分及临床意义

痰液中常见有形成分	临床意义
红细胞	支气管扩张、肺癌、肺结核
白细胞	①中性粒细胞增多，见于化脓性感染 ②嗜酸性粒细胞增多，见于支气管哮喘、过敏性支气管炎、肺吸虫病 ③淋巴细胞增多，见于肺结核
上皮细胞	可见鳞状上皮、柱状上皮细胞、肺上皮细胞，无临床意义。增多见于呼吸系统炎症
肺泡巨噬细胞	肺炎、肺淤血、肺梗死、肺出血
癌细胞	肺癌
寄生虫和虫卵	寄生虫病
结核分枝杆菌	肺结核
放线菌	放线菌病
夏科－雷登结晶	支气管哮喘、肺吸虫病
弹性纤维	肺脓肿、肺癌
胆固醇结晶	慢性肺脓肿、脓胸、慢性肺结核、肺肿瘤
胆红素结晶	肺脓肿

第四节　脑脊液检测

一、脑脊液的生理作用

1. 保护脑和脊髓免受外力的震荡损伤。

2. 调节颅内压力的变化。

3. 参与脑组织的物质代谢。

4. 供给脑、脊髓营养物质和排出代谢产物。

5. 调节神经系统碱储量,维持正常 pH 等。

二、脑脊液标本采集

1. 脑脊液标本采集方法　通过腰椎穿刺术获得脑脊液标本,特殊情况下可采用小脑延髓池或脑室穿刺术。

（1）穿刺成功后首先测定脑脊液压力。

（2）待测定压力后,根据检查目的,分别采集脑脊液于 3 个无菌试管中,每个试管 1~2ml。第 1 管用于病原生物学检查,第 2 管用于化学和免疫学检查,第 3 管用于一般性状和细胞学检查。如疑为恶性肿瘤,则再采集 1 管进行脱落细胞学检查。

（3）标本采集后应在检查申请单上注明标本采集的日期和时间。

2. 脑脊液检查的适应证和禁忌证（表 4-4-16）

表 4-4-16　脑脊液检查的适应证和禁忌证

适 应 证	禁 忌 证
有脑膜刺激征患者	颅内高压患者
可疑颅内出血患者、脑膜白血病和肿瘤颅内转移患者	颅后窝占位性病变患者
原因不明的剧烈头痛、昏迷、抽搐或瘫痪患者	处于休克、全身衰竭状态患者
脱髓鞘疾病患者	穿刺局部有化脓性感染患者
中枢神经系统疾病椎管内给药治疗、麻醉和椎管造影患者	

三、脑脊液

1. 脑脊液一般性状检查的指标与参考值（表 4-4-17）

2. 临床意义

（1）颜色:脑脊液常见颜色变化的原因及临床意义见表 4-4-18;脑脊液新鲜性出血与陈旧性出血的鉴别见表 4-4-19。

表 4-4-17　脑脊液一般性状检查的指标与参考值

指标	参 考 值
颜色	无色或淡黄色
透明度	清澈透明
凝固性	无凝块、无沉淀（放置 24 小时不形成薄膜）
比重（腰椎穿刺）	1.006~1.008
压力	卧位:成人为 80~180mmH$_2$O,儿童 40~100mmH$_2$O

表 4-4-18 脑脊液常见颜色变化的原因及临床意义

颜色	原因	临床意义
无色	—	正常脑脊液、病毒性脑炎、轻型结核性脑膜炎、脊髓灰质炎、神经梅毒
红色	出血	穿刺损伤出血、蛛网膜下腔或脑室出血
黄色	黄变症	出血、黄疸、淤滞和梗阻等
白色	白细胞增多	脑膜炎球菌、肺炎链球菌、溶血性链球菌引起的化脓性脑膜炎
绿色	脓性分泌物增多	铜绿假单胞菌性脑膜炎、急性肺炎链球菌性脑膜炎
褐色	色素增多	脑膜黑色素肉瘤、黑色素瘤

表 4-4-19 脑脊液新鲜性出血与陈旧性出血的鉴别

项目	新鲜性出血	陈旧性出血
外观	浑浊	清晰、透明
易凝性	易凝	不易凝
离心后上清液	无色、透明	红色、黄褐色或柠檬色
红细胞形态	无变化	皱缩
上清液隐血试验	多为阴性	阳性
白细胞	不增高	继发性或反应性增高

（2）透明度：脑脊液细胞数量 >300×10^6/L 或含大量细菌、真菌时则呈不同程度浑浊。

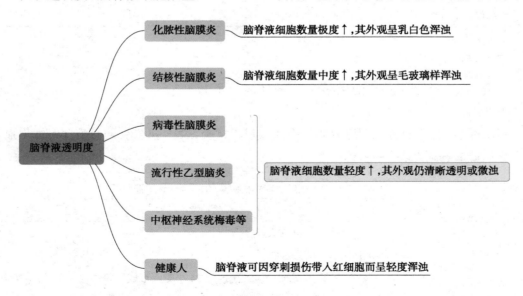

（3）凝固性：脑脊液形成凝块或薄膜与其所含有的蛋白质,特别是纤维蛋白原浓度有关。当脑脊液蛋白质浓度 >10g/L 时可出现薄膜、凝块或沉淀。

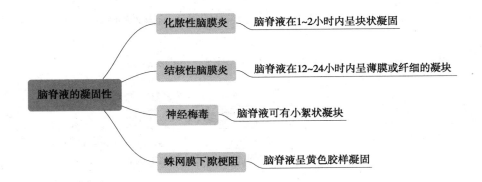

- 化脓性脑膜炎 —— 脑脊液在1~2小时内呈块状凝固
- 结核性脑膜炎 —— 脑脊液在12~24小时内呈薄膜或纤细的凝块
- 脑脊液的凝固性
- 神经梅毒 —— 脑脊液可有小絮状凝块
- 蛛网膜下隙梗阻 —— 脑脊液呈黄色胶样凝固

> **提示**
>
> 　脑脊液同时存在胶样凝固、黄变症和蛋白质-细胞分离（蛋白质明显增高，细胞正常或轻度增高）的现象，称为Froin-Nonne综合征，这是蛛网膜下腔梗阻的脑脊液特点。

（4）压力

1）脑脊液压力降低：主要见于脑脊液循环受阻、脑脊液流失过多、脑脊液分泌减少等因素。

2）颅内压增高：指脑脊液压力 >200mmH$_2$O。常见于：①化脓性脑膜炎、结核性脑膜炎等颅内各种炎症性病变；②脑肿瘤、脑出血、脑积水等颅内非炎症性病变；③高血压、动脉硬化等颅外因素；④咳嗽、哭泣、静脉注射低渗溶液等。

（5）比重：比重增高常见于各种颅内炎症、肿瘤、出血性脑病、尿毒症和糖尿病患者。比重降低见于脑脊液分泌增多。

四、脑脊液化学检查

1. 脑脊液化学检查的指标与参考值（表4-4-20）

表4-4-20　脑脊液化学检查的指标与参考值

指标	参考值
蛋白质	①定性：阴性或弱阳性 ②定量：腰椎穿刺时蛋白质为 0.2~0.4g/L
葡萄糖	腰椎穿刺：2.5~4.4mmol/L
氯化物	成人：120~130mmol/L 儿童：111~123mmol/L
乳酸脱氢酶	8~32U
转氨酶	AST 5~20U，ALT 5~15U

2. 临床意义

（1）蛋白质：脑脊液蛋白质阳性常见于脑组织和脑膜炎症性病变，如化脓性脑膜炎、结核性脑膜炎、脊髓灰质炎、流行性脑炎等。强阳性见于脑出血、脑外伤等（血液混入脑脊液中）。

（2）葡萄糖：脑脊液葡萄糖浓度的变化及临床意义见表 4-4-21。

表 4-4-21 脑脊液葡萄糖浓度的变化及临床意义

变化	临 床 意 义
降低	①急性化脓性脑膜炎、结核性脑膜炎、真菌性脑膜炎；②脑肿瘤，尤其是恶性肿瘤；③神经梅毒；④低血糖；⑤脑寄生虫病，如脑囊虫病、血吸虫病、肺吸虫病、弓形虫病等
增高	①早产儿或新生儿；②饱餐或静脉注射葡萄糖后；③影响到脑干的急性外伤或中毒；④脑出血；⑤糖尿病等

（3）氯化物

1）氯化物降低：①细菌或真菌感染，特别是化脓性、结核性和隐球菌性脑膜炎的急性期、慢性感染的急性发作期，氯化物与葡萄糖同时降低，其中以结核性脑膜炎脑脊液氯化物降低最明显；②在细菌性脑膜炎的后期，由于脑膜有明显的炎症浸润或粘连，局部有氯化物附着，使脑脊液氯化物降低，并伴蛋白质明显增高；③呕吐、肾上腺皮质功能减退症患者，由于血氯降低，其脑脊液氯化物浓度亦降低。

2）氯化物增高：主要见于尿毒症、肾炎、心力衰竭、病毒性脑膜炎或脑炎患者。

（4）乳酸脱氢酶（LDH）：脑脊液 LDH 活性增高常见情况如下。

1）感染，特别是细菌性脑膜炎，而病毒性脑膜炎脑脊液 LDH 多正常或轻度增高。

2）脑梗死、脑出血、蛛网膜下腔出血的急性期。

3）脑肿瘤的进展期 LDH 明显增高，缓解期或经过治疗后疗效较好者 LDH 明显降低，或恢复正常。

4）脱髓鞘病，特别是多发性硬化症的急性期或病情加重期。

ℹ️ **提示**

　　LDH 可作为鉴别细菌性和病毒性脑膜炎的重要指标。细菌性脑膜炎以 LDH_4、LDH_5 增高为主，而病毒性脑膜炎以 LDH_1、LDH_2、LDH_3 增高为主。

（5）氨基转移酶：氨基转移酶最主要的是天冬氨酸氨基转移酶（AST）和丙氨酸氨基转移酶（ALT）。脑脊液氨基转移酶活性增高常见情况如下。

1）中枢神经系统器质性病变，尤其是脑出血或蛛网膜下腔出血等。以 AST 增高为主，且 AST 活性增高与脑组织损伤坏死的程度有关。

2）中枢神经系统感染，如细菌性脑膜炎、脑炎、脊髓灰质炎等，氨基转移酶增高与血-脑脊液屏障通透性增高有关。

3）中枢神经系统转移癌、缺氧性脑病和脑萎缩等。

五、脑脊液显微镜检查

1. 脑脊液显微镜检查的指标与参考值（表 4-4-22）

表 4-4-22 脑脊液显微镜检查的指标与参考值

指标	参 考 值
红细胞	无
白细胞	成人：$(0{\sim}8)\times10^6/L$；儿童：$(0{\sim}15)\times10^6/L$
有核细胞分类	多为淋巴细胞及单核细胞（7：3），偶见内皮细胞
病原生物学	阴性

2. 临床意义

（1）脑脊液细胞数量增多：常见于化脓性脑膜炎、蛛网膜下腔出血或脑出血、穿刺损伤等。结核性脑膜炎患者不同时期脑脊液中的细胞种类和数量不同。化脓性脑膜炎患者经有效的抗生素治疗后，其脑脊液细胞总数可迅速下降。

（2）病原生物学检查：常规脑脊液直接涂片，Wright 染色、Gram 染色及抗酸染色后寻找有关的致病菌，如果有细菌，并结合临床特征，可诊断为细菌性脑膜炎；墨汁染色发现未着色的新型隐球菌荚膜，可诊断为新型隐球菌性脑膜炎；如发现寄生虫或虫卵则可诊断为脑寄生虫病。还可进行脑脊液细菌培养和药物敏感试验。

六、常见脑或脑膜疾病的脑脊液检查结果（表 4-4-23）

表 4-4-23 常见脑或脑膜疾病的脑脊液检查结果

疾病	压力	外观	凝固	蛋白质	葡萄糖	氯化物	细胞增高	细菌
化脓性脑膜炎	↑↑↑	浑浊	凝块	↑↑	↓↓↓	↓	显著，多核细胞	化脓菌
结核性脑膜炎	↑↑	浑浊	薄膜	↑	↓↓	↓↓	中性粒细胞、淋巴细胞	结核分枝杆菌
病毒性脑膜炎	↑	透明或微浑	无	↑	正常	正常	淋巴细胞	无
隐球菌性脑膜炎	↑	透明或微浑	可有	↑↑	↓	↓	淋巴细胞	隐球菌
流行性乙脑	↑	透明或微浑	无	↑	正常或↑	正常	中性粒细胞、淋巴细胞	无
脑出血	↑	血性	可有	↑↑	↑	正常	红细胞	无
蛛网膜下腔出血	↑	血性	可有	↑↑	↑	正常	红细胞	无
脑肿瘤	↑	透明	无	↑	正常	正常	淋巴细胞	无
神经梅毒	↑	透明	无	正常	正常	↓	淋巴细胞	无

第五节　浆膜腔积液检测

一、分类

1. 人体浆膜腔包括胸腔、腹腔和心包腔。正常情况下,浆膜腔可有少量液体起润滑作用,以减少脏器间的摩擦。

2. 当浆膜腔发生炎症、恶性肿瘤浸润,或发生低蛋白血症、循环障碍等病变时,浆膜腔内液体生成增多并积聚而形成浆膜腔积液。浆膜腔积液按病因和性质分类:①漏出液,多为非炎性积液,常为双侧性;②渗出液,多为炎性积液,常为单侧性。

二、浆膜腔积液一般性状检查（表 4-4-24)

表 4-4-24　浆膜腔积液一般性状检查

项目	漏出液	渗出液
颜色	淡黄色	黄色、红色、乳白色
透明度	清晰透明	浑浊
比重	<1.015	>1.018
pH	>7.4	<7.4
凝固性	不凝固	易凝固

> ⓘ 提示
>
> 　　浆膜腔积液一般性状检查有助于鉴别积液的性质,并可明确积液的病因,对疾病的诊断和治疗有重要意义。

三、浆膜腔积液化学和免疫学检查（表 4-4-25)

表 4-4-25　浆膜腔积液化学和免疫学检查

项　　目	漏　出　液	渗　出　液
黏蛋白定性试验（Rivalta 试验）	阴性	阳性
蛋白质浓度（g/L）	<25	>30
积液蛋白 / 血清蛋白	<0.5	>0.5
清蛋白梯度（g/L）	胸腔积液 >12;腹腔积液 >11	胸腔积液 <12;腹腔积液 <11
葡萄糖（mmol/L）	接近血糖水平	<3.33
LDH（U/L）	<200	>200
积液 LDH/ 血清 LDH	<0.6	>0.6

ADA：①用于结核性积液与其他积液的鉴别诊断。结核性浆膜腔积液 ADA 明显增高，化脓性、风湿性浆膜腔积液 ADA 也可增高，肿瘤及其他原因的积液 ADA 多不增高。②观察结核的治疗效果：抗结核治疗有效时，ADA 活性降低。

四、浆膜腔积液显微镜检查

1. 浆膜腔积液的细胞学特点（表 4-4-26）

表 4-4-26　浆膜腔积液细胞学的特点

项　目	漏　出　液	渗　出　液
细胞总数（×10⁶/L）	<100	>500
有核细胞分类	以淋巴细胞和间皮细胞为主	急性炎症以中性粒细胞为主，慢性炎症或恶性积液以淋巴细胞为主
肿瘤细胞	无	可有

注：细胞总数单位为 $\times 10^6/L$。

2. 浆膜腔积液细胞分类计数增多的临床意义（表 4-4-27）

表 4-4-27　浆膜腔积液细胞分类计数增多的临床意义

细胞	临　床　意　义
中性粒细胞	化脓性浆膜腔积液、早期结核性浆膜腔积液，肺梗死、膈下脓肿、腹膜炎所致的浆膜腔积液
淋巴细胞	结核性浆膜腔积液，肿瘤、病毒、结缔组织疾病等所致的浆膜腔积液
浆细胞	充血性心力衰竭、恶性肿瘤或多发性骨髓瘤浸润浆膜所致的浆膜腔积液
嗜酸性粒细胞	胸腔积液见于血胸和气胸、肺梗死、真菌或寄生虫感染、间皮瘤、过敏综合征；腹腔积液见于腹膜透析、血管炎、淋巴瘤、充血性心力衰竭等
间皮细胞	主要见于漏出液，以及炎症、淤血、肿瘤所致的浆膜腔积液
恶性细胞	恶性肿瘤所致的浆膜腔积液
其他细胞	组织细胞见于炎性浆膜腔积液；含铁血黄素细胞见于陈旧性血性浆膜腔积液

3. 脱落细胞

恶性肿瘤细胞是诊断原发性或继发性肿瘤的重要依据。浆膜腔积液中的肿瘤细胞多为转移性肿瘤或附近脏器肿瘤浸润所致。

五、浆膜腔积液病原生物学检查

1. 参考值

漏出液常无细菌，渗出液多有细菌。

2. 临床意义

（1）细菌：感染性积液常见的细菌有脆弱类杆菌、大肠埃希菌、粪肠球菌、铜绿假单胞菌、结核分枝杆菌等。

（2）寄生虫：对乳糜样积液离心后的沉淀物应检查有无微丝蚴，疑为阿米巴积液应检查有无阿米巴滋养体，棘球蚴病患者积液应检查有无棘球蚴头节和小钩。

第六节 阴道分泌物检测

一、阴道分泌物一般性状检查

1. **参考值** ①外观呈白色稀糊状，无气味；②阴道分泌物呈酸性，pH 4.0~4.5。

2. **临床意义**

（1）外观：阴道分泌物的量与雌激素水平和生殖器官充血程度有关。

1）生理情况：①排卵期阴道分泌物增多，清澈透明、稀薄似鸡蛋清；②排卵期 2~3 天后的分泌物减少、浑浊黏稠；③行经前的分泌物量又增多；④妊娠期分泌物的量较多，绝经期后的分泌物量减少。

2）病理情况

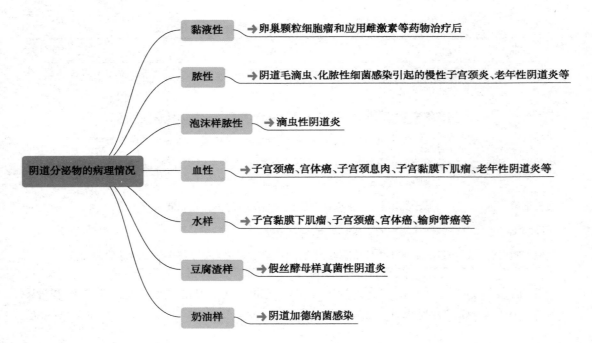

（2）酸碱度：pH 增高见于各种阴道炎患者以及绝经后妇女。

二、阴道清洁度检查

1. **参考值** 正常阴道清洁度为Ⅰ、Ⅱ度。

2. **阴道分泌物清洁度的分度及判断标准**（表 4-4-28）

表 4-4-28 阴道分泌物清洁度的分度及判断标准

清洁度	杆菌	球菌	上皮细胞	白(脓)细胞(个/HPF)
Ⅰ	++++	–	++++	0~5
Ⅱ	++	–/少量	++	5~15
Ⅲ	–/少量	++	–/少量	15~30
Ⅳ	–	++++	–	>30

（1）阴道清洁度与女性激素的周期变化有关：排卵前期雌激素水平逐渐增高，阴道上皮增生，糖原增多，阴道杆菌随之繁殖，pH下降，杂菌消失，阴道趋于清洁。当卵巢功能不足（如经前及绝经后）时，则出现与排卵前期相反的结果，易感染杂菌，导致阴道不清洁。

（2）用于诊断阴道炎：Ⅲ度提示阴道炎、子宫颈炎等；Ⅳ度提示炎症加重，如滴虫性阴道炎、淋球菌性阴道炎、细菌性阴道病等。

> **ⓘ 提示**
>
> 阴道清洁度是判断阴道炎症和生育期妇女卵巢功能的指标。

三、阴道分泌物病原生物学检查

阴道分泌物无病原生物，不见或仅见少量阴道加德纳菌。阴道分泌物中常见的病原体及临床意义见表 4-4-29。

表 4-4-29 阴道分泌物中常见的病原体及临床意义

种类	病原体	临床意义
细菌	加德纳菌、淋病奈瑟菌、类白喉杆菌、葡萄球菌、链球菌、大肠埃希菌等	细菌性阴道病
真菌	白假丝酵母菌、纤毛菌	真菌性阴道炎
病毒	单纯疱疹病毒、人巨细胞病毒、人乳头状瘤病毒等	性传播疾病
寄生虫	阴道毛滴虫、溶组织阿米巴	滴虫性阴道炎等

四、子宫颈(阴道)脱落细胞学检查

子宫颈(阴道)脱落细胞学检查主要用于：①子宫颈癌的筛查、早期诊断、疗效观察和预后判断；②良性病变的诊断与鉴别诊断；③了解卵巢功能，评估雌激素水平。

第七节 精液检测

一、精液一般性状检查

1. 精液一般性状检查的指标与参考值(表 4-4-30)

表 4-4-30 精液一般性状检查的指标与参考值

指标	参 考 值
精液量	1.5~6ml/次
颜色和透明度	灰白色或乳白色,半透明
凝固及液化	射精后立即凝固,液化时间 <60min,但一般在 30min 内液化
黏稠度	拉丝长度 <2cm,呈水样,形成不连续小滴
气味	栗花或石楠花的特殊气味
酸碱度（pH）	7.2~8.0

2. 临床意义

（1）精液量:一次排精量与射精间隔时间有关。精液量的变化与临床意义见表 4-4-31。

表 4-4-31 精液量的变化与临床意义

变化	临 床 意 义
精液减少	若 5~7 天未射精,精液量 <1.5ml,视为精液减少。排除人为因素,如采集标本时丢失部分精液或禁欲时间过短等。病理性减少见于雄激素分泌不足、副性腺感染等
非无精液症	禁欲 3 天后精液量 <0.5ml,甚至排不出时,见于生殖系统的特异性感染（如淋病、结核）及非特异性炎症等。逆行射精的患者有射精动作,但无精液排出（逆行射入膀胱）
精液增多症	>6.0ml,常见于附属性腺功能亢进。精液增多可导致精子浓度降低,不利于生育

（2）颜色和透明度

1）血性精液:凡是呈鲜红色、淡红色、暗红色或酱油色,并含有大量红细胞的精液称为血性精液。常见于前列腺和精囊腺的非特异性炎症、生殖系统结核、肿瘤、结石,也可见于生殖系统损伤等。

2）脓性精液:精液呈黄色或棕色,常见于精囊腺炎、前列腺炎等。

（3）凝固及液化

1）精液凝固障碍:见于精囊腺炎或输精管缺陷等。

2）液化不完全:见于前列腺炎。精液不液化或液化不全可抑制精子活动力,进而影响生殖能力。精液液化时间 >1 小时或数小时精液不液化称为精液延迟液化症。

（4）黏稠度

1）黏稠度降低:即新排出的精液呈米汤样,可见于先天性无精囊腺、精子浓度太低或无精子症。

2）黏稠度增高:多与附属性腺功能异常有关,如附睾炎、前列腺炎,且常伴有精液不液化,可影响生殖能力。精液黏稠度增高还可干扰精子计数、精子活动力和精子表面抗体的检查。

（5）气味:前列腺炎患者的精液有腥臭味。

（6）酸碱度:精液 pH>8.0,见于前列腺、精囊腺、尿道球腺和附睾的炎症。精液 pH<7.0,见于输精管阻塞、先天性精囊腺缺如等。

二、精液显微镜检查

1. 概述　精液液化后,先于显微镜下观察有无精子。若无精子,将精液离心后再检查,若仍无精子,则为无精子症;若仅见少量精子,则为精子缺乏。

2. 精液显微镜检查的指标与参考值(表4-4-32)

表4-4-32　精液显微镜检查的指标与参考值

指标	参 考 值
精子活动率	射精30~60min内精子活动率为80%~90%,至少>60%;精子存活率>58%(伊红染色)
精子活动力	总活动力(PR+NP)≥40%,前向运动(PR)≥32%
精子计数	精子浓度≥15×10^9/L;精子总数≥39×10^6/次
精子凝集	无凝集
精子形态	正常形态精子>4%
细胞	未成熟生殖细胞<1%,白细胞<1×10^9/L或<5个/HPF,偶见红细胞

3. 临床意义

(1)WHO精子活动力分级与评价(表4-4-33)

表4-4-33　WHO精子活动力分级与评价

分级	评 价
前向运动(PR)	精子运动积极,表现为直线或大圈运动,速度快
非前向运动(NP)	精子所有的运动方式都缺乏活跃性,如小圈的游动,鞭毛力量难以推动精子头部,或只有鞭毛的抖动
无运动(IM)	精子无运动

(2)精子计数:计数方式包括精子浓度和精子总数两种。精子浓度降低和无精子症是男性不育的主要原因。

(3)精子形态:异常形态精子数量增多常见于精索静脉曲张,睾丸、附睾功能异常,生殖系统感染,应用某些化学药物(如卤素、乙二醇、重金属、雌激素等),放射线损伤等。

(4)细胞

1)当睾丸曲细精管受到某些药物或其他因素影响或损害时,精液中可出现较多的未成熟生殖细胞。

2)精液中白细胞>5个/HPF为异常,常见于前列腺炎、精囊腺炎和附睾炎等。

3)精液红细胞数量增多,常见于睾丸肿瘤、前列腺癌等,此时精液中还可出现肿瘤细胞。

三、精液病原生物学检查

男性生殖系统任何部位的感染均可从精液中检查到病原生物,感染可严重影响精子的生成和精子的活动力,导致男性不育症。

第八节　前列腺液检测

一、前列腺液一般性状检查

1. 指标与参考值（表 4-4-34）

表 4-4-34　前列腺液一般性状检查的指标与参考值

指标	参 考 值
量	数滴至 2ml
颜色与透明度	乳白色、不透明、稀薄、有光泽
酸碱度	弱酸性，pH 6.3~6.5

2. 临床意义

（1）量减少：见于前列腺炎；多次按摩无前列腺液排出，提示前列腺分泌功能严重不足，常见于前列腺的炎性纤维化、某些性功能低下患者。

（2）量增多：主要见于前列腺慢性充血、过度兴奋时。

（3）呈黄色脓性或浑浊黏稠：见于前列腺炎。

（4）呈血性：见于精囊腺炎、前列腺炎、前列腺结核、结石和肿瘤等，也可为按摩前列腺用力过重所致。

（5）酸碱度：70 岁以上老年人前列腺液 pH 可略增高，混入较多精囊腺液时其 pH 亦可增高。

二、前列腺液显微镜检查

前列腺液直接涂片显微镜检查成分的参考值及临床意义见表 4-4-35。

表 4-4-35　前列腺液直接涂片显微镜检查成分的参考值及临床意义

成分	参考值	临 床 意 义
磷脂酰胆碱小体	大量	前列腺炎时减少或消失，且分布不均，并有成堆现象
红细胞（个 /HPF）	<5	增多见于前列腺炎或肿瘤、结核、精囊腺炎、前列腺按摩过重
白细胞（个 /HPF）	<10	增多且成堆出现见于前列腺炎、前列腺脓肿
前列腺颗粒细胞（个 /HPF）	<1	增多伴有大量白细胞见于前列腺炎，也可见于正常老年人
淀粉样小体	有	常随年龄增长而增加，无临床意义
精子	可有	按摩前列腺时因精囊腺受挤压而排出精子，无临床意义
滴虫	无	阳性见于滴虫性前列腺炎
结石	可见	主要为碳酸钙、磷酸钙 – 胆固醇、磷酸精胺结石，少量时无意义

提示

湿片直接显微镜检查是前列腺液最常用的检查方法。

三、前列腺液病原生物学检查

1. 前列腺液病原生物学检查可用于判断前列腺有无感染及种类。

2. 前列腺、精囊腺感染时 Gram 染色检查可发现大量致病菌,以葡萄球菌最常见,其次是链球菌、G^-杆菌和淋病奈瑟菌。

3. 抗酸染色检查有助于慢性前列腺炎与前列腺结核的鉴别诊断,但已确诊为前列腺结核的患者,不宜进行前列腺按摩。

经 典 试 题

(执)1. 区别血红蛋白尿与血尿的主要方法是
　　A. 尿蛋白电泳
　　B. 尿比重
　　C. 尿沉渣镜检
　　D. 尿胆红素
　　E. 尿蛋白定性试验

(执)2. 成人少尿的定义指 24 小时尿量少于
　　A. 500ml/24h 或 17ml/h
　　B. 400ml/24h 或 17ml/h
　　C. 300ml/24h 或 17ml/h
　　D. 200ml/24h 或 12ml/h
　　E. 100ml/24h 或 12ml/h

(研)3. 下列选项中,属于生理性蛋白尿的有
　　A. 直立性蛋白尿
　　B. 发热引起的蛋白尿
　　C. 分泌性蛋白尿
　　D. 组织性蛋白尿

【答案】
1. C　2. B　3. AB

温 故 知 新

尿液标本采集 —— 晨尿、随机尿、24 小时尿、餐后尿、清洁中段尿等

尿液检测

尿液一般性状检查

尿量
- 参考值 成人 1 000~2 000ml/24h
- 多尿 — 指成人 24 小时尿量 > 2 500ml
  - 生理性 多见于饮水过多、食用含水量多的食物、静脉输液等
  - 病理性 可见于内分泌疾病、肾脏疾病和代谢性疾病等
- 少尿 成人 24 小时尿量 < 400ml 或每小时 < 17ml
- 无尿 成人 24 小时尿量 < 100ml
  - 主要由肾前性、肾性和肾后性等因素所致

颜色
- 红色
  - 血尿 泌尿生殖系统疾病、出血性疾病等
  - 血红蛋白尿 蚕豆病、PNH 及血型不合的输血反应等
  - 肌红蛋白尿 AMI、大面积烧伤、创伤等
  - 卟啉尿 先天性卟啉代谢异常等
  - 常见情况
- 深黄色 最常见的是胆红素尿
- 白色
  - 乳糜尿和脂肪尿 丝虫病及肾周围淋巴管梗阻；脂肪挤压损伤、骨折、肾病综合征等
  - 脓尿和菌尿 泌尿系统感染
  - 结晶尿 盐类结晶以磷酸盐和碳酸盐最常见
  - 常见情况

透明度 新鲜尿液发生浑浊可由盐类结晶、红细胞、白细胞（脓细胞）、细菌、乳糜等引起

比重
- 参考值 成人 1.015~1.025
- ↑ 血容量不足导致的肾前性少尿、糖尿病等
- ↓ 大量饮水、慢性肾小球肾炎等
- 常见情况

pH
- ↑ 进食肉类（含硫、磷）及混合性食物等
- ↓ 进食蔬菜、水果（含钾、钠），服用噻嗪类利尿剂等
- 常见情况

尿液化学检查
├─ 蛋白尿
│   ├─ 生理性蛋白尿
│   │   ├─ 功能性　因剧烈运动（或劳累）、受寒、发热等引起的暂时性蛋白尿
│   │   └─ 体位性　多发生于瘦高体型的青少年
│   └─ 病理性蛋白尿
│   ├─ 肾小球性蛋白尿 → 急性肾炎、肾缺血和糖尿病肾病
│   ├─ 肾小管性蛋白尿 → 肾盂肾炎、间质性肾炎、重金属中毒等
│   ├─ 溢出性蛋白尿 → 溶血性贫血、挤压综合征、多发性骨髓瘤等
│   └─ 混合性蛋白尿、组织性蛋白尿、假性蛋白尿
├─ 尿糖　血糖浓度 > 8.88mmol/L 时，尿液中开始出现葡萄糖
├─ 酮体　阳性见于糖尿病酮症酸中毒、非糖尿病性酮症、中毒、药物影响等
└─ 尿液胆红素与尿胆原　主要用于黄疸的鉴别

尿液显微镜检查
├─ 镜下血尿　离心尿液中红细胞 > 3 个 /HPF，外观无血色
├─ 镜下脓尿　尿液白细胞 > 5 个 /HPF
├─ 管型（部分）
│   ├─ 透明管型　健康人偶见，其增多见于肾实质性病变
│   ├─ 红细胞管型 → 急性肾小球病变、肾小球出血
│   ├─ 颗粒管型 → 肾实质性病变伴肾单位淤滞
│   └─ 蜡样管型 → 肾单位长期阻塞、肾小管有严重病变
└─ 结晶、细菌、真菌和寄生虫

尿液其他检查
├─ hCG　诊断早期妊娠、异位妊娠；流产诊断和监测；妊娠滋养细胞疾病的诊断与监测等
└─ 本周蛋白　60%~80%MM 患者尿液中呈阳性

量 胃肠道、胰腺有炎症或功能紊乱时排便次数和排便量增多

性状
- 稀汁便、脓样,含有膜状物 提示假膜性小肠结肠炎
- 洗肉水样 提示副溶血性弧菌食物中毒
- 米泔样便 提示霍乱、副霍乱
- 黏液便 肠道炎症或受刺激、肿瘤或便秘等
- 鲜血便 直肠癌、直肠息肉、肛裂或痔疮 } 常见情况
- 脓血便 细菌性痢疾、阿米巴痢疾、结肠癌等

颜色
- 白陶土色 → 胆汁淤积性黄疸,服用硫酸钡、金霉素等
- 果酱色 → 阿米巴痢疾、肠套叠等
- 柏油色 → 上消化道出血,服用铁剂、活性炭等

气味、寄生虫和结石 } 粪便中最多见的是胆石

粪便隐血试验 对消化道出血,特别是消化道肿瘤的诊断与鉴别诊断具有重要价值

粪便显微镜检查 细胞和食物残渣、结晶、细菌、真菌、寄生虫及虫卵

粪便检测

粪便、痰液检测

痰液检测

痰液量 增多常见于支气管扩张、肺脓肿、肺水肿等

颜色
- 红色、棕红色 → 肺癌、肺结核、支气管扩张
- 铁锈色 → 急性肺水肿、大叶性肺炎、肺梗死
- 粉红色泡沫样 提示左心衰竭

性状 黏液性、浆液性、脓性、血性等

异物 如支气管型、干酪样小块等

气味 血腥气味、粪臭味、特殊臭味、大蒜味

痰液显微镜检查 是诊断病原微生物感染和肿瘤的直接方法

脑脊液
- 禁忌证　颅内高压患者、颅后窝占位性病变,处于休克、全身衰竭状态,穿刺局部有化脓性感染
- 一般性状检查
  - 透明度
    - 乳白色浑浊→化脓性脑膜炎
    - 毛玻璃样浑浊→结核性脑膜炎
    - 清晰透明或微浊→病毒性脑膜炎、流行性乙型脑炎等
    - 轻度浑浊→健康人
  - 比重
    - ↑　常见于各种颅内炎症、肿瘤、出血性脑病、尿毒症和糖尿病患者
    - ↓　见于脑脊液分泌增多
  - 凝固性、压力
- 脑脊液化学检查
  - 蛋白质　阳性常见于脑组织和脑膜炎症性病变,如化脓性脑膜炎、结核性脑膜炎、脊髓灰质炎等
  - 葡萄糖
    - ↑→早产儿或新生儿、饱餐或静脉注射葡萄糖后、脑出血等
    - ↓→急性化脓性脑膜炎、脑肿瘤、神经梅毒、低血糖等
  - 氯化物
    - ↑→尿毒症、肾炎、心力衰竭等
    - ↓→细菌或真菌感染,特别是化脓性、结核性和隐球菌性脑膜炎的急性期等
  - LDH　↑常见于感染,特别是细菌性脑膜炎;脑梗死、脑出血、蛛网膜下腔出血的急性期;脑肿瘤的进展期等
  - 氨基转移酶　活性↑常见于脑出血或蛛网膜下腔出血、中枢神经系统感染及转移癌、缺氧性脑病等
- 显微镜检查　主要是细胞数量、病原生物学检查

体液检测
- 浆膜腔积液检测　主要是鉴别漏出液和渗出液
- 阴道分泌物
  - 外观　常见病理情况包括黏液性、脓性、泡沫样脓性、血性、水样、豆腐渣样和奶油样
  - 酸碱度　pH↑见于各种阴道炎患者以及绝经后妇女
  - 阴道清洁度　Ⅰ~Ⅳ度 ┤ Ⅰ、Ⅱ度为正常
  - 病原生物学检查　注意有无细菌、真菌、病毒和寄生虫
  - 子宫颈(阴道)脱落细胞学检查
- 精液
  - 颜色和透明度　正常呈灰白色或乳白色,半透明
  - 气味　正常呈栗花或石楠花的特殊气味
  - 酸碱度　正常呈 7.2~8.0
  - 精液量、凝固及液化、黏稠度
  - 精液显微镜检查　精子的活动率、活动力、计数、凝集、形态
  - 精液病原生物学检查　感染可导致男性不育症
- 前列腺液
  - 一般性状　正常呈乳白色、不透明、稀薄、有光泽,呈弱酸性,pH6.3 ~ 6.5
  - 显微镜检查　直接涂片观察磷脂酰胆碱小体、红细胞、白细胞、前列腺颗粒细胞等的情况
  - 病原生物学检查　可用于判断前列腺有无感染及种类

第五章

常用肾脏功能实验室检测

第一节　肾小球功能检测

一、概述

1. **肾小球滤过率（GFR）**　肾小球滤过率即单位时间（分钟）内经肾小球滤过的血浆液体量，是评估滤过功能的最重要参数。

2. **肾血浆清除率**　系指双肾于单位时间内，能将若干毫升血浆中所含的某物质全部加以清除，结果以毫升/分（ml/min）或升/24小时（L/24h）表示。利用清除率可分别测定GFR、肾血流量、肾小管对各种物质的重吸收和分泌作用。

$$肾血浆清除率 = \frac{某物质每分钟在尿中排出的总量}{某物质在血浆中的浓度}$$

即
$$C = \frac{U \times V}{P}$$

注：C为肾血浆清除率（ml/min），U为尿中某物质的浓度，V为每分钟尿量（ml/min），P为血浆中某物质的浓度。

3. 各种物质经肾排出的方式（表4-5-1）

表 4-5-1　各种物质经肾排出情况与临床意义

物质名称	经肾排出情况	临床意义
菊粉	全部由肾小球滤过，肾小管既不吸收也不分泌	能完全反映 GFR
肌酐	全部由肾小球滤过，不被肾小管重吸收，很少被肾小管排泌	可基本代表 GFR
葡萄糖	全部由肾小球滤过后又被肾小管全部重吸收	可作为肾小管最大吸收率测定
对氨马尿酸	除肾小球滤过外，大部分通过肾小管周围毛细血管向肾小管分泌后排出	可作为肾血流量测定试剂

二、血清肌酐测定

1. **血液中的肌酐（Cr）**　血中 Cr 主要由肾小球滤过排出体外，肾小管基本不重吸收且排泄量也较少,在外源性肌酐摄入量稳定的情况下,血液中的浓度取决于肾小球滤过能力,当肾实质损害,GFR降低到临界点后,血Cr浓度就会明显上升,故测定血Cr浓度可作为GFR受损的指标。灵敏度较血尿素氮(BUN)好,但并非早期诊断指标。

2. 血肌酐参考值 全血Cr为88.4~176.8μmol/L;血清或血浆Cr,男性53~106μmol/L,女性44~97μmol/L。

3. 临床意义

(1)评价肾小球滤过功能

1)急性肾衰竭,血Cr明显的进行性升高为器质性损害的指标,可伴少尿或非少尿。

2)慢性肾衰竭,血Cr升高程度与病变严重性一致。

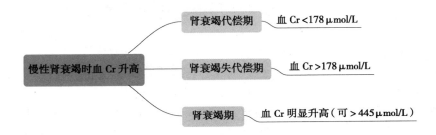

(2)鉴别肾实质性和肾前性少尿(表4-5-2)

表4-5-2 鉴别肾实质性和肾前性少尿

鉴别要点	肾实质性少尿 (器质性肾衰竭)	肾前性少尿
肌酐	血Cr常>200μmol/L	如心力衰竭、肝肾综合征等所致,血Cr浓度上升多不超过200μmol/L
BUN/Cr(单位为mg/dl)比值	BUN与Cr同时增高,BUN/Cr≤10:1	肾外因素所致的氮质血症,BUN可较快上升,但血Cr不相应上升,BUN/Cr常>10:1

(3)生理变化:老年人、消瘦者Cr可能偏低,因此一旦血Cr上升,就要警惕肾功能减退,应进一步做内生肌酐清除率(Ccr)检测。

(4)药物影响:当血Cr明显升高时,肾小管肌酐排泌增加,致Ccr超过真正的GFR。此时可用西咪替丁抑制肾小管对肌酐分泌。

三、内生肌酐清除率(Ccr)测定

1. 参考值 成人80~120ml/min,老年人随年龄增长,有自然下降趋势。西咪替丁、甲苄嘧啶、长期限制剧烈运动均使Ccr下降。

2. 临床意义 ①判断肾小球损害程度,Ccr是较早反映GFR的灵敏指标。②评估肾功能。③指导治疗:如慢性肾衰竭Ccr<30~40ml/min,应开始限制蛋白质摄入;Ccr<30ml/min,噻

嗪类利尿剂治疗常无效,不宜应用;<10ml/min 应结合临床进行肾替代治疗等。肾衰竭时也可根据 Ccr 来调节用药剂量和决定用药的时间间隔。

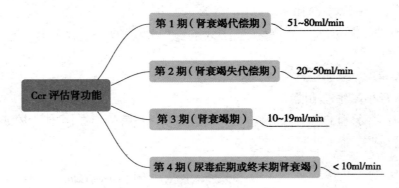

四、血尿素氮（BUN）测定

1. 参考值　成人 3.2~7.1mmol/L；婴儿、儿童 1.8~6.5mmol/L。

2. 临床意义　BUN 增高见于:①器质性肾功能损害,如各种原发性肾小球肾炎、肾盂肾炎等所致的慢性肾衰竭;②肾前性少尿;③蛋白质分解或摄入过多;④血 BUN 作为肾衰竭透析充分性指标。

五、肾小球滤过率测定

1. 参考值　总 GFR（100±20）ml/min。

2. 临床意义

（1）GFR 影响因素:包括年龄、性别、体重。

（2）GFR 降低:可见于急性和慢性肾衰竭、肾小球功能不全、肾动脉硬化、肾盂肾炎（晚期）、糖尿病（晚期）和高血压（晚期）、甲状腺功能减退、肾上腺皮质功能不全、糖皮质激素缺乏。

（3）GFR 升高:见于肢端肥大症和巨人症、糖尿病肾病早期。

（4）其他:可同时观察左右肾位置、形态和大小,也可结合临床初步提示肾血管有无栓塞。

六、血 β_2- 微球蛋白（β_2-MG）测定

1. 参考值　成人血清 1~2mg/L。

2. 临床意义

（1）评价肾小球功能:①在评估肾小球滤过功能上,血 β_2-MG 升高比血肌酐更灵敏;②若同时出现血和尿 β_2-MG 升高,血 β_2-MG<5mg/L,则可能肾小球和肾小管功能均受损。

（2）其他：IgG 肾病、恶性肿瘤，以及多种炎性疾病如肝炎、类风湿关节炎等可致 β_2-MG 生成增多。

七、血清胱抑素 C（cys C）测定

血清 cys C 水平是反映肾小球滤过功能的一个灵敏且特异的指标。临床意义同血肌酐、尿素氮及 Ccr。与血肌酐、尿素氮相比，在判断肾功能早期损伤方面，血清 cys C 水平更灵敏。

第二节　肾小管功能检测

一、近端肾小管功能检测（表 4-5-3）

表 4-5-3　近端肾小管功能检测与临床意义

检测内容	临 床 意 义
尿 β_2-MG 测定	尿 β_2-MG 增多，可较灵敏地反映近端肾小管重吸收功能受损
α_1-MG 测定	①尿 α_1-MG 升高，是反映各种原因包括肾移植后排斥反应所致早期近端肾小管功能损伤的特异、灵敏指标 ②血清和尿中 α_1-MG 均升高，表明肾小球滤过功能和肾小管重吸收功能均受损 ③血清 α_1-MG 降低，见于严重肝实质性病变所致生成减少，如重症肝炎、肝坏死等
视黄醇结合蛋白（RBP）测定	①尿液 RBP 升高，可见于早期近端肾小管损伤 ②血清 RBP 升高，常见于肾小球滤过功能减退、肾衰竭 ③血清 RBP 水平是一项诊断早期营养不良的灵敏指标

ⓘ 提示

　　与 β_2-MG 比较，α_1-MG 不受恶性肿瘤影响，酸性尿中不会出现假阴性，故更可靠。

二、远端肾小管功能检测

1. 昼夜尿比密试验（莫氏试验）　用于诊断各种疾病对远端肾小管稀释 - 浓缩功能的影响。

（1）浓缩功能早期受损：夜尿 >750ml 或昼夜尿量比值降低，而尿比密值及变化率仍正常为浓缩功能受损的早期改变，可见于间质性肾炎、慢性肾小球肾炎、高血压肾病和痛风性肾病早期主要损害肾小管时。

（2）稀释－浓缩功能严重受损：若夜尿增多及尿比密无1次>1.018或昼尿比密差值<0.009，提示稀释－浓缩功能严重受损。

（3）稀释－浓缩功能丧失：若每次尿比密均固定在1.010~1.012的低值，称为等渗尿（与血浆比），表明肾只有滤过功能，而稀释－浓缩功能完全丧失。

（4）肾小球病变：尿量少而比密增高、固定在1.018左右（差值<0.009），多见于急性肾小球肾炎及其他降低GFR的情况，因此时原尿生成减少而稀释－浓缩功能相对正常所致。

（5）尿崩症：尿量明显增多（超出4L/24h）而尿比密均<1.006，为尿崩症的典型表现。

2. 3小时尿比密试验　此试验及昼夜尿比密试验均可用于诊断各种疾病对远端肾小管稀释－浓缩功能的影响。

3. 尿渗量（尿渗透压）测定

（1）正常人禁饮8小时后尿渗量<600mOsm/kgH$_2$O，且尿/血浆渗量比值≤1，表明肾浓缩功能障碍。见于慢性肾盂肾炎、多囊肾、尿酸性肾病等慢性间质性病变，也可见于慢性肾炎后期，以及急、慢性肾衰竭累及肾小管和间质。

（2）用于鉴别肾前性、肾性少尿。

第三节　血尿酸检测

一、血尿酸浓度升高

血尿酸浓度升高见于：①肾小球滤过功能损伤；②体内尿酸生成异常增多，常见于遗传性酶缺陷所致的原发性痛风，以及多种血液病、恶性肿瘤等所致的继发性痛风。此外，亦见于长期使用利尿剂及抗结核药吡嗪酰胺、慢性铅中毒、长期禁食者。

二、血尿酸浓度降低

血尿酸浓度降低见于各种原因致肾小管重吸收尿酸功能损害，尿中大量丢失，以及肝功能严重损害尿酸生成减少。如Fanconi综合征、急性肝坏死、肝豆状核变性等。此外，慢性镉中毒、使用磺胺及大剂量糖皮质激素、参与尿酸生成的黄嘌呤氧化酶、嘌呤核苷酸化酶先天性缺陷等，亦可致血尿酸降低。

第四节　肾小管酸中毒的检测

一、肾小管酸中毒（RTA）的检测

1. 氯化铵（NH$_4$Cl）负荷（酸负荷）试验　是协助诊断远端肾小管性酸中毒的试验。若5次尿样pH均>5.5，可诊断远端肾小管性酸中毒。

2. 碳酸氢根离子（HCO₃⁻）重吸收排泄试验（碱负荷试验）　尿 HCO₃⁻部分排泄率 >15%，是主要影响近端肾小管功能的 Ⅱ 型 RTA 的确诊标准。

二、Ⅰ、Ⅱ型肾小管性酸中毒鉴别（表 4-5-4）

表 4-5-4　Ⅰ、Ⅱ型肾小管性酸中毒鉴别

指标	Ⅰ 型	Ⅱ 型
血浆 pH	↓	↓
血浆 CO₂CP	↓	↓
尿 pH	>6.0，晨尿可 >7.0	<6.0，晨尿可 <5.5
尿糖及尿氨基酸定性	均为（−）	均为（＋）
NH₄Cl 负荷试验	各份尿 pH 均 >5.5	尿 pH<6.0
尿 HCO₃⁻部分排泄率	<5%	>15%

○ 经 典 试 题 ○

（研）1. 利用肾清除率概念测定 GFR，被清除物除能被肾小球滤过外，尚需满足的条件是

　　　A. 不被肾小管重吸收，但可被分泌

　　　B. 可被肾小管重吸收，但不可被分泌

　　　C. 不被肾小管重吸收和分泌

　　　D. 可被肾小管重吸收和分泌

（执）2. 目前最准确的评价肾小球滤过率的指标是

　　　A. 血尿酸

　　　B. 菊粉清除率

　　　C. 内生肌酐清除率

　　　D. 血肌酐

　　　E. 血尿素氮

【答案】

　1. C　2. B

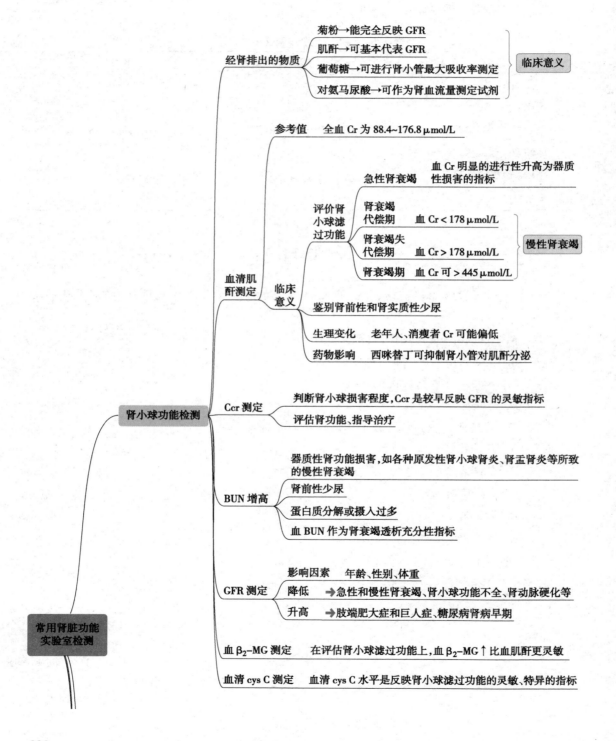

温 故 知 新

经肾排出的物质
- 菊粉→能完全反映 GFR
- 肌酐→可基本代表 GFR ┐
- 葡萄糖→可进行肾小管最大吸收率测定 ├ 临床意义
- 对氨马尿酸→可作为肾血流量测定试剂 ┘

肾小球功能检测

血清肌酐测定
- 参考值　全血 Cr 为 88.4~176.8 μmol/L
- 临床意义
  - 评价肾小球滤过功能
    - 急性肾衰竭　血 Cr 明显的进行性升高为器质性损害的指标
    - 肾衰竭代偿期　血 Cr < 178 μmol/L ┐
    - 肾衰竭失代偿期　血 Cr > 178 μmol/L ├ 慢性肾衰竭
    - 肾衰竭期　血 Cr 可 > 445 μmol/L ┘
  - 鉴别肾前性和肾实质性少尿
  - 生理变化　老年人、消瘦者 Cr 可能偏低
  - 药物影响　西咪替丁可抑制肾小管对肌酐分泌

Ccr 测定
- 判断肾小球损害程度,Ccr 是较早反映 GFR 的灵敏指标
- 评估肾功能、指导治疗

BUN 增高
- 器质性肾功能损害,如各种原发性肾小球肾炎、肾盂肾炎等所致的慢性肾衰竭
- 肾前性少尿
- 蛋白质分解或摄入过多
- 血 BUN 作为肾衰竭透析充分性指标

GFR 测定
- 影响因素　年龄、性别、体重
- 降低　→急性和慢性肾衰竭、肾小球功能不全、肾动脉硬化等
- 升高　→肢端肥大症和巨人症、糖尿病肾病早期

血 β2-MG 测定　在评估肾小球滤过功能上,血 β2-MG↑比血肌酐更灵敏

血清 cys C 测定　血清 cys C 水平是反映肾小球滤过功能的灵敏、特异的指标

常用肾脏功能实验室检测

尿 β_2-MG 测定 —— 尿 β_2-MG↑可较灵敏地反映近端肾小管重吸收功能受损

血清和尿中 α_1-MG 均↑ —— 表明肾小球滤过功能和肾小管重吸收功能均受损

近端肾小管

α_1-MG 测定 —— 尿 α_1-MG↑ —— 是反映早期近端肾小管功能损伤的特异、灵敏指标

血清 α_1-MG↓ —— 见于严重肝实质性病变,如重症肝炎、肝坏死等

肾小管功能检测

昼夜尿比密试验

3 小时尿比密试验

远端肾小管

尿渗量(尿渗透压)测定

诊断各种疾病对远端肾小管稀释-浓缩功能的影响

升高 → 肾小球滤过功能损伤等

血尿酸检测

降低 → 肾小管重吸收尿酸功能损害、肝功能严重损害等

肾小管酸中毒的检测 —— NH_4Cl 负荷试验、HCO_3^- 重吸收排泄试验

第六章

肝脏病常用实验室检测

第一节　肝脏病常用的实验室检测项目

一、蛋白质代谢功能检测

1. 血清总蛋白和清蛋白、球蛋白比值测定

（1）蛋白来源：90%以上的血清总蛋白（STP）和全部的血清清蛋白（A）是由肝脏合成，因此血清总蛋白和清蛋白含量是反映肝脏合成功能的重要指标。清蛋白是正常人体血清中的主要蛋白质组分，总蛋白含量减去清蛋白含量，即为球蛋白（G）含量。球蛋白与机体免疫功能与血浆黏度密切相关。根据清蛋白与球蛋白的量，可计算出清蛋白与球蛋白的比值（A/G）。

（2）参考值：正常成人血清总蛋白 60~80g/L，清蛋白 40~55g/L，球蛋白 20~30g/L，A/G为（1.5~2.5）∶1。

（3）临床意义

1）血清总蛋白及清蛋白增高：见于各种原因导致的血液浓缩（严重脱水，休克，饮水量不足）、肾上腺皮质功能减退等。

2）血清总蛋白及清蛋白降低

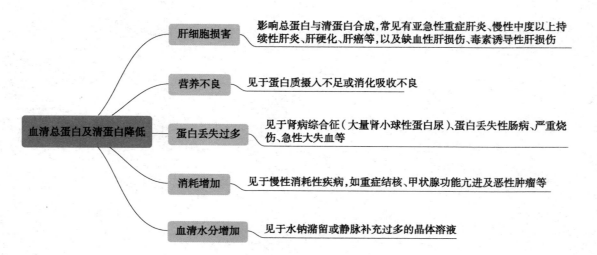

338

　　清蛋白减少常伴有 γ 球蛋白增加,清蛋白含量与有功能的肝细胞数量呈正比。清蛋白持续下降,提示肝细胞坏死进行性加重,预后不良;治疗后清蛋白上升,提示肝细胞再生,治疗有效。低蛋白血症时,临床上常出现严重水肿及胸腔积液、腹腔积液。

　　3)血清总蛋白及球蛋白增高:当血清总蛋白 >80g/L 或球蛋白 >35g/L,分别称为高蛋白血症或高球蛋白血症。总蛋白增高主要是因球蛋白增高,其中又以 γ 球蛋白增高为主。

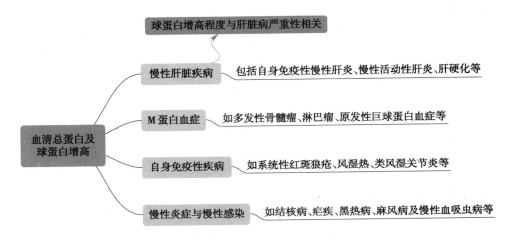

　　4)血清球蛋白浓度降低:①生理性减少,多见于 <3 岁的婴幼儿;②免疫功能抑制,如长期应用肾上腺皮质激素或免疫抑制剂;③先天性低 γ 球蛋白血症。

　　5)A/G 倒置:清蛋白降低和 / 或球蛋白增高均可引起 A/G 倒置,见于严重肝功能损伤及 M 蛋白血症,如慢性中度以上持续性肝炎、肝硬化、原发性肝癌、多发性骨髓瘤等。

　　2. 血清 α₁- 抗胰蛋白酶(AAT)　AAT 能抑制胰蛋白酶、糜蛋白酶、胶原酶,以及白细胞起吞噬作用时释放的溶酶体蛋白水解酶,形成不可逆的酶 – 抑制物复合体。AAT 缺陷与肝病、肺气肿、胎儿呼吸窘迫综合征有关。

　　3. 铜蓝蛋白(Cp)　主要作为 Wilson 病的辅助诊断指标。

　　4. 血清蛋白电泳　电泳后从阳极开始依次为清蛋白、α₁ 球蛋白、α₂ 球蛋白、β 球蛋白和 γ 球蛋白五个区带,结果常用光密度计扫描图表示。

　　(1)参考值:采用醋酸纤维素膜法。①清蛋白为 0.62~0.71(62%~71%);②α₁ 球蛋白为 0.03~0.04(3%~4%);③α₂ 球蛋白为 0.06~0.10(6%~10%);④β 球蛋白为 0.07~0.11(7%~11%);⑤γ 球蛋白为 0.09~0.18(9%~18%)。

　　(2)几种常见疾病血清蛋白电泳扫描图变化(图4-6-1)

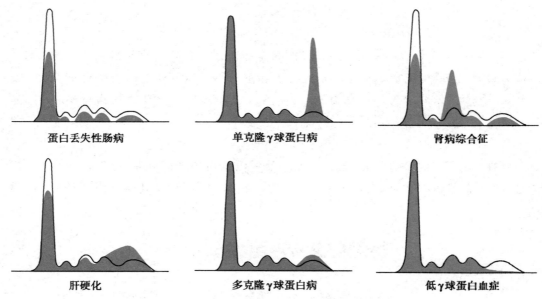

图 4-6-1 几种常见疾病血清蛋白电泳扫描图变化

（3）临床意义

1）肝脏疾病

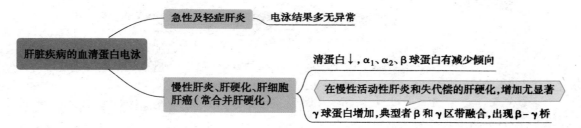

2）M 蛋白血症：如骨髓瘤、原发性巨球蛋白血症等，清蛋白浓度降低，单克隆 γ 球蛋白明显升高，亦有 β 球蛋白升高，偶有 α 球蛋白升高。大部分患者在 γ 区带、β 区带或与 γ 区带之间可见结构均一、基底窄、峰高尖的 M 蛋白。

3）肾病综合征、糖尿病、肾病：清蛋白降低；由于血脂增高，可致 α_2 及 β 球蛋白（是脂蛋白的主要成分）增高，γ 球蛋白不变或相对降低。

4）其他

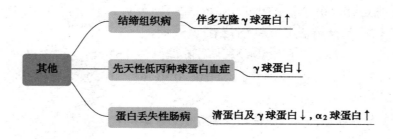

5. 血清前清蛋白（PAB）测定　PAB 比清蛋白更能早期反映肝细胞损害。它的血清浓度明显受营养状况及肝功能改变的影响。

（1）PAB 降低：①见于营养不良、慢性感染、晚期恶性肿瘤；②见于肝胆系统疾病，如肝炎、肝硬化、肝癌及梗阻性黄疸。对早期肝炎、急性重症肝炎有特殊诊断价值。

（2）PAB 增高：见于霍奇金淋巴瘤。

6. 血浆凝血因子测定　在肝脏疾病时，常用的过筛试验如下。

（1）凝血酶原时间（PT）测定：它反映血浆因子Ⅱ、Ⅴ、Ⅶ、Ⅹ含量，其灵敏度稍差，但能判断肝病预后。正常参考范围大致为 11~14s。PT 延长见于急性缺血性肝损伤、毒性肝损伤、肝硬化失代偿期等。

（2）活化部分凝血活酶时间（APTT）：正常参考范围为 30~42s。严重肝病时，因子Ⅸ、Ⅹ、Ⅺ、Ⅻ合成减少，致使 APTT 延长；维生素 K 缺乏时，因子Ⅸ、Ⅹ不能激活，APTT 亦可延长。

（3）凝血酶时间（TT）测定：正常参考范围为 16~18s。TT 延长主要反映血浆纤维蛋白原含量减少或结构异常和纤维蛋白降解产物（FDP）的存在，因子Ⅶ、Ⅸ、Ⅹ也有影响。肝硬化或急性暴发性肝功能衰竭合并 DIC 时，TT 是一个常用的检测手段。

（4）肝促凝血酶原试验（HPT）：HPT 能反映因子Ⅱ、Ⅶ、Ⅹ的综合活性。

（5）抗凝血酶Ⅲ（AT–Ⅲ）测定：严重肝病时血浆 AT–Ⅲ活性明显降低，合并 DIC 时降低更显著。

7. 血氨测定

（1）概述：氨对中枢神经系统有高度毒性。肝脏是唯一能解除氨毒性的器官。

（2）参考值：18~72μmol/L。

（3）临床意义

1）血氨升高：①生理性增高见于进食高蛋白饮食或运动后；②病理性增高见于严重肝损害（如肝硬化、肝癌、重症肝炎等）、上消化道出血、尿毒症及肝外门静脉系统分流形成。

2）血氨降低：常见于低蛋白饮食、贫血。

二、脂类代谢功能检查

1. 血清胆固醇和胆固醇酯测定

（1）参考值：①总胆固醇为 2.9~6.0mmol/L；②胆固醇酯为 2.34~3.38mmol/L；③胆固醇酯:游离胆固醇 =3:1。

（2）临床意义

1）肝细胞损害时，卵磷脂胆固醇脂肪酰基转移酶（LCAT）合成减少，胆固醇的酯化障碍，血中胆固醇酯减少；在肝脏严重损害如肝硬化、暴发性肝功能衰竭时，血中总胆固醇也降低。

2）胆汁淤积时,血中总胆固醇增加,其中以游离胆固醇增加为主。胆固醇酯与游离胆固醇比值降低。

3）营养不良及甲状腺功能亢进症患者,血中总胆固醇减少。

2. 阻塞性脂蛋白 X（LP-X）测定　①血清 LP-X 阳性有助于梗阻性黄疸的诊断;②血清 LP-X 可用于肝内、外阻塞的鉴别诊断,一般认为其含量 >2 000mg/L 时提示肝外胆道阻塞。

> **ⓘ 提示**
>
> 　　LP-X 是胆汁淤积的敏感而特异的生化学指标,对胆汁淤积的临床诊断有重要意义。

三、胆红素代谢检查

1. 胆红素代谢过程（图 4-6-2）

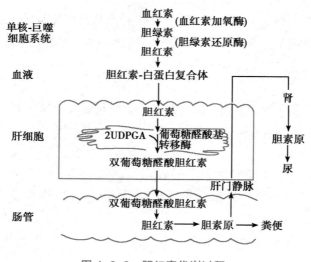

图 4-6-2　胆红素代谢过程

2. 血清总胆红素（STB）测定

（1）STB 参考值

1）新生儿:①0~1 天, 为 34~103μmol/L;②1~2 天, 为 103~171μmol/L;③3~5 天, 为 68~137μmol/L。

2）成人:3.4~17.1μmol/L。

（2）临床意义

1）黄疸分度（表 4-6-1）

表 4-6-1　黄疸分度

分度	STB 测定值
隐性黄疸或亚临床黄疸	>17.1μmol/L，但 <34.2μmol/L
轻度黄疸	34.2~171μmol/L
中度黄疸	171~342μmol/L
高度黄疸	>342μmol/L

2）根据黄疸程度推断黄疸病因：①溶血性黄疸通常 STB<85.5μmol/L；②肝细胞黄疸 STB 为 17.1~171μmol/L；③不完全性梗阻性黄疸 STB 为 171~265μmol/L；④完全性梗阻性黄疸 STB 通常 >342μmol/L。

3）根据 STB，结合及非结合胆红素增高程度判断黄疸类型：①STB 增高伴非结合胆红素（UCB）明显增高，提示为溶血性黄疸；②STB 增高伴结合胆红素（CB）明显升高，为梗阻性黄疸；③三者均增高为肝细胞性黄疸。

3. 血清结合胆红素与非结合胆红素测定

（1）参考值：结合胆红素 0~6.8μmol/L；非结合胆红素 1.7~10.2μmol/L。

（2）临床意义

1）根据结合胆红素与总胆红素比值，可协助鉴别黄疸类型，如 CB/STB<20% 提示为溶血性黄疸，20%~50% 之间常为肝细胞性黄疸，比值 >50% 为梗阻性黄疸。

2）结合胆红素测定可能有助于某些肝胆疾病的早期诊断。肝炎的黄疸前期、无黄疸型肝炎、失代偿期肝硬化、肝癌等，30%~50% 患者表现为 CB 增加，而 STB 正常。

4. 正常人及常见黄疸的胆色素代谢检查结果（表 4-6-2）

表 4-6-2　正常人及常见黄疸的胆色素代谢检查结果

分类	血清胆红素			尿内胆色素	
	CB	UCB	CB/STB	尿胆红素	尿胆原
正常人	0~6.8μmol/L	1.7~10.2μmol/L	0.2~0.4	阴性	0.84~4.2μmol/L
梗阻性黄疸	明显增加	轻度增加	>0.5	强阳性	减少或缺如
溶血性黄疸	轻度增加	明显增加	<0.2	阴性	明显增加
肝细胞性黄疸	中度增加	中度增加	0.2~0.5	阳性	正常或轻度增加

四、胆汁酸代谢检查

1. 参考值　总胆汁酸（酶法）：0~10μmol/L。

2. 临床意义

（1）总胆汁酸增高见于：①肝细胞损害，如急性肝炎、慢性活动性肝炎、肝硬化、肝癌、酒精肝及中毒性肝病；②胆道梗阻，如肝内、肝外的胆管梗阻；③门静脉分流，肠道中次级胆汁酸经分流的门静脉系统直接进入体循环；④进食后血清胆汁酸可一过性增高，此为生理现象。

（2）肝硬化患者初级胆汁酸/次级胆汁酸比值下降,而在梗阻性黄疸患者初级胆汁酸/次级胆汁酸比值显著升高。

五、摄取、排泄功能检查

临床上常运用静脉注射靛氰绿、利多卡因或磺溴酞钠等来了解肝脏的摄取与排泄功能。

六、血清酶及同工酶检查

1. 概述

（1）酶的组织特异性

1）存在于肝细胞内的某些酶:当肝细胞损伤时细胞质内的酶释放入血流,使血清中的这些酶活性升高,如丙氨酸氨基转移酶（ALT）、天冬氨酸氨基转移酶（AST）、醛缩酶、乳酸脱氢酶（LDH）;乙醇等可使线粒体释放 AST 增加。

2）由肝细胞合成的某些酶:当患肝病时,这些酶活性降低,如凝血酶。一些凝血因子Ⅱ、Ⅶ、Ⅸ、Ⅹ的合成需维生素 K 参与,而维生素 K 在肠道的吸收依赖于胆汁中的胆汁酸盐,故当胆汁淤积时这些凝血因子合成不足。胆道阻塞时,胆小管膜上的某些酶在胆盐作用下从膜上解离下来并反流入血,致使血清中这些酶的活性升高,如碱性磷酸酶（ALP）、γ-谷氨酰转肽酶（GGT）。

3）某些酶活性与肝纤维组织增生有关:当肝脏纤维化时,血清中这些酶活性增高,如单胺氧化酶（MAO）、Ⅲ型前胶原肽（PⅢP）、透明质酸（HA）、脯氨酰羟化酶（PH）等。因此,血清中的这些酶活性变化能反映肝脏的病理状态,是肝脏病实验室检查中最活跃的一个领域。

（2）同工酶:是指具有相同催化活性,但分子结构、理化性质及免疫学反应等都不相同的一组酶,因此又称同工异构酶。这些酶存在于人体不同组织,或在同一组织、同一细胞的不同亚细胞结构内。因此同工酶测定可提高酶学检查对肝胆系统疾病诊断及鉴别诊断的特异性。

2. 血清氨基转移酶及其同工酶测定

（1）血清氨基转移酶

1）概述

a. 氨基转移酶简称转氨酶,是一组催化氨基酸与 α- 酮酸之间的氨基转移反应的酶类,用于肝功能检查主要是丙氨酸氨基转移酶（ALT）和天冬氨酸氨基转移酶（AST）。

b. ALT 主要分布在肝脏,其次是骨骼肌、肾脏、心肌等组织中。

c. AST 主要分布在心肌,其次在肝脏、骨骼肌和肾脏组织中。

d. 在肝细胞中, ALT 主要存在于非线粒体中,而大约 80% 的 AST 存在于线粒体内。ALT 测定反映肝细胞损伤的灵敏度较 AST 为高。但在严重肝细胞损伤时,线粒体膜亦损伤,可导致线粒体内 AST 的释放,血清中 AST/ALT 比值升高。

2)参考值:①ALT 为 5~40U/L;②AST 为 8~40U/L;③DeRitis 比值(AST/ALT)为 1.15。

3)临床意义(表 4-6-3)

表 4-6-3　血清氨基转移酶的临床意义

疾病	临 床 意 义
急性病毒性肝炎	ALT 与 AST 均显著升高,可达正常上限的 20~50 倍,甚至 100 倍,但 ALT 升高更明显。通常 ALT>300U/L、AST>200U/L、DeRitis 比值 <1,是诊断急性病毒性肝炎重要的检测手段
慢性病毒性肝炎	转氨酶轻度上升(100~200U)或正常,DeRitis 比值 <1,若 AST 升高较 ALT 显著,即 DeRitis 比值 >1,提示慢性肝炎进入活动期可能
酒精性肝病、药物性肝炎、脂肪肝、肝癌等非病毒性肝病	转氨酶轻度升高或正常,且 DeRitis 比值均 >1,其中肝癌时 DeRitis 比值 ≥3
肝硬化	转氨酶活性取决于肝细胞进行性坏死程度,DeRitis 比值 ≥2,终末期肝硬化转氨酶活性正常或降低
肝内、外胆汁淤积	转氨酶活性通常正常或轻度上升
急性心肌梗死	发病后 6~8 小时,AST 增高,18~24 小时达高峰,其值可达参考值上限的 4~10 倍,与心肌坏死范围和程度有关,4~5 天后恢复,若再次增高提示梗死范围扩大或新的梗死发生
其他(如骨骼肌疾病、肺梗死、肾梗死)	转氨酶轻度升高

a. 在肝炎病毒感染后 1~2 周,转氨酶达高峰,在第 3 周到第 5 周逐渐下降,DeRitis 比值逐渐恢复正常。但转氨酶的升高程度与肝脏损伤的严重程度无关。

b. 在急性肝炎恢复期,如转氨酶活性不能降至正常或再上升、DeRitis 值有升高倾向提示急性病毒性肝炎转为慢性。

c. 急性重症肝炎时,病程初期转氨酶升高,以 AST 升高显著,如在症状恶化时,黄疸进行性加深,酶活性反而降低,即出现"胆酶分离"现象,提示肝细胞严重坏死,预后不佳。

(2)AST 同工酶

1)上清液 AST(ASTs):存在于胞质组分,占正常血清中的大部分。

2)线粒体 AST(ASTm):存在于线粒体中,占正常血清的 10% 以下。

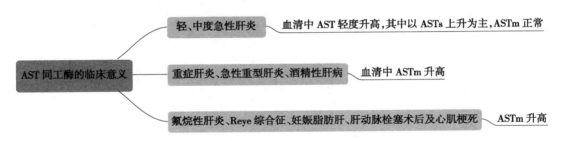

> **ⓘ 提示**
>
> 当肝细胞受到轻度损害,线粒体未遭破坏,血清中 ASTs 漏出增加,而 ASTm 正常。如肝细胞严重损害,线粒体遭到破坏,此时血清中 ASTm 升高,故 ASTm 升高表明肝细胞坏死严重。

3. 碱性磷酸酶及其同工酶测定

（1）碱性磷酸酶（ALP）

1）概述

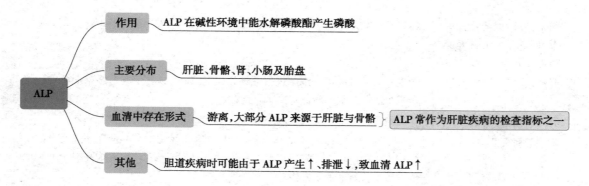

2）临床意义：生理情况下,ALP 活性增高主要与骨生长、妊娠、成长、成熟和脂肪餐后分泌等相关。病理情况下,血清 ALP 测定常用于肝胆疾病和骨骼疾病的临床诊断和鉴别诊断,尤其是黄疸的鉴别诊断。

a. 血清 ALP 增高常见原因（表 4-6-4）

表 4-6-4 血清 ALP 增高常见原因

肝胆疾病	骨骼疾病	其他
梗阻性黄疸↑↑↑	纤维性骨炎↑↑↑	愈合性骨折↑
胆汁性肝硬化↑↑↑	骨肉瘤↑↑↑	生长中儿童↑
肝内胆汁淤积↑↑↑	佝偻病↑↑	后期妊娠↑
占位性病变（肉芽肿、脓肿、转移癌）↑↑	骨软化症↑↑	
传染性单核细胞增多症↑↑	骨转移癌↑↑	
病毒性肝炎↑	甲状旁腺功能亢进↑↑	
酒精性肝硬化↑		

b. 黄疸的鉴别诊断

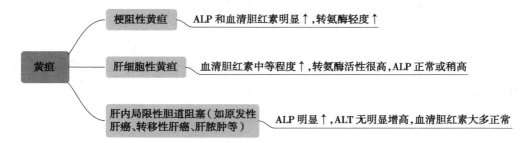

（2）碱性磷酸酶同工酶：根据其来源不同，ALP2、ALP3、ALP4、ALP5 分别称为肝型、骨型、胎盘型和小肠型，ALP1 是细胞膜组分和 ALP2 的复合物，ALP6 是 IgG 和 ALP2 复合物。

1）在梗阻性黄疸，尤其是癌性梗阻时，100% 出现 ALP1，且 ALP1>ALP2。

2）急性肝炎时，ALP2 明显增加，ALP1 轻度增加，且 ALP1<ALP2。

3）80% 以上的肝硬化患者，ALP5 明显增加，可达总 ALP 的 40% 以上。但不出现 ALP1。

4. γ- 谷氨酰转移酶（GGT）

（1）概述：GGT 主要存在于细胞膜和微粒体上，参与谷胱甘肽的代谢。肾脏、肝脏和胰腺含量丰富，但血清中 GGT 主要来自肝胆系统。GGT 在肝脏中广泛分布于肝细胞的毛细胆管一侧和整个胆管系统，因此当肝内合成亢进或胆汁排出受阻时，血清中 GGT 增高。

（2）临床意义（表 4-6-5）

表 4-6-5　GGT 的临床意义

名　　称	临　床　意　义
胆道梗阻性疾病	原发性胆汁性肝硬化、硬化性胆管炎等所致的慢性胆汁淤积，肝癌时 GGT 明显升高，此时 GGT、ALP、5′- 核苷酸酶（5′-NT）、亮氨酸氨基肽酶（LAP）及血清胆红素呈平行增加
病毒性肝炎、肝硬化	①急性肝炎时，GGT 呈中等度升高 ②慢性肝炎、肝硬化的非活动期，酶活性正常，若 GGT 持续升高，提示病变活动或病情恶化
急、慢性酒精性肝炎，药物性肝炎	GGT 可升高，ALT 和 AST 仅轻度增高，甚至正常；显著性升高是酒精性肝病的重要特征，酗酒者当其戒酒后 GGT 可随之下降
脂肪肝、胰腺炎、胰腺肿瘤、前列腺肿瘤等	GGT 可轻度增高

5. α-L- 岩藻糖苷酶（AFU）

（1）概述：AFU 的主要生理功能是参与含岩藻糖苷的糖蛋白、糖脂等生物活性大分子物质的分解代谢。该酶缺乏时，上述生物大分子中岩藻糖苷水解反应受阻，引起岩藻糖苷蓄积病。

（2）临床意义

1）用于岩藻糖苷蓄积病的诊断：如遗传性岩藻糖苷酶缺乏症时 AFU 降低，出现岩藻糖蓄积，患儿多于 5~6 岁死亡。

2）用于肝细胞癌与其他肝占位性病变的鉴别诊断：肝细胞癌时 AFU 显著增高，其他肝占位性病变时 AFU 增高阳性率低于肝癌；肝细胞癌手术切除后 AFU 降低，复发时又升高。其活性动态曲线对判断肝癌治疗效果、估计预后和预报复发有极重要的意义，甚至优于 AFP。

6. 5′- 核苷酸酶（5′-NT）　在肝内，此酶主要存在于胆小管和窦状隙膜内。

（1）5′-NT 活性大于正常的 2~3 倍以上时，对鉴别肝细胞性黄疸、梗阻性黄疸（肝外或肝内性）有一定的参考价值。

（2）妊娠时 5′-NT 升高，可能是胎盘释放 5′-NT。骨病时正常。

7. 单胺氧化酶（MAO）

（1）肝脏病变：80% 以上的重症肝硬化患者及伴有肝硬化的肝癌患者 MAO 活性增高，但对早期肝硬化反应不敏感。

1）急性肝炎时 MAO 大多正常，但若伴有急性重型肝炎时，MAO 从坏死的肝细胞逸出使血清中 MAO 增高。

2）轻度慢性肝炎 MAO 大多正常，中、重度慢性肝炎有 50% 患者血清 MAO 增高，表明有肝细胞坏死和纤维化形成。

（2）肝外疾病：慢性充血性心力衰竭、糖尿病、甲状腺功能亢进症、系统硬化症等，或因这些器官中含有 MAO，或因心功能不全引起心源性肝硬化或肝窦长期高压，MAO 也可升高。

8. 脯氨酰羟化酶（PH）测定

（1）肝脏纤维化的诊断：血中 PH 活性可作为肝纤维化的指标。

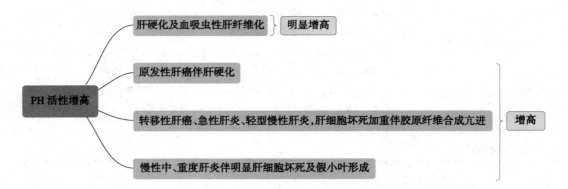

（2）肝脏病变随访及预后诊断：慢性肝炎、肝硬化患者，其 PH 活性进行性增高，提示肝细胞坏死及纤维化状态加重，若治疗后 PH 活性逐渐下降，提示治疗有效，疾病在康复过程中。

第二节　常见肝脏疾病的各种实验诊断指标变化特点

一、急性肝损伤

1. **概述**　在较短时间内迅速发生的肝细胞损伤统称为急性肝损伤,主要包括各种急性病毒性肝炎、急性缺血性肝损伤及急性毒性肝损伤。

2. **主要实验室检测变化**　特征是转氨酶显著升高,AST>200U/L,ALT>300U/L,通常超过正常参考范围上限 8 倍以上,DeRitis 比值 <1,常伴血清胆红素的升高。

(1)50% 以上的急性肝损伤患者血清 AST 超过正常参考范围上限 10 倍以上。急性肝缺血性损伤及毒性损伤时血清 AST 或 ALT 常超过其正常参考范围上限 100 倍以上,AST 峰值常 >3 000U/L。在无并发症的酒精性肝炎,ALT 及 AST 升高一般都在正常参考范围上限 10 倍以下。

(2)蛋白合成代谢变化不大,但在急性缺血性肝损伤及急性毒性肝损伤时则可发生改变。

(3)ALP 可升高,但一般不会超过其正常参考范围上限的 3 倍。

(4)儿童急性病毒性肝炎极少发生黄疸,仅有 1% 的急性肝炎儿童血清总胆红素峰值超过 171μmol/L。在成人,70% 的急性甲型肝炎、33%~50% 的急性乙型肝炎、20%~33% 的急性丙型肝炎均出现黄疸。急性肝损伤时,血清胆红素升高以结合胆红素为主,这一点与梗阻性黄疸一致。

(5)PT 是急性肝损伤预后的最重要的预测指标。在急性病毒性肝炎患者如果血清总胆红素 >257μmol/L,PT 延长在 4s 以上,预示严重肝损伤的发生,应警惕肝衰竭发生的可能性;如果 PT 延长在 20s 以上,则预示患者具有死亡的高度危险性。对于醋氨酚引起的急性毒性肝损伤,如果 PT 持续延长超过 4s 以上同样预示严重肝损伤的发生。

二、慢性肝损伤

1. **概述**　在较长的时间内(>6 个月)肝细胞发生持续性损伤被称为慢性肝损伤,主要包括慢性病毒性肝炎、自身免疫性肝炎、Wilson 病、血色素沉着病、原发性胆汁性肝硬化、原发性硬化性胆管炎等。

2. **主要实验室检测变化**

(1)慢性肝损伤时,血清转氨酶活性轻度升高,通常在其正常参考范围上限 4 倍以下,少数患者血清转氨酶活性可在正常参考范围之内。大多数慢性肝损伤患者血清 ALT 的升高往往大于 AST 的升高,肝硬化时 DeRitis 比值 <1,但慢性酒精性肝炎患者血清 AST 升高则大于 ALT 的升高。如果患者有饮酒史,且血清 DeRitis 比值 >2,则可诊断为酒精性肝炎。此外,当慢性肝损伤发展为肝硬化时,ALT 可正常,AST 却仍然升高。

(2)胆红素代谢及排泄基本正常。

（3）血清 ALP 往往在正常参考范围内。

（4）对慢性病毒性肝炎的确诊需要进行病毒血清学实验。如果病毒血清标志物为阴性，且血清 ALT 长期轻度升高，则应考虑其他原因导致的慢性肝损伤。

（5）血色素沉着病、Wilson 病均是常染色体隐性遗传性疾病。

（6）原发性胆汁性肝硬化、原发性硬化性胆管炎是发生胆管破坏的自身免疫性疾病，ALT、AST、GGT、ALP 均升高。

（7）α_1- 抗胰蛋白酶缺陷是由于 α_1- 抗胰蛋白酶单个氨基酸替换所致，常导致新生儿肝炎、慢性肝损伤的发生，可通过 α_1- 抗胰蛋白酶表型分型进行诊断。

三、肝硬化

1. 肝硬化时血清 ALT/AST 比值常 <1，纤维化程度越高，则比值越低，可能与肝损害后肝脏产生减少有关。

2. 肝硬化时血小板减少、PT 延长、清蛋白合成减少、球蛋白增加。

3. 评价肝纤维化的目前实验诊断指标

（1）反映胶原产生及降解的血清标志物：MAO、PH、P Ⅲ P、Ⅳ型胶原及其降解片段等、透明质酸（HA）、层粘连蛋白（LN）等。

（2）通过测定血清多种非胶原相关成分，然后计算肝纤维化分数，如 Fibro Test（测定 Apo A1、结合珠蛋白、α_2- 微球蛋白、GGT）、ELF-test（测定组织金属蛋白酶抑制剂 –1、PⅢP、透明质酸）、Hepascore（测定胆红素、GGT、α_2- 微球蛋白、透明质酸、性别及年龄）、Wai-score（测定 ALT、AST、PLT）。

第三节　常见肝脏病检查项目的合理选择与应用

一、肝脏病检查项目选择原则

1. 健康体格检查时　可选择 ALT、AST、GGT、A/G 比值及肝炎病毒标志物。必要时可增加 ALP、STP 及血清蛋白电泳。

2. 怀疑为无黄疸性肝病时　对急性患者可查 ALT、胆汁酸、尿液尿胆原及肝炎病毒标志物。对慢性病患者加查 AST、ALP、GGT、STP、A/G 比值及血清蛋白电泳。

3. 对黄疸患者的诊断与鉴别诊断时　应查 STB、CB、尿液尿胆原与胆红素、ALP、GGT、LP–X、胆汁酸。

4. 怀疑为原发性肝癌时　除查一般肝功能（如 ALT、AST、STB、CB）外，应加查 AFP、GGT 及其同工酶，ALP 及其同工酶。

5. 怀疑为肝脏纤维化或肝硬化时　ALT、AST、STB、A/G 比值、蛋白电泳、ICGR 为筛查，此外应查 AO、PH 及 PⅢP 等。

6. 疗效判断及病情随访　急性肝炎可查 ALT、AST、前清蛋白、ICG、STB、CB、尿液尿胆原及胆红素。慢性肝病可观察 ALT、AST、STB、CB、PT、血清总蛋白、A/G 比值及蛋白电泳等，必要时查 MAO、PH、PⅢP。原发性肝癌应随访 AFP、GGT、ALP 及其同工酶等。

二、几种常见肝病的实验指标改变（表 4-6-6）

表 4-6-6　几种常见肝病的实验指标改变

名称	AST	ALT	STB	ALP	GGT	A	G	BA	PⅢP
急性肝炎	↑↑↑	↑↑↑	N~↑↑	N~↑	↑	N	N	↑↑	↑
酒精性肝炎	↑	↑	N~↑	N~↑	↑↑↑	N	N	↑	↑
慢性肝炎	↑	↑	N~↑	N~↑	N~↑	↓	↑	↑	↑
肝硬化	N~↑	N~↑	N~↑	N~↑	N~↑	↓↓	↑↑	↑	↑↑
胆汁淤积	N~↑	N~↑	↑~↑↑↑	↑↑↑	↑↑	N	N	↑	N
肝癌	N~↑	N~↑	N~↑	↑↑	↑↑↑↑	N~↓	N~↑	↑	↑↑
暴发性肝衰竭	↑↑↑	↑↑	↑↑	↑↑	↑↑	↓	N~↑	↑	N

○─ 经 典 试 题 ─○

（研）1. 女性，23 岁。头晕、乏力、低热、腰痛、恶心 5 天来诊，有肝炎病史 1 年。查体：T37.5℃，浅表淋巴结不大，巩膜轻度黄染，脾肋下 3cm。化验：尿色深，镜下未见红细胞，尿胆原（+），尿胆红素（−），血 TBil 44.2μmol/L，DBil 5.2μmol/L。最可能的诊断是

　　A. 慢性肝炎急性发作　　　　　B. 胆囊炎

　　C. 急性胰腺炎　　　　　　　　D. 溶血性贫血

（执）2. 男性，50 岁。烦躁、昼睡夜醒 2 天。肝炎肝硬化病史 5 年。对明确意识障碍病因最有意义的实验室检查是

　　A. 血糖　　　　　　　　　　　B. ALT/AST

　　C. 血清蛋白电泳　　　　　　　D. 血氨

　　E. 血电解质

【答案与解析】

1. D。解析：溶血性黄疸常表现为结合胆红素（DBil）轻度升高，未结合胆红素（IBil）明显升高（即以 IBil 升高为主），结合胆红素/总胆红素（DBil/TBil）<0.2。患者腰痛、脾肿大、黄疸为主要症状，DBil/TBil=5.2/44.2=0.12，应考虑溶血性黄疸，故选 D。

2. D

温 故 知 新

血清总蛋白和清蛋白
- ↓ 见于肝细胞性损害、营养不良、蛋白丢失过多、消耗增加等
- ↑ 见于血液浓缩（严重脱水，休克）、肾上腺皮质功能减退等

血清总蛋白和球蛋白 ↑ 见于慢性肝脏疾病、M 蛋白血症、自身免疫性疾病、慢性炎症与慢性感染

血清球蛋白降低
- 生理性减少 多见于 <3 岁的婴幼儿
- 免疫功能抑制 如长期应用肾上腺皮质激素或免疫抑制剂
- 先天性低 γ 球蛋白血症

A/G 倒置 见于严重肝功能损伤及 M 蛋白血症

血清 α_1- 抗胰蛋白酶（AAT） AAT 缺陷与肝病、肺气肿、胎儿呼吸窘迫综合征有关

铜蓝蛋白（Cp） 主要作为 Wilson 病的辅助诊断指标

血清蛋白电泳
- 慢性肝炎、肝硬化、肝细胞肝癌 清蛋白↓，α_1、α_2 及 β 球蛋白有减少倾向，γ 球蛋白↑，典型者出现 β－γ 桥
- M 蛋白血症 在 γ 区带、β 区带或与 γ 区带之间可见结构均一、基底窄、峰高尖的 M 蛋白
- 肾病综合征、糖尿病、肾病 清蛋白↓，α_2 及 β 球蛋白↑，γ 球蛋白不变或相对↓

血浆凝血因子测定 PT、APTT、TT、HPT、AT–Ⅲ

血氨测定
- 升高
  - 生理性↑ 见于进食高蛋白饮食或运动后
  - 病理性↑ 见于严重肝损害、上消化道出血、尿毒症及肝外门静脉系统分流形成
- 降低 常见于低蛋白饮食、贫血

蛋白质代谢功能检测

脂类代谢功能检查 血清胆固醇和胆固醇酯测定、阻塞性脂蛋白 X（LP–X）测定（阳性有助于梗阻性黄疸的诊断）

胆红素代谢检查

血清总胆红素（STB）
- 隐性黄疸或亚临床黄疸 17.1 μmol/L < STB < 34.2 μmol/L
- 轻度黄疸 34.2~171 μmol/L
- 中度黄疸 171~342 μmol/L
- 高度黄疸 > 342 μmol/L

CB/STB
- < 20% 提示为溶血性黄疸
- 20%~50% 之间 常为肝细胞性黄疸
- > 50% 为梗阻性黄疸

肝脏病常用实验室检测

血清酶及同工酶检查 —— ALT、AST 及其同工酶，ALP 及其同工酶，GGT，AFU，5′-NT，MAO 和 PH

常见肝脏疾病的实验诊断指标变化特点

- 急性肝损伤 —— 转氨酶显著↑，DeRitis 比值 < 1，常伴血清胆红素↑
- 慢性肝损伤 —— 血清转氨酶活性轻度↑，肝硬化时 DeRitis 比值 < 1，酒精性肝炎 DeRitis 比值 > 2，胆红素代谢及排泄基本正常
- 肝硬化 —— ALT/AST 比值常 < 1，血小板↓、PT↑、清蛋白合成↓、球蛋白↑，肝纤维化指标改变

肝脏病检查项目应合理选择 —— 如健康体格检查时可选择 ALT、AST、GGT、A/G 比值及肝炎病毒标志物

第七章

临床常用生物化学检测

第一节　血糖及其代谢产物的检测

一、空腹血糖（FBG）检测

1. 血糖检测的适应证

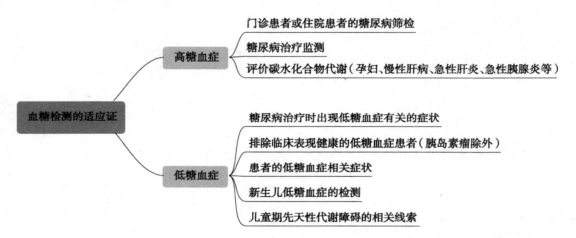

2. **参考值**　成人空腹血浆（清）葡萄糖：3.9~6.1mmol/L。

3. **临床意义**　血糖检测是目前诊断糖尿病的主要依据，也是判断糖尿病病情和控制程度的主要指标。

（1）FBG 增高

1）空腹血糖受损：FBG 增高而又未达到诊断糖尿病的标准时，称为空腹血糖受损（IFG）。

2）高糖血症：FBG 增高 >7.0mmol/L 时称为高糖血症。①FBG 7.0~8.4mmol/L 为轻度增高；②FBG 8.4~10.1mmol/L 为中度增高；③FBG>10.1mmol/L 为重度增高。当 FBG>9mmol/L（肾糖阈）时尿糖即可呈阳性。

3）生理性增高：见于餐后 1~2 小时、高糖饮食、剧烈运动、情绪激动、胃倾倒综合征等。

4）病理性增高

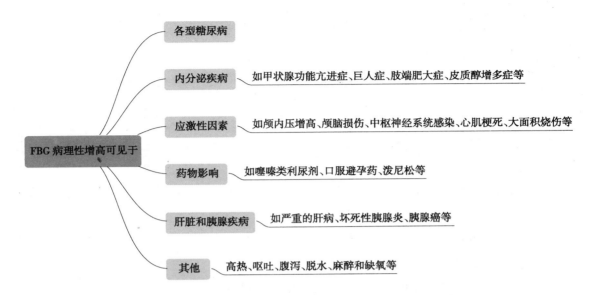

（2）FBG 减低：FBG<3.9mmol/L 时为血糖减低，当 FBG<2.8mmol/L 时称为低糖血症。

1）生理性减低：见于饥饿、长期剧烈运动、妊娠期等。

2）病理性减低

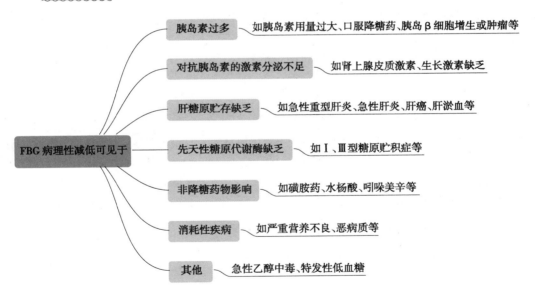

二、口服葡萄糖耐量试验（OGTT）

1. OGTT 的适应证　①无糖尿病症状，随机血糖或 FBG 异常，以及有一过性或持续性糖尿者；②无糖尿病症状，但有明显的糖尿病家族史；③有糖尿病症状，但 FBG 未达到诊断标准者；④妊娠期、甲状腺功能亢进症、肝脏疾病时出现糖尿者；⑤分娩巨大胎儿或有巨大胎儿史的妇女；⑥原因不明的肾脏疾病或视网膜病变。

2. 参考值

（1）FPG 3.9~6.1mmol/L。

（2）口服葡萄糖后 0.5~1 小时，血糖达高峰（一般为 7.8~9.0mmol/L），峰值 <11.1mmol/L。

（3）2 小时血糖（2 小时 PG）<7.8mmol/L。

（4）3 小时血糖恢复至空腹水平。

（5）各检测时间点的尿糖均为阴性。

3. 临床意义

（1）诊断糖尿病：临床上有以下条件者，即可诊断糖尿病。临床症状不典型者，需要另一天重复检测确诊，但一般不主张做第 3 次 OGTT。

1）具有糖尿病症状，FPG≥7.0mmol/L。

2）OGTT2 小时 PG≥11.1mmol/L。

3）具有临床症状，随机血糖≥11.1mmol/L，且伴有尿糖阳性者。

（2）判断糖耐量异常（IGT）

1）FPG<7.0mmol/L，2 小时 PG 为 7.8~11.1mmol/L，且血糖到达高峰的时间延长至 1 小时后，血糖恢复正常的时间延长至 2~3 小时以后，同时伴有尿糖阳性者为 IGT。

2）IGT 常见于 2 型糖尿病、肢端肥大症、甲状腺功能亢进症、肥胖症及皮质醇增多症等。

（3）平坦型和储存延迟型糖耐量曲线（表 4-7-1）

表 4-7-1　平坦型和储存延迟型糖耐量曲线

项目	平坦型糖耐量曲线	储存延迟型糖耐量曲线
表现	FPG 降低，口服葡萄糖后血糖上升也不明显，2 小时 PG 仍处于低水平状态	口服葡萄糖后血糖急剧升高，提早出现峰值，且 >11.1mmol/L，而 2 小时 PG 又低于空腹水平
常见情况	胰岛 β 细胞瘤、肾上腺皮质功能减退症、腺垂体功能减退症。也可见于胃排空延迟、小肠吸收不良等	胃切除或严重肝损伤

（4）鉴别低血糖

1）功能性低血糖：FPG 正常，口服葡萄糖后的高峰时间及峰值均正常，但 2~3 小时后出现低血糖，见于特发性低糖血症。

2）肝源性低血糖：FPG 低于正常，口服葡萄糖后血糖高峰提前并高于正常，但 2 小时 PG 仍处于高水平，且尿糖阳性。常见于广泛性肝损伤、病毒性肝炎等。

（5）糖尿病及其他高血糖的诊断标准（表 4-7-2）

表 4-7-2　糖尿病及其他高血糖的诊断标准

疾病	状态	血糖浓度（mmol/L）		
		静脉血浆	静脉全血	毛细血管全血
DM（糖尿病）	空腹	≥7.0	≥6.1	≥6.1
	服糖 2 小时	≥11.1	≥10.0	≥11.1
IGT	空腹	<7.0	<6.1	<6.1
	服糖 2 小时	7.8~11.1	6.7~10.0	7.8~11.1
IFG	空腹	6.1~7.0	5.6~6.1	5.6~6.1
	服糖 2 小时	<7.8	<6.7	<7.8

三、血清胰岛素检测和胰岛素释放试验

1. 胰岛素释放试验　在进行 OGTT 的同时,分别于空腹和口服葡萄糖后 0.5 小时、1 小时、2 小时、3 小时检测血清胰岛素浓度的变化,称为胰岛素释放试验,用于了解胰岛 β 细胞基础功能状态和储备功能状态,间接了解血糖控制情况。

2. 参考值

（1）空腹胰岛素：10~20mU/L。

（2）释放试验：口服葡萄糖后胰岛素高峰在 0.5~1 小时,峰值为空腹胰岛素的 5~10 倍。2 小时胰岛素 <30mU/L,3 小时后达到空腹水平。

3. 临床意义　血清胰岛素水平和胰岛素释放试验主要用于糖尿病的分型诊断及低血糖的诊断与鉴别诊断。

（1）糖尿病

1）1 型糖尿病空腹胰岛素明显降低,口服葡萄糖后释放曲线低平。

2）2 型糖尿病空腹胰岛素可正常、稍高或减低,口服葡萄糖后胰岛素呈延迟释放反应。

（2）胰岛 β 细胞瘤：常出现高胰岛素血症,胰岛素呈高水平曲线,但血糖降低。

（3）其他：①肥胖、肝功能损伤、肾衰竭、肢端肥大症、巨人症等血清胰岛素水平增高；②腺垂体功能低下、肾上腺皮质功能不全或饥饿时,血清胰岛素水平减低。

四、血清 C- 肽检测

1. 参考值

（1）空腹 C- 肽：0.3~1.3nmol/L。

（2）C- 肽释放试验：口服葡萄糖后 0.5~1 小时出现高峰,其峰值为空腹 C- 肽的 5~6 倍。

2. 临床意义

（1）C- 肽水平增高

1）胰岛 β 细胞瘤时空腹血清 C- 肽增高、C- 肽释放试验呈高水平曲线。

2）肝硬化时血清 C- 肽增高，且 C- 肽 / 胰岛素比值降低。

（2）C- 肽水平减低

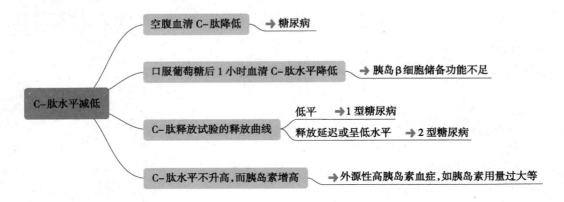

五、糖化血红蛋白检测

1. 概述　糖化血红蛋白（GHb）是在红细胞生存期间，血红蛋白 A（HbA）与己糖（主要是葡萄糖）缓慢、连续的非酶促反应的产物。

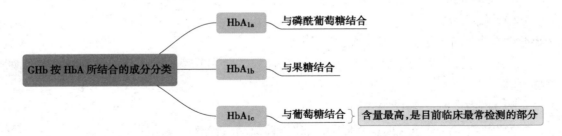

2. 临床意义　HbA_{1c} 水平取决于血糖水平、高血糖持续时间，其生成量与血糖浓度呈正比。HbA_{1c} 的代谢周期与红细胞的寿命基本一致，故 HbA_{1c} 水平反映了近 2~3 个月的平均血糖水平，但并不能提供每天血糖的动态变化或低血糖异常发生的频率。

（1）评价糖尿病控制程度：$HbA_{1c}<7\%$ 说明糖尿病控制良好，HbA_{1c} 增高提示近 2~3 个月的糖尿病控制不良，HbA_{1c} 愈高，血糖水平愈高，病情愈重。

（2）筛检和预测糖尿病。

（3）预测血管并发症：长期 HbA_{1c} 增高，可引起组织缺氧而发生血管并发症。$HbA_{1c}>10\%$，提示并发症严重，预后较差。

（4）鉴别高血糖：糖尿病高血糖的 HbA_{1c} 水平增高，而应激性高血糖的 HbA_{1c} 则正常。

 提示

　　HbA_{1c} 可作为糖尿病长期控制的良好观察指标。

六、糖化清蛋白检测

糖化清蛋白（GA）是人体葡萄糖与清蛋白发生非酶促反应的产物,由于清蛋白的半衰期为 17~19 天,所以 GA 可反映糖尿病患者测定前 2~3 周血糖的平均水平。

第二节　血清脂质和脂蛋白检测

一、血清脂质检测

1. 总胆固醇测定

（1）概述:胆固醇（CHO）是脂质的组成成分之一。胆固醇中 70% 为胆固醇酯（CE）、30% 为游离胆固醇（FC）,总称为总胆固醇（TC）。

（2）CHO 检测的适应证:①早期识别动脉粥样硬化的危险性;②使用降脂药物治疗后的监测。

（3）参考值:①合适水平 <5.20mmol/L;②边缘水平 5.20~6.20mmol/L;③升高 >6.20mmol/L。

（4）临床意义:作为诊断指标,TC 既不特异,也不灵敏,只能作为某些疾病特别是动脉粥样硬化的一种危险因素。TC 常作为动脉粥样硬化的预防、发病预测、疗效观察的参考指标。TC 变化的临床意义见表 4-7-3。

表 4-7-3　TC 变化的临床意义

状态	临床意义
增高	①动脉粥样硬化所致的心、脑血管疾病
	②各种高脂蛋白血症、胆汁淤积性黄疸、甲状腺功能减退症、类脂性肾病、肾病综合征、糖尿病等
	③长期吸烟、饮酒、精神紧张和血液浓缩等
	④应用某些药物,如环孢素、糖皮质激素、阿司匹林、口服避孕药、β 受体拮抗药等
减低	①甲状腺功能亢进症
	②严重的肝脏疾病,如肝硬化和急性重型肝炎
	③贫血、营养不良和恶性肿瘤等
	④应用某些药物,如雌激素、甲状腺激素、钙通道阻滞药等

2. 三酰甘油（TG）测定

（1）TG 检测的适应证:①早期识别动脉粥样硬化的危险性和高脂血症的分类;②对低脂饮食和药物治疗的监测。

（2）参考值:①合适水平 0.56~1.70mmol/L;②边缘水平 1.70~2.30mmol/L;③升高 >2.30mmol/L。

（3）临床意义

1）TG 增高见于：①冠心病；②原发性高脂血症、动脉粥样硬化症、肥胖症、糖尿病、痛风、甲状腺功能减退症、肾病综合征、高脂饮食和胆汁淤积性黄疸等。

2）TG 减低见于：①低 β– 脂蛋白血症和无 β– 脂蛋白血症；②严重的肝脏疾病、吸收不良、甲状腺功能亢进症、肾上腺皮质功能减退症等。

二、血清脂蛋白检测

1. 乳糜微粒测定

（1）概述：乳糜微粒（CM）是最大的脂蛋白，其主要功能是运输外源性 TG。由于 CM 在血液中代谢快，半衰期短，食物消化需要 4~6 小时，故正常空腹 12 小时后血清中不应有 CM。

（2）临床意义：血清 CM 极易受饮食中 TG 的影响，易出现乳糜样血液。常见于 Ⅰ 型和 Ⅴ 型高脂蛋白血症。

2. 高密度脂蛋白（HDL）测定

（1）HDL 检测的适应证：①早期识别动脉粥样硬化的危险性（非致动脉粥样硬化胆固醇成分检测）；②使用降脂药物治疗反应的监测（在使用降脂药物治疗的过程中应避免 HDL 降低）。

（2）临床意义

1）HDL 增高：①对防止动脉粥样硬化、预防冠心病的发生有重要作用；②评价发生冠心病的危险性，HDL 与冠心病的发病呈负相关；③可见于慢性肝炎、原发性胆汁性胆管炎等。

2）HDL 减低：常见于动脉粥样硬化、急性感染、糖尿病、肾病综合征以及应用雄激素、β 受体拮抗药和孕酮等药物。

3. 低密度脂蛋白（LDL）测定

（1）LDL 检测的适应证：①早期识别动脉粥样硬化的危险性；②使用降脂药物治疗过程的监测。

（2）临床意义

1）LDL 增高：①判断发生冠心病的危险性，LDL 水平增高与冠心病发病呈正相关；②可见于遗传性高脂蛋白血症、甲状腺功能减退症、肾病综合征、胆汁淤积性黄疸、肥胖症以及应用雄激素、β 受体拮抗药、糖皮质激素等。

2）LDL 减低：常见于无 β– 脂蛋白血症、甲状腺功能亢进症、吸收不良、肝硬化以及低脂饮食和运动等。

提示

HDL 被认为是抗动脉粥样硬化因子，LDL 为致动脉粥样硬化的因子。

4. 脂蛋白（a）[LP（a）]测定　对早期识别动脉粥样硬化的危险性，特别是在 LDL-C 浓度升高的情况下具有重要价值。

三、血清载脂蛋白检测

1. 载脂蛋白 AI（apoAI）测定

（1）apoAI 增高：apoAI 可以直接反映 HDL 水平。apoAI 的水平与冠心病发病率呈负相关。apoAI 较 HDL 更精确，更能反映脂蛋白状态。

（2）apoAI 减低：①家族性 apoAI 缺乏症、家族性 α- 脂蛋白缺乏症、家族性 LCAT 缺乏症和家族性低 HDL 血症等；②急性心肌梗死、糖尿病、慢性肝病、肾病综合征和脑血管病等。

2. 载脂蛋白 B（apoB）测定

（1）apoB 增高

1）apoB 可直接反映 LDL 水平，因此，其增高与动脉粥样硬化、冠心病的发生率呈正相关，可于评价冠心病的危险性和降脂治疗效果等。

2）高 β- 载脂蛋白血症、糖尿病、甲状腺功能减退症、肾病综合征和肾衰竭等 apoB 也增高。

（2）apoB 减低：见于低 β- 脂蛋白血症、无 β- 脂蛋白血症、apoB 缺乏症、恶性肿瘤、甲状腺功能亢进症、营养不良等。

3. 载脂蛋白 AI / 载脂蛋白 B 比值测定　apoAI /apoB 正常为 1~2。动脉粥样硬化、冠心病、糖尿病、高脂血症、肥胖症等 apoAI /apoB 比值减低。apoAI /apoB 对诊断冠心病的危险性较血清 TC、TG、HDL、LDL 更有价值。

第三节　血清电解质检测

一、血清阳离子检测

1. 血钾测定

（1）参考值：血钾正常为 3.5~5.5mmol/L。

（2）临床意义

1）血钾增高：血清钾 >5.5mmol/L 称为高钾血症。高钾血症的发生机制和原因见表 4-7-4。

表 4-7-4　高钾血症的发生机制和原因

机制	原　　因
摄入过多	高钾饮食、静脉输注大量钾盐、输入大量库存血液等
排出减少	①急性肾衰竭少尿期、肾上腺皮质功能减退症，导致肾小球排钾减少 ②长期使用螺内酯（安体舒通）、氨苯蝶啶等潴钾利尿剂 ③远端肾小管上皮细胞泌钾障碍，如系统性红斑狼疮、肾移植术后、假性低醛固酮血症等

续表

机制	原因
细胞内钾外移增多	①组织损伤和血细胞破坏,如严重溶血、大面积烧伤、挤压综合征等
	②缺氧和酸中毒
	③β 受体拮抗药、洋地黄类药物可抑制 Na^+-K^+-ATP 酶,使细胞内钾外移
	④家族性高血钾性麻痹
	⑤血浆晶体渗透压增高,如应用甘露醇、高渗葡萄糖盐水等静脉输液,可使细胞内脱水,导致细胞内钾外移增多
假性高钾	①采血时上臂压迫时间过久(几分钟)、间歇性握拳产生的酸中毒,引起细胞内钾释放
	②血管外溶血
	③白细胞增多症:$WBC>500 \times 10^9/L$,若标本放置后可因凝集而释放钾
	④血小板增多症:$PLT>600 \times 10^9/L$,可引起高钾血症

2)血钾减低:血清钾 <3.5mmol/L 称为低钾血症。低钾血症的发生机制和原因见表 4-7-5。

表 4-7-5 低钾血症的发生机制和原因

机制	原因
分布异常	①细胞外钾内移,如应用大量胰岛素、低钾性周期性瘫痪、碱中毒等
	②细胞外液稀释,如心功能不全、肾性水肿或大量输入无钾盐液体等
丢失过多	①频繁呕吐、长期腹泻、胃肠引流等
	②肾衰竭多尿期、肾小管性酸中毒、肾上腺皮质功能亢进症、醛固酮增多症等
	③长期应用呋塞米(速尿)、依他尼酸(利尿酸)和噻嗪类利尿剂等排钾利尿剂
摄入不足	①长期低钾饮食、禁食和厌食等
	②饥饿、营养不良、吸收障碍等
假性低钾	血标本未能在 1 小时内处理,$WBC>100 \times 10^9/L$,白细胞可从血浆中摄取钾

2. 血钠测定

(1)参考值:血钠正常为 135~145mmol/L。

(2)临床意义:血清钠 >145mmol/L,并伴有血液渗透压过高者,称为高钠血症。血清钠 <135mmol/L 称为低钠血症。

1)高钠血症的发生机制和原因(表 4-7-6)

表 4-7-6 高钠血症的发生机制和原因

机制	原因
水分摄入不足	水源断绝、进食困难、昏迷等
水分丢失过多	大量出汗、烧伤、长期腹泻、呕吐、糖尿病性多尿、胃肠引流等
内分泌病变	肾上腺皮质功能亢进症、原发性或继发性醛固酮增多症,肾小管保钠排钾
摄入过多	进食过量钠盐或输注大量高渗盐水;心脏复苏时输入过多的碳酸氢钠等

2）低钠血症的发生机制和原因

a. 丢失过多

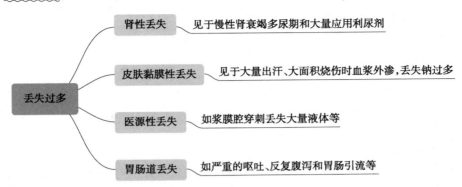

b. 细胞外液稀释

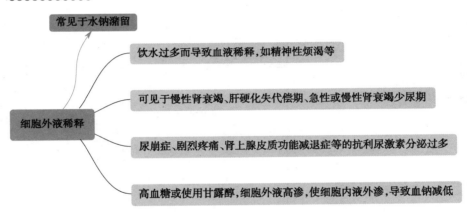

c. 消耗性低钠：常见于肺结核、肿瘤、肝硬化等慢性消耗性疾病。

d. 摄入不足：如饥饿、营养不良、长期低钠饮食及不恰当的输液等。

3. 血钙测定　人体内99%以上的钙以磷酸钙或碳酸钙的形式存在于骨骼中。血液中的钙以蛋白结合钙、复合钙（与阴离子结合的钙）和游离钙（离子钙）的形式存在。

（1）血清钙测定的适应证（表4-7-7）

表4-7-7　血清钙测定的适应证

状态或器官	适 应 证
筛检	年龄 >50 岁的人群每 2 年进行一次筛检（包括身高和体重的测定）
手足抽搐	研究低钙血症的分型
骨骼	自发性骨折、骨质疏松性骨折、骨痛、放射性骨病、生长异常、牙齿的改变
肾脏	肾脏或尿路结石、肾脏钙质沉着、烦渴、多尿、慢性肾病
神经肌肉	手足抽搐、癫痫发作、甲状腺手术后可疑甲状旁腺功能减退、头痛、肌肉无力
精神症状	疲乏、淡漠、嗜睡、沮丧、厌食

续表

状态或器官	适 应 证
胃肠道	消化性溃疡、胰腺炎、胆石症、周期性腹泻、吸收不良、便秘
皮肤及其附件	皮肤、指甲和毛发的改变、皮肤色素过度沉着
肺脏	结节病、结核、其他肉芽肿性疾病
肿瘤	体重减轻、恶性肿瘤、淋巴瘤
内分泌系统	甲状腺、睾丸、卵巢、肾上腺疾病
药物治疗	摄入维生素 D 及其代谢物或类似物、维生素 A、抗痉挛药物、皮质类固醇激素等

（2）参考值：总钙为 2.25~2.58mmol/L；离子钙为 1.10~1.34mmol/L。

（3）临床意义：血清总钙 >2.58mmol/L 称为高钙血症。血清总钙 <2.25mmol/L 称为低钙血症。当血清总钙浓度 >3.5mmol/L 时所出现的极度消耗、代谢性脑病和胃肠道症状，称为高钙血症危象，一旦血钙浓度下降，症状就会缓解。

1）高钙血症的发生机制和原因（表 4-7-8）

表 4-7-8　高钙血症的发生机制和原因

机制	原　因
溶骨作用增强	①原发性甲状旁腺功能亢进症 ②多发性骨髓瘤、骨肉瘤等伴有血清蛋白质增高的疾病 ③急性骨萎缩、骨折后和肢体麻痹 ④分泌前列腺素 E_2 的肾癌、肺癌；分泌破骨细胞刺激因子（OSF）的急性白血病、多发性骨髓瘤、Burkitt 淋巴瘤等
肾功能损害	急性肾衰竭的少尿期，钙排出减少而沉积在软组织中；多尿期时沉积于软组织中的钙大量释放
摄入过多	静脉输入钙过多、饮用大量牛奶
吸收增加	大量应用维生素 D、维生素 D 中毒等

2）低钙血症的发生机制和原因（表 4-7-9）

表 4-7-9　低钙血症的发生机制和原因

机制	原　因
成骨作用增强	甲状旁腺功能减退症、恶性肿瘤骨转移等
吸收减少	佝偻病、婴儿手足搐搦症、骨质软化症等
摄入不足	长期低钙饮食
吸收不良	乳糜泻或小肠吸收不良综合征、胆汁淤积性黄疸等，可因钙及维生素 D 吸收障碍，使血钙减低
其他	①慢性肾衰竭、肾性佝偻病、肾病综合征、肾小管性酸中毒等 ②急性坏死性胰腺炎（ANP）可因血钙与 FFA 结合形成皂化物，也可使血钙减低 ③妊娠后期及哺乳期需要钙量增加，若补充不足时，使血钙减低

3）血钙↑及血磷、尿钙、尿磷变化的临床意义（表4-7-10）

表4-7-10 血钙↑及血磷、尿钙、尿磷变化的临床意义

血钙	血磷	尿钙	尿磷	临床意义
↑	↑/N	↑	↑/N	乳腺癌、肺癌、肾癌、胰腺癌、前列腺癌、多发性骨髓瘤
↑	↓/N	↑/N	N	原发性甲状旁腺功能亢进症
↑	N/↑	N/↑	N	摄入过量维生素D
↑	N/↑	N/↑	N	摄入过量维生素A
↑	N/↑	N/↑	N/↑	乳碱综合征
↑	N	↓	N	应用噻嗪类利尿剂
↑	N	N/↑	N	甲状旁腺功能亢进症
↑	N/↑	N/↑	N/↑	结节病
↑	N/↑	↓	N	Addison病
↑	N	↓	N	家族性低尿钙性高血钙
↑	N	N/↑	N	制动引起的高血钙

注：↑,增高；↓,减低；N,正常。

4）血钙↓及血磷、尿钙、尿磷变化的临床意义（表4-7-11）

表4-7-11 血钙↓及血磷、尿钙、尿磷变化的临床意义

血钙	血磷	尿钙	尿磷	临床意义
↓	↓	↓/N	↓	钙吸收不良（维生素D缺乏钙吸收不良综合征）
↓	↑	↓	N	甲状旁腺功能减退症
↓	↑	↓	N	假性甲状旁腺功能减退症
↓	↑	↓	↓	各种原因所致的慢性肾衰竭
↓	N	↓	N	肾病综合征
↓	N	N/↓	N	肝硬化
↓	↓/N	N/↓	N/↓	成骨细胞转移性肿瘤
↓	N	N/↓	N	急性胰腺炎
↓	↓	N/↑	↑	肾上腺增生或糖皮质激素治疗

注：↑,增高；↓,减低；N,正常。

二、血清阴离子检测

1. 血氯测定

（1）血氯检测的适应证：①酸碱平衡紊乱；②水钠平衡紊乱；③重症监护患者出现危险情况时。

（2）参考值：95~105mmol/L。

（3）血氯增高：血清氯含量 >105mmol/L 称为高氯血症，高氯血症的发生机制和原因见表 4-7-12。

表 4-7-12 高氯血症的发生机制和原因

机制	原因
排出减少	急性或慢性肾衰竭的少尿期、尿道或输尿管梗阻、心功能不全等
血液浓缩	频繁呕吐、反复腹泻、大量出汗等导致水分丧失、血液浓缩
吸收增加	肾上腺皮质功能亢进，如库欣综合征及长期应用糖皮质激素等，使肾小管对 NaCl 吸收增加
代偿性增高	呼吸性碱中毒过度呼吸，使 CO_2 排出增多，HCO_3^- 减少，血氯代偿性增高
低蛋白血症	肾脏疾病时的尿蛋白排出增加，血浆蛋白质减少，使血氯增加，以补充血浆阴离子
摄入过多	食入或静脉补充大量的 $NaCl$、$CaCl_2$、NH_4Cl 溶液等

（4）血氯减低：血清氯含量 <95mmol/L 称为低氯血症。

1）摄入不足：饥饿、营养不良、低盐治疗等。

2）丢失过多：①严重呕吐、腹泻、胃肠引流等，丢失大量胃液、胰液和胆汁，致使氯的丢失大于钠和 HCO_3^- 的丢失；②慢性肾衰竭、糖尿病以及应用噻嗪类利尿剂，使氯由尿液排出增多；③慢性肾上腺皮质功能不全，由于醛固酮分泌不足，氯随钠丢失增加；④呼吸性酸中毒，血 HCO_3^- 增高，使氯的重吸收减少。

2. 血磷测定

（1）血磷的分布：人体 70%~80% 的磷以磷酸钙的形式沉积于骨骼中，只有少部分存在于体液中。血液中的磷有无机磷和有机磷两种形式。

（2）血磷检测的适应证：①骨病；②慢性肾脏疾病、透析患者；③甲状腺手术后；④慢性乙醇中毒；⑤需要加强医疗护理的患者（胃肠外营养、机械通气）；⑥肾结石患者；⑦甲状旁腺疾病；⑧拟诊维生素 D 缺乏（吸收不良综合征）；⑨肌无力、骨痛。

（3）参考值：0.97~1.61mmol/L。

（4）临床意义

1）血磷增高的发生机制和原因（表 4-7-13）

表 4-7-13 血磷增高的发生机制和原因

机制	原因
内分泌疾病	原发性或继发性甲状旁腺功能减退症
排出障碍	肾衰竭等所致的磷酸盐排出障碍
吸收增加	摄入过多维生素 D，可促进肠道吸收钙、磷，导致血清钙、磷均增高
其他	肢端肥大症、多发性骨髓瘤、骨折愈合期、Addison 病、急性重型肝炎等

2）血磷减低的发生机制和原因（表4-7-14）

表4-7-14　血磷减低的发生机制和原因

机制	原因
摄入不足或吸收障碍	饥饿、恶病质、吸收不良、活性维生素 D 缺乏、长期应用含铝制剂等
丢失过多	大量呕吐、腹泻、血液透析、肾小管性酸中毒、Fanconi 综合征、应用噻嗪类利尿剂等
转入细胞内	静脉注射胰岛素或葡萄糖、过度换气综合征、碱中毒、AMI 等
其他	乙醇中毒、糖尿病酮症酸中毒、甲状旁腺功能亢进症、维生素 D 抵抗性佝偻病等

第四节　血清铁及其代谢产物检测

一、血清铁检测

1. 血清铁检测的适应证　①转铁蛋白测定的参数；②铁吸收实验参数；③急性铁中毒。

2. 参考值　男性正常为 $10.6 \sim 36.7 \mu mol/L$；女性正常为 $7.8 \sim 32.2 \mu mol/L$；儿童正常为 $9.0 \sim 22.0 \mu mol/L$。

3. 临床意义　血清铁增高和减低的发生机制和原因见表4-7-15。

表4-7-15　血清铁增高和减低的发生机制和原因

增高或减低	机制	原因
血清铁增高	铁利用障碍	铁粒幼细胞贫血、再生障碍性贫血、铅中毒等
	铁释放增多	溶血性贫血、急性肝炎、慢性活动性肝炎等
	铁蛋白增多	白血病、含铁血黄素沉着症、反复输血等
	铁摄入过多	铁剂治疗过量时
血清铁减低	铁缺乏	缺铁性贫血
	慢性失血	月经过多、消化性溃疡、恶性肿瘤、慢性炎症等
	铁摄入不足	①长期缺铁饮食 ②机体需铁增加时，如生长发育期的婴幼儿、青少年，生育期、妊娠期及哺乳期的妇女等

二、血清转铁蛋白检测

1. 概述　转铁蛋白（Tf）是血浆中一种能与 Fe^{3+} 结合的球蛋白，主要起转运铁的作用。体内仅有 1/3 的 Tf 呈铁饱和状态。每分子 Tf 可与 2 个 Fe^{3+} 结合并将铁转运到骨髓和其他需铁的组织。Tf 主要在肝脏中合成，所以 Tf 可作为判断肝脏合成功能的指标。另外，Tf 也是一种急性时相反应蛋白。

2. 参考值　28.6~51.9μmol/L（2.5~4.3g/L）。

3. 临床意义

（1）Tf增高：妊娠期、应用口服避孕药、慢性失血及铁缺乏，特别是缺铁性贫血。

（2）Tf减低：①铁粒幼细胞贫血、再生障碍性贫血；②营养不良、重度烧伤、肾衰竭；③遗传性转铁蛋白缺乏症；④急性肝炎、慢性肝损伤及肝硬化等。

三、血清总铁结合力检测

1. 概述　正常情况下，血清铁仅能与1/3的Tf结合，2/3的Tf未能与铁结合，未与铁结合的Tf称为未饱和铁结合力。每升血清中的Tf所能结合的最大铁量称为总铁结合力（TIBC），即为血清铁与未饱和铁结合力之和。

2. 参考值　男性：50~77μmol/L；女性：54~77μmol/L。

3. 临床意义

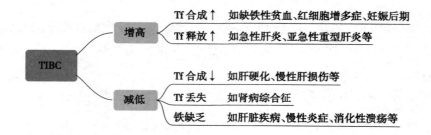

四、血清转铁蛋白饱和度检测

1. 概述　血清转铁蛋白饱和度（Tfs）简称铁饱和度，可反映达到饱和铁结合力的Tf所结合的铁量，以血清铁占TIBC的百分率表示。

2. Tfs检测的适应证　①可疑的功能铁缺乏；②可疑的铁过度负荷。

3. 参考值　33%~55%。

4. 临床意义

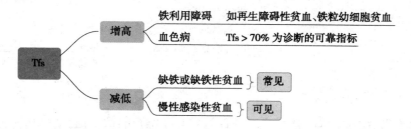

Tfs<15%并结合病史即可诊断缺铁或缺铁性贫血，其准确性仅次于铁蛋白，但较TIBC和血清铁灵敏。

五、血清铁蛋白检测

1. 概述　血清铁蛋白(SF)是去铁蛋白和铁核心 Fe^{3+} 形成的复合物,铁蛋白的铁核心 Fe^{3+} 具有强大的结合铁和贮备铁的能力,以维持体内铁的供应和血红蛋白的相对稳定性。<u>SF 是铁的贮存形式,其含量变化可作为判断是否缺铁或铁负荷过量的指标。</u>

2. SF 测定的适应证　①缺铁性贫血;②贮存铁缺乏;③长时间口服铁治疗的监测;④贫血的鉴别诊断;⑤缺铁易发人群的监测(孕妇、献血者、幼儿和血液透析患者);⑥铁过度负荷;⑦长时间铁转移治疗的监测。

3. 参考值　男性:15~200μg/L;女性:12~150μg/L。

4. 临床意义

(1)SF 增高

1)体内贮存铁增加:如原发性血色病、继发性铁负荷过大。

2)铁蛋白合成增加:如炎症、肿瘤、白血病、甲状腺功能亢进症等。

3)贫血:如溶血性贫血、再生障碍性贫血、恶性贫血。

4)组织释放增加:如肝坏死、慢性肝病等。

(2)SF 减低:<u>常见于缺铁性贫血、大量失血、长期腹泻、营养不良等。</u>若 SF<15μg/L 即可诊断铁缺乏。SF 也可作为营养不良的流行病学调查指标。SF>100μg/L,即可排除缺铁。

六、红细胞内游离原卟啉检测

1. 概述　在血红蛋白合成过程中,原卟啉与铁在铁络合酶的作用下形成血红素。当铁缺乏时,原卟啉与铁不能结合形成血红素,导致红细胞内的游离原卟啉(FEP)增多,或在络合酶作用下形成锌原卟啉(ZPP)。

2. 参考值　男性:0.56~1.00μmol/L;女性:0.68~1.32μmol/L。

3. 临床意义

(1)FEP 增高:<u>常见于缺铁性贫血、铁粒幼细胞贫血、阵发性睡眠性血红蛋白尿症(PNH)以及铅中毒等。</u>对诊断缺铁,FEP/Hb 比值更灵敏。

(2)FEP 减低:常见于巨幼细胞贫血、恶性贫血和血红蛋白病等。

七、小细胞低色素性贫血的鉴别(表 4-7-16)

表 4-7-16　<u>小细胞低色素性贫血的鉴别</u>

鉴别项目	缺铁性贫血	铁粒幼细胞贫血	珠蛋白生成障碍性贫血	慢性病性贫血
年龄	中、青年	中老年	儿童	不定
性别	女性	不定	不定	不定
病因	缺铁	铁利用障碍	Hb 异常	缺铁或铁利用障碍

续表

鉴别项目	缺铁性贫血	铁粒幼细胞贫血	珠蛋白生成 障碍性贫血	慢性病性贫血
网织红细胞	N 或 ↑	N 或 ↑	N 或 ↑	N
血清铁蛋白	↓	↑	↑	N 或 ↑
血清铁	↓	↑	↑	↓
总铁结合力	↑	N 或 ↓	N	↓
转铁蛋白饱和度	↓	↑	↑	N 或 ↓
细胞外铁	↓	↑	↑	↑
贮存铁	↓	N 或 ↑	↑	↑
铁粒幼细胞	↓	环形铁粒幼细胞 >15%	↑	↓
HbA$_2$	↓ 或 N	↓ 或 N	↑	↓

注：↑，增高；↓，减低；N，正常。

第五节　心肌酶和心肌蛋白检测

一、概述

1. 反映心肌缺血损伤的理想生物化学指标应具有的特点　①具有高度的心脏特异性；②心肌损伤后迅速增高，并持续较长时间；③检测方法简便快速；④其应用价值已由临床所证实。

2. 心肌损伤的生物化学指标（表 4-7-17）

表 4-7-17　心肌损伤的生物化学指标

意义	生物化学指标
最早出现	肌红蛋白、CK 亚型、糖原磷酸化酶同工酶 BB、心脏脂肪酸结合蛋白（FABP）
特异性高	cTnI、cTnT、CK-MB、CK 亚型
广泛性诊断价值	cTnI、cTnT、乳酸脱氢酶、肌球蛋白轻链和重链
风险划分	cTnI、cTnT、CK-MB
再灌注标志	肌红蛋白、cTnI、cTnT、CK 亚型
2~4 天后再次梗死的标志	CK-MB

二、心肌酶检测

1. 肌酸激酶测定

（1）概述：肌酸激酶（CK）也称为肌酸磷酸激酶（CPK）。

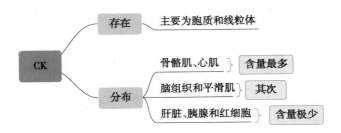

（2）肌酸激酶检测的适应证

1）怀疑有心肌疾病

a. 检查 CK 和 CK-MB：①有临床和 ECG 表现的典型心肌梗死；②介入疗法有禁忌证的患者；③治疗血栓溶解的评价。

b. 检查 CK 和肌钙蛋白：对心绞痛患者危险分级。

c. 心肌炎。

2）其他：①怀疑有骨骼肌病变；②监测心肌和骨骼肌疾病；③监测癌症患者的治疗。

（3）参考值：速率法，男性为 50~310U/L，女性为 40~200U/L。

（4）影响因素

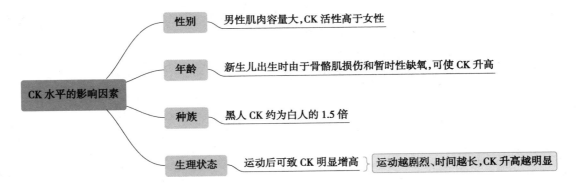

（5）临床意义

1）CK 增高

a. AMI：发病 8 小时内 CK 不增高，不可轻易排除 AMI，应继续动态观察；发病 24 小时的 CK 检测价值最大，此时的 CK 应达峰值，如果 CK 低于参考值的上限，可排除 AMI。但应除外 CK 基础值极低、心肌梗死范围小及心内膜下心肌梗死的患者等，此时即使心肌梗死，CK 也可正常。

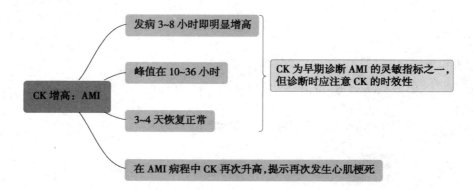

b. 心肌炎和肌肉疾病：心肌炎,多发性肌炎、横纹肌溶解症、进行性肌营养不良等各种肌肉疾病等 CK 明显增高。

c. 溶栓治疗：AMI 溶栓治疗后出现再灌注可导致 CK 活性增高,使峰值时间提前。因此,CK 水平有助于判断溶栓后的再灌注情况,但由于 CK 检测具有中度灵敏度,所以不能早期判断再灌注。如果溶栓后 4 小时内 CK 即达峰值,提示冠状动脉的再通能力达 40%~60%。

d. 手术：心脏手术或非心脏手术均可导致 CK 增高,其增高的程度与肌肉损伤的程度、手术范围、手术时间有密切关系。转复心律、心导管术以及冠状动脉成形术等均可引起 CK 增高。

2）CK 减低：见于长期卧床、甲状腺功能亢进症、激素治疗等。

2. 肌酸激酶同工酶测定　CK 亚型见表 4-7-18。

表 4-7-18　CK 亚型

名称	CK-MM（CK$_3$）	CK-MB（CK$_2$）	CK-BB（CK$_1$）
主要存在部位	骨骼肌和心肌中,CK-MM 可分为 MM$_1$、MM$_2$、MM$_3$ 亚型。MM$_3$ 是 CK-MM 在肌细胞中的主要存在形式	心肌	脑、前列腺、肺、肠等组织
正常人血清含量	最多	较少	极微
参考值	94%~96%	<5%	极少或无
增高意义	①AMI：CK-MM 亚型对诊断早期 AMI 较灵敏。CK-MM$_3$/CK-MM$_1$ 的比值 >0.5,可诊断为 AMI。②骨骼肌疾病、重症肌无力、肌萎缩、进行性肌营养不良、多发性肌炎等。③手术、创伤、惊厥和癫痫发作等	①AMI；②心绞痛、心包炎、慢性心房颤动、安装起搏器等其他心肌损伤；③肌肉疾病及手术（骨骼肌疾病时 CK-MB/CK 常 <6%）	①脑梗死、急性颅脑损伤、脑出血、脑膜炎等神经系统疾病；②肺、肠、胆囊、前列腺等部位的肿瘤

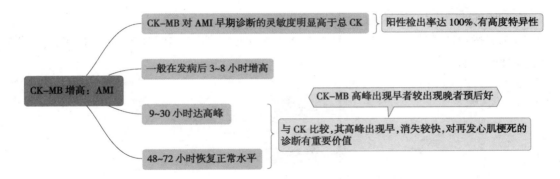

3. 肌酸激酶异型测定

（1）概述：CK-MB 主要存在于心肌组织中。CK-MB 的异型包括 $CK-MB_1$ 和 $CK-MB_2$。$CK-MB_2$ 是心肌细胞中的主要存在形式，心肌组织损伤时释放 $CK-MB_2$，导致短时间内血清 $CK-MB_2$ 水平增高。

（2）肌酸激酶异型检测的适应证：①评价无骨骼肌损伤的心肌梗死；②监测溶栓治疗；③评价不稳定型心绞痛患者的预后。

（3）参考值：$CK-MB_1<0.71U/L$；$CK-MB_2<1.0U/L$；$CK-MB_2/CK-MB_1<1.4$。

（4）临床意义

1）$CK-MB_1$、$CK-MB_2$ 对诊断 AMI 具有更高的灵敏度和特异性，明显高于 CK-MB。

2）CK-MB 异型对诊断溶栓治疗后是否有冠状动脉再通也有一定价值，$CK-MB_2/CK-MB_1>3.8$ 提示冠状动脉再通，但与无再灌注的结果有重复现象。

4. 乳酸脱氢酶测定

（1）概述：乳酸脱氢酶（LD）是一种糖酵解酶，广泛存在于机体的各种组织中，其中以心肌、骨骼肌和肾脏含量最丰富，其次为肝脏、脾脏、胰腺、肺脏和肿瘤组织，红细胞中 LD 含量也极为丰富。

（2）LD 检测的适应证：①怀疑心肌梗死以及心肌梗死的监测；②怀疑肺栓塞；③鉴别黄疸的类型；④怀疑溶血性贫血；⑤诊断器官损伤；⑥恶性疾病的诊断与随访。

（3）参考值：速率法，LD 为 120~250U/L。

（4）临床意义（表 4-7-19）

表 4-7-19 乳酸脱氢酶测定的临床意义

疾病	临 床 意 义
心脏疾病	AMI 时 LD 活性较 CK、CK-MB 增高晚（8~18 小时开始增高），24~72 小时达到峰值，持续 6~10 天。病程中 LD 持续增高或再次增高，提示梗死面积扩大或再次出现梗死
肝脏疾病	急性病毒性肝炎、肝硬化、胆汁淤积性黄疸，以及心力衰竭和心包炎时的肝淤血、慢性活动性肝炎等 LD 显著增高
恶性肿瘤	恶性淋巴瘤、肺癌、结肠癌、乳腺癌、胃癌、子宫颈癌等 LD 均明显增高
其他	贫血、肺梗死、骨骼肌损伤、进行性肌营养不良、休克、肾脏病等 LD 均明显增高

5. 乳酸脱氢酶同工酶测定

（1）概述：LD 是由 H 亚基（心型）和 M 亚基（肌型）组成的四聚体，根据亚基组合不同形成 5 种同工酶。

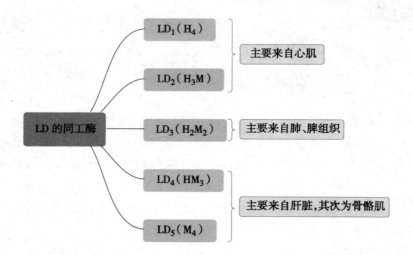

（2）临床意义

1）AMI：AMI 发病后 12~24 小时有 50% 患者、48 小时有 80% 患者 LD_1、LD_2 明显增高，且 LD_1 增高更明显，$LD_1/LD_2 > 1.0$。当 AMI 患者 LD_1/LD_2 增高，且伴 LD_5 增高，其预后较仅有 LD_1/LD_2 增高为差，且 LD_5 增高提示心力衰竭伴有肝淤血或肝衰竭。

2）肝脏疾病：肝脏实质性损伤，如病毒性肝炎、肝硬化、原发性肝癌时，LD_5 升高，且 $LD_5 > LD_4$，而胆管梗阻但未累及肝细胞时 $LD_4 > LD_5$。恶性肿瘤肝转移时 LD_4、LD_5 均增高。

3）肿瘤：恶性肿瘤细胞坏死可引起 LD 增高，且肿瘤生长速度与 LD 增高程度有一定关系。

大多数恶性肿瘤患者以 LD_5、LD_4、LD_3 增高为主，且其阳性率 $LD_5 > LD_4 > LD_3$。生殖细胞恶性肿瘤和肾脏肿瘤则以 LD_1、LD_2 增高为主。白血病患者以 LD_3、LD_4 增高为主。

4）其他：骨骼肌疾病血清 $LD_5 > LD_4$；肌萎缩早期 LD_5 升高，晚期 LD_1、LD_2 也可增高；肺部疾病 LD_3 可增高；恶性贫血 LD 极度增高，且 $LD_1 > LD_2$。

三、心肌蛋白检测

1. 心肌肌钙蛋白 T 测定

（1）概述：心肌肌钙蛋白（cTn）是肌肉收缩的调节蛋白。心肌肌钙蛋白 T（cTnT）有快骨骼肌型、慢骨骼肌型和心肌型。绝大多数 cTnT 以复合物的形式存在于细肌丝上，而少部分的 cTnT 以游离的形式存在于心肌细胞胞质中。当心肌细胞损伤时，cTnT 便释放到血清中。因此，cTnT 浓度变化对诊断心肌缺血损伤的严重程度有重要价值。

（2）cTnT 测定的适应证

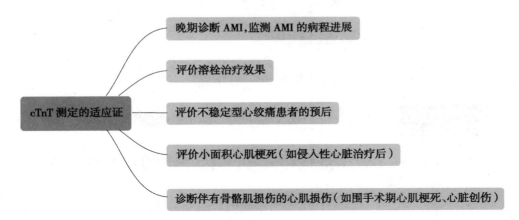

（3）参考值：①0.02~0.13μg/L；②>0.5μg/L 可诊断 AMI。

（4）临床意义：cTn 既有 CK-MB 升高时间早，又有 LD₁ 诊断时间长的优点。

1）诊断 AMI：cTnT 是诊断 AMI 的确定性标志物。AMI 者发病后 3~6 小时的 cTnT 即升高，10~24 小时达峰值，恢复正常需要 10~15 天。cTnT 诊断 AMI 的特异性明显优于 CK-MB 和 LD。对非 Q 波性、亚急性心肌梗死或 CK-MB 无法诊断的患者更有价值。

2）判断微小心肌损伤：不稳定型心绞痛（UAP）患者常发生微小心肌损伤（MMD），这种心肌损伤只有检测 cTnT 才能确诊。故 cTnT 水平变化对诊断 MMD 和判断 UAP 预后有重要价值。

3）预测血液透析患者心血管事件：肾衰竭患者反复血液透析可引起血流动力学和血脂异常，因此所致的心肌缺血性损伤是导致患者死亡的主要原因之一，及时检测血清 cTnT 浓度变化，可预测其心血管事件发生。cTnT 增高提示预后不良或发生猝死的可能性增大。

4）其他：①cTnT 可作为判断 AMI 后溶栓治疗是否出现冠状动脉再灌注，以及评价围手术期和经皮腔内冠状动脉成形术（PTCA）心肌受损程度的较好指标；②钝性心肌外伤、心肌挫伤、甲状腺功能减退症患者的心肌损伤、药物损伤、严重脓毒血症所致的左心衰竭时 cTnT 可升高。

2. 心肌肌钙蛋白 I 测定

（1）概述：心肌肌钙蛋白 I（cTnI）可抑制肌动蛋白中的 ATP 酶活性，使肌肉松弛，防止肌纤维收缩。cTnI 以复合物和游离的形式存在于心肌细胞胞质中，当心肌损伤时，cTnI 即可释放入血液中，血清 cTnI 浓度变化可反映心肌细胞损伤的程度。

（2）cTnI 测定的适应证

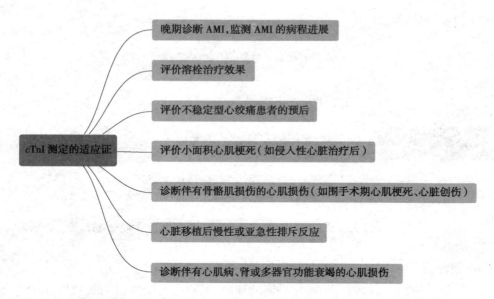

（3）参考值：①cTnI 正常值 <0.2μg/L；②cTnI>1.5μg/L 为临界值。

（4）临床意义

1）诊断 AMI：cTnI 对诊断 AMI 与 cTnT 无显著性差异。AMI 发病后 3~6 小时，cTnI 即升高，14~20 小时达到峰值，5~7 天恢复正常。

2）判断微小心肌损伤（MMD）：不稳定型心绞痛（UAP）患者血清 cTnI 也可升高，提示心肌有小范围梗死。

3）急性心肌炎：cTnI 水平增高，阳性率达 88%，但多为低水平增高。

 提示

　与 cTnT 比较，cTnI 具有较低的初始灵敏度和较高的特异性。

3. 肌红蛋白测定

（1）概述：肌红蛋白（Mb）是一种存在于骨骼肌和心肌中的含氧结合蛋白，正常人血清 Mb 含量极少。当心肌或骨骼肌损伤时，血液 Mb 水平升高，对诊断 AMI 和骨骼肌损害有一定价值。

（2）Mb 检测的适应证：①早期诊断 AMI 和心肌再梗死；②监测 AMI 后溶栓治疗的效果；③评估骨骼肌疾病的病程；④监测肌红蛋白清除率，以评估复合性创伤或横纹肌溶解并发肾衰竭的危险；⑤监测运动医学的运动训练量。

（3）参考值

1）定性：阴性。

2）定量：50~85μg/L（ELISA 法）。

（4）临床意义

1）诊断 AMI：在 AMI 发病后 0.5~2 小时 Mb 即可升高，5~12 小时达到高峰，18~30 小时恢复正常，故 Mb 可作为早期诊断 AMI 的指标，明显优于 CK-MB 和 LD。另外，也可用 Mb 与碳酸酐酶同工酶Ⅲ（CAⅢ）的比值诊断 AMI。Mb/CAⅢ比值于 AMI 发病后 2 小时增高，其灵敏度和特异性高于 CK 或 CK-MB，也是早期心肌损伤的指标之一。

2）判断 AMI 病情：Mb 主要由肾脏排泄，AMI 患者血清中增高的 Mb 很快从肾脏清除，发病后一般 18~30 小时即可恢复正常。如果此时 Mb 持续增高或反复波动，提示心肌梗死持续存在，或再次发生心肌梗死以及梗死范围扩展等。

3）其他：①骨骼肌损伤，如急性肌肉损伤、肌病；②休克；③急性或慢性肾衰竭。

4. 脂肪酸结合蛋白（FABP）测定　FABP 是细胞内脂肪酸载体蛋白，其在细胞利用脂肪酸的过程中起重要作用。

（1）FABP 检测的适应证：①早期诊断心肌梗死（再梗死）；②监测溶栓治疗的效果。

（2）临床意义：①FABP 为 AMI 早期诊断指标之一，FABP 对早期诊断 AMI 较 Mb、CK-MB 更有价值；②骨骼肌损伤、肾衰竭患者血浆 FABP 也可增高。

第六节　其他血清酶学检测

一、淀粉酶（AMY）检测

1. 概述

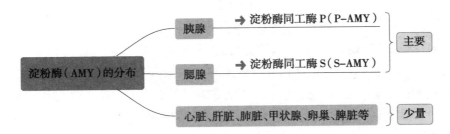

2. 淀粉酶检测的适应证　①急性胰腺炎的监测和排除（出现急性上腹部疼痛）；②慢性（复发性）胰腺炎；③胰管阻塞；④腹部不适、外科手术、厌食和食欲过盛等；⑤逆行胆胰管造影（ERCP）后的随访；⑥腮腺炎（流行性、乙醇中毒性）。

3. 参考值

（1）血液 AMY：35~135U/L。

（2）24 小时尿液 AMY：<1 000U/L。

4. 临床意义

（1）AMY 增高

1）胰腺炎：①急性胰腺炎是 AMY 增高最常见的原因。血清 AMY 一般于发病 6~12 小时开始增高，12~72 小时达到峰值，3~5 天恢复正常。AMY 增高越明显，其组织损伤越严重。②慢性胰腺炎急性发作、胰腺囊肿、胰腺管阻塞时 AMY 也可增高。

2）胰腺癌：胰腺癌早期 AMY 增高。

3）非胰腺疾病

a. 腮腺炎时增高的 AMY 主要为 S-AMY，S-AMY/P-AMY>3，借此可与急性胰腺炎相鉴别。

b. 消化性溃疡穿孔、上腹部手术后、机械性肠梗阻、胆管梗阻、急性胆囊炎等 AMY 也增高。

c. 服用镇静剂，如吗啡等，AMY 也增高，以 S-AMY 增高为主。

d. 乙醇中毒患者 S-AMY 或 P-AMY 增高，两者也可同时增高。

e. 肾衰竭时的 AMY 增高是由于经肾脏排出的 AMY 减少所致。

f. 巨淀粉酶血症时，由于 AMY 与免疫球蛋白等结合形成复合物或 AMY 本身聚合成巨淀粉酶分子，致使肾脏排泄 AMY 减少，所以，血液 AMY 增高，尿液 AMY 减低。

（2）AMY 减低

1）慢性胰腺炎：AMY 减低多由于胰腺组织严重破坏，导致胰腺分泌功能障碍。

2）胰腺癌：AMY 减低多由于肿瘤压迫时间过久，腺体组织纤维化，导致分泌功能降低。

3）其他：①肾衰竭晚期，肾脏排泄 AMY 减少，尿液 AMY 可减低；②巨淀粉酶血症尿液 AMY 减低。

二、脂肪酶检测

1. 概述　脂肪酶（LPS）主要由胰腺分泌，胃和小肠也能产生少量的 LPS。LPS 经肾小球滤过，并被肾小管全部重吸收，所以尿液中无 LPS。

2. LPS 检测的适应证　①急性胰腺炎的监测和鉴别诊断（出现急性上腹部疼痛）；②慢性（复发性）胰腺炎；③胰管阻塞；④腹部疾病累及胰腺的检查。

3. 参考值　①比色法，LPS<79U/L；②滴度法，LPS<1 500U/L。

4. 临床意义

（1）LPS 增高

1）胰腺疾病：LPS 活性增高常见于胰腺疾病，特别是急性胰腺炎。急性胰腺炎发病后4~8 小时，LPS 开始升高，24 小时达到峰值，可持续 10~15 天，并且 LPS 增高可与 AMY 平行，但有时其增高的时间更早，持续时间更长，增高的程度更明显。另外，LPS 增高也可见于慢性胰腺炎，但其增高的程度较急性胰腺炎为低。

2）非胰腺疾病：LPS 增高也可见于消化性溃疡穿孔、肠梗阻、急性胆囊炎等。

（2）LPS 减低：胰腺癌或胰腺结石所致的胰腺导管阻塞时，LPS 活性可减低。LPS 活性减低也可见于胰腺囊性纤维化。

三、胆碱酯酶（ChE）检测

1. 概述

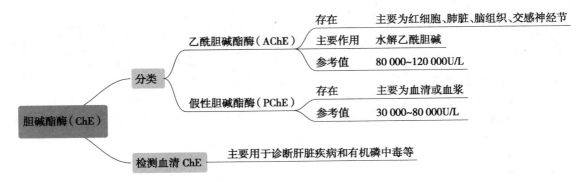

2. 临床意义

（1）ChE 增高：主要见于肾脏疾病、肥胖、脂肪肝、甲状腺功能亢进症等，也可见于精神分裂症、溶血性贫血、巨幼细胞贫血等。

（2）ChE 减低

1）有机磷农药中毒：含有机磷的杀虫剂能抑制 ChE 活性，使之减低，且常以 PChE 活性作为有机磷农药中毒的诊断和监测指标。ChE 活性低于参考值下限的 50%~70% 为轻度中毒，30%~50% 为中度中毒，<30% 为重度中毒。

2）肝脏疾病：ChE 减低程度与肝脏实质损伤程度呈正比，多见于慢性肝炎、肝硬化和肝癌，如果 ChE 持续性减低提示预后不良。

3）其他：ChE 活性减低也可见于恶性肿瘤、营养不良、恶性贫血、口服雌激素或避孕药等。

第七节　内分泌激素检测

一、甲状腺激素检测

1. 甲状腺素（T_4）和游离甲状腺素（FT_4）测定

（1）概述：结合型 T_4 与游离型甲状腺素（FT_4）之和为总 T_4（TT_4）。生理情况下，99.5% 的 T_4 与血清甲状腺素结合球蛋白（TBG）结合，而 FT_4 含量极少。结合型 T_4 不能进入外周组织细胞，只有转变为 FT_4 后才能进入组织细胞发挥其生理作用，故 FT_4 较结合型 T_4 更有价值。

（2）TT_4、FT_4 测定的适应证：①疑为原发性甲状腺功能亢进症（甲亢）或甲状腺功能减退症（甲减），作为促甲状腺激素（TSH）分析的补充；②甲亢治疗开始时（在治疗几周或几个月后，TSH 分泌受到抑制)；③疑为继发性甲亢；④T$_4$ 治疗中的随访监测。

（3）参考值：TT$_4$ 为 65~155nmol/L；FT$_4$ 为 10.3~25.7pmol/L。

（4）临床意义（表 4-7-20 ）

表 4-7-20　TT$_4$ 和 FT$_4$ 测定的临床意义

项目	临床意义	
	增高	减低
TT$_4$	①主要见于甲亢、先天性甲状腺素结合球蛋白增多症、原发性胆汁性胆管炎、甲状腺激素不敏感综合征、妊娠以及口服避孕药或雌激素等 ②可见于严重感染、心功能不全、肝脏疾病、肾脏疾病等	①主要见于甲状腺功能减退症（甲减）、缺碘性甲状腺肿、慢性淋巴细胞性甲状腺炎、低甲状腺素结合球蛋白血症等 ②可见于甲亢的治疗过程中、糖尿病酮症酸中毒、恶性肿瘤、心力衰竭等
FT$_4$	①对诊断甲亢的灵敏度明显优于 TT$_4$ ②可见于甲亢危象、甲状腺激素不敏感综合征、多结节性甲状腺肿等	①主要见于甲减，应用抗甲状腺药物、糖皮质激素、苯妥英钠、多巴胺等 ②可见于肾病综合征等

2. 三碘甲状腺原氨酸（T$_3$）和游离三碘甲状腺原氨酸（FT$_3$）测定

（1）概述：与 TBG 结合的结合型 T$_3$ 和游离型 T$_3$（FT$_3$）之和为总 T$_3$（TT$_3$）。

（2）TT$_3$、FT$_3$ 测定的适应证：①TT$_4$、FT$_4$ 浓度正常的 T$_3$ 甲状腺毒症的确定；②亚临床甲亢患者的确诊；③对原发性甲减程度的评估。

（3）参考值：TT$_3$ 正常为 1.6~3.0nmol/L；FT$_3$ 正常为 6.0~11.4pmol/L。

（4）临床意义（表 4-7-21 ）

表 4-7-21　TT$_3$ 和 FT$_3$ 测定的临床意义

项目	临床意义	
	增高	减低
TT$_3$	①TT$_3$ 是诊断甲亢最灵敏的指标。TT$_3$ 可用于判断甲亢有无复发 ②TT$_3$ 是诊断 T$_3$ 型甲亢的特异性指标。T$_3$ 增高而 T$_4$ 不增高是 T$_3$ 型甲亢的特点，见于功能亢进型甲状腺腺瘤、多发性甲状腺结节性肿大	TT$_3$ 不是诊断甲减的灵敏指标。TT$_3$ 减低可见于肢端肥大症、肝硬化、肾病综合征和使用雌激素等
FT$_3$	①FT$_3$ 对诊断甲亢非常灵敏，早期或具有复发前兆的 Graves 病的患者血清 FT$_4$ 处于临界值，而 FT$_3$ 已明显增高 ②T$_3$ 型甲亢时 FT$_3$ 增高较 FT$_4$ 明显，FT$_4$ 可正常，但 FT$_3$ 已明显增高 ③对于能触及 1 个或多个甲状腺结节的患者，常需要测定 FT$_3$ 水平来判断其甲状腺功能 ④可见于甲亢危象、甲状腺激素不敏感综合征等	见于低 T$_3$ 综合征、慢性淋巴细胞性甲状腺炎晚期、应用糖皮质激素等

3. 反三碘甲状腺原氨酸（rT_3）测定　　rT_3 正常为 0.2~0.8nmol/L。

（1）rT_3 增高

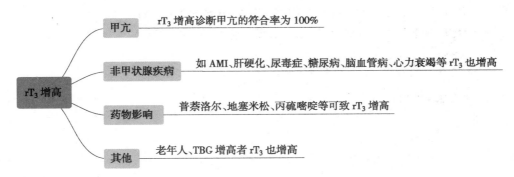

> 提示
>
> 　　当甲减应用甲状腺激素替代治疗时，rT_3、T_3 正常说明用药量合适；若 rT_3、T_3 增高，而 T_4 正常或偏高，提示用药过量。

（2）rT_3 减低

1）甲减：甲减时 rT_3 明显减低，对轻型或亚临床型甲减诊断的准确性优于 T_3、T_4。

2）慢性淋巴细胞性甲状腺炎：rT_3 减低常提示甲减。

3）药物影响：应用抗甲状腺药物治疗时，rT_3 减低较 T_3 缓慢，当 rT_3、T_4 低于参考值时，提示用药过量。

4. 甲状腺素结合球蛋白（TBG）测定

（1）TBG 测定的适应证：①用于与 TSH 水平或临床症状不符的 TT_4、TT_3 浓度的评估；②TT_4、FT_4 之间不能解释的差异；③TT_4 显著升高或降低；④怀疑先天性 TBG 缺乏。

（2）参考值：15~34mg/L。

（3）临床意义（表 4-7-22）

表 4-7-22　TBG 测定的临床意义

项目	临床意义
TBG 增高	①甲减。随病情好转，TBG 也逐渐恢复正常 ②肝脏疾病，如肝硬化、病毒性肝炎等 ③Graves 病、甲状腺癌、风湿病、先天性 TBG 增多症，应用雌激素、避孕药等
TBG 减低	①常见于甲亢、遗传性 TBG 减少症、肢端肥大症、肾病综合征、恶性肿瘤、严重感染等 ②可见于大量应用糖皮质激素和雄激素等

> ⓘ 提示
>
> 　　TBG 是一种由肝脏合成的酸性糖蛋白。

5. 三碘甲状腺原氨酸摄取试验　三碘甲状腺原氨酸摄取率（T_3RUR）可间接反映 TT_4 及 TBG 的浓度。

（1）T_3RUR 增高：见于甲亢以及非甲状腺疾病引起的 TBG 减低等。

（2）T_3RUR 减低：见于甲减以及 TBG 增高引起的 T_3、T_4 增高等。

二、甲状旁腺素与调节钙、磷代谢激素检测

1. 甲状旁腺素测定

（1）概述

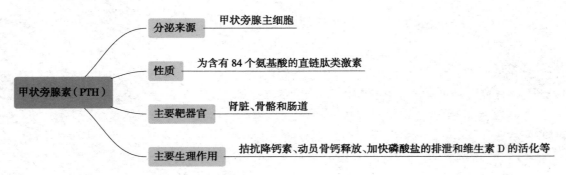

（2）临床意义

1）PTH 增高：是诊断甲状旁腺功能亢进症的主要依据。若 PTH 增高，同时伴有高血钙和低血磷，则为原发性甲状旁腺功能亢进症，多见于维生素 D 缺乏、肾衰竭、吸收不良综合征等。PTH 增高也可见于肺癌、肾癌所致的异源性甲状旁腺功能亢进等。

2）PTH 减低：主要见于甲状腺或甲状旁腺手术后、特发性甲状旁腺功能减退症等。

2. 降钙素测定

（1）概述：CT 与 PTH 对血钙的调节作用相反，共同维持着血钙浓度的相对稳定。

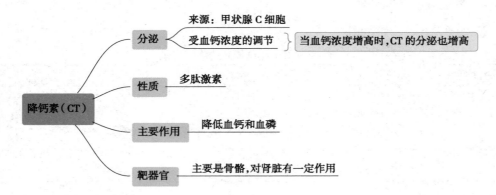

（2）临床意义

1）CT 增高：是诊断甲状腺髓样癌的很好的标志之一，对判断手术疗效及术后复发有重要价值。另外，CT 增高也可见于燕麦细胞型肺癌、结肠癌、乳腺癌、胰腺癌、前列腺癌、严

重骨病和肾脏疾病等。

2）CT 减低：主要见于甲状腺切除术后、重度甲状腺功能亢进症等。

三、肾上腺皮质激素检测

1. 尿液 17- 羟皮质类固醇测定

（1）概述：尿液 17- 羟皮质类固醇（17-OHCS）的浓度反映了糖皮质激素的分泌功能。由于糖皮质激素的分泌有昼夜节律性变化，因而可测定 24 小时尿中 17-OHCS 水平以显示肾上腺糖皮质激素的变化。

（2）临床意义（表 4-7-23）

表 4-7-23　17-OHCS 测定的临床意义

项目	临 床 意 义	
	常见于	可见于
17-OHCS 增高	肾上腺皮质功能亢进症，如库欣综合征、异源性 ACTH 综合征	甲亢、肥胖症、女性男性化、腺垂体功能亢进等
17-OHCS 减低	原发性肾上腺皮质功能减退症，如 Addison 病、腺垂体功能减退症等	甲状腺功能减退症、肝硬化等

2. 尿液 17- 酮皮质类固醇测定

（1）概述：17- 酮皮质类固醇（17-KS）是雄激素代谢产物的总称。女性、儿童尿液 17-KS 含量反映了肾上腺皮质的内分泌功能，而男性尿液 17-KS 含量则反映了肾上腺和睾丸的功能状态。

（2）临床意义

1）17-KS 增高：多见于肾上腺皮质功能亢进症、睾丸癌、腺垂体功能亢进、女性多毛症等。若 17-KS 明显增高，多提示肾上腺皮质肿瘤及异源性 ACTH 综合征等。

2）17-KS 减低：多见于肾上腺皮质功能减退症、腺垂体功能减退、睾丸功能低下等，也可见于肝硬化、糖尿病等慢性消耗性疾病等。

3. 血清皮质醇和尿液游离皮质醇测定

（1）概述：皮质醇主要是由肾上腺皮质束状带及网状带细胞分泌。由于皮质醇的分泌有昼夜节律性变化，一般用上午 8 时和午夜 2 时的血清皮质醇浓度表示其峰浓度和谷浓度。24 小时尿液游离皮质醇（24hUFC）则不受昼夜节律性影响，更能反映肾上腺皮质分泌功能。因此，常以血清皮质醇和 24hUFC 作为筛检肾上腺皮质功能异常的首选指标。

（2）皮质醇测定的适应证：①诊断皮质醇增多症或皮质醇缺乏；②作为许多功能试验的一部分，鉴别皮质醇增多或皮质醇不足。

（3）临床意义

1）血清皮质醇和 24hUFC 增高：常见于肾上腺皮质功能亢进症、双侧肾上腺皮质增生或肿瘤、异源性 ACTH 综合征等,且血清浓度增高失去了昼夜变化规律。另外,24hUFC 增高也可见于非肾上腺疾病,如慢性肝病、单纯性肥胖、应激状态、妊娠及雌激素治疗等。

> **提示**
>
> 如果 24hUFC 处于边缘增高水平,应进行低剂量地塞米松抑制试验,当 24hUFC<276nmol 时,可排除肾上腺皮质功能亢进症。

2)血清皮质醇和 24hUFC 减低:常见于肾上腺皮质功能减退症、腺垂体功能减退等,但其存在节律性变化。另外,24hUFC 减低也可见于应用苯妥英钠、水杨酸等。

4. 血浆和尿液醛固酮测定

(1)醛固酮的作用:醛固酮(ALD)是肾上腺皮质球状带细胞所分泌的一种盐皮质激素,作用于肾脏远曲小管,具有保钠排钾、调节水和电解质平衡的作用,ALD 浓度有昼夜变化规律,并受体位、饮食及肾素水平的影响。

(2)ALD 测定的适应证:①醛固酮增多症的诊断;②联合肾素与功能试验对醛固酮增多症进行诊断与鉴别诊断;③检测肾上腺皮质激素缺乏。

(3)ALD 变化的临床意义(表 4-7-24)

表 4-7-24　ALD 变化的临床意义

变化	临 床 意 义
增高	①原发性醛固酮增多症:肾上腺皮质肿瘤或增生所致 ②继发性醛固酮增多症:有效血容量减低、肾血流量减少所致,如心力衰竭、肾病综合征、肝硬化腹腔积液、高血压及长期低钠饮食等 ③药物影响:长期服用避孕药等
减低	①疾病:肾上腺皮质功能减退症、垂体功能减退、高钠饮食、妊娠高血压综合征、原发性单一性醛固酮减少症等 ②药物影响:应用普萘洛尔、利血平、甲基多巴和甘草等

四、肾上腺髓质激素检测

1. 尿液儿茶酚胺测定　儿茶酚胺(CA)是肾上腺嗜铬细胞分泌的肾上腺素、去甲肾上腺素和多巴胺的总称。血液中的 CA 主要来源于交感神经和肾上腺髓质,测定 24 小时尿液 CA 含量不仅可以反映肾上腺髓质功能,也可以判断交感神经的兴奋性。

(1)CA 增高:主要见于嗜铬细胞瘤,也可见于交感神经母细胞瘤、心肌梗死、高血压、甲亢、肾上腺髓质增生等。

(2)CA 减低:见于 Addison 病。

2. 尿液香草扁桃酸测定

(1)概述:香草扁桃酸(VMA)是儿茶酚胺的代谢产物。测定尿液 VMA 可以了解肾上腺髓质的分泌功能。由于 VMA 的分泌有昼夜节律性变化,因此,应收集 24 小时混合尿液用于测定 VMA。

（2）临床意义:VMA 主要用于观察肾上腺髓质和交感神经的功能。VMA 增高主要见于嗜铬细胞瘤的发作期、神经母细胞瘤、交感神经细胞瘤和肾上腺髓质增生等。

3. 血浆肾素测定　血浆肾素检测可用于诊断原发性醛固酮增多症,也可用于指导高血压治疗。

五、性腺激素检测

1. 血浆睾酮测定

（1）概述:睾酮是男性最重要的雄激素,脱氢异雄酮（DHEA 或 DHIA）和雄烯二酮是女性的主要雄性激素。血浆睾酮浓度可反映睾丸的分泌功能。睾酮分泌具有昼夜节律性变化,上午 8 时为分泌高峰。因此,测定上午 8 时的睾酮浓度对评价男性睾丸分泌功能具有重要价值。

（2）临床意义（表 4-7-25）

表 4-7-25　血浆睾酮测定的临床意义

项目	临 床 意 义	
	主要见于	可见于
睾酮增高	睾丸间质细胞瘤、男性性早熟、肾上腺皮质功能亢进症、多囊卵巢综合征等	女性肥胖症、中晚期妊娠及应用雄激素等
睾酮减低	Klinefelter 综合征（原发性小睾丸症）、睾丸不发育症、男性 Turner 综合征等	睾丸炎症、肿瘤、外伤、放射性损伤等

2. 血浆雌二醇测定

（1）概述:雌二醇（E_2）是雌激素的主要成分,由睾丸、卵巢和胎盘分泌,或由雌激素转化而来。其生理功能是促进女性生殖器官的发育和副性征的出现,并维持正常状态。另外,E_2 对代谢也有明显的影响。

（2）临床意义（表 4-7-26）

表 4-7-26　血浆 E_2 测定的临床意义

项目	临 床 意 义	
	常见于	可见于
E_2 增高	女性性早熟、男性女性化、卵巢肿瘤以及性腺母细胞瘤、垂体瘤等	①肝硬化、妊娠期 ②男性随着年龄增长,E_2 水平也逐渐增高
E_2 减低	各种原因所致的原发性性腺功能减退,如卵巢发育不全	①下丘脑和垂体病变所致的继发性性腺功能减退等 ②卵巢切除、青春期延迟、原发性或继发性闭经、绝经、口服避孕药等

3. 血浆孕酮测定

（1）概述：孕酮是由黄体和卵巢所分泌，是类固醇激素合成的中间代谢产物。孕酮的生理作用是使经雌激素作用的、已处于增殖期的子宫内膜继续发育增殖、增厚、肥大、松软和分泌黏液，为受精卵着床做准备，这对维持正常月经周期及正常妊娠具有重要作用。

（2）临床意义

1）孕酮增高：常见于葡萄胎、妊娠高血压综合征、原发性高血压、卵巢肿瘤、多胎妊娠、先天性肾上腺皮质增生等。

2）孕酮减低：常见于黄体功能不全、多囊卵巢综合征、胎儿发育迟缓、死胎、原发性或继发性闭经、无排卵型子宫功能性出血等。

六、垂体激素检测

1. 促甲状腺激素测定

（1）概述：促甲状腺激素（TSH）是腺垂体分泌的重要激素，其生理作用是刺激甲状腺细胞的发育、合成与分泌甲状腺激素。TSH 的分泌受促甲状腺素释放激素（TRH）的兴奋性和生长抑素的抑制性的影响，并受甲状腺素的负反馈调节。

（2）TSH 检测的适应证

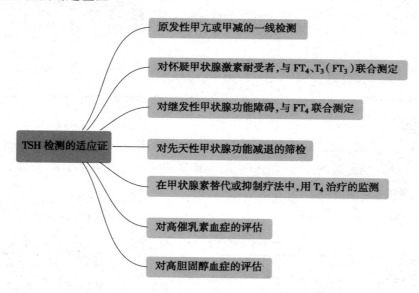

（3）临床意义（表 4-7-27）：TSH 是诊断原发性和继发性甲状腺功能减退症的最重要的指标。FT_3、FT_4 和 TSH 是评价甲状腺功能的首选指标。

2. 促肾上腺皮质激素测定

（1）概述：促肾上腺皮质激素（ACTH）的生理作用是刺激肾上腺皮质增生、合成与分泌肾上腺皮质激素，对 ALD 和性腺激素的分泌也有促进作用。

表 4-7-27 TSH 测定的临床意义

项目	临 床 意 义	
	常见于	可见于
TSH 增高	原发性甲减、异源性 TSH 分泌综合征、垂体 TSH 不恰当分泌综合征、单纯性甲状腺肿、腺垂体功能亢进、甲状腺炎等	①应用多巴胺受体拮抗药、含碘药物等 ②检测 TSH 水平可作为甲减患者应用甲状腺素替代治疗的疗效观察指标
TSH 减低	甲亢、继发性甲减（TRH 分泌不足）、腺垂体功能减退、皮质醇增多症、肢端肥大症等	过量应用糖皮质激素和抗甲状腺药物等

（2）ACTH 测定的适应证：①鉴别诊断皮质醇增多症；②鉴别诊断肾上腺皮质功能减退；③疑有异位 ACTH 分泌。

（3）临床意义

1）ACTH 增高：常见于原发性肾上腺皮质功能减退症、先天性肾上腺皮质增生、异源性 ACTH 综合征、异源性 CRH 肿瘤等。ACTH 还可作为异源性 ACTH 综合征的疗效观察、预后判断及转归的指标。

2）ACTH 减低：常见于腺垂体功能减退症、原发性肾上腺皮质功能亢进症、医源性皮质醇增多症等。

3. 肾上腺皮质功能亢进症和减退症的鉴别（表 4-7-28）

表 4-7-28 肾上腺皮质功能亢进症和减退症的鉴别

疾病	尿 17-OHCS	尿 17-KS	血浆皮质醇	血浆 ACTH	ACTH 兴奋试验
肾上腺皮质功能亢进症					
下丘脑垂体性	↑↑	↑	↑	↑	强反应
肾上腺皮质腺瘤	↑↑	↑	↑	↓	无或弱反应
肾上腺皮质腺癌	↑↑↑	↑↑↑	↑↑↑	↓	无反应
异源性 ACTH 综合征	↑↑↑	↑↑↑	↑↑↑	↑↑↑	多无反应
肾上腺皮质功能减退症					
原发性	↓	↓	↓	↑	无反应
继发性	↓	↓	↓	↓	延迟反应

4. 生长激素测定

（1）概述：生长激素（GH）释放受下丘脑的生长激素释放激素（GHRH）和生长激素释放抑制激素［GHIH；又称为生长抑素（SS）］的控制。

（2）临床意义

1）GH 增高：最常见于垂体肿瘤所致的巨人症或肢端肥大症，也可见于异源性

GHRH 或 GH 综合征。另外,GH 增高也可见于外科手术、灼伤、低糖血症、糖尿病、肾衰竭等。

2)GH 减低:主要见于垂体性侏儒症、垂体功能减退症、遗传性 GH 缺乏症、继发性 GH 缺乏症等。另外,GH 减低也可见于高血糖、皮质醇增多症、应用糖皮质激素。

5. 抗利尿激素(ADH)测定

(1)概述

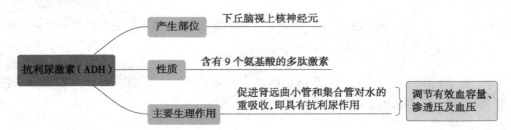

(2)临床意义(表 4-7-29)

表 4-7-29　ADH 测定的临床意义

项目	临床意义	
	常见于	可见于
ADH 增高	腺垂体功能减退症、肾性尿崩症、脱水等	产生异源性 ADH 的肺癌或其他肿瘤等
ADH 减低	中枢性尿崩症、肾病综合征、输入大量等 渗溶液、体液容量增加等	妊娠期尿崩症

七、人绒毛膜促性腺激素检测

1. 概述　人绒毛膜促性腺激素(hCG)是由胎盘的滋养层细胞分泌的一种糖蛋白,它是由 α 和 β 二聚体的糖蛋白组成。α 亚基与垂体分泌的卵泡刺激素(FSH)、黄体生成素(LH)和促甲状腺激素(TSH)等基本相似,有共同的抗原性,故相互间能发生交叉反应,而 β 亚基的结构各不相似。

2. 临床意义

(1)正常妊娠的诊断和监测

1)正常妊娠排卵后 7 天,血 hCG 浓度为 5 IU/L,9 天 100 IU/L,以后急剧升高,妊娠 8 周达到 50 000IU/L。

2)尿 hCG 在妊娠早期即可发现,至妊娠 8~12 周达到峰值,持续 1~2 周后下降。妊娠中晚期约为峰值的 10%,持续至分娩。如无胎盘残留,产后 2 周内消失。

(2)异位妊娠的诊断:妊娠开始 5 周内,异位妊娠女性 hCG 的升高幅度远较同孕龄正常妊娠女性的低。

(3)监测流产(表 4-7-30)

表 4-7-30 监测流产与临床意义

监测内容	临 床 意 义
先兆流产	诊断早孕后,如血清 hCG<2 500IU/L 并呈逐渐下降时,有流产或死胎的可能。一旦血清 hCG<600IU/L,则难免流产
不完全流产	宫内残存胎盘组织,血清或尿液仍可阳性;完全流产或死胎时,hCG 由阳性变为阴性
人工流产	人工流产 13 天后血清 hCG 应 <1 000IU/L,25 天后应恢复正常,否则可能为人工流产不全或有其他异常的可能
保胎治疗监测	保胎治疗过程中,血清 hCG 逐渐上升,表明保胎有效;血清 hCG 继续下降,显示保胎无效

（4）滋养层细胞疾病的辅助诊断与疗效监测:葡萄胎、绒癌患者 hCG 浓度较高,术后逐渐下降,葡萄胎清除不全或绒毛膜上皮癌变等患者,hCG 下降后又继续上升。故动态监测 hCG 水平变化可用于评价治疗效果。

（5）睾丸与卵巢生殖细胞肿瘤的诊断:男性精原细胞瘤、睾丸畸胎瘤及女性卵巢癌、乳腺癌等均可升高。

（6）评价唐氏综合征（21- 三体综合征）的风险:hCG 检测和甲胎蛋白（AFP）及其他参数（如准确的孕龄及母亲的体重）结合,有助于唐氏综合征的风险评估。

第八节 治疗性药物监测

治疗性药物监测是利用灵敏、可靠的方法,检测患者血液或体液中药物及其代谢产物的浓度,获取有关药代动力学参数,并应用药代动力学理论,指导临床合理用药,建立科学的个体用药方案,以保证用药的安全性和有效性。目前,临床上监测最多的药物有地高辛、苯妥英钠、碳酸锂、茶碱、庆大霉素、环孢素、他克莫司（又称普乐可复或 FK506）、甲氨蝶呤等。

—◦ 经 典 试 题 ◦—

（研）1. 临床诊断 1 型糖尿病的主要依据是

    A. 年轻人表现典型的三多一少症状   B. 反复出现酮症

    C. 胰岛素释放曲线低平   D. 早期使用胰岛素

（执）2. 低血糖症是指血浆葡萄糖浓度低于

    A. 2.0mmol/L   B. 3.3mmol/L

    C. 2.8mmol/L   D. 3.0mmol/L

    E. 4.0mmol/L

【答案】

1. C 2. C

温 故 知 新

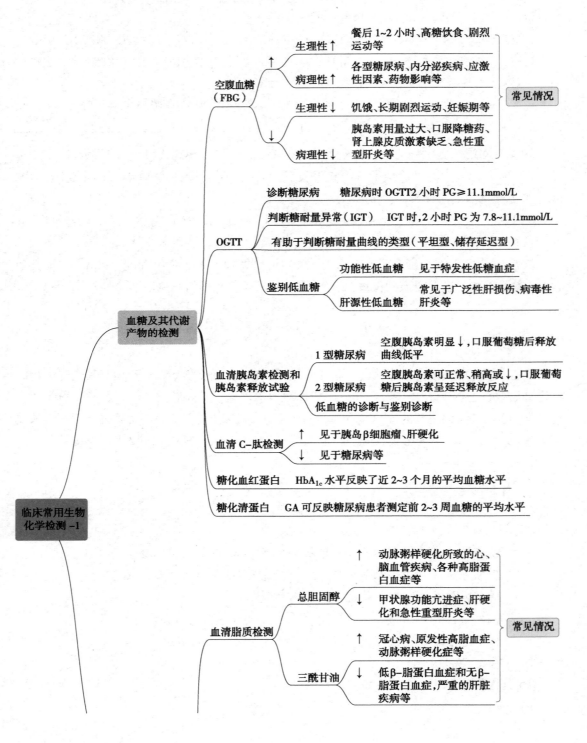

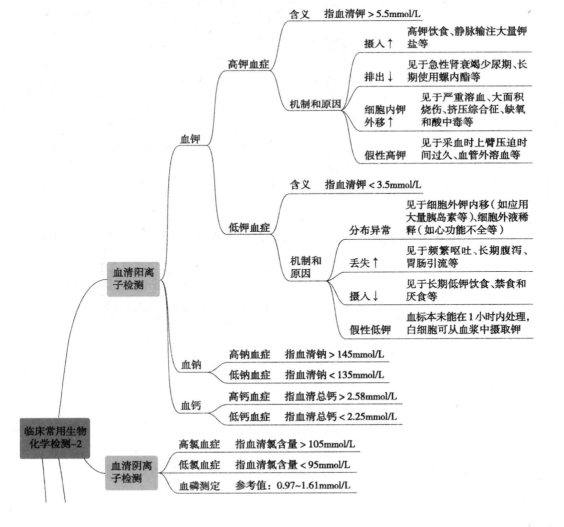

血清脂质和脂蛋白检测

- 血清脂蛋白检测
  - CM 常见于 I 型和 V 型高脂蛋白血症
  - HDL 对防止动脉粥样硬化、预防冠心病的发生有重要作用 } 抗动脉粥样硬化因子
  - LDL LDL 增高可用于判断发生冠心病的危险性 { LDL 是动脉粥样硬化的危险因子
  - 脂蛋白（a） 对早期识别动脉粥样硬化的危险性有重要价值
- 血清载脂蛋白检测
  - apoA I ↑ 可直接反映 HDL 水平,apoA I 的水平与冠心病发病率呈负相关
  - apoB ↑ 可直接反映 LDL 水平,其增高与动脉粥样硬化、冠心病的发生率呈正相关
  - apoA I /apoB 动脉粥样硬化、冠心病、糖尿病、高脂血症、肥胖症等时比值减低

血清阳离子检测

- 血钾
  - 高钾血症
    - 含义 指血清钾 > 5.5mmol/L
    - 机制和原因
      - 摄入↑ 高钾饮食、静脉输注大量钾盐等
      - 排出↓ 见于急性肾衰竭少尿期、长期使用螺内酯等
      - 细胞内钾外移↑ 见于严重溶血、大面积烧伤、挤压综合征、缺氧和酸中毒等
      - 假性高钾 见于采血时上臂压迫时间过久、血管外溶血等
  - 低钾血症
    - 含义 指血清钾 < 3.5mmol/L
    - 机制和原因
      - 分布异常 见于细胞外钾内移（如应用大量胰岛素等）、细胞外液稀释（如心功能不全等）
      - 丢失↑ 见于频繁呕吐、长期腹泻、胃肠引流等
      - 摄入↓ 见于长期低钾饮食、禁食和厌食等
      - 假性低钾 血标本未能在 1 小时内处理,白细胞可从血浆中摄取钾
- 血钠
  - 高钠血症 指血清钠 > 145mmol/L
  - 低钠血症 指血清钠 < 135mmol/L
- 血钙
  - 高钙血症 指血清总钙 > 2.58mmol/L
  - 低钙血症 指血清总钙 < 2.25mmol/L

临床常用生物化学检测-2

血清阴离子检测

- 高氯血症 指血清氯含量 > 105mmol/L
- 低氯血症 指血清氯含量 < 95mmol/L
- 血磷测定 参考值: 0.97~1.61mmol/L

血清铁及其代谢产物检测
- 血清铁
  - ↑ 见于利用障碍、释放增多、铁蛋白增多、铁摄入过多
  - ↓ 见于铁缺乏、慢性失血、铁摄入不足
- 转铁蛋白：可作为判断肝脏合成功能的指标，也是一种急性时相反应蛋白 —— 缺铁性贫血时↑
- 血清总铁结合力：指每升血清中的 Tf 所能结合的最大铁量 —— 缺铁性贫血时↑
- 血清转铁蛋白饱和度：可以反映达到饱和铁结合力的 Tf 所结合的铁量 —— 缺铁性贫血时↓
- 血清铁蛋白：可作为判断是否缺铁或铁负荷过量的指标 —— 缺铁性贫血时↓
- 红细胞内游离原卟啉
  - ↑ 缺铁性贫血、铁粒幼细胞贫血、PNH 及铅中毒等
  - ↓ 巨幼细胞贫血、恶性贫血和血红蛋白病等
  - —— 常见情况

血清酶学检测
- 淀粉酶
  - ↑ 急性胰腺炎（最常见），胰腺癌早期和消化性溃疡穿孔等非胰腺疾病
  - ↓ 慢性胰腺炎、胰腺癌、肾衰竭晚期等
- 脂肪酶
  - ↑ 胰腺疾病，特别是急性胰腺炎
  - ↓ 胰腺癌，胰腺结石所致的胰腺导管阻塞，胰腺囊性纤维化
- 胆碱酯酶
  - ↑ 肾脏疾病、肥胖、脂肪肝、甲状腺功能亢进症等
  - ↓ 有机磷农药中毒、慢性肝炎、肝硬化和肝癌、恶性肿瘤、营养不良等
- —— 常见情况

```
                        ┌── CK ──┬── ↑  AMI、心肌炎和肌肉疾病、溶栓治疗等        ┐
                        │        └── ↓  长期卧床、甲状腺功能亢进症、激素治疗等    ├── 常见情况
                        │
                        │                ┌── CK-MM    主要存在于骨骼肌和心肌中
                        │   肌酸激酶      │
                        │   同工酶 ───────┼── CK-MB    主要存在于心肌中         ┐ CK-MB 对 AMI 早期诊断
                        │                │                                     ├ 的灵敏度明显高于总 CK
                        │                └── CK-BB    主要存在于脑、前列腺、肺、肠等组织
        心肌酶检测 ─────┤
                        │                ↑  见于 AMI、肝脏疾病（如急性病毒性肝炎）、恶性肿瘤（如恶性
                        │   乳酸脱氢酶    淋巴瘤、肺癌）、其他（贫血、肺梗死等）
                        │
                        │                ┌── LD₁、LD₂  主要来自心肌      ┐ AMI 患者 LD₁、LD₂ 明显增高
                        │   乳酸脱氢       │
                        │   酶同工酶 ─────┼── LD₃      主要来自肺、脾组织
                        │                └── LD₄、LD₅  主要来自肝脏，其次为骨骼肌
```

LD_1、LD_2 主要来自心肌　AMI 患者 LD_1、LD_2 明显增高

```
        临床常用生物
        化学检测-3
                        ┌── cTnT   是诊断 AMI 的确定性标志物，可判断微小心肌损伤，预测血液透析
                        │          患者心血管事件等
                        │
                        │   cTnI   cTnI 对诊断 AMI 与 cTnT 无显著性差异，可判断微小心肌损伤、急性
        心肌蛋白检测 ───┤          心肌炎
                        │
                        │   肌红蛋白    Mb 可作为早期诊断 AMI 的指标，也是早期心肌损伤的指标之一
                        │
                        └── 脂肪酸结合蛋白（FABP）    FABP 为 AMI 早期诊断指标之一
```

```
                                        ┌── TT₄、FT₄   FT₄ 对诊断甲亢的灵敏度明显优于 TT₄，甲减时两者
                                        │              均降低
                        ┌── 甲状腺激素  ├── TT₃    是诊断甲亢最灵敏的指标，可用于判断甲亢有无复发
                        │   检测 ───────┤
                        │               ├── FT₃    对诊断甲亢非常灵敏
                        │               └── rT₃    甲减时 rT₃ 明显减低
                        │
                        │               甲状腺素结合  ┌── ↑  见于甲减、肝硬化、Graves 病等
                        │               球蛋白（TBG） └── ↓  见于甲亢、遗传性 TBG 减少症等
        内分泌激素 ─────┤
        检测（部分）    │   甲状旁腺     ┌── ↑  是诊断甲状旁腺功能亢进症的主要依据
                        │   素测定 ──────┤
                        │               └── ↓  主要见于甲状腺或甲状旁腺手术后、特发性甲状旁腺功能
                        │                      减退症等
                        │
                        │               ┌── ↑  是诊断甲状腺髓样癌的很好的标志之一，对判断手术疗
                        └── 降钙素测定 ─┤       效及术后复发有重要价值
                                        └── ↓  主要见于甲状腺切除术后、重度甲状腺功能亢进症等
```

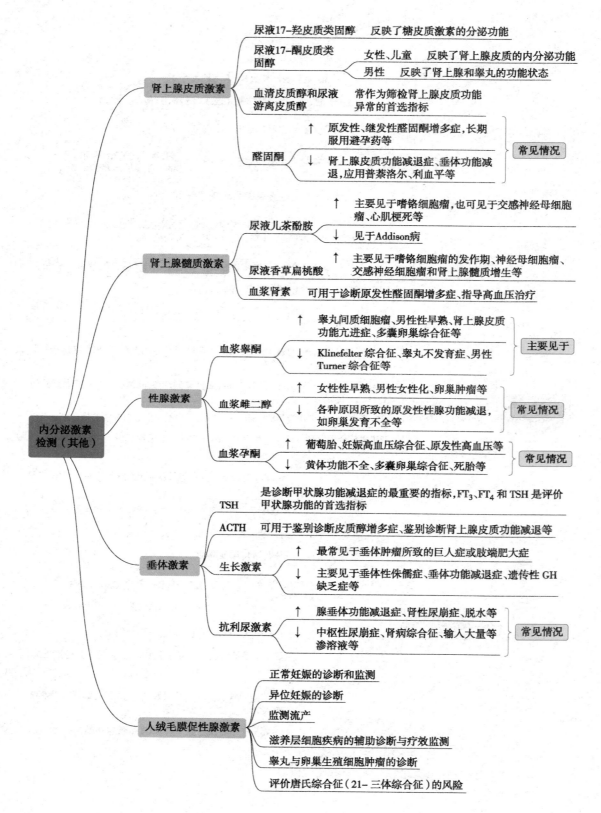

内分泌激素检测（其他）

肾上腺皮质激素
- 尿液17-羟皮质类固醇 —— 反映了糖皮质激素的分泌功能
- 尿液17-酮皮质类固醇
  - 女性、儿童 —— 反映了肾上腺皮质的内分泌功能
  - 男性 —— 反映了肾上腺和睾丸的功能状态
- 血清皮质醇和尿液游离皮质醇 —— 常作为筛检肾上腺皮质功能异常的首选指标
- 醛固酮
  - ↑ 原发性、继发性醛固酮增多症,长期服用避孕药等
  - ↓ 肾上腺皮质功能减退症、垂体功能减退,应用普萘洛尔、利血平等
  （常见情况）

肾上腺髓质激素
- 尿液儿茶酚胺
  - ↑ 主要见于嗜铬细胞瘤,也可见于交感神经母细胞瘤、心肌梗死等
  - ↓ 见于Addison病
- 尿液香草扁桃酸
  - ↑ 主要见于嗜铬细胞瘤的发作期、神经母细胞瘤、交感神经细胞瘤和肾上腺髓质增生等
- 血浆肾素 —— 可用于诊断原发性醛固酮增多症、指导高血压治疗

性腺激素
- 血浆睾酮
  - ↑ 睾丸间质细胞瘤、男性性早熟、肾上腺皮质功能亢进症、多囊卵巢综合征等
  - ↓ Klinefelter 综合征、睾丸不发育症、男性 Turner 综合征等
  （主要见于）
- 血浆雌二醇
  - ↑ 女性性早熟、男性女性化、卵巢肿瘤等
  - ↓ 各种原因所致的原发性性腺功能减退,如卵巢发育不全等
  （常见情况）
- 血浆孕酮
  - ↑ 葡萄胎、妊娠高血压综合征、原发性高血压等
  - ↓ 黄体功能不全、多囊卵巢综合征、死胎等
  （常见情况）

垂体激素
- TSH —— 是诊断甲状腺功能减退症的最重要的指标,FT$_3$、FT$_4$ 和 TSH 是评价甲状腺功能的首选指标
- ACTH —— 可用于鉴别诊断皮质醇增多症、鉴别诊断肾上腺皮质功能减退等
- 生长激素
  - ↑ 最常见于垂体肿瘤所致的巨人症或肢端肥大症
  - ↓ 主要见于垂体性侏儒症、垂体功能减退症、遗传性 GH 缺乏症等
- 抗利尿激素
  - ↑ 腺垂体功能减退症、肾性尿崩症、脱水等
  - ↓ 中枢性尿崩症、肾病综合征、输入大量等渗溶液等
  （常见情况）

人绒毛膜促性腺激素
- 正常妊娠的诊断和监测
- 异位妊娠的诊断
- 监测流产
- 滋养层细胞疾病的辅助诊断与疗效监测
- 睾丸与卵巢生殖细胞肿瘤的诊断
- 评价唐氏综合征（21-三体综合征）的风险

第八章

临床常用免疫学检测

第一节　体液免疫检测

一、免疫球蛋白（Ig）

1. 免疫球蛋白 G（IgG）

（1）概述：IgG 为人体含量最多和最主要的 Ig，属再次免疫应答抗体。它对病毒、细菌和寄生虫等都有抗体活性，也是唯一能够通过胎盘的 Ig，通过天然被动免疫使新生儿获得免疫性抗体。

（2）临床意义

1）生理性变化

a. 胎儿出生前可从母体获得 IgG，在孕期 22~28 周间，胎儿血 IgG 浓度与母体血 IgG 浓度相等。

b. 出生后母体 IgG 逐渐减少，到第 3~4 个月婴儿血 IgG 浓度降至最低，随后体内逐渐开始合成 IgG，血清 IgG 逐渐增加，到 16 岁前达到成人水平。

2）病理性变化

a. IgG 增高：是再次免疫应答的标志。常见于各种慢性感染、慢性肝病、淋巴瘤以及自身免疫性疾病如系统性红斑狼疮（SLE）、类风湿关节炎等；单纯性 IgG 增高主要见于免疫增殖性疾病，如 IgG 型分泌型多发性骨髓瘤（MM）等。

b. IgG 降低：见于各种先天性和获得性体液免疫缺陷病、联合免疫缺陷病、重链病、轻链病、肾病综合征等。还可见于代谢性疾病，如甲状腺功能亢进和肌营养不良等。

2. 免疫球蛋白 A（IgA）

（1）IgA 分类：①血清型 IgA；②分泌型 IgA（sIgA），主要存在于分泌液中，如唾液、泪液、乳汁、鼻腔分泌液等。

> **提示**
>
> sIgA 由呼吸道、消化道、泌尿生殖道的淋巴样组织合成，sIgA 浓度变化与这些部位的局部感染、炎症或肿瘤等病变密切相关。

（2）临床意义

1）生理性变化：儿童的 IgA 水平比成人低，且随年龄的增加而增加，到 16 岁前达到成人水平。

2）病理性变化

a. IgA 增高：见于 IgA 型 MM、SLE、类风湿关节炎、肝硬化、湿疹和肾脏疾病等；在中毒性肝损伤时，IgA 浓度与炎症程度相关。

b. IgA 降低：见于反复呼吸道感染、非 IgA 型 MM、重链病、轻链病、原发性和继发性免疫缺陷病、自身免疫性疾病和代谢性疾病（如甲状腺功能亢进、肌营养不良）等。

3. 免疫球蛋白 M（IgM）

（1）概述：IgM 是初次免疫应答反应中的 Ig，无论是在个体发育中还是当机体受到抗原刺激后，IgM 都是最早出现的抗体。IgM 是分子质量最大的 Ig。IgM 具有强的凝集抗原的能力。天然同族凝聚素（抗 A、抗 B）、冷凝集素及伤寒沙门菌的抗体均属此类。

（2）临床意义

1）生理性变化：从孕 20 周起，胎儿自身可合成大量 IgM，胎儿和新生儿 IgM 浓度是成人水平的 10%，随年龄的增加而增高，8~16 岁前达到成人水平。

2）病理性变化（表 4-8-1）

表 4-8-1　IgM 的病理性变化与临床意义

项目	临 床 意 义
IgM 增高	①初期病毒性肝炎、肝硬化、类风湿关节炎、SLE 等 ②单纯 IgM 增加常提示为病原体引起的原发性感染 ③宫内感染可能引起 IgM 浓度急剧升高 ④原发性巨球蛋白血症时，IgM 呈单克隆性明显增高
IgM 降低	见于 IgG 型重链病、IgA 型 MM、先天性免疫缺陷症、免疫抑制疗法后、淋巴系统肿瘤、肾病综合征及代谢性疾病（如甲状腺功能亢进、肌营养不良）等

4. 免疫球蛋白 E（IgE）

（1）概述：IgE 为血清中最少的一种 Ig；它是一种亲细胞性抗体，是介导 I 型变态反应的抗体，与变态反应、寄生虫感染及皮肤过敏等有关，因此检测血清总 IgE 和特异性 IgE 对 I 型变态反应的诊断和过敏原的确定有重要价值。

（2）临床意义

1）生理性变化：婴儿脐血 IgE 水平很低，出生后随年龄增长而逐渐升高，12 岁时达到成人水平。

2）病理性变化

a. IgE 增高：见于 IgE 型 MM、结节病、类风湿关节炎、特异性皮炎、过敏性哮喘、过敏性鼻炎、间质性肺炎、荨麻疹等疾病。

b. IgE 降低：见于先天性或获得性丙种球蛋白缺乏症、恶性肿瘤、长期用免疫抑制剂和共济失调性毛细血管扩张症等。

5. M 蛋白

（1）概述：M 蛋白或称单克隆免疫球蛋白，是一种单克隆 B 细胞增殖产生的具有相同结构和电泳迁移率的免疫球蛋白分子及其分子片段。

（2）临床意义：检测到 M 蛋白，提示单克隆免疫球蛋白增殖病。见于多发性骨髓瘤（以 IgG 型最常见）、巨球蛋白血症、重链病、轻链病、半分子病、恶性淋巴瘤、良性 M 蛋白血症等。

二、补体系统

1. 总补体溶血活性检测

（1）概述：总补体溶血活性（CH50）检测的是补体经典途径的溶血活性，主要反映经典途径补体的综合水平。补体最主要的活性是溶细胞作用，溶血程度与补体量呈正相关，一般以 50% 溶血作为检测终点（CH50）。

（2）临床意义：CH50 检测主要反映补体经典途径（C1~C9）的综合水平。

1）CH50 增高：见于急性炎症、组织损伤和某些恶性肿瘤。

2）CH50 减低：见于各种免疫复合物性疾病（如肾小球肾炎）、自身免疫性疾病活动期（如系统性红斑狼疮、类风湿关节炎、强直性脊柱炎）、感染性心内膜炎、病毒性肝炎、慢性肝病、肝硬化、重症营养不良和遗传性补体成分缺乏症等。

2. 补体 C1q 是构成补体 C1 的重要组分。

（1）C1q 增高：见于骨髓炎、类风湿关节炎、痛风、过敏性紫癜等。

（2）C1q 降低：见于 SLE、混合型结缔组织疾病、重度营养不良、肾病综合征、肾小球肾炎、重症联合免疫缺陷等。

3. 补体 C3 是一种由肝脏合成的 β_2 球蛋白，由 α 和 β 两条多肽链组成。C3 在补体系统各成分中含量最多，是经典途径和旁路途径的关键物质。它也是一种急性时相反应蛋白。

（1）生理性变化：胎儿出生后随着年龄的增长，其血清 C3 水平逐渐增加，到 12 岁左右达成人水平。

（2）病理性变化（表 4-8-2）

表 4-8-2 补体 C3 的病理性变化与临床意义

项目	临 床 意 义
补体 C3 增高	常见于一些急性时相反应，如急性炎症、传染病早期、肿瘤、排异反应、急性组织损伤
补体 C3 减低	见于系统性红斑狼疮和类风湿关节炎活动期、大多数肾小球肾炎（如链球菌感染后肾小球炎、狼疮性肾炎、基底膜增殖性肾小球肾炎）、慢性活动性肝炎、慢性肝病、肝硬化等

4. 补体 C4　是一种多功能 β_1 球蛋白。在补体经典途径活化中，C4 被 C1s 水解为 C4a、C4b，它们在补体活化、促进吞噬、防止免疫复合物沉着和中和病毒等方面发挥作用。

（1）生理性变化：胎儿出生后随着年龄的增长，其血清 C4 水平逐渐增加，到 12 岁左右达成人水平。

（2）病理性变化

1）补体 C4 增高：见于各种传染病、急性炎症（如急性风湿热、结节性动脉周围炎、皮肌炎、关节炎）和组织损伤等。

2）补体 C4 降低：见于自身免疫性肝炎、狼疮性肾炎、SLE、1 型糖尿病、胰腺癌、多发性硬化症、类风湿关节炎、IgA 性肾病、遗传性 IgA 缺乏症。

提示

　　在 SLE，C4 的降低常早于其他补体成分，且缓解时较其他成分回升迟。

5. 补体旁路 B 因子（BF）

（1）概述：BF 是一种不耐热的 β 球蛋白，50℃ 30 分钟即可失活。B 因子是补体旁路活化途径中的一个重要成分，又称 C3 激活剂前体。

（2）临床意义：同补体旁路途径溶血活性检测。

1）BF 增高：见于某些自身免疫性疾病、肾病综合征、慢性肾炎、恶性肿瘤。

2）BF 减低：见于肝病、急性肾小球肾炎、自身免疫性溶血性贫血。

6. 补体结合试验（CFT）　是用免疫溶血机制做指示系统，来检测另一反应系统抗原或抗体的试验。除了用于传染病（如梅毒）诊断和流行病学调查以外，在一些自身抗体、肿瘤相关抗原以及 HLA 的检测和分析中也有应用。

第二节　细胞免疫检测

一、T 细胞亚群的检测

1. T 细胞花结形成试验　T 细胞表面的 E 受体，可与绵羊红细胞结合形成花结样细胞，称为红细胞玫瑰花结形成试验或 E 玫瑰花结形成试验（ERFT）。

（1）E 玫瑰花结形成减少：见于免疫缺陷性疾病，如恶性肿瘤、免疫性疾病、某些病毒感染、大面积烧伤、多发性神经炎、淋巴增殖性疾病。

（2）E 玫瑰花结形成增多：见于甲状腺功能亢进症、甲状腺炎、重症肌无力、慢性活动性肝炎、SLE 活动期及器官移植排斥反应等。

2. T 细胞转化试验　临床意义同 T 淋巴细胞花结形成试验。但唐氏综合征时明显增高。本试验主要用于体外检测 T 细胞的生物学功能，反映机体的细胞免疫水平；也用于估计疾病的疗效和预后。

　　3. T 细胞分化抗原测定

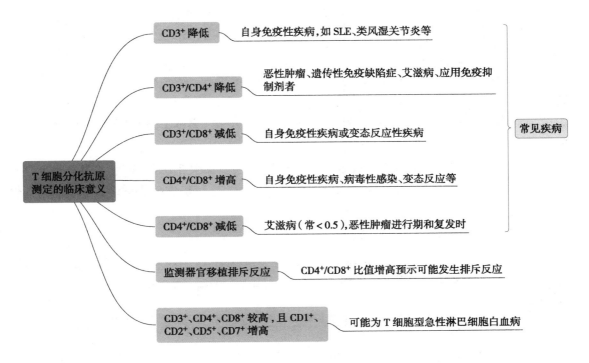

　　二、B 细胞分化抗原检测

　　1. 参考值　　CD19$^+$（11.74±3.37）%（流式细胞术）。

　　2. 临床意义

　　（1）升高：见于急性淋巴细胞白血病（B 细胞型，且有 SmIg、HLA-D 表达）、慢性淋巴细胞白血病和 Burkitt 淋巴瘤等。

　　（2）降低：见于无丙种球蛋白血症、化疗或使用免疫抑制剂后。

　　三、自然杀伤细胞免疫检测

　　1. 自然杀伤细胞活性测定　　目前多采用检测 NK 细胞活性来研究不同疾病状态下 NK 细胞的杀伤功能。NK 细胞活性可作为判断机体抗肿瘤和抗病毒感染的指标之一。

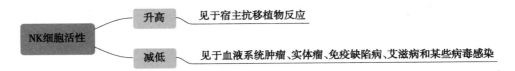

2. 抗体依赖性细胞介导的细胞毒（ADCC）测定　主要采用 ^{51}Cr 释放法测定。

（1） ^{51}Cr 释放率增高：见于自身免疫性疾病,如自身免疫性血小板减少症、自身免疫性溶血性贫血、免疫性粒细胞缺乏症,甲状腺功能亢进,移植排斥反应等。

（2） ^{51}Cr 释放率降低：见于恶性肿瘤、免疫缺陷病、慢性肝炎、肾衰竭等。

四、细胞因子（CK）检测

1. 概述　CK 属于分泌性蛋白质,不包括免疫球蛋白、补体和一般生理性细胞产物。细胞因子检测是判断机体免疫功能的一个重要指标。目前,常见细胞因子有白细胞介素（IL-2、IL-4、IL-6、IL-8）、肿瘤坏死因子、干扰素、集落刺激因子、红细胞生成素等。

2. 白介素 2（IL-2）活性及其受体测定　IL-2 主要由活化 T 细胞产生,是具有多向性作用的细胞因子（主要促进淋巴细胞生长、增殖、分化）。它对机体的免疫应答和抗病毒感染等有重要作用。

（1）IL-2

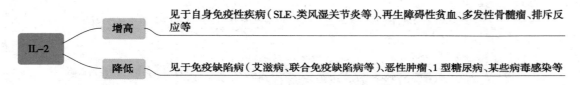

IL-2
- 增高：见于自身免疫性疾病（SLE、类风湿关节炎等）、再生障碍性贫血、多发性骨髓瘤、排斥反应等
- 降低：见于免疫缺陷病（艾滋病、联合免疫缺陷病等）、恶性肿瘤、1 型糖尿病、某些病毒感染等

（2）IL-2R：对急性排斥反应和免疫性疾病有诊断意义,可作为病情观察和药效监测的一项指标。

3. 肿瘤坏死因子（TNF）测定

（1）TNF 分型：①TNFα,来源于单核细胞、巨噬细胞；②TNFβ,来源于 T 淋巴细胞。两型都有引起肿瘤组织出血、坏死和杀伤作用,都可引起抗感染的炎症反应效应,以及对免疫细胞的调节、诱生作用。

（2）临床意义：血中 TNF 水平增高特别对某些感染性疾病（如脑膜炎球菌感染）的病情观察有价值。

4. 干扰素（IFN）测定　IFN 是宿主细胞受病毒感染后产生的一种非特异性防御因子,具有抗病毒、抗肿瘤、免疫调节、控制细胞增殖的作用。

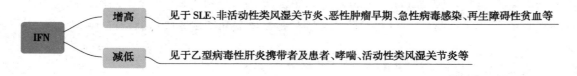

IFN
- 增高：见于 SLE、非活动性类风湿关节炎、恶性肿瘤早期、急性病毒感染、再生障碍性贫血等
- 减低：见于乙型病毒性肝炎携带者及患者、哮喘、活动性类风湿关节炎等

第三节 肿瘤标志物检测

一、蛋白质类肿瘤标志物的检测

1. 甲胎蛋白（AFP）测定

（1）概述：AFP 是在胎儿早期由肝脏和卵黄囊合成的一种血清糖蛋白，出生后，AFP 的合成很快受到抑制。血中 AFP 浓度检测对诊断肝细胞癌及滋养细胞恶性肿瘤有重要的临床价值。

（2）临床意义

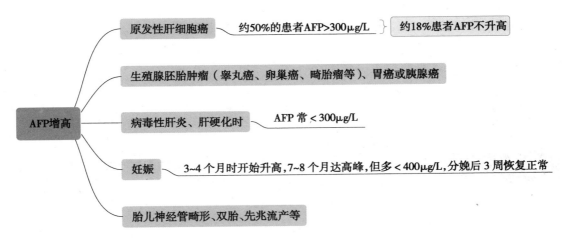

2. 癌胚抗原（CEA）测定

（1）概述：CEA 是一种富含多糖的蛋白复合物。早期胎儿的胃肠道及某些组织均有合成 CEA 的能力，但妊娠 6 个月以后含量逐渐降低，出生后含量极低。

（2）参考值：<5μg/L（RIA、CLIA、ELISA）。

（3）临床意义

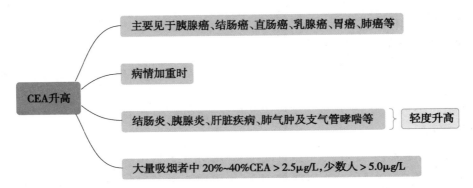

> **ℹ 提示**
>
> CEA 是一种广谱性肿瘤标志物,在临床上主要用于辅助恶性肿瘤的诊断、判断预后、监测疗效和肿瘤复发等。

3. 组织多肽抗原(TPA)测定

(1)概述:血液内 TPA 水平与细胞分裂增殖程度密切相关,恶性肿瘤细胞分裂、增殖越活跃,血清中 TPA 水平越高,临床上常用于迅速增殖的恶性肿瘤的辅助诊断,特别是已知肿瘤的疗效监测。

(2)临床意义

1)恶性肿瘤患者血清 TPA 水平可显著升高。

2)经治疗好转后,TPA 水平降低;若 TPA 再次升高,提示肿瘤复发。

3)TPA 和 CEA 同时检测有利于恶性与非恶性乳腺肿瘤的鉴别诊断。

4)急性肝炎、胰腺炎、肺炎、妊娠后 3 个月均可见 TPA 升高。

4. 前列腺特异抗原(PSA)测定

(1)概述

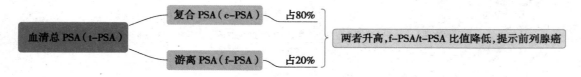

(2)临床意义

1)前列腺癌时 60%~90% 患者血清 t-PSA 水平明显升高;当行外科切除术后,90% 患者血清 t-PSA 水平明显降低。

2)若前列腺癌切除术后 t-PSA 浓度无明显降低或再次升高,提示肿瘤转移或复发。前列腺增生、前列腺炎等良性疾病,约 14% 患者血清 t-PSA 轻度升高,注意鉴别。

3)当 t-PSA 处于 4.0~10.0μg/L 时,若 f-PSA/t-PSA 比值 <0.1 提示前列腺癌。

4)肛门指诊、前列腺按摩、膀胱镜等检查及前列腺手术会引起血清 PSA 浓度升高,建议在上述检查前或检查后数日、手术后数周进行 PSA 检查。

5. 鳞状上皮癌细胞抗原(SCC)测定

(1)血清中 SCC 水平升高,可见于 25%~75% 的肺鳞状细胞癌、30% 的 Ⅰ 期食管癌、89% 的 Ⅲ 期食管癌、83% 的子宫颈癌。

(2)银屑病、天疱疮、特应性皮炎等皮肤疾病,肾功能不全,良性肝病,乳腺良性疾病,上呼吸道感染性疾病等也可引起 SCC 浓度升高。

(3)采血技术不佳、汗液、唾液或其他体液污染可引起假阳性。

6. 细胞角蛋白 19 片段(CYFRA 21-1)　目前主要用于非小细胞肺癌的鉴别诊断和预

后评估。

二、糖脂肿瘤标志物检测（表 4-8-3）

表 4-8-3　糖脂肿瘤标志物检测与临床意义

名称	临床意义
癌抗原 50（CA50）	①CA50 增高见于 87% 的胰腺癌，80% 的胆囊（道）癌，73% 的原发性肝癌，50% 的卵巢癌，20% 的结肠癌、乳腺癌、子宫癌等 ②动态观察其水平变化对癌肿瘤疗效及预后判断、复发监测颇具价值 ③对鉴别良性和恶性胸、腹腔积液有价值 ④可见于慢性肝病、胰腺炎、胆管病
癌抗原 724（CA724）	①CA724 增高见于 67% 的卵巢癌、47% 的大肠癌、45% 的胃癌、40% 的乳腺癌、42% 的胰腺癌 ②CA724 与 CA125 联合检测，可提高卵巢癌的检出率 ③CA724 与 CEA 联合检测，可提高诊断胃癌的敏感性和特异性
糖链抗原 199（CA199）	胰腺癌、肝胆和胃肠道疾病时血中 CA199 的水平可明显升高。目前认为，CA199 是胰腺癌的首选肿瘤标志物
癌抗原 125（CA125）	①CA125 对诊断卵巢癌有较大临床价值 ②CA125 可用于鉴别卵巢包块，特别适用于绝经后妇女 ③可见于子宫颈癌、乳腺癌、胰腺癌、胆道癌等，3%~6% 的良性卵巢瘤、子宫肌瘤，肝硬化失代偿期，早孕期（3 个月）
癌抗原 242（CA242）	①CA242 增高见于 68%~79% 的胰腺癌、55%~85% 的结肠癌、44% 的胃癌、5%~33% 的非恶性肿瘤 ②卵巢癌、子宫肿瘤和肺癌的阳性率较 CA50 高
癌抗原 153（CA153）	①CA153 主要用于乳腺癌患者的治疗监测和预后判断 ②血清 CA153 升高可见于子宫肿瘤、转移性卵巢癌、肝癌、胰腺癌等，乳腺、肝脏、肺等的良性疾病

三、酶类肿瘤标志物检测

1. 前列腺酸性磷酸酶（PAP）测定

（1）前列腺癌：血清 PAP 浓度明显升高，其升高程度与癌瘤发展基本呈平行关系。当病情好转时，PAP 浓度降低，而其水平升高常提示癌症有复发、转移及预后不良。

（2）前列腺肥大，前列腺炎等：可见血清 PAP 水平升高。

2. 神经元特异性烯醇化酶（NSE）测定

（1）NSE 水平对小细胞肺癌的诊断、鉴别诊断有较高价值，并可用于监测放疗、化疗的效果。

（2）NSE 是神经母细胞瘤的标志物，其灵敏度可达 90% 以上。发病时，NSE 水平明显升高，有效治疗后降低，复发后又升高。

（3）正常红细胞中存在 NSE，标本溶血影响结果。

四、激素类肿瘤标志物检测

1. 降钙素（CT）的参考值　<100ng/L。
2. 临床意义

（1）CT 是用于诊断和监测甲状腺髓样癌的特异而敏感的肿瘤标志物。甲状腺髓样癌手术前 CT 浓度高，手术后数小时内 CT 下降，如手术后 CT 值长期持续增高，提示肿瘤切除不完全或有可能转移。

（2）部分肺癌、乳腺癌、胃肠道癌及嗜铬细胞癌患者可见血清 CT 增加，肝癌和肝硬化患者偶见血清 CT 增高。

第四节　自身抗体检测

一、类风湿因子的检测

1. **概述**　类风湿因子（RF）是变性 IgG 刺激机体产生的一种自身抗体，主要存在于类风湿关节炎患者的血清和关节液内。主要为 IgM 型，也有 IgG、IgA、IgD 和 IgE 型。

2. 临床意义

（1）类风湿性疾病时，RF 的阳性率可高达 70%~90%，类风湿关节炎的阳性率为 70%。

（2）IgG 型与患者的滑膜炎、血管炎和关节外症状有关。

（3）IgM 型与 IgA 型的效价与病情有关，与骨质破坏有关。

（4）其他自身免疫性疾病，如多发性肌炎、硬皮病、干燥综合征、SLE、自身免疫性溶血、慢性活动性肝炎等也见 RF 阳性。

（5）某些感染性疾病，如传染性单核细胞增多症、结核病、感染性心内膜炎等也多呈现阳性反应。

二、抗核抗体（ANA）检测

1. 抗核抗体测定
（1）抗核抗体的荧光核型（表 4-8-4）

表 4-8-4　抗核抗体的荧光核型与临床意义

类型	临 床 意 义
均质型	与抗 dsDNA、抗组蛋白和核小体抗体有关
核膜型	主要有抗核孔复合物和抗板层素两种抗体
颗粒型	与抗 U1RNP、抗 Sm、抗 SSA、抗 SSB 等抗体有关

类型	临 床 意 义
核点型	①少核点型：即 p80 盘曲蛋白抗体 ②多核点型：即 Sp100 抗体
着丝点型	与抗着丝点抗体有关
核仁型	与针对核糖体、U3RNP、RNA 聚合酶的抗体、抗 Scl-70 抗体、PM-Scl 抗体、抗原纤维蛋白抗体有关

（2）细胞周期相关蛋白与增殖细胞核抗原有关；胞质抗体与抗线粒体抗体、抗高尔基体抗体、抗溶酶体抗体、抗肌动蛋白抗体、抗 Jo-1 抗体等有关。

2. 可提取性核抗原（ENA）抗体谱测定 不同的抗核抗体对应的 Hep-2 细胞的荧光核型特点及临床意义见表 4-8-5。

表 4-8-5 不同的抗核抗体对应的 Hep2 细胞的荧光核型特点及临床意义

抗核抗体	荧光核型	临床意义
dsDNA	核均质型	见于活动期 SLE，阳性率 70%~90%
抗组蛋白抗体	核均质型	见于 50%~70% 的 SLE 及 95% 以上的 DIL 患者
抗核小体抗体	核均质型	诊断 SLE 的特异性指标
抗 Sm 抗体	核粗颗粒型	诊断 SLE 特异性达 99%，且能反映活动度。与中枢神经系统受累、肾病、肺纤维化及心内膜炎有一定关系
抗 nRNP 抗体	核粗颗粒型	与 MCTD 相关，阳性率为 95%~100%。还见于 30%~40% 的 SLE 患者
抗 SSA（Ro）抗体	核细颗粒型	见于 SS、RA、SLE、亚急性皮肤性狼疮、新生儿狼疮、补体 C2/C4 缺乏症、PBC
抗 SSB（La）抗体	核细颗粒型	见于 SS、新生儿狼疮伴先天性心脏传导阻滞、SLE、单克隆丙种球蛋白病
抗 p80 盘曲蛋白抗体	核少点型	见于有自身免疫病指征者
抗 Sp100 抗体	核多点型	见于 PBC，偶见于 SS、PSS 和 SLE。线粒体抗体阴性但怀疑 PBC 者可检测 Sp100 抗体
抗核孔复合物或板层素抗体	核膜型	抗板层素抗体主要见于同时存在三种临床表现的疾病：肝炎，血细胞减少，且抗磷脂抗体阳性；皮肤白细胞裂解性血管炎或脑血管炎。抗核孔复合物抗体较少见
抗 Scl-70 抗体	核仁型	见于 PSS，预后不良
抗原纤维蛋白抗体	核仁型	见于 PSS
抗 PM-Scl 抗体	核仁型	见于重叠综合征：合并 PM、DM、PSS（Scl）
抗增殖期细胞核抗原抗体		见于 3%SLE
抗着丝点抗体	着丝点型	见于局限性 PSS，PBC

注：SLE，系统性红斑狼疮；DIL，药物性狼疮；MCTD，混合性结缔组织病；PSS，进行性系统性硬化症；Scl，硬皮病；PM，多发性肌炎；SS，干燥综合征；PBC，原发性胆汁性肝硬化；DM，皮肌炎；RA，类风湿关节炎。

3. 抗 DNA 抗体测定

（1）概述：抗 DNA 抗体分为抗双链 DNA（dsDNA）抗体、抗单链 DNA（ssDNA）抗体和抗 ZDNA 抗体。抗 dsDNA 抗体的靶抗原是细胞核中 DNA 的双螺旋结构，它的检测有重要的临床价值。

（2）临床意义

1）抗 dsDNA 抗体阳性：见于活动期 SLE，阳性率 70%~90%。本试验特异性较高，但敏感性较低。目前认为，能结合补体的抗 dsDNA 抗体，在 SLE 特别是并发狼疮性肾炎患者的发病机制中起重要作用。其他风湿病中抗 dsDNA 也可阳性。

2）抗 ssDNA 抗体阳性：见于 SLE（阳性率 70%~95%），尤其是合并有狼疮性肾炎的 SLE。还可见于一些重叠结缔组织病、药物诱导的狼疮和慢性活动性肝炎等，但不具特异性。

4. 抗胞质抗体测定

（1）抗线粒体抗体测定：抗线粒体抗体（AMA）主要是 IgG。已发现 9 种亚型（M1~M9）。

1）原发性胆汁性肝硬化（PBC）、慢性活动性肝炎的阳性率很高。但胆总管阻塞和肝外胆管阻塞为阴性。AMA 可作为原发性胆汁性肝硬化和肝外胆道阻塞性肝硬化症的鉴别诊断。

2）慢性活动性肝炎和门静脉性肝硬化阳性率为 25%。药物引起的自身免疫病为 M3 和 M6。

（2）抗肌动蛋白抗体检测：抗肌动蛋白抗体见于各种慢性肝脏疾病、肝硬化、原发性胆汁性肝硬化、I 型自身免疫性肝炎（60%~90% 有 IgG 型抗肌动球蛋白抗体），也见于重症肌无力、克罗恩病、长期血液透析。

（3）抗 Jo-1 抗体检测：Jo-1 抗体对肌炎伴间质性肺纤维化有高度特异性，抗体的效价与疾病的活动性相关。多发性肌炎、Jo-1 抗体阳性及 HLA-DR/-DRw52 标志称为"Jo-1 综合征"。

三、抗组织细胞抗体检测

1. 抗肾小球基底膜（GBM）抗体测定

（1）抗 GBM 抗体是抗基底膜抗体型肾小球肾炎特异性抗体，包括 Good-Pasture 综合征、急进性肾小球肾炎及免疫复合物型肾小球肾炎。

（2）抗肾小球基底膜抗体还见于药物诱导的间质性肾炎。

2. 抗胃壁细胞抗体（PCA）测定

（1）概述

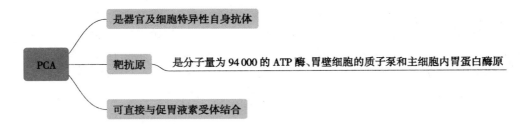

（2）临床意义

1）恶性贫血患者 90% 为 PCA 阳性。慢性萎缩性胃炎患者 100% 为 PCA 阳性。PCA 的阳性率与胃黏膜病变的进展程度相关。

2）PCA 阳性也见于胃黏膜萎缩、缺铁性贫血、十二指肠溃疡、甲状腺疾病、原发性艾迪生病和青少年型糖尿病、约 1/3 的甲状腺炎等。

3. 抗甲状腺抗体测定（表 4-8-6）

表 4-8-6　抗甲状腺抗体测定

	抗甲状腺球蛋白抗体	抗甲状腺微粒体抗体（抗 TM）
概述	甲状腺球蛋白（TG）由甲状腺滤泡细胞合成,抗甲状腺球蛋白主要是 IgG	是针对甲状腺微粒体的一种抗体
临床意义	①90%~95% 桥本甲状腺炎、52%~58% 甲状腺功能亢进和 35% 甲状腺癌的患者可出现抗 TG 阳性 ②重症肌无力、肝脏病、风湿性血管病、糖尿病也可见阳性 ③有些正常人,特别是妇女,抗 TG 阳性率随年龄而增加,40 岁以上妇女检出率可达 18%	①抗 TM 阳性检出率如下,50%~100% 桥本甲状腺炎、88.9% 甲状腺功能减退症、13.1% 甲状腺肿瘤、8.6% 单纯性甲状腺肿、17.2%~25% 亚急性甲状腺炎、15.4%~44.7%SLE、30% 其他风湿病,8.4% 正常人 ②抗 TG 与抗 TM 同时检测,可提高检出的阳性率

4. 抗平滑肌抗体（ASMA）测定

（1）概述：ASMA 主要为 IgG 类，也有 IgM 类。无器官和种属特异性，一般认为不结合补体。ASMA 自身靶抗原为三组细胞骨架蛋白，包括微纤维（G 型肌动蛋白和 F 型肌动蛋白）、中级纤维（波形蛋白和 Desmin）和微管。

（2）临床意义：抗平滑肌抗体主要见于自身免疫性肝炎、原发性胆汁性肝硬化、急性病毒性肝炎。其中 F 型肌动蛋白与自身免疫性肝炎、自身免疫性胆汁性肝硬化相关，G 型肌动蛋白与酒精性肝硬化相关。此外，波形蛋白与病毒感染、系统性自身免疫病、类风湿关节炎等相关；Desin 可能与心肌炎相关。

5. 抗心肌抗体测定

（1）概述：抗心肌抗体的自身抗原包括线粒体内膜上的腺苷酸转移蛋白、肌钙蛋白、原肌球蛋白（可能与 A 组链球菌 M 蛋白交叉反应）和热休克蛋白。常用间接免疫荧光法检测。

（2）临床意义：心肌炎、心肌衰竭、风湿热、重症肌无力和心脏手术后患者均可检测到抗心肌抗体。此外，0.4% 的正常人和某些风湿性心脏病患者也可见此抗体。

6. 肝脏相关自身抗体测定

（1）抗肝、肾微粒体抗体（LKM）检测（表 4-8-7）

表 4-8-7 LKM 检测与临床意义

LKM 亚型	靶抗原	临床意义
LKM1	CYP2D6	见于自身免疫性肝炎（主要是妇女、儿童）、慢性丙型肝炎
LKM2	细胞色素 P450 同工酶	仅见于应用药物替尼酸治疗的患者
LKM3	UDP 葡萄糖醛基转移酶	丁型肝炎相关

（2）抗可溶性肝抗原抗体（SLA）检测：SLA 相应的靶抗原是一种存在于肝细胞质内的蛋白质细胞角蛋白。SLA 对 III 型自身免疫性肝炎的诊断和鉴别诊断具有重要价值，大约 25% 的自身免疫性肝炎该抗体阳性。可用于指导临床治疗。

四、其他抗体检测

1. 抗中性粒细胞胞质抗体（ANCA）测定

（1）概述：ANCA 是血管炎患者的自身抗体，是诊断血管炎的一种特异性指标。

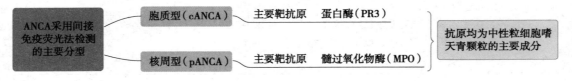

（2）临床意义

1）cANCA 主要见于韦格纳肉芽肿（WG）。坏死性血管炎、微小多动脉炎、结节性多发性动脉炎等也可见 cANCA 阳性。

2）快速进行性血管炎性肾炎、多动脉炎、Churg-Strauss 综合征、自身免疫性肝炎中 pANCA 的阳性率达 70%~80%。pANCA 主要与多发性微动脉炎相关。pANCA 还见于风湿性和胶原性血管炎、肾小球肾炎、溃疡性结肠炎、原发性胆汁性肝硬化等。

2. 抗心磷脂抗体（ACA）测定

（1）抗磷脂抗体：是一组针对各种带负电荷磷脂的自身抗体。

1）该抗体与内皮细胞或血小板膜上的磷脂结合：破坏细胞的功能，造成血液的高凝状态。

2）该抗体与红细胞结合：在补体参与下，造成溶血性贫血。

> **ⓘ 提示**
>
> ACA 是抗磷脂抗体中的一种,能干扰磷脂依赖的凝血过程。与自身免疫性疾病和抗磷脂综合征(APS)的关系较为密切。

(2)临床意义

1)ACA 在 SLE 患者中阳性检出率高,达 70%~80%,SLE 患者中枢神经系统血栓形成与阳性 ACA 显著相关。血清及脑脊液中 ACA 的检测有助于神经精神性狼疮患者的临床诊断。

2)高水平的 ACA 是急性脑血管病的预后不良的信号。

3)ACA 在 RA 患者的阳性率可达 33%~49%,是了解疾病进展的实验室指标。

4)约 70% 未经治疗的 ACA 阳性患者可发生自发性流产和宫内死胎,尤其是 IgM 型 ACA 可作为自发性流产的前瞻性指标。

5)ACA 阳性者血小板减少发生率均明显高于阴性者,以 IgG 型抗体多见,并与血小板减少程度有关。

3. 抗乙酰胆碱受体抗体(AChRA)测定

(1)AChRA 对诊断重症肌无力有意义,敏感性和特异性高,大约 90% 的患者阳性,其他眼肌障碍患者全部阴性。

(2)可作为重症肌无力疗效观察的指标。

(3)肌萎缩侧索硬化症患者用蛇毒治疗后可出现假阳性。

4. 抗环瓜氨酸肽(CCP)抗体测定

(1)抗 CCP 抗体已列为 RA 的分类诊断标准之一,其对 RA 诊断敏感性为 50%~78%,特异性为 96%,该抗体有助于 RA 的早期诊断。

(2)抗 CCP 抗体阳性的 RA 患者骨破坏较阴性者更加严重,并与 RA 的活动性相关。

(3)临床常将抗 CCP 抗体和 RF 联合检测来诊断 RA,但抗 CCP 抗体可独立于 RF 出现。该抗体有助于提高 RA 患者的血清学检出率,且滴度与疾病的活动度相关。

第五节　感染免疫检测

一、细菌感染免疫检测

1. 血清抗链球菌溶血素"O"试验

(1)溶血素"O"是 A 群溶血性链球菌产生的具有溶血活性的代谢产物,相应抗体称抗链球菌溶血素"O"(抗 O 或 ASO)。

(2)ASO 阳性:表示患者近期内有 A 群溶血性链球菌感染,常见于活动性风湿热、风湿性关节炎、风湿性心肌炎、急性肾小球肾炎、急性上呼吸道感染、皮肤和软组织的感染等。

2. 其他细菌的免疫检测（表 4-8-8）

表 4-8-8 其他细菌的免疫检测与临床意义

项 目		临 床 意 义
伤寒和副伤寒沙门菌免疫测定	肥达反应（WR）	①O、H 均升高,提示伤寒可能性大,多数患者在病程第 2 周出现阳性 ②O 不高、H 升高,可能是预防接种或是非特异性回忆反应 ③O 升高、H 不高,可能是感染早期或与伤寒沙门菌 O 抗原有交叉反应的其他沙门菌感染
	IgM 抗体测定	IgM 抗体于发病后 1 周即出现升高,有早期诊断价值
	可溶性抗原测定	对确诊伤寒沙门菌感染有重要意义
流行性脑脊髓膜炎免疫学测定		脑膜炎奈瑟菌抗原的测定可用于流行性脑脊髓膜炎的确诊。感染 1 周后,抗体逐渐增高,2 个月后逐渐下降;接受疫苗接种者高抗体效价可持续 1 年以上
布鲁氏菌病凝集试验		凝集效价明显升高或动态上升有助于布鲁氏菌病的诊断
结核分枝杆菌抗体和 DNA 测定		抗体阳性表示有结核分枝杆菌感染;DNA 检测特异性更强,灵敏度更高
结核感染 T 细胞检测		①阳性结果可用于活动性结核、肺外结核、结核性腹膜炎等的辅助诊断,但阳性结果不能单独诊断结核病 ②因感染阶段不同,或患者存在免疫功能不全等因素会导致检测结果为阴性
幽门螺杆菌抗体测定		阳性见于胃、十二指肠幽门螺杆菌感染,如胃炎、胃溃疡和十二指肠溃疡等

伤寒沙门菌感染后,菌体"O"抗原和鞭毛"H"抗原可刺激人体产生相应抗体;副伤寒杆菌分甲、乙和丙三型,各自的菌体抗原和鞭毛抗原也可产生相应的抗体。

二、病毒感染免疫检测

1. TORCH 试验　TORCH 包括弓形虫、风疹病毒、巨细胞病毒、单纯疱疹病毒 Ⅰ 型和 Ⅱ 型的病原抗体检测。先天性弓形虫感染可引起神经系统,特别是生后远期智力障碍。巨细胞病毒属疱疹类病毒,主要造成神经系统及智力的障碍。单纯疱疹病毒 Ⅰ 型和 Ⅱ 型均有一定致畸性。

（1）风疹病毒检测

1）一般感染风疹病毒后首先出现 IgM 抗体,持续 1~3 个月,2 周后可出现 IgG 型抗体。

2）如果被检者 2 种抗体均无,应视为易感者,可注射疫苗保护。

3）有 IgM 抗体出现,均应做妇产科咨询后决定是否治疗性流产或继续妊娠。

4）仅有 IgG 抗体，应注意观察其滴度变化，如果滴度低且无变化为既往感染，若测定患者急性期和恢复期双份血清，抗体滴度明显升高 4 倍或以上，则提示近期风疹感染。

（2）单纯疱疹病毒（Ⅰ型和Ⅱ型）检测：抗体检测可分别进行Ⅰ型和Ⅱ型的 IgM 和 IgG 抗体检测，IgM 型为近期感染，IgG 型多为既往感染。

（3）巨细胞病毒（CMV）检测

1）实验室可用 EIA 法测抗 CMV-IgM 以了解近期感染，抗 CMV-IgG 可以用作流行病学调查。对早期抗体用 EIA 检测方法也可获得 CMV 早期感染的确证。

2）CMV 本身除细胞培养外还可使用 PCR 方法检测。

（4）弓形虫检测

1）抗原检测可用血、骨髓、脑脊液或尿等离心后直接涂片，瑞特吉姆萨染色，可见虫体，证明其存在。

2）抗体则可测特异性 IgM 及 IgG 型抗体。IgM 型抗体提示现症感染，IgG 型一般提示既往感染。

2. 汉坦病毒抗体 IgM 测定　肾综合征出血热（HFRS）的病原体是汉坦病毒（HTV）。感染 HTV 2~4 天后即可在血清中检出 IgM，7~10 天达高峰。

3. 流行性乙型脑炎病毒抗体 IgM 测定　流行性乙型脑炎病毒是我国夏、秋季流行的主要传染病之一。当恢复期血清抗体滴度比急性期≥4 倍时，有辅助诊断意义，可用于临床回顾性诊断。

4. 柯萨奇病毒抗体和 RNA 测定　IgM 抗体阳性提示现症感染，RNA 阳性的诊断意义更大。

5. 轮状病毒抗体和 RNA 测定　婴幼儿腹泻约有 50% 是由轮状病毒所致，常呈 IgM 阳性，提示现症感染；IgG 阳性提示既往感染；PCR 检测轮状病毒 RNA 具有特异性。

6. EB 病毒抗体和 DNA 测定

（1）概述：EB 病毒（EBV），属于疱疹类病毒，人感染后主要引起传染性单核细胞增多症，此外，还与鼻咽癌及非洲淋巴瘤有关。EB 病毒主要经上呼吸道传播。EBV 相关的抗原主要包括早期抗原（EA）、衣壳抗原（VCA）、核抗原（EBNA）。

（2）临床意义（表 4-8-9）

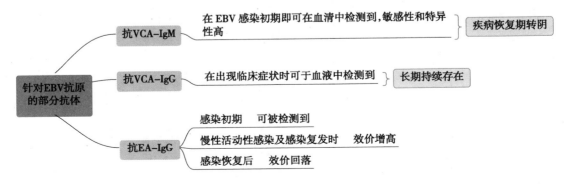

表 4-8-9　EB 病毒抗体和 DNA 测定

项目	应用	主要包括
IgM 类抗体和短期升高的 IgG 类抗体	主要用于传染性单核细胞增多症的辅助诊断	抗 VCA-IgM 和抗 EA-IgG
长期存在的 IgG 类抗体	主要用于流行病学调查	抗 EBNA-IgG（在初次感染 6~8 周后出现，并在体内长期存在）和抗 VCA-IgG
IgA 类抗体	主要出现于鼻咽癌	抗 EA-IgA 和抗 VCA-IgA
PCR 检测 EB 病毒 DNA	结果呈阳性，可作为 EB 病毒感染的依据	—

7. 严重急性呼吸综合征（SARS）病毒抗体及 RNA 测定　抗体阳性结果表明曾感染过 SARS 冠状病毒（SARS-CoV），由阴性到阳性的血清转化，或者急性期到恢复期抗体效价增高 4 倍以上，表明有近期感染；PCR 阳性可表示标本中有 SARS-CoV 的遗传物质（RNA）。

三、寄生虫感染免疫检测（表 4-8-10）

表 4-8-10　寄生虫感染免疫检测与临床意义

项目	临床意义
日本血吸虫抗体测定	IgE、IgM 阳性提示病程处于早期，是早期诊断的指标。IgG 阳性提示疾病已是恢复期，曾有过血吸虫感染，可持续数年
囊虫抗体测定	IgG 阳性见于囊虫病，可用作流行病学调查
疟原虫抗体和抗原测定	抗体阳性提示近期有疟原虫感染。但疟原虫抗体检测阴性不足以排除疟疾，应做抗原检测或涂片法找疟原虫

四、性传播疾病免疫检测（表 4-8-11）

表 4-8-11　性传播疾病免疫检测与临床意义

项目	临床意义
衣原体抗体测定	沙眼衣原体（CT）是引起性传播疾病常见的病原体之一。IgM 阳性提示近期有 CT 感染，有利于早期诊断。IgG 在发病后 6~8 周出现，持续时间较长；提示曾有过 CT 感染
支原体的血清学测定	单份血清效价 >1∶64~1∶128 者或双份血清有 4 倍以上增长者，有诊断意义。间接血凝试验的敏感性高于补体结合试验，感染发病后 7 天出现阳性
梅毒螺旋体抗体测定	梅毒螺旋体反应素试验敏感性高；定性试验阳性的情况下，必须进行确诊试验，若阳性可确诊梅毒
淋球菌血清学测定及 DNA 测定	协同凝集试验特异性强、敏感性高且操作简便；PCR 可做确诊试验
人类免疫缺陷病毒（HIV）抗体及 RNA 测定	筛选试验阳性时应用确诊试验证实。确诊试验阳性，特别是 RT-PCR 法检测 HIV-RNA 阳性，对肯定诊断和早期诊断颇有价值

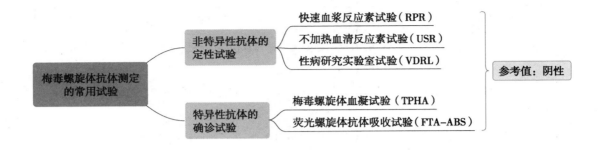

第六节　移植免疫检测

一、移植类型

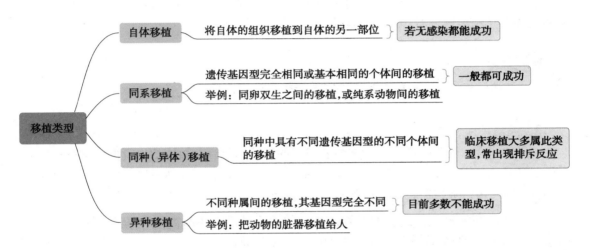

二、排斥反应

1. 靶抗原

（1）影响移植成功的主要因素：移植能否成功，在很大程度上取决于排斥反应，而排斥反应的本质就是 T 细胞介导的、针对移植抗原的免疫应答。排斥反应的靶抗原即为组织相容性抗原。

（2）组织相容性抗原的分类（表 4-8-12）

2. 排斥反应类型

（1）宿主抗移植物反应：在进行同种移植后，移植抗原（即组织相容性抗原）可刺激受体的免疫系统发生免疫应答，通过细胞免疫和体液免疫的共同作用（一般以细胞免疫为主）使移植物受损，称为宿主抗移植物反应（HVGR），其类型如下。

表 4-8-12 组织相容性抗原的分类与特点

类别	特点
主要组织相容性抗原	其免疫原抗性较强,所引起的免疫排斥反应发生得快且强烈,是移植免疫中主要涉及的抗原
次要组织相容性抗原	其免疫原性较弱,引起的免疫排斥反应发生得慢而弱。但其重要性也不可忽视,目前对该抗原了解甚少
其他参与排斥反应发生的抗原	如人类 ABO 血型抗原、组织特异性抗原、内皮细胞抗原、SK 抗原、种属特异性糖蛋白抗原

1）急性排斥反应

a. 发生原因:术后数日移植物抗原从血管内皮释出,刺激受者的淋巴组织,引起免疫应答,从而发生对移植物的排斥。

b. 特点:此反应在移植后最初几周较多见,一旦发生,进展很快,病情也较严重。若经及时适当的免疫抑制剂治疗,大多可缓解。

 提示

急性排斥反应是同种移植中最常见的排斥反应类型。

2）超急排斥反应

a. 发生机制:受者体内预存的抗供者组织的抗体与供者移植物的血管内皮细胞抗原和血细胞抗原形成的抗原抗体复合物沉积在血管壁,引起局部的Ⅲ型超敏反应。受者体内预存的抗体有 ABO 型抗体,抗供者白细胞、血小板的抗体。

b. 特点:在移植物与受体的血管接通后的数分钟至数小时内即可发生。可通过供者与受者的 ABO 血型配合试验和交叉细胞毒试验确定是否适合移植来避免超急排斥反应的发生。

3）慢性排斥反应

a. 发生机制:有人认为是次要组织相容性抗原不一致引起的。

b. 特点:在移植数周、数月甚至数年后发生,呈缓慢进行性。

4）加速排斥反应

a. 发生机制:受者针对初次接受的组织已经形成免疫应答,当再次移植同供者的组织时,迅速发生免疫排斥反应,以致使移植物加速坏死。

b. 特点:由于再次免疫应答引起的排斥反应,即在第二次移植同一供者的组织后 1~2 天发生的加速排斥现象。

（2）移植物抗宿主反应:移植物中的免疫活性细胞针对宿主体内组织相容性抗原发生免疫应答,其结果使宿主受损,称为移植物抗宿主反应（GVHR）。GVHR 主要见于对原发性或继发性免疫缺陷患者采用骨髓移植或反复大量输血治疗。

3. 排斥反应的效应机制（表 4-8-13）

表 4-8-13 排斥反应的效应机制

机制	说明
CD4⁺T 细胞介导的迟发性超敏反应	即体液性排斥抗体激活补体，并有 CD4⁺T 细胞参与，导致急性血管炎
CD8⁺T 细胞直接杀伤移植物的内皮细胞和实质细胞	即细胞性排斥，CD8⁺CTL 细胞的细胞毒作用、CD4⁺T 和巨噬细胞的作用，导致急性间质炎
抗体激活补体损伤移植物血管	受者体内存有抗供者移植物的预存抗体，与抗原结合，激活补体和凝血系统，导致血管内凝血。预存抗体来自供受者之间 ABO 血型不合或受者反复多次输血、妊娠或既往曾接受过某种移植
慢性排斥	是急性排斥细胞坏死的延续，炎症细胞发生慢性炎症，以及抗体和细胞介导的内皮损伤，管壁增厚和间质纤维化

三、移植前免疫检测

1. ABO 血型及 Rh 血型配型　见本篇第二章第四节。

2. HLA 配型　HLA 包括编码 HLA Ⅰ类和Ⅱ类抗原分子的基因。HLA Ⅰ类抗原分子（HLA-A、B、C）和Ⅱ类抗原分子（HLA-DR、DQ、DP）均具有高度多态性。HLA 分化抗原位点主要包括 A、B、D、DR。受体与供体的 HLA-A、B、D、DR 位点完全匹配者，移植物的存活率显著高于不匹配者或部分匹配者。其中 HLA-DR 的匹配率对移植物的存活尤为重要。

（1）HLA 血清学分型：HLA-A、B、C、DR、DQ 均可采用血清学方法分型。其中 HLA-A、B、C 分型使用 T 淋巴细胞或总淋巴细胞，HLA-DR、DQ 分型需要从总淋巴细胞中分离出 B 细胞进行鉴定。近来，流式细胞术在 HLA 配型的临床应用越来越广泛。

（2）HLA 细胞学分型：HLA-D 和 DP 位点的抗原需用细胞学分型进行鉴定。

（3）HLA 分子生物学分型：用于 HLA 配型的分子生物学技术有 PCR- 限制性片段长度多态性、PCR- 序列特异性引物、Pyrosequencing 技术、PCR- 单链构象多态性、PCR- 指纹图、基因芯片等。

 提示

HLA 配型是移植成功与否最基础、最关键的一步。

3. 淋巴细胞毒交叉配合试验　将含有细胞毒抗体的受者血清与供者的淋巴细胞加入补体后一起培养。通过显微镜下观察死亡的淋巴细胞数量，可了解供受者之间的组织相容性。一般要求死亡细胞少于 15%。若高于 15%，移植后可能出现超急性排斥反应。

4. 群体反应性抗体（PRA）检测　PRA 反映移植受者的预致敏状态，用于识别受者不可接受的 HLA 基因。实体器官移植应检测受体血清是否存在 PRA 及其致敏程度。PRA=11%~50% 时为轻度致敏，PRA>50% 时为高度致敏。PRA 越高，移植器官的存活率越低。

四、移植后免疫监测

1. 外周血 T 淋巴细胞及其亚群监测

（1）T 淋巴细胞亚群检测的内容主要为总 T 细胞（CD3$^+$）及其亚群（辅助性 T 淋巴细胞，CD4$^+$；抑制性或细胞毒 T 淋巴细胞，CD8$^+$）的数量和比例。

（2）一般认为，CD4/CD8 比值 >1.2 时，预示急性排斥即将发生，而此比值 <1.08 时则发生感染的可能性很大。

2. 细胞因子监测

（1）Th1 型细胞因子（主要是 IL-2 和 IFN-γ）是参与排斥反应的重要效应分子；而 Th2 型细胞因子（如 IL-4、IL-6、IL-10）可拮抗 Th1 细胞。

（2）在肾、肝、心脏、肺等移植物发生排斥反应时 IL-2、IFN-γ 等 Th1 分泌的细胞因子表达升高；经过免疫抑制剂治疗后移植物存活延长，此时移植物内的 IL-2、IFN-γ 等表达减少或检测不出，同时 IL-4、IL-10 等 Th2 分泌的细胞因子表达升高或被检出。

（3）若血清肌酐值和 IL-2 同时增高，则对急性排斥反应的发生有诊断意义。IL-6 在正常肾和有功能肾均无表达，但在急性排斥肾中，IL-6 有较高的表达。

第七节　其他免疫检测

一、循环免疫复合物检验

1. 概述　体内游离抗原与相应的抗体形成抗原抗体复合物，即免疫复合物（IC）。

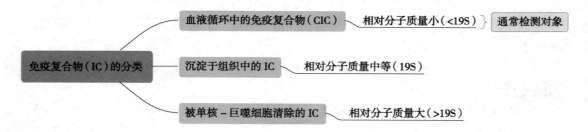

2. 参考值

（1）聚乙二醇（PEG）沉淀实验：低于对照值 +2SD 或 A 值≤0.12。

（2）抗补体实验：阴性。

（3）C1q 结合实验：阴性。

3. 临床意义

（1）增高见于自身免疫病、感染、肿瘤、移植、变态反应等。判定免疫复合物为发病机制的证据：①病变局部有 IC 沉积；②CIC 水平显著升高；③明确 IC 中的抗原性质。第 3 条证据有时很难查到，但至少要具备前 2 条。单独 CIC 的测定不足为据。

（2）CIC 可辅助用于诊断系统性红斑狼疮（SLE）、类风湿关节炎、部分肾小球肾炎、血管炎等疾病，对判断疾病活动和治疗效果也有一定意义。

二、冷球蛋白检测

1. 概述　冷球蛋白（CG）是指温度 <30℃时易自发沉淀，加温后又可溶解的免疫球蛋白。当血中含有冷球蛋白时即称为冷球蛋白血症。

2. 冷球蛋白的分型及临床意义（表 4-8-14）

表 4-8-14　冷球蛋白的分型及临床意义

分型	成分	多伴发的疾病
Ⅰ型（单克隆型）	主要是 IgM 类，偶有 IgG，罕有 IgA 或本周蛋白	多发性骨髓瘤、淋巴瘤、原发性巨球蛋白血症、慢性淋巴细胞性白血病
Ⅱ型（混合单克隆型）	主要是 IgM 类，偶有 IgG 或 IgA	类风湿关节炎、干燥综合征、血管炎、淋巴增殖性疾病、特发性冷球蛋白血症
Ⅲ型（多克隆型）	为多克隆、多类型的免疫球蛋白混合物，如 IgM-IgG 或者 IgM-IgG-IgA 等	类风湿关节炎、干燥综合征、传染性单核细胞增多症、巨细胞病毒感染、急性病毒性肝炎、慢性活动性肝炎、链球菌感染性肾炎、原发性胆汁性肝硬化、感染性心内膜炎等

三、C 反应蛋白检测

1. 概述　C 反应蛋白（CRP）是一种由肝脏合成的，能与肺炎链球菌细胞壁 C 多糖起反应的急性时相反应蛋白。CRP 不仅能结合多种细菌、真菌及原虫等体内的多糖物质，在 Ca^{2+} 存在下，还可以结合卵磷脂和核酸等，有激活补体、促进吞噬和调节免疫的作用。广泛存在于血清和其他体液。

2. 临床意义

（1）CRP 升高：见于化脓性感染、组织坏死（心肌梗死、严重创伤、大手术、烧伤等）、恶性肿瘤、结缔组织病、器官移植急性排斥等。

（2）感染：细菌性感染时 CRP 升高，非细菌性感染则不升高。

（3）风湿热：活动期时 CRP 升高，稳定期则不升高。

（4）鉴别疾病性质：器质性疾病时 CRP 升高，功能性疾病则不升高。孕妇含量较高。

 提示

　　CRP 是急性时相反应极灵敏的指标。

四、降钙素原检测

　　1. 概述　降钙素原（PCT）是降钙素的前体物质，由 116 个氨基酸组成，不具备激素活性。健康人体血液中的 PCT 的浓度非常低，但发生全身性细菌感染时，PCT 可在全身异位生成，并释放入血液循环，感染后 2~3 小时血液中即可检测到，12~24 小时达高峰水平。在病毒感染及局部细菌感染而无全身表现的患者 PCT 仅轻度升高。

　　2. 临床意义

　　（1）严重全身性细菌感染时，PCT 异常升高，升高的程度与感染严重程度呈正相关。PCT 的检测结果可作为开始抗生素治疗的指征，动态监测 PCT 水平可辅助评估抗生素的治疗效果。

　　1）当 PCT 水平 >2.0ng/ml 时，高度提示全身性细菌感染，脓毒血症及严重的局灶性细菌感染，如重度肺炎、脑膜炎、腹膜炎。

　　2）当有严重的非感染性炎症刺激时，如大面积烧伤、重度创伤、急性多器官衰竭和心脏手术等，PCT 水平也可 >2.0ng/ml，但一般在 24~48 小时后便开始下降。

　　（2）对无菌性炎症和病毒感染，PCT 水平正常或仅有轻度增高。在出生 3 天以上的婴儿及成人中，PCT<0.15ng/ml 基本可以排除严重全身性细菌感染。在自身免疫性疾病、慢性炎症刺激、病毒感染、局部轻度细菌感染时，PCT 水平很少超过 0.5ng/ml。

五、特异性 IgE 检测

　　1. 概述　特异性 IgE 是指能与过敏原特异性结合的 IgE。特异性 IgE 的检测是体外确定 Ⅰ 型超敏反应变应原、进行脱敏治疗的关键。

　　2. 临床意义　IgE 增高有助于寻找过敏原，并对过敏引起的疾病如过敏性哮喘、过敏性鼻炎、过敏性休克、荨麻疹、特应性皮炎、食物过敏症等的诊断和鉴别诊断具有重要临床应用价值。

○─◦ 经 典 试 题 ◦─○

（研）1. 具有亲细胞作用的抗体是

　　　　A. IgG　　　　　　　　　　　　B. IgE

　　　　C. IgM　　　　　　　　　　　　D. IgA

（研）2. 抗 ENA 抗体谱中不包括的抗体是

　　A. 抗 RNP 抗体　　　　　　　　B. 抗 SSB（La）抗体

　　C. 抗 dsDNA 抗体　　　　　　　D. 抗 Sm 抗体

【答案】

　1. B　2. C

温 故 知 新

体液免疫检测

IgG
- ↑ 各种慢性感染、慢性肝病、淋巴瘤以及自身免疫性疾病等
- ↓ 各种先天性和获得性体液免疫缺陷病、联合免疫缺陷病、重链病等

IgA
- ↑ IgA 型 MM、SLE、类风湿关节炎、肝硬化、湿疹和肾脏疾病等
- ↓ 反复呼吸道感染、非 IgA 型 MM、重链病、轻链病、原发性和继发性免疫缺陷病等

IgM
- ↑ 初期病毒性肝炎、肝硬化、类风湿关节炎、SLE 等
- ↓ IgG 型重链病、IgA 型 MM、先天性免疫缺陷症

IgE
- ↑ IgE 型 MM、结节病、类风湿关节炎、特异性皮炎、过敏性哮喘等
- ↓ 先天性或获得性丙种球蛋白缺乏症、恶性肿瘤、长期用免疫抑制剂等

M 蛋白 多发性骨髓瘤（以 IgG 型最常见）、巨球蛋白血症、重链病等

→ 病理性变化的常见情况

补体系统

CH50 CH50 检测主要反映补体经典途径（C1~C9）的综合水平

补体 C1q 是构成补体 C1 的重要组分

补体 C3
- 病理性 ↑ 一些急性时相反应,如急性炎症、传染病早期、肿瘤、排异反应等
- 病理性 ↓ 系统性红斑狼疮和类风湿关节炎活动期、大多数肾小球肾炎等

补体 C4 在补体活化、促进吞噬、防止免疫复合物沉着和中和病毒等方面发挥作用

补体旁路 B 因子、补体结合试验

→ 常见情况

临床常用免疫学检测 –1

细胞免疫检测
- T细胞亚群的检测
  - T细胞花结形成试验
  - T细胞转化试验 ── 主要用于体外检测T细胞的生物学功能，反映机体的细胞免疫水平
  - T细胞分化抗原测定 ── 如用于监测器官移植排斥反应，CD4⁺/CD8⁺比值增高预示可能发生排斥反应
- B细胞分化抗原检测
  - ↑ 急性淋巴细胞白血病、慢性淋巴细胞白血病和Burkitt淋巴瘤等
  - ↓ 无丙种球蛋白血症、使用化疗或免疫抑制剂后
  - 常见情况
- 自然杀伤细胞免疫检测 ── 包括NK细胞活性（可作为判断机体抗肿瘤和抗病毒感染的指标之一）、ADCC测定
- 肿瘤坏死因子测定 ── 血中TNF水平增高特别对某些感染性疾病（如脑膜炎球菌感染）的病情观察有价值
- 干扰素
  - ↑ SLE、非活动性类风湿关节炎、恶性肿瘤早期等
  - ↓ 乙型病毒性肝炎携带者及患者、哮喘、活动性类风湿关节炎等
  - 常见情况

肿瘤标志物检测
- AFP ── 血中AFP浓度检测对诊断肝细胞癌及滋养细胞恶性肿瘤有重要价值
- CEA ── CEA↑主要见于胰腺癌、结肠癌、直肠癌、乳腺癌等患者
- 组织多肽抗原 ── 临床常用于迅速增殖的恶性肿瘤的辅助诊断，特别是已知肿瘤的疗效监测
- PSA ── 前列腺癌时60%~90%患者血清t–PSA水平明显↑
- 鳞状上皮癌细胞抗原（SCC）── SCC↑可见于部分肺鳞状细胞癌、食管癌和宫颈癌
- CA199 ── 是胰腺癌的首选肿瘤标志物
- CA125 ── 主要用于诊断卵巢癌，可用于鉴别卵巢肿块，特别适用于绝经后妇女
- 降钙素 ── CT可用于诊断和监测甲状腺髓样癌，部分肺癌、乳腺癌、胃肠道癌及嗜铬细胞癌患者可见血清CT↑

RF　主要存在于类风湿关节炎患者的血清和关节液内，主要为 IgM 型

抗核抗体检测（部分）
- 抗 dsDNA 抗体　阳性见于活动期 SLE
- 抗核小体抗体　是诊断 SLE 的特异性指标
- 抗 Sm 抗体　诊断 SLE 特异性达 99%，且能反映活动度

抗组织细胞抗体检测（部分）
- 抗 GBM 抗体　见于 Good-Pasture 综合征、急进性肾小球肾炎及免疫复合物型肾小球肾炎
- 抗胃壁细胞抗体　多见于恶性贫血
- 抗甲状腺抗体测定
  - 抗 TG 阳性，可见于桥本甲状腺炎、甲状腺功能亢进和甲状腺癌
  - 抗 TM 阳性，可见于桥本甲状腺炎、甲状腺功能减退症等
- 抗平滑肌抗体测定　主要见于自身免疫性肝炎、原发性胆汁性肝硬化、急性病毒性肝炎

其他抗体检测
- ANCA　是诊断血管炎的一种特异性指标
- ACA　在 SLE 患者中阳性检出率高
- AChRA　主要用于诊断重症肌无力
- 抗 CCP 抗体　有助于 RA 的早期诊断

自身抗体检测

临床常用免疫学检测 -2

细菌感染（部分）
- 血清抗链球菌溶血素"O"试验　ASO 阳性，常见于活动性风湿热、风湿性关节炎、风湿性心肌炎等
- 伤寒和副伤寒沙门菌
  - 肥达反应　O、H 均↑　提示伤寒可能性大
  - 抗体 IgM　有早期诊断价值
  - 可溶性抗原测定　对确诊伤寒沙门菌感染有重要意义
- 幽门螺杆菌抗体测定　阳性见于胃、十二指肠幽门螺杆菌感染

病毒感染（部分）
- TORCH 试验　有助于弓形虫、风疹病毒、巨细胞病毒、单纯疱疹病毒 I 型和 II 型感染情况的检测
- 汉坦病毒　多见于肾综合征出血热，可行抗体 IgM 测定
- 流行性乙型脑炎病毒　恢复期血清抗体 IgM 滴度比急性期≥4 倍时，有辅助诊断意义
- 柯萨奇病毒　IgM 抗体阳性提示现症感染；RNA 阳性的诊断意义更大
- 轮状病毒　IgM 阳性，提示现症感染；IgG 阳性提示既往感染，PCR 检测 RNA 具有特异性
- EB 病毒　病毒抗体包括 IgM、IgG 和 IgA 类，PCR 检测 EB 病毒 DNA 阳性可作为感染依据

寄生虫感染　日本血吸虫抗体测定、囊虫抗体测定、疟原虫抗体和抗原测定

性传播疾病免疫检测　衣原体抗体测定、支原体的血清学测定、梅毒螺旋体抗体测定等

感染免疫检测

移植免疫检测 ── 移植类型 ── 包括自体、同系、同种（异体）、异种移植

排斥反应
- 宿主抗移植物反应
  - 急性排斥反应 ── 在移植后最初几周较多见
  - 超急排斥反应 ── 在移植物与受体的血管接通后的数分钟至数小时内即可发生
  - 慢性排斥反应 ── 在移植数周、数月甚至数年后发生
  - 加速排斥反应 ── 在第二次移植同一供者的组织后 1~2 天发生
- 移植物抗宿主反应 ── 主要见于对原发性或继发性免疫缺陷患者采用骨髓移植或反复大量输血治疗

移植前免疫检测 ── ABO 血型及 Rh 血型配型、HLA 配型、淋巴细胞毒交叉配合试验、群体反应性抗体（PRA）检测

移植后免疫检测 ── 外周血 T 淋巴细胞及其亚群监测、细胞因子监测

临床常用免疫学检测 –3

其他免疫检测

循环免疫复合物检验 ── ↑见于自身免疫病、感染、肿瘤、移植、变态反应等

冷球蛋白检测
- Ⅰ型（单克隆型）── 多伴发于多发性骨髓瘤、淋巴瘤等
- Ⅱ型（混合单克隆型）── 多伴发于类风湿关节炎、干燥综合征、血管炎等 ── **主要是 IgM 类**
- Ⅲ型（多克隆型）── 多伴发于类风湿关节炎、干燥综合征、传染性单核细胞增多症等

CRP 检测
- CRP↑ ── 见于化脓性感染、组织坏死、恶性肿瘤、结缔组织病、器官移植急性排斥等
- 鉴别诊断
  - 细菌性或非细菌性感染
  - 风湿热活动期和稳定期
  - 器质性和功能性疾病
  - **前者 CRP↑,后者不升高**

降钙素原检测
- 严重全身性细菌感染 PCT 异常↑ ── **升高的程度与感染严重程度呈正相关**
- 无菌性炎症和病毒感染 PCT 水平正常或仅有轻度↑

特异性 IgE 检测 ── IgE 增高有助于寻找过敏原,并对过敏所致疾病的诊断和鉴别诊断有重要价值

第九章

临床常见病原体检测

第一节　标本的采集运送、 实验室评价和检查方法

一、标本采集和运送

1. 概述

（1）正确的标本采集、储存和运送是保证检验结果准确的重要前提。所有标本的采集和运送应在无菌及防止污染的原则下进行，标本采集后应尽快送实验室并处理。在保证生物安全的前提下可采用管道传递系统快速传递，若标本不能及时转运到实验室，应采取适宜的方式进行储存后运送。

（2）所有标本均被视为有感染性，对具有高致病性的标本，如怀疑含有 1 类病原体的，要有明显标识；急症或危重患者标本要特别注明；所有标本均应按照相关法律法规要求进行运送和处理。

（3）严禁标本直接用口吸取、接触皮肤或污染器皿的外部和实验台。用后的标本和盛标本的器皿要进行消毒、高压灭菌或焚烧。

2. 血液

（1）疑为菌血症、败血症和脓毒血症患者，一般在发热初期、寒战时或发热高峰到来前0.5~1 小时采集血培养标本，对已应用抗菌药物治疗者，应在下次用药前采集。

（2）消毒范围以穿刺点为中心，直径 5cm。一般由肘静脉穿刺采血，成人每次 10~20ml，注入需氧瓶和厌氧瓶各一瓶；婴儿和儿童 1~5ml，最好注入两个儿童瓶。推荐至少采集两个不同部位。对已应用了抗菌药物的患者，可以选择含有能吸附抗菌药物的活性物质的培养瓶，以提高培养阳性率。

3. 尿液

（1）女性采样时用肥皂水或聚维酮碘溶液清洗外阴，再收集中段尿 10~20ml 于灭菌容器内，男性清洗阴茎头后留取中段尿。

（2）如培养厌氧菌，应采用膀胱穿刺法收集尿液，并用无菌厌氧容器运送。

（3）排尿困难者可导尿，一般插入导管后将尿弃掉 15ml 后再留取，但应避免多次导尿导致尿路感染。尿液中注意不要加入防腐剂。

4. 粪便

（1）取含脓、血或黏液的粪便置于清洁容器中送检,排便困难者或婴儿可采集直肠拭子,将拭子置于有保存液的试管内送检。

（2）选用合适的运送培养液,如副溶血弧菌引起腹泻的粪便应置于碱性蛋白胨水或卡－布（Cary–Blair）运送培养液。用于厌氧菌培养的标本应尽量避免与空气接触,最好在床边接种。

（3）一次粪便培养阴性不能排除胃肠道病原菌的存在,对于传染性腹泻患者需送检 3 次（非同一天）粪便进行细菌培养。在病原学明确诊断后,应在不同时间间隔期间至少有 3 次连续培养阴性才能出院。

5. 呼吸道标本

（1）鼻咽拭子、痰、通过气管收集的标本均可作为呼吸道标本。上呼吸道标本存在正常菌群,在病原学诊断时需加以注意。

（2）鼻咽拭子和鼻咽洗液可供鼻病毒、呼吸道合胞病毒、肺炎衣原体、溶血性链球菌等的病原学诊断。

（3）痰标本应在医护人员指导下留取,合格的痰标本应在低倍镜视野中鳞状上皮细胞≤10 个、白细胞≥25 个。真菌培养时最好同时做涂片镜检和普通细菌培养。

6. 脑脊液与其他无菌体液

（1）引起脑膜炎的病原体脑膜炎奈瑟菌、肺炎链球菌、流感嗜血杆菌等抵抗力弱,不耐冷、容易死亡,故采集的脑脊液应立即保温送检或床边接种。

（2）胸腔积液、腹腔积液和心包积液等因标本含菌少,宜采集较大量标本送检,标本可接种于血培养瓶,或经离心处理或过滤浓缩后再接种培养。

（3）因腹膜透析液标本含菌量非常低,至少需采集 50ml。

7. 眼、耳部标本　　用运送拭子采样,亦可在局部麻醉后取角膜刮屑。外耳道疖和中耳炎患者宜用运送拭子采样,鼓膜穿刺可用于新生儿和老年人。

8. 生殖道标本

（1）根据不同疾病的特征及检验项目采集不同标本,如性传播性疾病常取尿道口分泌物、外阴糜烂面病灶边缘分泌物、阴道子宫颈口分泌物和前列腺液等。

（2）对生殖道疱疹常穿刺抽取疱疹液,盆腔脓肿患者则于直肠子宫凹陷处穿刺取脓。

（3）除淋病奈瑟菌保温送检外,所有标本收集后 4℃保存直至培养,如 >24 小时,标本应冻存于 –70℃。

9. 创伤、组织和脓肿标本

（1）对损伤范围较大的创伤,应从不同部位采集多份标本,采集部位应首先清除污物,以碘酒、酒精消毒皮肤。如果标本较小应加无菌等渗盐水以防干燥。

（2）开放性脓肿,用无菌拭子采集病灶边缘及深部分泌物,或采集组织标本。封闭性脓肿,则以无菌干燥注射器穿刺抽取脓肿边缘及底部的脓汁。

（3）疑为厌氧菌感染者,取脓液后立即排净注射器内空气,针头插入无菌橡皮塞送检,否则标本接触空气可导致厌氧菌死亡,降低分离率。

10. 血清　用于检测患者产生特异性抗体的效价以辅助诊断感染性疾病。采集血液置无菌试管中,自然凝固,血块收缩后吸取血清,56℃加热30分钟以灭活补体成分。灭活血清保存于 –20℃。

二、标本的实验室质量评估标准

1. 标本必须注明姓名、年龄、性别、采集日期、临床诊断、检验项目等基本信息,并有病程及治疗情况的说明。无标签的标本,不接收。

2. 仔细核对标本采集时间和送检时间。延误送检的标本,一般情况下不接收。通常用于细菌学检验的标本应在2小时内送至实验室并处理,特殊标本如脑脊液应立即送检并处理。病毒检测的标本可于4℃存放2~3天。

（1）对于非侵害性方式获取的不合格标本（如尿、痰、咽拭子等标本）,应联系临床要求重新采集送检。

（2）对于侵害性操作获取的不合格标本（穿刺液、体液或组织）需与采集的医生协商后方可接收检测,并要在报告上注明情况,将其记录存档。

3. 检查送检容器是否完整,有破损或渗漏等情况,不予接收。告知送检者并要求重新送检。

4. 标本储存、运送方式不当,不予接收。特别应注意厌氧培养标本的送检方式及某些对环境温度敏感的病原体的送检方式,联系送检者,告知实验要求,说明其不同之处。要求其再送检符合实验要求的标本。

5. 明显被污染的标本不予接收。

6. 标本量明显不足的标本,不予接收。标本量不够会导致假阴性结果。如标本不易取得,量少的标本要在采集后的15~30分钟内送检。

7. 同一天申请做同一实验的重复送检标本（血培养除外）,不接收。与送检者联系并说明标本重复不予处理。

8. 对于烈性传染病标本的采集和运送应严格执行相关规定,要有完善的防护措施,按规定包裹及冷藏,并附有详细的采样及送检记录,由专人护送。

三、检查方法

1. 病原体试验检查方法

（1）直接显微镜检测:包括涂片染色显微镜检查、涂片不染色显微镜检查、荧光显微镜检查和免疫电镜检查。

（2）病原体特异性抗原检测

1）用已知抗体检测患者血清及其他体液中的待测抗原,借助免疫荧光技术、酶联免疫技术、化学发光技术、胶乳凝集试验、对流免疫电泳等技术检测标本中未知的病原体抗原,其诊断价值常因标本而异。

2）无菌体液、血液等标本中，检测出特异性病原体抗原，具有诊断意义。

3）利用蛋白质芯片技术可同时对多种病原体特异性抗原进行检测。

（3）病原体核酸检测：目前临床常用的核酸检测技术主要有聚合酶链反应（PCR）、核酸探针杂交技术和实时荧光定量 PCR 技术。

（4）病原体的分离培养和鉴定：①细菌和真菌感染性疾病病原体的分离培养；②不能人工培养的病原体感染性疾病，将标本接种易感动物、鸡胚或合适的细胞。

（5）血清学试验：用已知病原体的抗原检测患者血清中相应抗体以诊断感染性疾病。人体感染病原体后经过一定时间产生特异性抗体。这种抗体在体内可维持数月或更长时间，因而检测抗体不仅可用于现症诊断，而且还是疾病追溯性调查的一种方法。

（6）细菌毒素检测

1）内毒素：鲎试验是目前检测内毒素最敏感的方法，广泛应用于革兰氏阴性菌感染的快速诊断，可对患者的血液、尿液及脑脊液进行直接检查。

2）外毒素：检测方法主要有生物学法、免疫血清法、基因探针技术及自动化仪器检测法。

2. 病原体检测方法、鉴定类型和所需时间（表 4-9-1）

表 4-9-1　病原体检测方法、鉴定类型和所需时间

检测方法	鉴定类型	所需时间
直接镜检	初步诊断	5~10min
免疫荧光（直接法）	快速诊断	1~2h
胶乳凝集	快速诊断	15~30min
对流免疫电泳	快速诊断	2h
核酸探针	快速诊断、鉴定	1~3d
PCR	快速诊断	数小时
微量鉴定系统	确定诊断	3~6h
常规培养鉴定	常规培养鉴定	数天或以上
质谱鉴定系统	确定诊断	20min

第二节　病原体耐药性检测

一、耐药性及其发生机制

1. 耐药病原体

（1）目前临床感染的病原微生物以革兰氏阴性菌为主（约占 60%），主要是铜绿假单胞菌、大肠埃希菌、克雷伯菌和肠杆菌属细菌等。

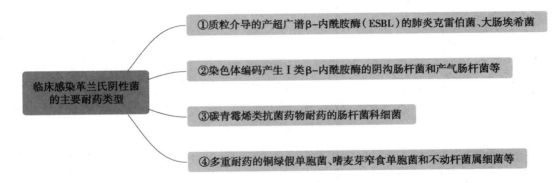

临床感染革兰氏阴性菌的主要耐药类型
- ①质粒介导的产超广谱β-内酰胺酶（ESBL）的肺炎克雷伯菌、大肠埃希菌
- ②染色体编码产生Ⅰ类β-内酰胺酶的阴沟肠杆菌和产气肠杆菌等
- ③碳青霉烯类抗菌药物耐药的肠杆菌科细菌
- ④多重耐药的铜绿假单胞菌、嗜麦芽窄食单胞菌和不动杆菌属细菌等

（2）革兰氏阳性菌引起的感染约占30%，以葡萄球菌（金黄色葡萄球菌和凝固酶阴性葡萄球菌）和肠球菌为主，重要的耐药菌有耐甲氧西林葡萄球菌（MRS）、耐青霉素肺炎链球菌（PRSP）、耐万古霉素肠球菌（VRE）和高耐氨基糖苷类抗生素的肠球菌等。

（3）病毒也出现了耐药病毒株，导致抗病毒治疗逃逸现象发生。如HBV发生突变，对核苷类似物药物（如拉米夫定和泛昔洛韦等）产生耐药。

2. 耐药机制

（1）耐药性变异：对某种抗菌药物敏感的细菌变成对该药物耐受的变异称为耐药性变异。细菌耐药性的获得可以通过细菌染色体耐药基因的突变、耐药质粒的转移和转座子的插入，使细菌产生一些酶类（灭活酶或钝化酶）和多肽类物质。

（2）耐药机制：①细菌水平和垂直传播耐药基因的整合子系统；②产生灭活抗生素的水解酶和钝化酶等；③细菌抗生素作用靶位的改变；④细菌膜的改变和外排泵出系统；⑤细菌生物膜的形成。细菌的多种耐药机制可协同作用，导致多耐药菌株的出现。

二、检查项目、结果和临床应用

1. 药物敏感试验

（1）K-B纸片琼脂扩散法：用游标卡尺量取纸片周围透明抑菌圈的直径，抑菌圈的大小反映细菌对药物的敏感程度，抑菌圈越大越敏感，参照CISI标准判读结果，按敏感（S）、中度敏感（I）、耐药（R）报告。

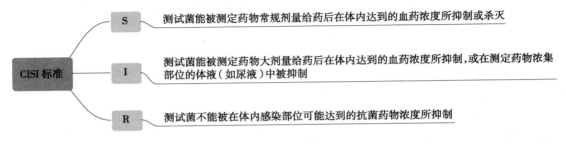

CISI标准
- S 测试菌能被测定药物常规剂量给药后在体内达到的血药浓度所抑制或杀灭
- I 测试菌能被测定药物大剂量给药后在体内达到的血药浓度所抑制，或在测定药物浓集部位的体液（如尿液）中被抑制
- R 测试菌不能被在体内感染部位可能达到的抗菌药物浓度所抑制

（2）稀释法：稀释法所测得的某些抗菌药物抑制检测菌肉眼可见生长的最低浓度称为最小抑菌浓度（MIC），有肉汤稀释法和琼脂稀释法两类。肉汤稀释法是药物敏感试验的金

标准方法。

（3）浓度梯度纸条扩散法：又称 E 试验，是结合稀释法和扩散法原理和特点而设计的一种操作简便（如同扩散法）、精确测定 MIC（如同稀释法）的一种方法。因价格较贵，目前尚未在临床广泛使用。

（4）耐药筛选试验：是以单一药物、单一浓度检测细菌的耐药性，临床常用于筛选耐甲氧西林葡萄球菌、耐万古霉素肠球菌及高浓度庆大霉素或链霉素耐药的肠球菌。

2. 耐药菌监测试验　包括对耐甲氧西林葡萄球菌［包括耐甲氧西林金黄色葡萄球菌（MRSA）和耐甲氧西林凝固酶阴性葡萄球菌（MRSCoN）］、高浓度氨基糖苷类耐药肠球菌、耐青霉素肺炎链球菌（PRSP）、β- 内酰胺酶、超广谱 β- 内酰胺酶（ESBL）的监测。

3. 病原体耐药基因的检测

（1）细菌的耐药性通常由其耐药基因所决定。耐药基因的产生主要有以下途径：①获得外源性基因，耐药基因可通过细菌间的传递而使不具有耐药基因的细菌获得耐药基因；②细菌自身基因的突变，包括抗菌药物作用靶点的改变，外排机制的增强，外膜蛋白的改变而限制药物的进入等。

（2）采用分子生物学方法检测病原菌耐药基因的临床意义

1）可比培养法更早检测出病原菌的耐药性，尤其适用于检测生长缓慢病原菌（如结核分枝杆菌），有利于临床早期合理选药治疗。

2）耐药基因的检出对病原菌的耐药性具有确证意义，特别是当病原菌对某一抗菌药物的耐药表型呈现"中介"（介于敏感与耐药之间）时，如 *mecA* 基因的检出可确证对苯唑西林表现为耐药的 MRSA。

3）在细菌耐药性及其扩散的流行病学监测中，耐药基因的检测比常规方法检测病原菌的耐药谱更准确。

4）耐药基因的检测可作为考核其他耐药性检测方法的金标准。

（3）细菌耐药性基因检测方法：有 PCR 法、PCR-RFLP 分析、PCR-SSCP 分析、生物芯片技术和测序技术。

第三节　临床感染常见病原体检测

一、流行病学和临床类型

1. 流行病学　目前，感染性疾病的流行病学具有下述特点。

（1）疾病谱发生变迁：新的传染病陆续被发现，如嗜肺军团菌引起的军团病、汉坦病毒引起的汉坦病毒肺综合征（HPS）、埃博拉病毒引起的埃博拉出血热、朊病毒引起的牛海绵状脑病（俗称"疯牛病"）、SARS 冠状病毒（SARS-CoV）引起的严重急性呼吸综合征（SARS）等，而已得到控制的老传染病死灰复燃，如梅毒、结核病、霍乱等。

（2）多重耐药菌不断出现：由于抗菌药物的不合理应用，多重耐药菌不断出现，并逐年增加，如 MRSA、产 ESBL 菌株、碳青霉烯耐药肠杆菌、多重耐药的鲍曼不动杆菌及铜绿假单胞菌等，使临床抗感染治疗十分困难。

（3）患者免疫防御功能降低：器官移植、抗肿瘤化疗和放疗，减弱了机体的免疫防御功能，导致医院感染及条件性致病菌感染的增加。

2. 临床类型　可导致人类感染性疾病的病原体有 500 种以上，包括病毒、细菌、真菌、支原体、衣原体、立克次体、螺旋体和寄生虫等。

（1）细菌感染在临床感染中发病率较高，以革兰氏阴性条件致病菌、葡萄球菌和念珠菌为主。

（2）病毒感染在人群中发病率最高，常见的病毒有肝炎病毒、流行性感冒病毒、人类免疫缺陷病毒、流行性出血热病毒等，传染性强，传播迅速，大多缺乏特效药物。

（3）真菌感染的发病率显著增高，在器官移植受者和恶性肿瘤患者中真菌感染率高达 20%~40%，而且往往是危及生命的感染；在严重免疫抑制的患者中，由不常见的致病真菌引发的感染越来越高，而且多为致病真菌的混合感染。

二、检查项目和临床应用

1. 细菌感染　细菌感染性疾病的检查主要从以下三个方面着手。

（1）检测细菌或其抗原：主要包括直接涂片显微镜检查、培养（是最重要的确诊方法）、抗原检测与分析。

（2）检测抗体。

（3）检测细菌遗传物质：主要包括基因探针技术和 PCR 技术。

2. 病毒感染　病毒感染的实验室检查包括病毒分离培养与鉴定、病毒核酸与抗原检测，以及特异性抗体的检测。细胞培养是最常用的病毒分离方法。

3. 真菌感染　真菌的病原学诊断方法主要包括直接显微镜检查、分离培养及鉴定、免疫学试验和动物试验等。由于不同真菌具有各自的典型菌落形态和形态各异的孢子与菌丝，因此，形态学检查是真菌检测的重要手段。

4. 寄生虫病　实验诊断是诊断寄生虫病的主要依据，包括病原学诊断、免疫学诊断和其他实验室常规检查。根据寄生虫生活史的特点，从患者的血液、组织液、排泄物、分泌物或活体组织中检查寄生虫的某一发育虫期，这是最可靠的诊断方法，广泛用于各寄生虫病的诊断。

5. 其他病原体感染

（1）支原体检测

1）支原体是一群介于细菌与病毒之间、可通过滤菌器、无细胞壁、能在无生命培养基中生长繁殖的最小原核微生物。

2）分离培养是支原体感染的确诊依据。DNA 探针技术和荧光定量 PCR 技术目前已用于临床实验室的检测,可用于快速诊断。

（2）螺旋体检测

1）螺旋体是一群细长、柔软、运动活泼、呈螺旋状的微生物。将标本置于暗视野显微镜下检查,发现有上述特征的螺旋体具有诊断意义。

2）除钩端螺旋体外,其他螺旋体如梅毒螺旋体、伯氏疏螺旋体、回归热螺旋体等不能人工培养。故血清学检测在临床应用比较广泛。显微镜凝集试验、间接凝集试验、酶联免疫吸附试验检测患者血清中的特异性抗体是常用的血清方法。

3）PCR 检测可快速检测出螺旋体特异核酸片段,目前,已逐步成为常用的检测方法。

（3）立克次体检测

1）立克次体病多数是自然疫源性疾病,且人畜共患。

2）取血液或组织进行立克次体血清学试验,分离培养和鉴定,通过荧光染色从皮肤或其他组织中找到病原体有助于确定诊断。

3）PCR 通过检测立克次体特异性核酸可进行早期诊断。

4）外斐试验为非特异性血清学试验,用于斑疹伤寒、斑点热和恙虫病的诊断,特异性血清学试验有免疫荧光试验、酶联免疫吸附试验、补体结合试验、微量凝集试验和胶乳凝集试验等。

（4）衣原体检测

1）直接显微镜检查细胞质内的典型包涵体对衣原体感染诊断有参考价值。

2）衣原体的分离培养与病毒培养一样,在鸡胚卵黄囊内生长良好,还可采用动物接种和细胞培养法。

3）目前应用较多的是荧光标记单克隆抗体的直接荧光抗体法,可快速确定系何种血清型衣原体感染。

4）DNA 探针技术和荧光定量 PCR 技术目前已经应用于衣原体疾病的诊断、流行病学调查和无症状衣原体携带者的诊断。

6. 实验结果分析和临床应用　各种实验诊断方法中,临床标本分离和培养的阳性结果最具有诊断价值。经病原体鉴定,可明确诊断病原体的种类,并可做药物敏感试验。然而,分离培养的阴性结果并不能完全排除感染的可能。

（1）病原体的抗原成分检测有助于早期诊断感染性疾病,阳性结果提示某种感染性病原体的存在,但对于存在正常菌群的标本,需考虑共同抗原引起的交叉反应。

（2）核酸检测已成为现代感染性疾病早期诊断的可靠方法之一。

（3）血清学试验是目前应用最广泛的感染性疾病检测方法。

1）用已知特异性抗原检测患者体内存在的特异性抗体,以出现 IgM 抗体或高效价 IgG 抗体为阳性判断结果有重要诊断意义,并可作出现期感染的结论。为排除隐性感染或回忆反应,常需做双份血清抗体的动态检测。

2)IgM 检测不仅可作早期诊断,且可区分为原发性感染或复发性感染,在检测时应注意排除类风湿因子等的干扰。

第四节　病毒性肝炎检测

一、甲型肝炎病毒检测

1. 甲型肝炎病毒(HAV)　属微小 RNA 病毒科,内含一条线状单正股 RNA 基因组,外由衣壳包封而成核壳体。

2. 标本来源　包括非抗凝外周血、粪便、污染的水源或食物。

3. 检测内容

(1)甲型肝炎病毒抗原(HAVAg)检测

1)HAVAg 一般于发病前 1~15 天可从粪中排出,发病第一周粪便的阳性率为 42.9%,1~2 周为 18.3%,2 周后消失,临床上不易捕捉到。

2)粪便中 HAV 或 HAV 抗原颗粒检测可作为 HAV 急性感染的证据。

(2)HAV 的抗体检测

1)概述:机体感染 HAV 后,可产生 IgM、IgA 和 IgG 抗体。HAV–IgM 是病毒衣蛋白抗体,HAV–IgA 是肠道黏膜分泌的局部抗体,HAV–IgG 病愈后可长期存在。

2)参考值:ELISA 法检测抗 HAV–IgM、抗 HAV–IgA 和抗 HAV–IgG 均为阴性。

3)临床意义

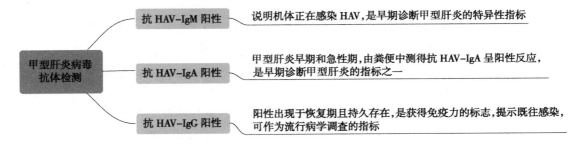

(3)HAV–RNA 测定:HAV–RNA 阳性对诊断特别对早期诊断具有特异性。可检测粪便排毒情况和污染的水源与食物,有利于及时监测与预防甲型肝炎。可做基因分型研究。

 提示

　　现用于临床的 HAV 病毒标志物有 HAVAg、抗体(IgM、IgA 和 IgG)及 HAV–RNA。

二、乙型肝炎病毒检测

1. 乙型肝炎病毒（HBV） 是一种嗜肝脱氧核糖核酸病毒，属于包膜病毒。

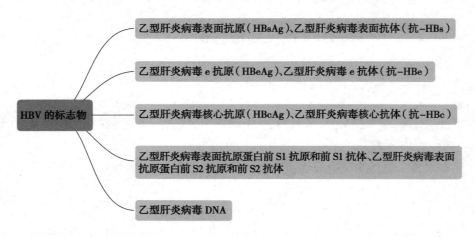

2. 标本来源 包括外周血、唾液、尿液。

3. 常用检测方法

（1）乙型肝炎六项检测：HBV 标志物检测与分析见表 4-9-2。

表 4-9-2　HBV 标志物检测与分析

HBsAg	HBeAg	抗 –HBc	抗 HBc–IgM	抗 –HBe	抗 –HBs	检测结果分析
+	+	–	–	–	–	急性 HBV 感染早期，HBV 复制活跃
+	+	+	+	–	–	急性或慢性 HB，HBV 复制活跃
+	–	+	+	–	–	急性或慢性 HB，HBV 复制减弱
+	–	+	+	+	–	急性或慢性 HB，HBV 复制减弱
+	–	+	–	+	–	HBV 复制停止
–	–	+	+	–	–	HBsAg/ 抗 –HBs 空白期，可能 HBV 处于平静携带中
–	–	+	–	–	–	既往 HBV 感染，未产生抗 –HBs
–	–	+	+	+	–	抗 –HBs 出现前阶段，HBV 低度复制
–	–	+	–	+	+	HBV 感染恢复阶段
–	–	+	–	–	+	HBV 感染恢复阶段
+	+	+	+	–	+	不同亚型（变异型）HBV 再感染
+	–	–	–	–	–	HBV–DNA 处于整合状态
–	–	–	–	–	+	病后或接种 HB 疫苗后获得性免疫
–	+	+	–	–	–	HBsAg 变异的结果
+	–	–	–	+	+	表面抗原、e 抗原变异

（2）HBV 表面抗原蛋白前 S1 抗原和前 S1 抗体测定

1）概述：HBV 表面抗原蛋白前 S1 抗原位于病毒颗粒的表面，是 HBV 识别肝细胞表面特异性受体的主要成分，是 HBV 复制和活动的标志物。前 S1 抗体参与 HBV 的清除。

2）临床意义

a. 前 S1 抗原可识别肝细胞表面特异性的病毒受体，是非常重要的传染性指标。同时血清前 S1 抗原的存在与病毒复制的关系密切。作为病毒复制指标较 HBeAg 敏感，可以反映 HBeAg 阴性乙型肝炎患者体内的病毒活动状况，避免由于 HBeAg 阴性造成的误诊和漏检，对"二对半"检测起重要的补充作用。

b. 前 S1 抗原阴转越早、前 S1 抗体阳转越早，患者病程越短、预后越好。

（3）HBV 表面抗原蛋白前 S2 抗原和前 S2 抗体测定

1）概述：HBV 表面抗原蛋白前 S2（Pre-S2）抗原是 HBV 表面蛋白成分，为 HBV 侵入肝细胞的主要结构成分；HBV 表面抗原蛋白前 S2 抗体（抗 Pre-S2）是 HBV 的中和抗体。

2）临床意义：Pre-S2 抗原阳性提示 HBV 复制异常活跃，有传染性。抗 Pre-S2 阳性见于乙型肝炎急性期及恢复早期；提示 HBV 已被清除，预后较好。

（4）HBV-DNA 测定

1）概述：HBV-DNA 呈双股环形，是 HBV 的基因物质，也是乙型肝炎的直接诊断证据。

2）临床意义：HBV-DNA 阳性是诊断乙型肝炎的佐证，表明 HBV 复制且有传染性。也用于监测应用 HBsAg 疫苗后垂直传播的阻断效果，若 HBV-DNA 阳性表明疫苗阻断效果不佳。

（5）乙型肝炎病毒 YMDD 变异测定：YMDD 是 HBV 反转录酶发挥催化活性所必需的关键结构。胞苷类似物拉米夫定等抗 HBV 药物，作用靶位主要是 HBV 反转录酶，通过与底物 dNTP 竞争结合以抑制 HBV 的反转录和复制。当病毒 YMDD 中 M 突变为异亮氨酸（I）或缬氨酸（V），就可能引起 HBV 该类药物的药效丧失，从而产生耐药性。YMDD 测定结果为临床抗 HBV 治疗用药提供了实验室诊断依据。

三、丙型肝炎病毒检测

1. 丙型肝炎病毒（HCV） 为黄病毒属、单链正股 RNA 病毒。临床上诊断 HCV 感染的主要标志物为正股 HCV-RNA、抗 HCV-IgM 和抗 HCV-IgG 测定。

2. HCV-RNA 测定

（1）阳性提示 HCV 复制活跃，传染性强；HCV-RNA 转阴提示 HCV 复制受抑，预后较好。

（2）连续观察 HCV-RNA，结合抗 -HCV 的动态变化，可作为丙型肝炎预后判断和干扰素等药物疗效的评价指标。

（3）检测 HCV-RNA，对研究丙型肝炎发病机制和传播途径有重要价值。

3. HCV 的抗体测定

（1）抗 HCV-IgM 抗体：主要用于早期诊断，抗 HCV-IgM 抗体一般在发病的 2~4 天出现，最早于发病的第一天即可检测到，7~15 天达高峰。其持续时间一般为 1~3 个月。持续阳性常可作为转为慢性肝炎的指标,或是提示病毒持续存在并有复制。

（2）抗 HCV-IgG 抗体：阳性表明已有 HCV 感染但不能作为感染的早期指标。输血后肝炎有 80%~90% 的患者抗 HCV-IgG 阳性。经常接受血制品（血浆、全血）治疗的患者可以合并 HCV 的感染,易使病变转为慢性、肝硬化或肝癌。

四、丁型肝炎病毒检测

1. 概述　丁型肝炎病毒（HDV）是目前已知的动物病毒中唯一具有负单链共价闭环 RNA 基因组病毒缺陷病毒,需有 HBV 或其他嗜肝病毒的辅助才能复制和传播。其外壳为 HBsAg,内部含 HDV Ag 和 HDV 基因组。

2. 丁型肝炎病毒抗原（HDVAg）测定

（1）HDVAg 出现较早,但仅持续 1~2 周,由于检测不及时,往往呈阴性反应。

（2）HDVAg 与 HBsAg 同时阳性,表示丁型和乙型肝炎病毒同时感染,患者可迅速发展为慢性或急性重症肝炎。

（3）慢性 HDV 感染时,存在持续而高滴度的抗 -HDV,HDVAg 多以免疫复合物的形式存在,ELISA 法很难检出。

3. HDV 的抗体测定

（1）抗 HDV-IgG：阳性只能在 HBsAg 阳性的血清中测得,是诊断丁型肝炎的可靠指标,病愈后仍可存在多年。

（2）抗 HDV-IgM：出现较早,一般持续 2~20 周,可用于丁型肝炎早期诊断。HDV 和 HBV 同时感染,抗 HDV-IgM 一过性升高;重叠感染时,抗 HDV-IgM 持续升高。

4. HDV-RNA 测定　HDV-RNA 阳性可明确诊断为丁型肝炎。HDV 与 HBV 重叠感染的患者易迅速发展成肝硬化或肝癌。

五、戊型肝炎病毒检测

1. 概述　戊型肝炎病毒（HEV）呈球状,无包膜,基因组为单股正链 RNA。

2. 临床意义

（1）抗 HEV-IgM：95% 的急性期患者呈阳性反应,8 个月后全部消失。抗 HEV-IgM 的持续时间较短,可作为急性感染的诊断指标。

（2）抗 HEV-IgG：恢复期抗 HEV-IgG 效价≥急性期 4 倍,提示有 HEV 新近感染。

（3）HEV-RNA：患者血清、胆汁和粪便中的 HEV-RNA 阳性可诊断急性戊型肝炎,急性期血清中 HEV-RNA 的检出率可达 70%。此外,在对抗体检测结果进行确证,判断患者排毒期限,分子流行病学研究等方面也具有临床意义。

六、庚型肝炎病毒检测

1. 概述　庚型肝炎病毒（HGV）颗粒包括两种类型：极低密度的病毒颗粒和核衣壳颗粒。

2. 临床意义

（1）抗 –HGV：阳性表示曾感染过 HGV，多见于输血后肝炎或使用血液制品引起 HGV 合并 HCV 感染的患者。

（2）HGV–RNA：阳性表明有 HGV 存在。

七、输血传播病毒（TTV）检测

TTV 是单股环状 DNA 病毒。根据其变异大小，可将 TTV 分为不同的基因型和基因亚型。TTV DNA 阳性表明有 TTV 存在。

第五节 性传播疾病病原体检测

一、概述

性传播疾病（STD）简称性病，是一类能通过各种性接触、类似性行为及间接接触而传播，主要侵犯皮肤、性器官和全身脏器损害的疾病。包括梅毒、淋病、艾滋病、软下疳、性病淋巴肉芽肿、非淋球菌性尿道炎、生殖器疱疹、尖锐湿疣、生殖器念珠菌病、细菌性阴道病、滴虫病等20 余种疾病，其中前 3 种属于《中华人民共和国传染病防治法》规定管理的乙类传染病。

二、流行病学

1. 病原学　引起性病病原体的种类繁多，包括细菌（淋病奈瑟菌、杜克雷嗜血杆菌等）、病毒（人类免疫缺陷病毒、人乳头状瘤病毒、单纯疱疹病毒 –I 等）、支原体（解脲脲原体、生殖支原体等）、螺旋体（梅毒螺旋体等）、衣原体（沙眼衣原体 D–K 型、L1、L2、L3 型等）、真菌（白念珠菌等）和原虫（阴道毛滴虫等）。

2. 传播途径

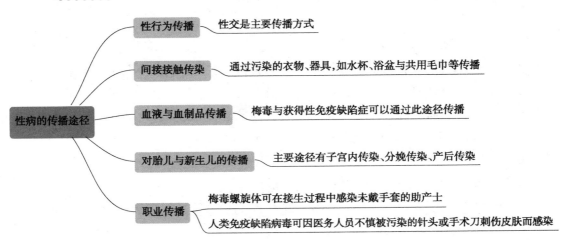

三、常见临床类型

1. 获得性免疫缺陷症（AIDS） 又称艾滋病，是由人类免疫缺陷病毒（HIV）通过结合细胞表面的 CD4 蛋白受体进入易感细胞引起部分免疫系统被破坏，进而导致严重的机会性感染和继发性肿瘤。HIV 感染的主要传播途径包括性传播（包括同性和异性之间）、经血传播和垂直传播（母婴传播）。

2. 梅毒 是由苍白密螺旋体引起的疾病，一般可分为以下阶段。

（1）一期梅毒：典型临床特征是硬下疳。

（2）二期梅毒：初期损伤一旦愈合，新的二期损伤开始出现在皮肤和细胞膜上，损伤表面布满了具有极强传染性的密螺旋体。

（3）三期梅毒：可在早期感染后的 5~40 年间出现，密螺旋体可能出现在受严重损伤的中枢神经系统和心血管系统中。梅毒可通过密切接触损伤的黏膜传播，但其主要的传播途径是性接触和通过胎盘感染胎儿。

3. 淋病 是由淋病奈瑟菌引起的泌尿生殖系统的急性或慢性化脓性感染，是发病率最高的性病。

（1）主要通过不洁性交传播。

（2）患淋病的孕妇胎膜破裂，可感染羊膜腔及胎儿。新生儿通过感染的产道时也可感染致新生儿眼炎。

（3）患者自身也可由污染了的手指感染眼部。少数情况下，可通过污染的衣裤、毛巾、浴盆、游泳衣、马桶、床上用具等间接传染。

（4）阴道和子宫颈的淋球菌感染可扩散至整个生殖系统，或血行播散致关节炎、脑膜炎或心包炎等。

4. 非淋球菌尿道炎（NGU） 主要是由沙眼衣原体、解脲脲原体等通过性接触所引起的尿道炎症，在西方国家已成为发病患者数最多的性病。该病好发于青少年，潜伏期平均为 1~3 周。

（1）男性：主要表现为出现尿道分泌物和尿道红肿，尿道口发痒、刺痛或烧灼感，其疼痛程度比淋病为轻，有些患者无症状或症状不典型，有相当多的患者在初诊时易被漏诊。

（2）女性：临床表现常不明显，不特异或无症状，主要感染部位为子宫颈，其症状为黏液脓性子宫颈内膜炎，尿道口可有潮红和肿胀，常发生异位性充血和水肿。

（3）合并症：有前列腺炎、精囊精索炎、附睾炎、Reiter 综合征及急慢性盆腔炎、前庭大腺炎和直肠炎。

5. 生殖器疱疹 主要是由单纯疱疹病毒-Ⅱ（HSV-Ⅱ），少数由单纯疱疹病毒-Ⅰ（HSV-Ⅰ）所引起的一种性病，表现为生殖器部位的成群小水痘，破溃糜烂形成溃疡。初发症状较重，易复发。孕妇感染后可引起流产或死胎；新生儿感染后症状较严重，病死率高。

6. 尖锐湿疣 是由生殖器人乳头状瘤病毒（HPV）感染所致的以肛门生殖器部位增生性损害为主要表现的性传播疾病。16~25 岁的人群多见，潜伏期 3 周至 8 个月，易发生于慢性淋病患者，女性阴道炎和男性包皮过长是促进因素。主要通过日常生活用品如内裤、浴巾、浴盆而传播，与生殖器肿瘤的发生有密切关系。

7. 软下疳 由杜克雷嗜血杆菌感染而引起，潜伏期 3~7 天。病损主要发生于性接触中组织易损伤的部位，男性多在冠状沟、包皮、龟头、会阴等处；女性多在小阴唇、大阴唇和后联合处。生殖器外可见于肛门、大腿上部、口腔和手指部。由于自身接种，感染也可播散到身体其他部位的皮肤和黏膜。

四、检查项目和临床应用

1. AIDS 病原体检测 ①HIV 的分离培养，病毒培养是检测 HIV 感染最精确的方法，一般采取培养外周血单核细胞的方法进行 HIV 的诊断；②抗 HIV-1 和抗 HIV-2 的检测；③p24 抗原检测；④HIV 核酸检测；⑤CD4 细胞计数及其他机会性感染病原体检测，如卡氏肺孢子菌、隐孢子虫、弓形虫、肝炎病毒、巨细胞病毒等的相关检查。

2. 梅毒病原体检测（表 4-9-3）

表 4-9-3 梅毒病原体检测

检测方法	临床意义
暗视野显微镜检查	是诊断早期梅毒快速、可靠的方法
梅毒血清学试验	诊断梅毒常要依靠血清学检查，潜伏期梅毒血清学诊断尤为重要
脑脊液检查	对神经梅毒，尤其是无症状性神经梅毒的诊断、治疗及预后均有意义
基因诊断技术检测梅毒螺旋体（TP-PCR）	适用于梅毒孕妇羊水、新生儿血清和脑脊液标本的检查

 提示

PCR 检测梅毒螺旋体的 DNA，其敏感性、特异性均优于血清学方法。

3. 淋病病原体检测

（1）涂片检查

1）男性急性淋病：直接涂片检查到多形核白细胞内革兰氏阴性双球菌即可诊断。

2）女性患者及症状轻或无症状的男性患者：均以淋病奈瑟菌培养检查为宜。

（2）分离培养：培养法为诊断淋病的金标准。

（3）PCR 法：对淋病奈瑟菌培养阴性、临床怀疑淋病奈瑟菌感染者，亦可应用 PCR 法协助诊断，但应注意该方法易出现假阳性结果。

4. 非淋球菌尿道炎病原体检测　①沙眼衣原体临床标本的直接检查,仅适用于新生儿眼结膜炎刮片的检查;②沙眼衣原体的分离培养;③解脲支原体的分离培养;④血清学试验;⑤分子生物学方法,如 PCR 反应、荧光定量 PCR 反应、DNA 杂交等。

5. 生殖器疱疹病原体检测　①培养法;②直接检测法;③改良组织培养法;④细胞学法;⑤PCR 法;⑥血清学方法。

6. 尖锐湿疣病原体检测　①细胞学子宫颈涂片检查;②5% 醋酸试验;③免疫组化检查;④分子生物学法。

7. 软下疳病原体检测　①直接涂片;②培养;③血清学检测;④核酸检测。

第六节　医院感染常见病原体检查

一、概述

医院感染又称院内感染或医院获得性感染,是指住院患者在医院内获得的感染,包括在住院期间发生的感染和在医院内获得出院后发生的感染,但不包括入院前已开始或者入院时已处于潜伏期的感染。医院工作人员在医院内获得的感染也属医院感染。

1. 医院感染

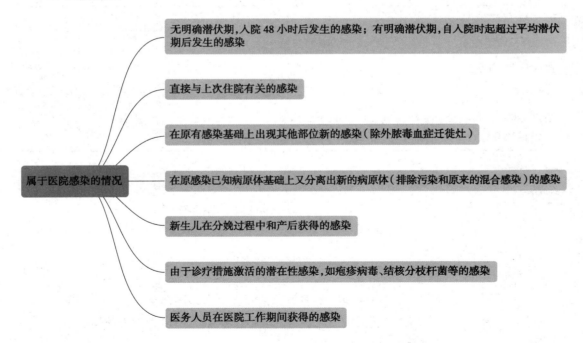

2. 不属于医院感染的情况

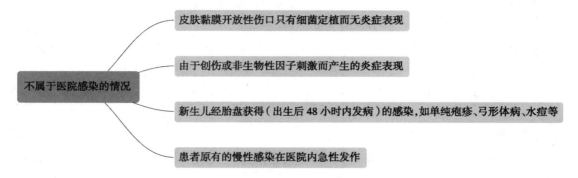

3. <u>医院感染发生的 3 个重要环节</u>　即传染源、传播途径和易感人群。

4. <u>医院感染的主要类型</u>　①<u>外源性感染（系指由患者本身以外的微生物引起的感染）</u>；②<u>内源性感染（系指由患者本身携带的微生物引起的感染）</u>。

二、流行病学

1. 病原学

（1）细菌：细菌是最常见的病原菌。目前以革兰氏阴性杆菌为主，如大肠埃希菌、肺炎克雷伯菌、鲍曼不动杆菌、铜绿假单胞菌等。在革兰氏阳性球菌中，以 MRSA 最为重要，其次为凝固酶阴性葡萄球菌及肠球菌。嗜肺军团菌是一种新出现的医院感染病原体。

（2）病毒：如肝炎病毒、流感病毒、疱疹病毒、风疹病毒、水痘病毒、轮状病毒、巨细胞病毒、麻疹病毒、柯萨奇病毒等。

（3）其他：还有真菌和弓形体、肺孢子虫等。

2. 感染源　病原体来源于住院患者、医务人员、探视者、陪伴人员、医院环境及未彻底消毒灭菌的医疗器械、血液制品等。医院感染的病原体大多数为人体正常菌群或条件致病菌。

三、常见临床类型（表 4-9-4）

表 4-9-4　医院感染的常见临床类型与发病机制

临床类型	发 病 机 制
下呼吸道感染	<u>为我国最常见的</u>医院感染类型，当吞咽、咳嗽反射减弱、老年人意识障碍、气管插管或切开，经咽部吸入定植菌是主要的感染途径
尿路感染	住院期间有尿路器械操作史的患者，常由于保留导尿系统造成导管外上行感染，常以大肠埃希菌、变形杆菌和肠球菌为主
手术切口感染	①清洁伤口感染大部分为外源性感染，医务人员的手接触传播起了十分重要的作用 ②腹部手术、妇科手术等伤口感染的病原体常来源于胃肠道、泌尿生殖道、皮肤等正常菌群

续表

临床类型	发 病 机 制
胃肠道感染	主要见于使用广谱抗菌药物所致肠炎
血液感染	主要为菌血症、败血症,可由静脉内输液、血液透析等引起,也可源于外科手术、下呼吸道感染或皮肤感染
皮肤和软组织感染	由金黄色葡萄球菌、溶血性链球菌等引起的蜂窝织炎、压疮和烧伤感染等

(i) 提示

　　住院患者有气管插管、多次手术或延长手术时间、留置导尿、化疗、放疗、使用免疫抑制剂者,以及老年患者,均应视为预防医院感染的重点对象。

四、检查项目和临床应用

　　1. 医院感染病原体检查项目和临床应用

　　(1)标本采集和送检基本原则

　　1)发现医院感染应及时采集微生物标本做病原学检查。

　　2)严格执行无菌操作,减少或避免正常菌群和其他杂菌污染。

　　3)标本采集后立即送至实验室,床旁接种可提高病原菌检出率。

　　4)尽量在抗菌药物使用前采集标本。

　　5)以拭子采集的标本如咽拭、肛拭或伤口拭子最好采用运送拭子,否则应立即送检。

　　6)盛标本容器须经灭菌处理,但不得使用消毒剂。

　　7)应注明标本来源和检验目的,以便实验室正确选用培养基和适宜的培养环境,必要时应注明所使用的抗菌药物。

　　8)对混有正常菌群的标本应做定量(或半定量)培养,以判定是感染菌或定植菌。

　　9)对分离到的病原菌应做药物敏感试验,提倡"分级报告"(即分阶段报告涂片镜检、初步培养、直接药敏、初步鉴定、最终鉴定与药敏结果)和"限时报告"(涂片报告2小时,普通培养3天等)。

　　(2)涂片镜检

　　1)常用于呼吸道感染的痰标本,操作简便、结果快速,可取得最早期初步病原学诊断。

　　2)尿涂片镜检主要用于淋病奈瑟菌、分枝杆菌和念珠菌感染,未离心尿液湿片平均每高倍镜视野检出1个或1个以上细菌可认为该菌是尿路感染的病原菌。

　　3)对普通菌仅能报告革兰氏阳性或阴性球菌或杆菌,不能做菌种鉴定。

　　(3)分离培养鉴定法

　　1)该法操作简单,结果直观,特异性高,同时可做药物敏感试验指导临床用药。

　　2)方法包括清洁中段尿培养、手术切口感染标本培养、粪便培养、血培养和导管培养。

2. 医院环境中细菌污染的监测和消毒灭菌效果的监测

（1）各类环境中空气、物体表面、医务人员细菌总数卫生学标准（表 4-9-5）

表 4-9-5　各类环境中空气、物体表面、医务人员细菌总数卫生学标准

环境类别	范围	空气 （CFU/m³）	物体表面 （CFU/m²）	医务人员 （CFU/m²）
Ⅰ类	层流洁净手术室、层流洁净病房	≤10	≤5	≤5
Ⅱ类	普通手术室、产房、婴儿室、早产儿室、普通保护性隔离室、供应室无菌区、重症监护病房	≤200	≤5	≤5
Ⅲ类	儿科病房、妇产科检查室、注射室、换药室、治疗室、供应室的清洁区、急症抢救室、化验室、各类普通病房	≤500	≤10	≤10
Ⅳ类	传染科及病房	—	≤15	≤15

（2）消毒灭菌的效果监测：包括对高压蒸汽灭菌效果、紫外线杀菌效果和化学消毒剂的监测。

───◦ 经 典 试 题 ◦───

（研）1. 对 β- 内酰胺类抗生素耐药的病原中，主要机制为产生超广谱 β- 内酰胺酶的是

　　A. 肺炎链球菌　　　　　　　　　　B. 军团菌

　　C. 铜绿假单胞菌　　　　　　　　　D. 肺炎克雷伯菌

（执）2. 属于 DNA 病毒的肝炎病毒是

　　A. HAV　　　　　　　　　　　　　B. HCV

　　C. HEV　　　　　　　　　　　　　D. HDV

　　E. HBV

（研）3. 能引起慢性肝炎的肝炎病毒有

　　A. 甲型肝炎病毒　　　　　　　　　B. 乙型肝炎病毒

　　C. 丙型肝炎病毒　　　　　　　　　D. 戊型肝炎病毒

（研）4. 属于梅毒的病变有

　　A. 硬下疳　　　　　　　　　　　　B. 梅毒疹

　　C. 脊髓痨　　　　　　　　　　　　D. 黏液性水肿

（执）（5~6 题共用备选答案）

　　A. 单纯疱疹病毒　　　　　　　　　B. 苍白密螺旋体

　　C. 人类免疫缺陷病毒　　　　　　　D. 人乳头状瘤病毒

　　E. 革兰氏阴性双球菌

5. 尖锐湿疣的病原体是

6. 梅毒的病原体是

【答案与解析】

1. D。解析：β-内酰胺酶是耐药细菌针对内酰胺类抗生素分泌的一类酶,可以与 β-内酰胺环结合,使 β-内酰胺环裂解而被破坏,失去抗菌活性。由质粒介导的产超广谱 β-内酰胺酶(ESBL)的革兰氏阴性细菌有肺炎克雷伯菌、大肠埃希菌。故选 D。

2. E　3. BC　4. ABC　5. D　6. B

温 故 知 新

血液　消毒范围以穿刺点为中心,直径 5cm；一般由肘静脉穿刺采血

尿液
- 女性采样　用肥皂水或聚维酮碘清洗外阴,再收集中段尿
- 男性采样　清洗阴茎头后留取中段尿
- 培养厌氧菌　采用膀胱穿刺法收集尿液,并用无菌厌氧容器运送
- 排尿困难者　可导尿,一般插入导管后将尿弃掉 15ml 后再留取

标本采集

粪便　取含脓、血或黏液的粪便置于清洁容器中送检,排便困难者或婴儿可采集直肠拭子

呼吸道标本　如鼻咽拭子、痰、通过气管收集的标本

脑脊液　采集的脑脊液应立即保温送检或床边接种

胸腔积液、腹腔积液和心包积液等　标本含菌少,宜采集较大量标本送检

腹膜透析液　至少需采集 50ml

其他　眼、耳部标本,生殖道标本,创伤、组织和脓肿标本,血清

临床常见病原体检测 -1

标本的实验室质量评估标准　应严格执行,如无标签的标本不接收

病原体试验检查方法　包括直接显微镜检测、特异性抗原检测、核酸检测、病原体的分离培养和鉴定、血清学试验和细菌毒素检测

病原体耐药性检测　包括药物敏感试验、耐药菌监测试验、病原体耐药基因的检测

临床感染常见病原体检测
- 导致人类感染性疾病的病原体　包括病毒、细菌、真菌、支原体、衣原体、立克次体、螺旋体和寄生虫等
- 临床标本分离和培养的阳性结果最具有诊断价值　分离培养的阴性结果并不能完全排除感染的可能

医院感染的重要环节　即传染源、传播途径和易感人群

医院感染的类型
- 外源性感染　系指由患者本身以外的微生物引起的感染
- 内源性感染　系指由患者本身携带的微生物引起的感染

病原学
- 细菌〔最常见〕　以革兰氏阴性杆菌为主，如大肠埃希菌、肺炎克雷伯菌等
- 病毒　如肝炎病毒、流感病毒、疱疹病毒等
- 其他　有真菌和弓形体、肺孢子虫等

病原体来源　住院患者、医务人员、探视者等〔病原体大多数为人体正常菌群或条件致病菌〕

常见临床类型　下呼吸道感染（我国最常见）、尿路感染、手术切口感染等

病原体检查项目　涂片镜检、分离培养鉴定法

医院环境中细菌污染的监测和消毒灭菌效果的监测

医院感染常见病原体检查

HAV
- 抗 HAV-IgM 阳性　是早期诊断甲型肝炎的特异性指标
- 抗 HAV-IgA 阳性　是早期诊断甲型肝炎的指标之一
- 抗 HAV-IgG 阳性　提示既往感染，可作为流行病学调查的指标
- HAV-RNA　对诊断特别是早期诊断具有特异性

HBV
- 乙型肝炎五项检测　HBsAg、HBeAg、抗-HBc、抗-HBe、抗-HBs
- 表面抗原蛋白前 S1 抗原和前 S1 抗体
  - 前 S1 抗原是非常重要的传染性指标，可反映 HBeAg 阴性乙型肝炎患者体内的病毒活动状况
  - 前 S1 抗原阴转越早、前 S1 抗体阳转越早，患者病程越短、预后越好
- 表面抗原蛋白前 S2 抗原和前 S2 抗体
  - 前 S2 抗原阳性　提示 HBV 复制异常活跃，有传染性
  - 前 S2 抗体阳性　见于乙型肝炎急性期及恢复早期，提示 HBV 已被清除，预后较好
- HBV-DNA　阳性是诊断乙型肝炎的佐证，表明 HBV 复制及有传染性
- 乙型肝炎病毒 YMDD 变异测定　测定结果为临床抗 HBV 治疗用药提供了实验室诊断依据

HCV
- HCV-RNA　阳性提示 HCV 复制活跃，传染性强；HCV-RNA 转阴提示 HCV 复制受抑
- 抗 HCV-IgM 抗体　主要用于早期诊断
- 抗HCV-IgG 抗体　阳性表明已有 HCV 感染但不能作为感染的早期指标

病毒性肝炎检测

临床常见病原体检测-2

HDV ┬ HDVAg 与 HBsAg 同时阳性 —— 表示丁型和乙型肝炎病毒同时感染,可迅速发展为慢性或急性重症肝炎
    ├ 抗HDV-IgG —— 是诊断丁型肝炎的可靠指标
    ├ 抗HDV-IgM —— 可用于丁型肝炎早期诊断
    └ HDV-RNA —— 阳性可明确诊断为丁型肝炎

HEV ┬ 抗HEV-IgM —— 可作为急性感染的诊断指标
    ├ 抗HEV-IgG —— 提示有 HEV 新近感染
    └ HEV-RNA —— 阳性可诊断急性戊型肝炎

其他 —— HGV 检测、TTV 检测

性传播疾病病原体检测

AIDS ┬ 病原体 —— 人类免疫缺陷病毒(HIV) —— 病毒培养是检测 HIV 感染最精确的方法
     └ 传播途径 —— 包括性传播、经血传播、母婴传播

梅毒 ┬ 病原体 —— 苍白密螺旋体
     │   检测方法:暗视野显微镜检查、梅毒血清学试验、脑脊液检查、TP-PCR
     └ 分期 —— 一期梅毒、二期梅毒、三期梅毒

淋病 ┬ 病原体 —— 淋病奈瑟菌
     │   检测方法:涂片检查、分离培养(诊断的金标准)、PCR 法
     └ 传播途径 —— 主要通过不洁性交传播

非淋球菌尿道炎 ┬ 病原体 —— 沙眼衣原体、解脲脲原体等
              │   检测方法:分离培养、血清学试验等
              └ 传播途径 —— 经性接触传播

生殖器疱疹 —— 病原体:主要是 HSV-Ⅱ,少数为 HSV-Ⅰ —— 培养法、直接检测法等

尖锐湿疣 —— 病原体:HPV —— 细胞学子宫颈涂片检查、5% 醋酸试验等

软下疳 —— 病原体:杜克雷嗜血杆菌 —— 直接涂片、培养等

常用检测方法

第十章

其 他 检 测

第一节　染色体检测

一、染色体检查、染色体命名和书写方法

1. 染色体检查　即染色体核型分析,将待分析的细胞进行短期培养后,经过特殊制片和显带技术,在光学显微镜下观察分裂中期的染色体,确定染色体的数目及结构是否发生畸变。

（1）染色体检查的标本除常用外周血外,还可以用骨髓细胞、皮肤细胞、黏膜和羊水中的细胞等,是确诊染色体病的基本方法。

（2）在染色体检查中,除常规染色体核型分析外,各种显带及其他分子生物学技术用于不同的检查目的。

2. 染色体命名　人体细胞有 46 条染色体,其中常染色体 22 对（44 条）,性染色体 1 对（XY）,男性为 46, XY；女性为 46, XX。

（1）根据人类细胞遗传学命名的国际体制（ISCN）,人类 46 条染色体按其长短和着丝粒的位置编为 A~G 7 组,包括 1~22 号及 X 和 Y 染色体。

（2）根据各染色体上显带特点,将染色体划区分布,p 表示短臂,q 表示长臂。一般有 4 个符号代表某一特定区带,例如"2P35"则表示 2 号染色体短臂 3 区 5 带。

（3）t 表示染色体片段发生易位,inv 表示倒位,iso 或 i 表示等臂染色体,ins 表示插入,del 表示缺失,r 表示环状染色体。"–"代表染色体丢失,"+"表示增加。

3. 核型分析及其书写

（1）核型书写有统一格式,其书写顺序为染色体数目→性染色体→染色体异常。各项之间以逗号分开,性染色体以大写的 X 与 Y 表示,各染色体变异以小写字母表示,第一括号内是累及染色体的号数,第二括号内是累及染色体的区带。

（2）如 45, X, –Y, t（8；21）（q22；q22）,表示 45 条染色体,丢失了 Y 染色体,第 8 号与第 21 号染色体之间易位,断裂点分别在第 8 号染色体长臂 2 区 2 带和第 21 号染色体长臂 2 区 2 带。

二、染色体异常及染色体病

1. 概述　染色体异常包括染色体数目异常和结构异常。根据先天性和获得性分为先天性和获得性染色体异常，根据常染色体和性染色体分为常染色体病和性染色体病。

2. 染色体异常

（1）染色体数目异常：正常人体细胞有 23 对染色体，即含有两个染色体组或称为二倍体（2n）。

1）以二倍体为标准，染色体的畸变类型有整倍体型和非整倍体型。前者为整组染色体增减，有单倍体、三倍体和四倍体；后者只有少数几条染色体增减。

2）比二倍体数目少的称为亚二倍体，比二倍体数目多的称为超二倍体。

（2）染色体结构异常：结构畸变有染色体易位、倒位、插入、缺失、形成环状染色体等。

3. 常见先天性染色体病举例（表 4-10-1）

表 4-10-1　常见先天性染色体病举例

病名	染色体异常	频率（/万）	主要症状
常染色体异常			
唐氏综合征	+21	10.0	智能障碍、短头
Edwards 综合征	+18	0.8	发育障碍、小头
Patau 综合征	+13	2.0	小头、小眼球，兔唇
性染色体异常			
Turner 综合征	XO，XO/XX 等	1.0	矮小、性发育不全
Klinefelter 综合征	XXY	10.0	女性样乳房、小睾丸
YY 综合征	XYY	15.0	身材特别高、睾丸功能轻度障碍

第二节　基　因　诊　断

一、基因诊断的含义

1. 定义　基因诊断是在基因水平上对疾病或人体的状态进行诊断，它是以遗传物质（如 DNA 或 RNA）为检查对象，利用分子生物学技术，通过检查遗传物质结构或表达量变化与否来诊断疾病的方法。主要用于感染性疾病病原体诊断、先天遗传性疾病诊断、基因突变性疾病（如肿瘤）诊断、产前诊断、亲子鉴定和法医物证等。

2. 基因诊断的主要内容（表 4-10-2）

表 4-10-2　基因诊断的主要内容与评价

内容	评价
基因突变检测	如点突变、基因片段的缺失或插入、基因重排等不同类型基因突变的检测
基因连锁分析	临床的一些疾病的致病基因尚不清楚,很难用基因突变的检测诊断,对这些遗传疾病采用基因连锁分析
基因表达分析	如 mRNA 拷贝定量检测及 mRNA 长度分析等。mRNA 检测在基因表达水平上为基因功能是否正常提供了直接依据
病原体诊断	外来入侵病原微生物遗传物质的检测

二、基因诊断的常用技术

1. 核酸分子杂交技术　常用的核酸分子杂交技术与评价见表 4-10-3。

表 4-10-3　常用的核酸分子杂交技术与评价

方法	评价
Southern 印迹杂交	①一种特定检测 DNA 片段的方法。Southern 印迹的转印方法有毛细管虹吸印迹法、电转法、真空转移法 ②临床主要用于进行疾病的 RFLP 连锁分析、基因缺失诊断
Northern 印迹杂交	一种研究 RNA 的方法,可用于测定细胞的总 RNA 或 mRNA 分子量的大小
斑点杂交	一种快速、简便、既可检测 DNA 又可检测 RNA 的方法,可同时检测多个样品,既可进行定性又可以进行半定量
原位杂交(ISH)	①在保持细胞基本形态的情况下,用放射性核素或非放射性核素标记的探针与细胞内的 DNA 或 RNA 进行杂交。可同时检测多种 DNA 或 RNA 的情况 ②原位杂交由于是原位检测,因此在对特定 DNA 或 RNA 进行检测的同时还可对其进行细胞及基因组内定位

2. DNA 测序　DNA 序列测定常用方法与评价见表 4-10-4。

表 4-10-4　DNA 序列测定常用方法与评价

方法	评价
双脱氧链终止法	目前应用最多的快速测序技术
化学降解法	优点是模板不需体外酶促反应,只要末段标记的 DNA 片段,其缺点是方法复杂费时,末段标记比活性低
"下一代"测序技术	采用自动化测序仪进行,结果清晰、准确、分辨率高,大大提高了测序的速度和测序的功能

3. 聚合酶链反应

(1)定义:聚合酶链反应(PCR)是利用 DNA 聚合酶(如 *Taq* DNA 聚合酶)在体外催化一对引物间的特异 DNA 片段合成的基因体外扩增技术。

（2）应用：临床上常用于病原体 DNA 的检测、肿瘤微量残留细胞的检出、遗传病的基因诊断、法医学上嫌疑人或个体遗传物质的鉴定等。应用 RT-PCR 还可对 RNA 病毒如丙型肝炎病毒和待检基因的表达量进行检测。

4. 连接酶链反应（LCR）　是一种新的 DNA 体外扩增和检测技术，主要用于点突变的研究及靶基因的扩增。

5. 单链构象多态性（SSCP）分析　是一种分析突变基因的方法。目前，SSCP 多与 PCR技术联用（PCR-SSCP）检测基因突变，提高了基因突变检测的灵敏性，现已广泛用于遗传病及肿瘤基因的分析。

6. 限制性片段长度多态性（RFLP）分析　RFLP 分析是限制性内切酶、核酸电泳、印迹技术、探针杂交技术的综合应用，多用于临床遗传性疾病的基因诊断。

7. 单核苷酸多态性（SNP）分析　主要是指在基因组水平上由单个核苷酸的变异所引起的 DNA 序列多态性。SNP 的特性包括：①密度高；②具有代表性；③遗传稳定性；④自动化分析。

8. 基因芯片技术　基因芯片在医学领域中的应用见表 4-10-5。

表 4-10-5　基因芯片在医学领域中的应用与评价

应用	评价
优生优育	600 多种遗传疾病与基因有关。妊娠早期用 DNA 芯片做基因诊断，可避免许多遗传疾病的发生
疾病诊断	由于大部分疾病与基因有关，且与多基因有关，利用 DNA 芯片可对一些疾病进行诊断
器官移植	可用于 HLA 分型
病原体诊断	细菌和病毒鉴定、耐药基因的鉴定
环境的影响	花粉过敏等人体对环境的反应都与基因有关
法医学	DNA 芯片较 DNA 指纹鉴定更有优点

三、基因诊断在临床医学中的应用

1. 遗传性疾病的基因诊断　如镰刀状红细胞贫血、血友病、地中海贫血、脆性 X 综合征等均可应用分子生物学技术对其进行基因诊断。以 α 地中海贫血（简称 α 地贫）为例，α 地贫是由于 α 链基因的完全或部分缺失所致的 α 珠蛋白合成减少的血红蛋白病，可应用 RT-PCR 的方法检测患儿红细胞中的 α 珠蛋白 mRNA，从而对 α 地贫进行诊断。

2. 感染性疾病的基因诊断　应用分子生物学的方法可以检测 DNA 病毒和 RNA 病毒。目前可检出的病原体有乙型肝炎病毒、丙型肝炎病毒、人乳头状瘤病毒、柯萨奇病毒、EB 病毒、疱疹病毒、结核分枝杆菌等。

3. 肿瘤的基因诊断

（1）癌基因

1）肿瘤非特异性癌基因：如 *H-ras*、*K-ras*、*c-myc* 等基因，在肝癌、肺癌、结直肠癌等许多肿瘤中可检测到。

2）肿瘤特异性癌基因：如 *c-sis* 与淋巴结肿瘤转移有关，*c-abl* 与慢性髓系白血病有关。

（2）原癌基因：原癌基因编码的产物可在细胞膜、细胞质、细胞核和细胞外。

（3）抑癌基因：抑癌基因的丢失或失活可能导致肿瘤发生。如野生型 *P53* 为抑癌基因，其失活对于肿瘤的形成具有重要的作用。目前发现许多肿瘤中存在 *P53* 基因的突变，如肝癌、胃癌、乳腺癌、白血病和淋巴瘤等。

4. 药物代谢基因诊断　临床药物疗效与参与药物代谢的相关基因有密切关联。现已明确 ALDH2 基因诊断与硝酸甘油个体化用药有关。细胞色素氧化酶 P450（CYP450）系列基因对心血管系统、消化系统、神经系统疾病药物的代谢影响，如 CYP2C19 基因诊断与氯吡格雷等。检测多药耐药基因（MDR）可为药理学研究提供一定的依据。

5. 基因诊断在法医学中的应用　Southern 印迹图被称为 DNA 指纹。法医学常将此种技术用于刑事案件中的物证来源进行鉴定和民事案件中的亲子鉴定。

第三节　流式细胞术及其临床应用

一、流式细胞术

流式细胞术（FCM）是一种集细胞生物技术、单克隆抗体技术、激光技术、流体力学、计算机等于一体的分析技术；是能够对细胞或生物微粒的生物物理、生理、生化、免疫、遗传、分子生物学性状及功能状态等进行定性或定量检测，并可以进行分类收集和分选的多参数检测细胞分析技术。所使用的仪器叫流式细胞仪。

二、流式细胞术的临床应用

1. 免疫学

（1）利用 FCM 可进行免疫活性细胞的分型与纯化、淋巴细胞亚群与疾病关系的分析，免疫缺陷病如艾滋病的诊断，器官移植后的免疫学监测等。

（2）用 FCM 检测 T 淋巴细胞表面的 HLA-B27 的表达强度以辅助诊断强直性脊柱炎。

2. 血液学　FCM 可用于白血病的分型、血液肿瘤微小残留病（MRD）的监测、白血病多药耐药性的检测、血小板的研究、造血干/祖细胞的研究、血液肿瘤细胞的 DNA 分析、细胞凋亡及相关蛋白的研究等。

3. 肿瘤学　流式细胞术可用于测定实体瘤标本、穿刺标本、体腔液、活检组织中可疑细胞的 DNA 倍体,分析细胞周期,鉴别恶性肿瘤。根据化疗过程中肿瘤细胞 DNA 倍体变化,了解细胞动力学,以此评估药物疗效。

 提示

　　FCM 在临床上应用最多且最有价值的是血液学诊断与研究方面。

第四节　床　旁　检　测

一、床旁检测的定义

1. 床旁检测(POCT)又称为"即时检验",是检验医学中快速发展的新领域之一。我国《床旁检测管理办法(草案)》规定:POCT 是在医疗机构内,由实验室或非实验室的卫生保健人员,在临床实验室的质量管理体系指导下,在患者身旁进行的快速检测。如果检测不是在临床实验室内进行,并且它是一种移动性的系统,就可称为 POCT。

2. POCT 可在患者床旁、治疗室、手术室、重症监护室、诊所、家庭或野外等地进行检测,其操作简单快速,检测仪器携带方便,且节省了大量分析前和分析后阶段许多复杂的步骤,显著缩短了患者标本的检测周期,它还可使患者对病情进行自我监测。

二、POCT 的临床应用

POCT 涉及的检测项目包括血糖、常规尿液分析、血气 / 电解质、凝血、各种病原体、糖化血红蛋白、心肌标志物、激素和妊娠试验等。目前应用较多的如下。

1. 糖尿病　POCT 最早用于检测血糖和尿糖。糖尿病患者常用的 POCT 包括空腹血糖、HbA_{1c}、尿微量白蛋白检测等,扩展指标包括血气、乳酸盐、电解质检测等。

2. 心血管疾病　POCT 可用于心肌梗死、心力衰竭的诊断和风险评估,以及口服抗凝剂监测等。如 cTnI、肌红蛋白、CK-MB 等检测可即时诊断急性心肌梗死(AMI);BNP 检测可即时诊断和监测充血性心力衰竭(CHF);D- 二聚体与肌钙蛋白联合检测既可辅助对 AMI 的诊断,又可作为溶栓治疗时的观察指标。

3. 感染性疾病　已有许多用于检测病原体的 POCT 方法。如细菌性阴道病、性传播疾病病原体的抗原、抗体检测,术前传染病的筛查及内镜检查前的肝炎、HIV 感染筛查,C 反应蛋白检测等。

○ 温 故 知 新 ○

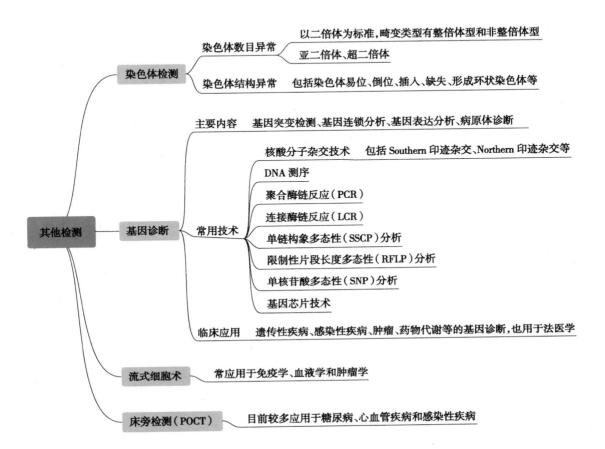

第五篇　辅　助　检　查

第一章

心 电 图

第一节　临床心电学的基本知识

一、心电图产生原理

1. 概述　心脏机械收缩之前,先产生电激动,心房和心室的电激动可经人体组织传到体表。心电图(ECG)是利用心电图机从体表记录心脏每一心动周期所产生电活动变化的曲线图形。

2. 除极和复极过程

(1)静息状态:心肌细胞在静息状态时,膜外排列阳离子带正电荷,膜内排列同等比例的阴离子带负电荷,保持平衡的极化状态,不产生电位变化。

(2)受到刺激:当细胞一端的细胞膜受到刺激(阈刺激),其通透性发生改变,使细胞内外正、负离子的分布发生逆转,受刺激部位的细胞膜出现除极化,使该处细胞膜外正电荷消失而其前面尚未除极的细胞膜外仍带正电荷,从而形成一对电偶。

1)电源(正电荷)在前,电穴(负电荷)在后,电流自电源流入电穴,并沿着一定的方向迅速扩展,直到整个心肌细胞除极完毕。此时心肌细胞膜内带正电荷,膜外带负电荷称为除极状态。

2)嗣后,由于细胞的代谢作用,使细胞膜又逐渐复原到极化状态,这种恢复过程称为复极过程,复极与除极先后程序一致,但复极化的电偶是电穴在前,电源在后,并较缓慢向前推进,直至整个细胞全部复极为止(图 5-1-1)。

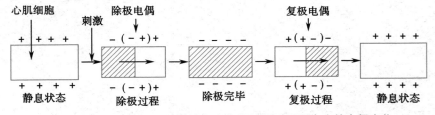

图 5-1-1　单个心肌细胞的除极和复极过程以及所产生的电偶变化

3. 波形方向

(1)就单个细胞而言,在除极时,检测电极对向电源(即面对除极方向)产生向上的波形,背向电源(即背离除极方向)产生向下的波形,在细胞中部则记录出双向波形。

(2)复极过程与除极过程方向相同,但因复极化过程的电偶是电穴在前,电源在后,因此记录的复极波方向与除极波相反(图 5-1-2)。

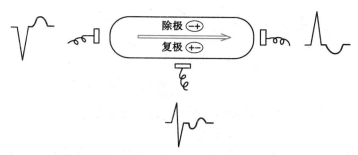

图 5-1-2　单个心肌细胞检测电极方位与除极、复极波形方向的关系
箭头示除极与复极的方向。

注意,在正常人的心电图中,记录到的复极波方向常与除极波主波方向一致,与单个心肌细胞不同。这是因为正常人心室的除极从心内膜向心外膜,而复极则从心外膜开始,向心内膜方向推进,其确切机制尚未完全清楚。

4. 由体表所采集到的心脏电位强度与下列因素有关

(1)与心肌细胞数量(心肌厚度)成正比关系。

(2)与探查电极位置和心肌细胞之间的距离成反比关系。

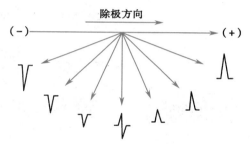

图 5-1-3　检测电极电位和波形与心肌除极方向的关系

(3)与探查电极的方位和心肌除极的方向所构成的角度有关,夹角愈大,心电位在导联上的投影愈小,电位愈弱(图 5-1-3)。

1)心电"向量":既具有强度,又具有方向性的电位幅度称为心电"向量",通常用箭头表示其方向,而其长度表示其电位强度。心脏的电激动过程中产生许多心电向量。

2)心电综合向量:心脏的电激动过程中产生许多心电向量。心电综合向量的合成原理:①同一轴的两个心电向量的方向相同者,其幅度相加;方向相反者则相减;②两个心电向量的方向构成一定角度者,则可应用"合力"原理将二者按其角度及幅度构成一个平行四边形,而取其对角线为综合向量(图 5-1-4)。可以认为,由体表所采集到的心电变化,乃是全部参与电活动心肌细胞的电位变化按上述原理所综合的结果。

二、心电图各波段的组成和命名

1. 心脏的特殊传导系统

(1)心脏的特殊传导系统由窦房结、结间束(分为前、中、后结间束)、房间束(起自前结间束,称 Bachmann 束)、房室交界区(房室结、希氏束)、束支(分为左、右束支,左束支又分为前分支和后分支)以及浦肯野纤维构成。心脏的传导系统与每一心动周期顺序出现的心电变化密切相关。

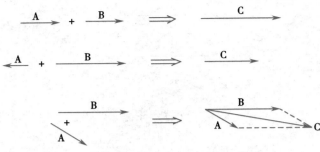

图 5-1-4　综合向量的形成原则

（2）正常心电活动始于窦房结,兴奋心房的同时经结间束传导至房室结（激动传导在此处延迟 0.05~0.07s）,然后循希氏束→左、右束支→浦肯野纤维顺序传导,最后兴奋心室。这种先后有序的电激动的传播,引起一系列电位改变,形成了心电图上的相应的波段。

2. 心电图的波段

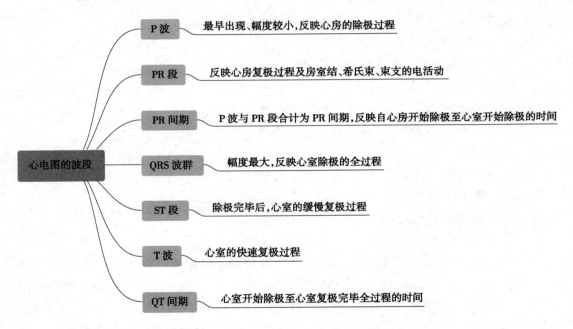

3. QRS 波的多种形态

（1）首先出现的位于参考水平线以上的正向波称为 R 波;R 波之前的负向波称为 Q 波;S 波是 R 波之后第一个负向波;R′ 波是继 S 波之后的正向波;R′ 波后再出现负向波称为 S′ 波;如果 QRS 波只有负向波,则称为 QS 波。

（2）一般若各波振幅 <0.5mV,则用小写英文字母 q、r、s 表示;若振幅≥0.5mV,则用大写英文字母 Q、R、S 表示。QRS 波群命名示意图见图 5-1-5。

4. 心室肌的除极顺序　正常心室除极始于室间隔中部,自左向右方向除极;随后左右心室游离壁从心内膜朝心外膜方向除极;左心室基底部与右心室肺动脉圆锥部是心室最后除极部位。上述除极顺序对于理解不同电极部位 QRS 波形态的形成颇为重要。

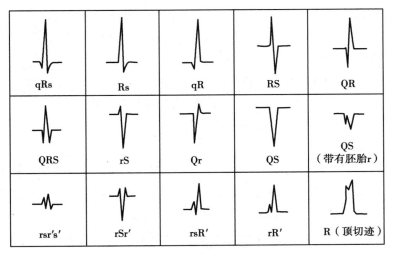

图 5-1-5　QRS 波群命名示意图

三、心电图导联体系

1. 概述　在长期临床心电图实践中,已形成了一个由 Einthoven 创设而目前广泛采纳的国际通用导联体系,称为常规 12 导联体系。

2. 肢体导联　包括标准肢体导联Ⅰ、Ⅱ、Ⅲ及加压肢体导联 aVR、aVL、aVF。

（1）肢体导联的电极主要放置于右臂（R）、左臂（L）、左腿（F）,连接此三点即成为所谓 Einthoven 三角（图 5-1-6A、B）。

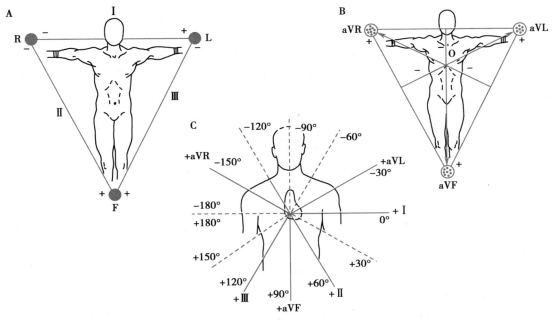

图 5-1-6　肢体导联的导联轴

A. 标准导联的导联轴;B. 加压肢体导联的导联轴;C. 肢体导联额面六轴系统。

（2）在每一个标准导联正负极间均可画出一假想的直线,称为导联轴。

（3）为便于表明6个导联轴之间的方向关系,将Ⅰ、Ⅱ、Ⅲ导联的导联轴平行移动,使之与aVR、aVL、aVF的导联轴一并通过坐标图的轴中心点,便构成额面六轴系统（图 5-1-6C）。此坐标系统采用 ±180° 的角度标志。以左侧为 0°,顺钟向的角度为正,逆钟向者为负。每个导联轴从中心点被分为正负两半,每个相邻导联间的夹角为 30°。

（4）肢体导联的导联轴（图 5-1-6）

3. 胸导联　包括 V_1~V_6 导联。

（1）胸导联检测电极安放的位置:V_1 位于胸骨右缘第4肋间;V_2 位于胸骨左缘第4肋间;V_3 位于 V_2 与 V_4 两点连线的中点;V_4 位于左锁骨中线与第5肋间相交处;V_5 位于左腋前线与 V_4 同一水平处;V_6 位于左腋中线与 V_4 同一水平处。

（2）胸导联检测电极的位置（A）及此位置与心室壁部位的关系（B）（图 5-1-7）

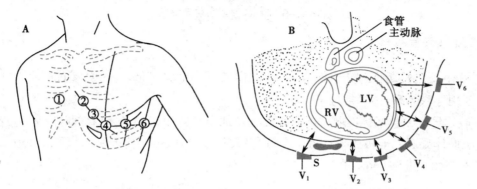

图 5-1-7　胸导联检测电极的位置（A）及此位置与心室壁部位的关系（B）

4. V_7~V_9 导联　临床上诊断后壁心肌梗死还常选用 V_7~V_9 导联:V_7 位于左腋后线 V_4 水平处;V_8 位于左肩胛骨线 V_4 水平处;V_9 位于左脊旁线 V_4 水平处。小儿心电图或诊断右心病变（例如右心室心肌梗死）有时需要选用 V_{3R}~V_{6R} 导联,电极放置右胸部与 V_3~V_6 对称处。

第二节　心电图的测量和正常数据

一、心电图测量

1. 心电图各波段的测量（图 5-1-8）

2. 心率的测量　在安静清醒的状态下,正常心率范围在 60~100 次/min。

（1）心脏节律规整时:先测量一个 RR（或 PP）间期的秒数,然后被60除即可求出。例如 RR 间距为4个大格（0.8s）,则心率为 60/0.8=75 次/min。具体如图 5-1-9 所示。

（2）心脏节律不规整时:一般可以先数 6s 的心搏数,然后乘以10作为心率。如图 5-1-10 所示的心电图,6s 的心搏数是10次,由此可以粗略计算出心率为 $10 \times 10=100$ 次/min。

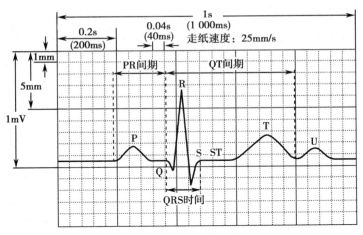

图 5-1-8 心电图各波段的测量

心电图记录纸由纵线和横线划分成各为 1mm² 的小方格。当走纸速度为 25mm/s 时,每两条纵线间(1mm)表示 0.04s(即 40ms);当标准电压 1mV=10mm 时,两条横线间(1mm)表示 0.1mV。

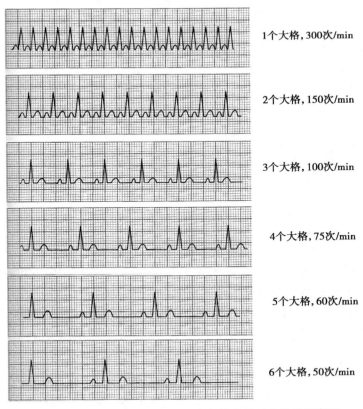

1 个大格,300 次/min

2 个大格,150 次/min

3 个大格,100 次/min

4 个大格,75 次/min

5 个大格,60 次/min

6 个大格,50 次/min

图 5-1-9 心脏节律规整时,心率与格子数对应关系示意图

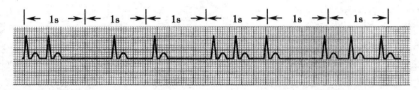

图 5-1-10 心脏节律不规整时,心率的计算方法示意图

（3）还可采用查表法或使用专门的心率尺直接读出相应的心率数。

3. 平均心电轴

（1）概念：心电轴通常指的是平均 QRS 心电轴,它是心室除极过程中全部瞬间向量的综合（平均 QRS 向量）,借以说明心室在除极过程这一总时间内的平均电势方向和强度。

（2）心电轴范围：正常心电轴的范围为 –30°~+90°；电轴位于 –30°~–90° 范围为心电轴左偏；位于 +90°~+180° 范围为心电轴右偏；位于 –90°~–180° 范围,定义为"不确定电轴"。除测定 QRS 波群电轴外,还可用同样方法测定 P 波和 T 波电轴。心电轴的测量方法见图 5-1-11。

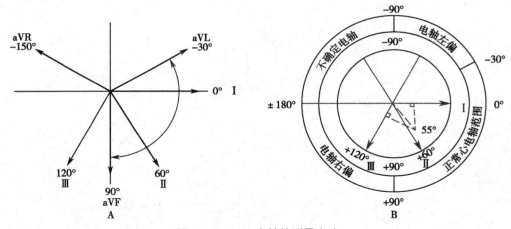

图 5-1-11 心电轴的测量方法
A. 正常心电轴及其偏移；B. 心电轴的精确测量方法。

（3）测定方法：临床上最常用、最简单的方法是目测 I 和 aVF 导联 QRS 波群的主波方向,有时还需要结合 II 导联 QRS 波群的主波方向粗略估测心电轴是否发生偏移（表 5-1-1）。注意,不同方法测定的心电轴值不完全相同。

（4）临床意义：心电轴的偏移,一般受心脏在胸腔内的解剖位置、两侧心室的质量比例、心室内传导系统的功能、激动在室内传导状态以及年龄、体型等因素影响。

1）心电轴左偏：见于左心室肥厚、左前分支阻滞等。

2）心电轴右偏：见于右心室肥厚、左后分支阻滞等。

3）不确定电轴：可以发生在正常人（正常变异）,亦可见于某些病理情况,如肺源性心脏病、冠心病、高血压等。心电轴偏转判断方法总结见图 5-1-12。

表 5-1-1　心电轴的测定方法——结合Ⅰ、Ⅱ和 aVF 导联 QRS 波群的主波方向

项目		心电轴不偏	心电轴左偏	心电轴右偏	心电轴不确定
QRS 波群主波方向	Ⅰ导联	向上	向上	向上	向下	向下
	aVF 导联	向上	向下	向下	向上	向下
	Ⅱ导联	—	向上	向下	—	—
Ⅱ导联投射范围		—	0°~-30°	-30°~-90°	—	—
Ⅰ、aVF 导联重叠的象限		第四象限（0°~+90°）	第一象限（0°~-90°）	第一象限（0°~-90°）	第三象限（+90°~+180°）	第二象限（-90°~-180°）
结果		电轴不偏	电轴不偏	电轴左偏	电轴右偏	心电轴不确定

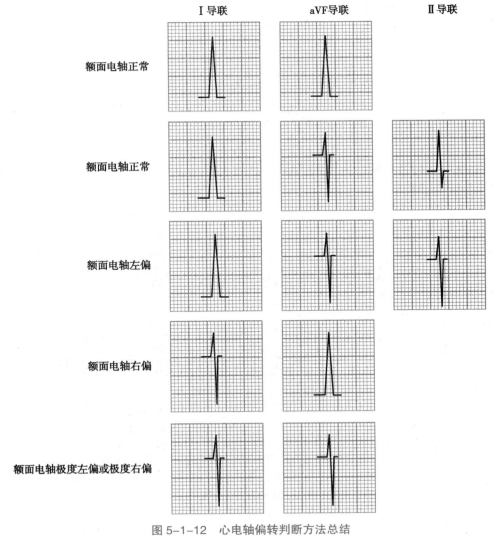

图 5-1-12　心电轴偏转判断方法总结

4. **心脏循长轴转位** 自心尖部朝心底部方向观察,设想心脏可循其本身长轴作顺钟向或逆钟向转位。正常时 V_3 或 V_4 导联 R/S 大致相等,为左、右心室过渡区波形。

(1)顺钟向转位时,正常在 V_3 或 V_4 导联出现的波形转向左心室方向,即出现在 V_5、V_6 导联上。

(2)逆钟向转位时,正常 V_3 或 V_4 导联出现的波形转向右心室方向,即出现在 V_1、V_2 导联上。

(3)顺钟向转位可见于右心室肥厚。逆钟向转位可见于左心室肥厚。心电图上的这种转位图形在正常人亦常可见到,提示这种图形改变有时为心电位的变化,并非都是心脏在解剖上转位的结果(图 5-1-13)。

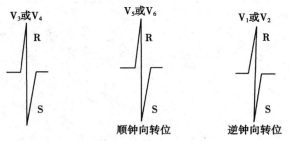

图 5-1-13 心电图图形转位判断方法示意图

二、正常心电图波形特点和正常值

1. 正常 12 导联心电图波形特点(图 5-1-14)

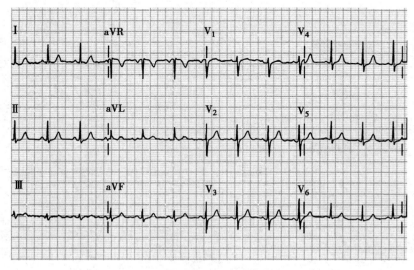

图 5-1-14 正常心电图

2. P 波

（1）形态：P 波的形态在大部分导联上一般呈钝圆形，有时可能有轻度切迹（图 5-1-15）。P 波方向在 I、II、aVF、V₄~V₆ 导联向上，aVR 导联向下，其余导联呈双向、倒置或低平均可。

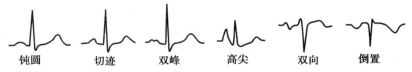

钝圆　　切迹　　双峰　　高尖　　双向　　倒置

图 5-1-15　P 波的常见形态示意图

（2）时间：正常人 P 波时间一般 <0.12s。

（3）振幅：P 波振幅在肢体导联一般 <0.25mV，胸导联一般 <0.2mV。

3. PR 间期　指从 P 波的起点至 QRS 波群的起点。

（1）心率在正常范围时，PR 间期为 0.12~0.20s。

（2）在幼儿及心动过速时，PR 间期相应缩短。

（3）在老年人及心动过缓时，PR 间期可略延长，但一般不超过 0.22s。

4. QRS 波群

（1）时间：正常人 QRS 时间一般不超过 0.11s，多数在 0.06~0.10s。

（2）形态和振幅

1）在胸导联

a. 正常人 V₁、V₂ 导联多呈 rS 型，V₁ 的 R 波一般不超过 1.0mV。

b. V₅、V₆ 导联 QRS 波群可呈 qR、qRs、Rs 或 R 型，且 R 波一般不超过 2.5mV。

c. 胸导联的 R 波自 V₁ 至 V₅ 逐渐增高，V₆ 的 R 波一般低于 V₅ 的 R 波。通常 V₂ 的 S 波较深，V₂ 至 V₆ 导联的 S 波逐渐变浅。

d. V₁ 的 R/S<1，V₅ 的 R/S>1。在 V₃ 或 V₄ 导联，R 波和 S 波的振幅大体相等。

2）在肢体导联

a. I、II 导联的 QRS 波群主波一般向上，III 导联的 QRS 波群主波方向多变。

b. aVR 导联的 QRS 波群主波向下，可呈 QS、rS、rSr′ 或 Qr 型。aVL 与 aVF 导联的 QBS 波群可呈 qR、Rs 或 R 型，也可呈 rS 型。

c. 正常人的 R 波，在 aVR 导联一般 <0.5mV，在 I 导联 <1.5mV，在 aVL 导联 <1.2mV，在 aVF 导联 <2.0mV。

> ⓘ 提示
>
> 　　6 个肢体导联的 QRS 波群振幅一般不应都 <0.5mV，6 个胸导联的 QRS 波群振幅一般不应都 <0.8mV，否则称为低电压。

（3）R 峰时间

1）R 峰时间指 QRS 起点至 R 波顶端垂直线的间距。如有 R′波,则应测量至 R′峰;如
R 峰呈切迹,应测量至切迹第二峰。各种波形的 R 峰时间测量方法见图 5-1-16。

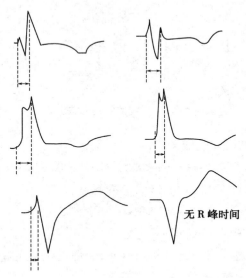

无 R 峰时间

图 5-1-16　各种波形的 R 峰时间测量方法

2）正常 R 峰时间:在 V_1、V_2 导联一般不超过 0.03s,在 V_5、V_6 导联一般不超过 0.05s。
R 峰时间延长见于心室肥大、预激综合征及心室内传导阻滞。

（4）Q 波

1）正常人的 Q 波时限一般不超过 0.03s（除Ⅲ和 aVR 导联外）。Ⅲ导联 Q 波的宽度可达
0.04s。aVR 导联出现较宽的 Q 波或呈 QS 波均属正常。

2）正常情况下,Q 波深度不超过同导联 R 波振幅的 1/4。正常人 V_1、V_2 导联不应出现
Q 波,但偶尔可呈 QS 波。

5. J 点　QRS 波群的终末与 ST 段起始之交接点称为 J 点。

（1）J 点大多在等电位线上,通常随 ST 段的偏移而发生移位。

（2）由于心动过速等原因,使心室除极与心房复极并存,导致心房复极波（Ta 波）重叠
于 QRS 波群的后段,可发生 J 点下移。

6. ST 段　指自 QRS 波群的终点至 T 波起点间的线段。

（1）正常的 ST 段大多为一等电位线,有时可有轻微偏移,但在任一导联,ST 段下移一
般不超过 0.05mV。

（2）成人 ST 段抬高在 V_2 和 V_3 导联较明显,可达 0.2mV 或更高,且男性抬高程度一般
大于女性。在 V_4~V_6 导联及肢体导联,ST 段抬高的程度很少超过 0.1mV。

（3）部分正常人（尤其是年轻人）,可因局部心外膜区心肌细胞提前复极导致部分导联
J 点上移、ST 段呈现凹面向上抬高（常出现在 V_2~V_5 导联及Ⅱ、Ⅲ、aVF 导联）,通常称之为早
期复极,大多属正常变异（图 5-1-17）。

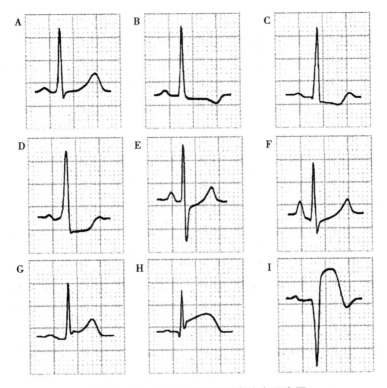

图 5-1-17 常见的 ST 段形态改变示意图

A. 正常 ST 段；B. 水平型下移；C. 下斜型下移；D. 完全水平型下移；E. 连接点（J 点）下移；F. 假性 ST 段下移；G. 凹面向上型抬高；H. 弓背向上型抬高；I. 弓背向上型抬高。

7. T 波

（1）形态：正常 T 波形态两肢不对称，前半部斜度较平缓，而后半部斜度较陡。

1）T 波的方向大多与 QRS 主波的方向一致。T 波方向在 I、II、V_4~V_6 导联向上，aVR 导联向下，III、aVL、aVF、V_1~V_3 导联可以向上、双向或向下。若 V_1 的 T 波方向向上，则 V_2~V_6 导联就不应再向下。

2）常见的 T 波形态改变示意图（图 5-1-18）

（2）振幅：除III、aVL、aVF、V_1~V_3 导联外，其他导联 T 波振幅一般不应低于同导联 R 波的 1/10。T 波在胸导联有时可高达 1.2~1.5mV，但仍属正常。

8. QT 间期　指 QRS 波群的起点至 T 波终点的间距。

（1）QT 间期长短与心率的快慢密切相关，心率越快，QT 间期越短，反之则越长。心率在 60~100 次 /min 时，QT 间期的正常范围为 0.32~0.44s。

（2）校正的 QT 间期（QTc）：QTc=QT/$\sqrt{RR}$。近年推荐的 QT 间期延长的标准：男性 QTc 间期≥0.45s，女性≥0.46s。

（3）正常人不同导联间的 QT 间期差异最大可达 50ms，以 V_2、V_3 导联 QT 间期最长。

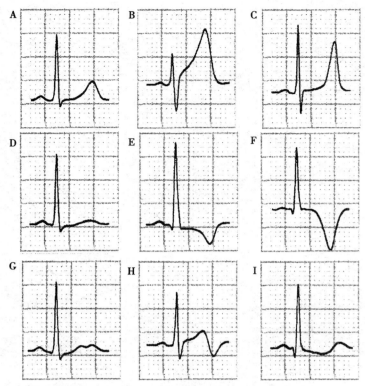

图 5-1-18　常见的 T 波形态改变示意图

A. 正常 T 波；B. 高耸 T 波；C. 高尖 T 波；D. 低平 T 波；E. 倒置 T 波；F. 冠状 T 波；G. 双峰 T 波；H. 正负双向 T 波；I. 负正双向 T 波。

9. u 波　在 T 波之后 0.02~0.04s 出现的振幅很低小的波称为 u 波。

（1）形态：正常 u 波的形态为前半部斜度较陡，而后半部斜度较平缓，与 T 波恰好相反。u 波方向大体与 T 波相一致。u 波在胸导联较易见到，以 V_2~V_3 导联较明显。

（2）振幅：u 波振幅的大小与心率快慢有关，心率增快时 u 波振幅降低或消失，心率减慢时 u 波振幅增高。u 波明显增高常见于低血钾。u 波倒置可见于高血压和冠心病。

三、小儿心电图特点

1. 小儿心率比成人快，至 10 岁以后即可大致保持为成人的心率水平（60~100 次 /min）。小儿的 PR 间期较成人为短，7 岁以后趋于恒定（0.10~0.17s），小儿的 QTc 间期较成人略长。

2. 小儿的 P 波时间较成人稍短（儿童 <0.09s），P 波的电压于新生儿较高，以后则较成人为低。

3. 婴幼儿常呈右心室占优势的 QRS 图形特征。Ⅰ导联有深 S 波；V_1（V_{3R}）导联多呈高 R 波，V_5、V_6 导联常出现深 S 波；R_{V1} 电压随年龄增长逐渐减低，R_{V5} 逐渐增高。小儿 Q 波较成人为深（常见于Ⅱ、Ⅲ、aVF 导联）；3 个月以内婴儿的 QRS 初始向量向左，因而 V_5、V_6 常缺乏 q 波。新生儿期的心电图主要呈"悬垂型"，心电轴 >+90°，以后与成人大致相同。

4. 小儿 T 波的变异较大,于新生儿期,其肢体导联及右胸导联常出现 T 波低平、倒置。

第三节　心房肥大和心室肥厚

一、心房肥大

1. 右心房肥大(图 5-1-19)

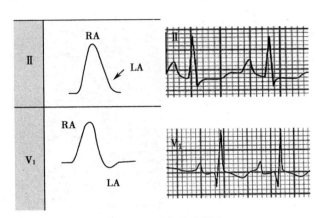

图 5-1-19　右心房肥大
RA,右心房;LA,左心房。

(1)心电图表现:主要表现为心房除极波振幅增高。

1)P 波尖而高耸,其振幅≥0.25mV,以Ⅱ、Ⅲ、aVF 导联表现最为突出,又称"肺型 P 波"。

2)V₁ 导联 P 波直立时,振幅≥0.15mV,如 P 波呈双向时,其振幅的算术和≥0.20mV。

3)P 波电轴右移 >75°。

(2)常见疾病:上述 P 波异常改变除见于右心房肥大外,心房内传导阻滞、各种原因引起的右心房负荷增加(例如肺栓塞)、心房梗死等亦可出现类似的心电图表现。

2. 左心房肥大(图 5-1-20)

(1)心电图表现:主要表现为心房除极时间延长。

1)P 波增宽,其时限≥0.12s,P 波常呈双峰型,两峰间距≥0.04s,以Ⅰ、Ⅱ、aVL 导联明显,又称"二尖瓣型 P 波"。

2)PR 段缩短,P 波时间与 PR 段时间之比 >1.6。

3)V₁ 导联上 P 波常呈先正而后出现深宽的负向波。将 V₁ 负向 P 波的时间乘以负向 P 波振幅,称为 P 波终末电势(Ptf)。左心房肥大时,Ptf$_{V_1}$(绝对值)≥0.04mm·s。

(2)常见疾病:上述 P 波异常改变并非左心房肥大所特有,心房内传导阻滞、各种原因引起的左心房负荷增加(例如左心室功能不全)、心房梗死等亦可出现类似的心电图表现。

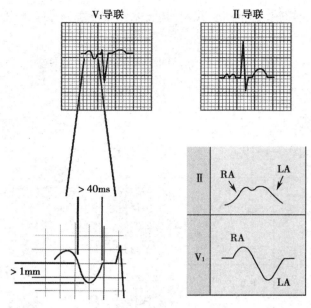

图 5-1-20 左心房肥大

RA，右心房；LA，左心房。

3. 双心房肥大（图 5-1-21） 心电图表现如下。

（1）P 波增宽 ≥0.12s，其振幅 ≥0.25mV。

（2）V_1 导联 P 波高大双相，上下振幅均超过正常范围。

> **ⓘ 提示**
>
> 　　上述所谓"肺型 P 波"及"二尖瓣型 P 波"，并非慢性肺源性心脏病及二尖瓣疾病所特有，故不能称为具有特异性的病因学诊断意义的心电图改变。

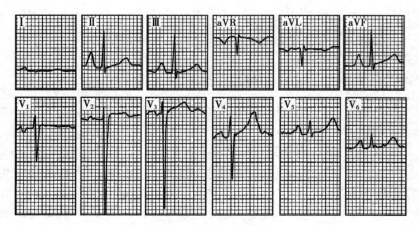

图 5-1-21 双心房肥大

4. 心房除极顺序及心房肥大的心电图表现示意图（图 5-1-22）

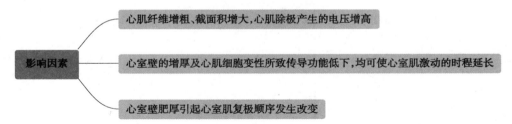

		A	B	C
		正常	右心房肥大	左心房肥大
	Ⅱ			
	V₁			

图 5-1-22　心房除极顺序及心房肥大的心电图表现示意图

二、心室肥厚

1. 当心室肥厚达到一定程度时可引起心电图发生变化。一般认为其心电的改变与下列因素有关。

影响因素

- 心肌纤维增粗、截面积增大,心肌除极产生的电压增高
- 心室壁的增厚及心肌细胞变性所致传导功能低下,均可使心室肌激动的时程延长
- 心室壁肥厚引起心室肌复极顺序发生改变

2. 左、右心室肥厚的心电图变化（表 5-1-2）

表 5-1-2　左、右心室肥厚的心电图变化

心电图	左心室肥厚（图 5-1-23）	右心室肥厚（图 5-1-24）
QRS 波群电压	①胸导联，R_{V5} 或 $R_{V6}>2.5mV$；$R_{V5}+S_{V1}>4.0mV$（男性）或 $>3.5mV$（女性）②肢体导联，$R_I>1.5mV$；$R_{aVL}>1.2mV$；$R_{aVF}>2.0mV$；$R_I+S_{Ⅲ}>2.5mV$ ③Cornell 标准，$R_{aVL}+S_{V3}>2.8mV$（男性）或 $>2.0mV$（女性）	①V_1 导联 R/S≥1，呈 R 型或 Rs 型，重度右心室肥厚可使 V_1 导联呈 qR 型（除外心肌梗死）②V_5 导联 R/S≤1 或 S 波比正常加深 ③aVR 导联以 R 波为主，R/q 或 R/S≥1 ④$R_{V1}+S_{V5}>1.05mV$（重症 $>1.2mV$）；$R_{aVR}>0.5mV$
心电轴	可有额面 QRS 心电轴左偏	心电轴右偏≥+90°（重症可 >+110°）
QRS 波群时间	延长到 0.10~0.11s	—

续表

心电图	左心室肥厚（图5-1-23）	右心室肥厚（图5-1-24）
ST-T改变	①在R波为主的导联（如V₃、V₆导联）上，其ST段可呈下斜型压低达0.05mV以上，T波低平、双向或倒置 ②在以S波为主的导联（如V₁导联）上反而可见直立的T波 ③此类ST-T改变多为继发性改变，亦可能同时伴有心肌缺血	常同时伴有右胸导联（V₁、V₂）ST段压低及T波倒置，属继发性ST-T改变

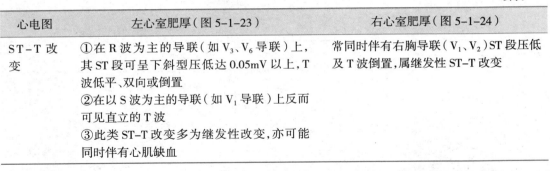

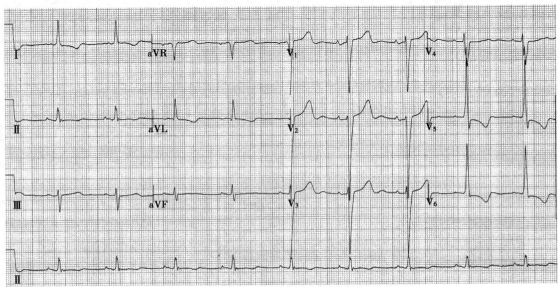

图 5-1-23　左心室肥厚

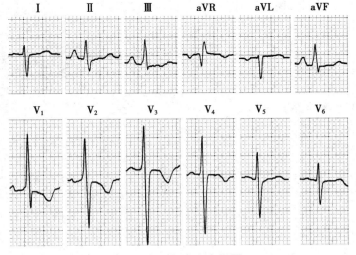

图 5-1-24　右心室肥厚

3. 双侧心室肥厚　与诊断双心房肥大不同,双侧心室肥厚的心电图表现并不是简单地把左、右心室异常表现相加,心电图情况见表 5-1-3。

表 5-1-3　双侧心室肥厚的心电图表现

类　型	心电图表现
大致正常心电图	由于双侧心室电压同时增高,增加的除极向量方向相反互相抵消
单侧心室肥厚心电图	只表现出一侧心室肥厚,而另一侧心室肥厚的图形被掩盖
双侧心室肥厚心电图	既表现右心室肥厚的心电图特征(如 V_1 导联 R 波为主,电轴右偏等),又存在左心室肥厚的某些征象(如 V_5 导联 R/S>1,R 波振幅增高等)

第四节　心肌缺血与 ST-T 改变

一、心肌缺血心电图改变原因

心肌缺血通常发生在冠状动脉粥样硬化基础上。当心肌某一部分缺血时,将影响到心室复极的正常进行,并可使缺血区相关导联发生 ST-T 异常改变。

二、心肌缺血的心电图类型(表 5-1-4)

表 5-1-4　心肌缺血的心电图类型特点与举例

项目	心电图特点	举例
心内膜下心肌缺血	出现高大 T 波	①下壁心内膜下缺血,下壁导联Ⅱ、Ⅲ、aVF 可出现高大直立的 T 波 ②前壁心内膜下缺血,胸导联可出现高耸直立的 T 波
心外膜下心肌缺血(包括透壁性心肌缺血)	出现倒置 T 波	①下壁心外膜下缺血,下壁导联Ⅱ、Ⅲ、aVF 可出现倒置的 T 波 ②前壁心外膜下缺血,胸导联可出现 T 波倒置
心内膜下心肌损伤	ST 段压低	—
心外膜下心肌损伤时(包括透壁性心肌缺血)	ST 段抬高	—

ⓘ 提示

心肌缺血的心电图改变类型取决于缺血的严重程度,持续时间和缺血发生部位。透壁性心肌缺血时,心电图往往表现为心外膜下缺血(T 波深倒置)或心外膜下损伤(ST 段抬高)类型。

三、临床意义

1. 典型的心肌缺血发作时,面向缺血部位的导联常显示缺血型 ST 段压低(水平型或下斜型下移 ≥0.1mV)和 / 或 T 波倒置。

2. 有些冠心病患者心电图可呈持续性 ST 改变(水平型或下斜型下移 ≥0.05mV)和 / 或 T 波低平、负正双向和倒置,而于心绞痛发作时出现 ST-T 改变加重或伪性改善。

3. 冠心病患者心电图上出现倒置深尖、双肢对称的 T 波(称之为冠状 T 波),反映心外膜下心肌缺血或有透壁性心肌缺血,这种 T 波改变亦见于心肌梗死患者。

4. 变异型心绞痛多引起暂时性 ST 段抬高并常伴有高耸 T 波和对应导联的 ST 段下移,这是急性严重心肌缺血的表现,如 ST 段呈持续抬高,提示可能发生心肌梗死。

四、鉴别诊断

1. 心电图上 ST-T 改变可以是各种原因引起的心肌复极异常的共同表现,在作出心肌缺血的心电图诊断之前,必须紧密结合临床资料进行鉴别诊断。

除冠心病外,心肌病、心肌炎、瓣膜病、心包炎、脑血管意外(尤其颅内出血)等均可出现此类 ST-T 改变。低钾、高钾等电解质紊乱,药物(洋地黄、奎尼丁等)影响以及自主神经调节障碍也可引起非特异性 ST-T 改变。此外,心室肥厚、束支传导阻滞、预激综合征等可引起继发性 ST-T 改变。

2. 临床上 3 种原因引起的显著 T 波倒置的心电图(图 5-1-25)

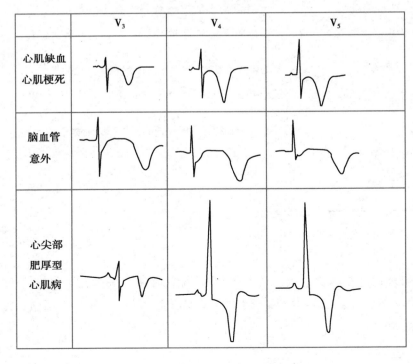

	V_3	V_4	V_5
心肌缺血 心肌梗死			
脑血管 意外			
心尖部 肥厚型 心肌病			

图 5-1-25 临床上 3 种原因引起的显著 T 波倒置的心电图

脑血管意外可引起宽而深的倒置 T 波,常伴显著的 QT 间期延长;心尖部肥厚型心肌病引起的 T 波深倒置有时易误认为是心肌缺血或心肌梗死。

第五节　心肌梗死

一、基本图形及机制

1. 心肌梗死的基本图形及心电图特点（表 5-1-5）

表 5-1-5　心肌梗死的基本图形及心电图特点

基本图形	心电图特点
"缺血型"改变	①最早出现的变化是缺血型 T 波改变 ②心内膜下肌层缺血→出现高而直立的 T 波 ③心外膜下肌层缺血→出现 T 波倒置
"损伤型"改变	①主要表现为面向损伤心肌的导联出现 ST 段抬高 ②ST 段明显抬高可形成单向曲线
"坏死型"改变	①主要表现为面向坏死区的导联出现异常 Q 波（时限≥0.03s，振幅≥1/4R）或者呈 QS 波 ②一般认为梗死的心肌直径 >20~30mm 或厚度 >5mm 才可产生病理性 Q 波

　　临床上，当冠状动脉某一分支发生闭塞，则受损伤部位的心肌发生坏死，直接置于坏死区的电极记录到异常 Q 波或 QS 波；靠近坏死区周围受损心肌呈损伤型改变，记录到 ST 段抬高；而外边受损较轻的心肌呈缺血型改变，记录到 T 波倒置。体表心电图导联可同时记录到心肌缺血、损伤和坏死的图形改变（图 5-1-26）。因此，若上述 3 种改变同时存在，则急性心肌梗死的诊断基本确立。

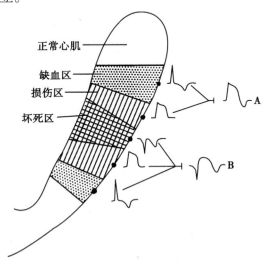

图 5-1-26　急性心肌梗死后心电图上产生的特征性改变

A. 位于坏死区周围的体表电极记录到缺血和损伤型的图形；B. 位于坏死区中心的体表电极同时记录到缺血、损伤、坏死型的图形（"·"示直接置于心外膜的电极可分别记录到缺血、损伤、坏死型图形）。

2. 常见的"损伤型"ST段抬高的形态（图5-1-27）

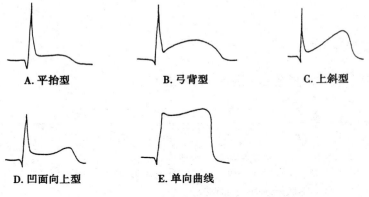

A. 平抬型　　　　B. 弓背型　　　　C. 上斜型

D. 凹面向上型　　　　E. 单向曲线

图 5-1-27　常见的"损伤型"ST 段抬高的形态

二、典型急性心肌梗死的心电图演变及分期（表5-1-6、图5-1-28）

表 5-1-6　典型的急性心肌梗死的图形演变过程及分期

分期	发生时间	心电图表现
超急性期（超急性损伤期）	急性心肌梗死发病数分钟后	①首先出现短暂的心内膜下心肌缺血，高大的T波→ST段上斜型或弓背向上型抬高，与高耸直立T波相连 ②由于急性损伤性阻滞，可见QRS振幅增高，并轻度增宽，但尚未出现异常Q波
急性期	梗死后数小时或数日，可持续数周	①ST段呈弓背向上抬高，抬高显著者可形成单向曲线，继而逐渐下降 ②心肌坏死导致面向坏死区导联的R波振幅降低或丢失，出现异常Q波或QS波 ③T波由直立开始倒置，并逐渐加深 ④坏死型的Q波、损伤型的ST段抬高和缺血型的T波倒置在此期内可并存
亚急性期	梗死后数周至数月	以坏死及缺血图形为主要特征。抬高的ST段恢复至基线，缺血型T波由倒置较深逐渐变浅，坏死型Q波持续存在
陈旧期	常出现在急性心肌梗死数月之后	ST段和T波恢复正常或T波持续倒置、低平，趋于恒定不变，残留下坏死型的Q波

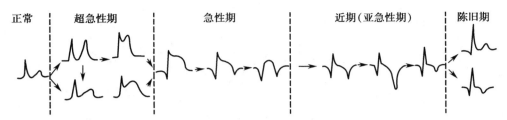

图 5-1-28 典型的急性心肌梗死的图形演变过程及分期

三、心肌梗死的定位诊断及梗死相关血管的判断

1. 心电图导联与心室部位及冠状动脉供血区域的关系（表 5-1-7）

表 5-1-7 心电图导联与心室部位及冠状动脉供血区域的关系

导联	心室部位	供血的冠状动脉
Ⅱ、Ⅲ、aVF	下壁	右冠状动脉或左回旋支
Ⅰ、aVL、V_5、V_6	侧壁	左前降支或左回旋支
$V_1 \sim V_3$	前间壁	左前降支
$V_3 \sim V_5$	前壁	左前降支
$V_1 \sim V_5$	广泛前壁	左前降支
$V_7 \sim V_9$	正后壁	左回旋支或右冠状动脉
$V_{3R} \sim V_{4R}$	右心室	右冠状动脉

2. 急性前间壁心肌梗死（图 5-1-29）

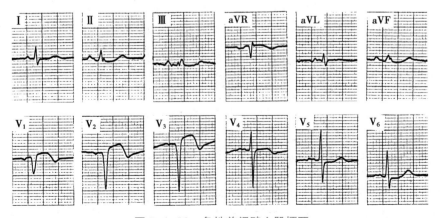

图 5-1-29 急性前间壁心肌梗死

3. 急性下壁及后壁心肌梗死（图 5-1-30）

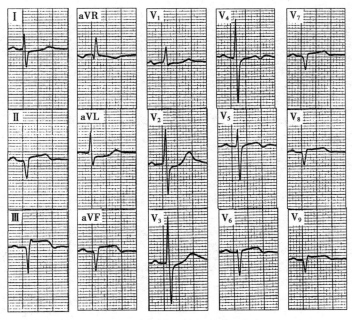

图 5-1-30　急性下壁及后壁心肌梗死

4. 急性广泛前壁心肌梗死（图 5-1-31）

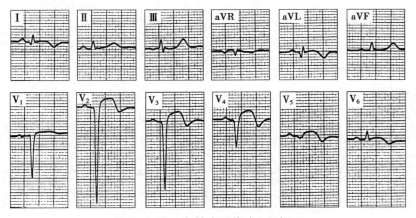

图 5-1-31　急性广泛前壁心肌梗死

四、心肌梗死的分类和鉴别诊断

1. Q 波型和非 Q 波型心肌梗死

（1）非 Q 波型心肌梗死心电图可只表现为 ST 段抬高或压低及 T 波倒置，ST-T 改变可呈规律性演变，但不出现异常 Q 波，需要根据临床表现及其他检查指标明确诊断。

（2）非 Q 波型的梗死既可为非透壁性，亦可为透壁性。与典型的 Q 波型心肌梗死比较，此种不典型的心肌梗死较多见于多支冠状动脉病变。

2. ST 段抬高型和非 ST 段抬高型心肌梗死

（1）ST 段抬高型心肌梗死（STEMI）（图 5-1-32）：指 2 个或 2 个以上相邻的导联出现 ST 段抬高（ST 段抬高的标准为在 V_2~V_3 导联抬高 ≥0.2mV，在其他导联抬高 ≥0.1mV）。

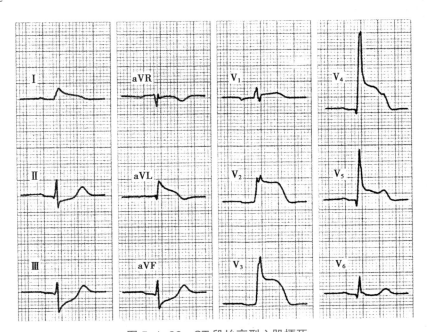

图 5-1-32　ST 段抬高型心肌梗死
V_1~V_5 导联及 I 、aVL 导联 ST 段抬高，冠状动脉造影可见左前降支近段闭塞。

（2）非 ST 段抬高型心肌梗死（NSTEMI）：指心电图上表现为 ST 段压低和 / 或 T 波倒置或无 ST-T 异常。

3. 心肌梗死合并其他病变

（1）心肌梗死合并室壁瘤（多发生于左心室前壁）时，可见 ST 段持续性抬高达数月以上（ST 段抬高幅度常 ≥0.2mV，同时伴有坏死型 Q 波或 QS 波）。

（2）心肌梗死合并右束支阻滞时，心室除极初始向量表现出心肌梗死特征，终末向量表现出右束支阻滞特点，一般不影响二者的诊断。

（3）在 QRS 波群为正向（R 波为主）的导联，出现 ST 段抬高 ≥0.1mV；在 V_1~V_3 导联，出现 ST 段压低 ≥0.1mV；在 QRS 波群为负向（S 波为主）的导联，出现 ST 段抬高 ≥0.5mV，均提示左束支阻滞可能合并急性心肌缺血或心肌梗死。

4. 心肌梗死的鉴别诊断

（1）ST 段抬高除了见于急性心肌梗死外，还可见于变异型心绞痛、急性心包炎、急性肺栓塞等。

（2）异常 Q 波的出现不一定都提示为心肌梗死,还可见于感染或脑血管意外、心脏横位等。

> ⓘ **提示**
>
> 仅当异常的 Q 波、抬高的 ST 段以及倒置的 T 波同时出现,并具有一定的演变规律才是急性心肌梗死。

第六节　心 律 失 常

一、概述

1. 定义　正常人的心脏起搏点位于窦房结,并按正常传导系统顺序激动心房和心室。如果心脏激动的起源异常或 / 和传导异常,称为心律失常。

2. 心律失常产生的原因

（1）激动起源异常:一类为窦房结起搏点本身激动的程序与规律异常,另一类为心脏激动全部或部分起源于窦房结以外的部位,称为异位节律,异位节律又分为主动性和被动性。

（2）激动的传导异常:最多见的一类为传导阻滞,包括传导延缓或传导中断;另一类为激动传导通过房室之间的附加异旁路,使心肌某一部分提前激动,属传导途径异常。

（3）激动起源异常和激动传导异常同时存在:可引起复杂的心律失常表现。

3. 心律失常分类（图 5-1-33）

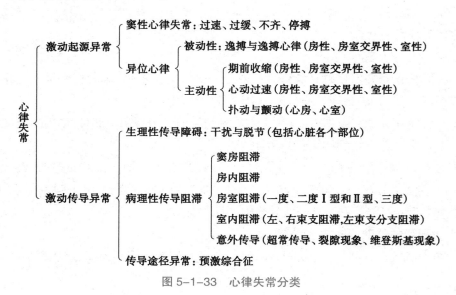

图 5-1-33　心律失常分类

二、窦性心律及窦性心律失常

1. 窦性心律 凡起源于窦房结的心律,称为窦性心律。窦性心律属于正常节律。窦性心律的心电图特征:P 波规律出现,且 P 波形态表明激动来自窦房结(即 P 波在 I、II、aVF、V₄~V₆ 导联直立,在 aVR 导联倒置)。传统上静息心率的正常范围一般定义为 60~100 次 /min。

2. 窦性心动过速(图 5-1-34) 成人窦性心律的频率 >100 次 /min,称为窦性心动过速。心电图可见 PR 间期及 QT 间期相应缩短,有时可伴有继发性 ST 段轻度压低和 T 波振幅降低。常见于运动、精神紧张、发热、甲状腺功能亢进、贫血、失血、心肌炎和拟肾上腺素类药物作用等情况。

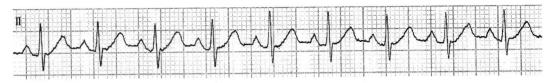

图 5-1-34 窦性心动过速

3. 窦性心动过缓(图 5-1-35) 传统上规定窦性心律的频率 <60 次 /min 时,称为窦性心动过缓。老年人及运动员心率可以相对较缓。窦房结功能障碍、甲状腺功能低下、服用某些药物(例如 β 受体拮抗药)等亦可引起窦性心动过缓。

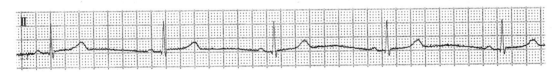

图 5-1-35 窦性心动过缓

4. 窦性心律不齐(图 5-1-36) 是指窦性心律的起源未变,但节律不整,在同一导联上 PP 间期差异 >0.12s。窦性心律不齐常与窦性心动过缓同时存在。呼吸性窦性心律不齐,多见于青少年,一般无临床意义。

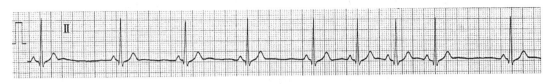

图 5-1-36 窦性心律不齐

5. 窦性停搏(图 5-1-37) 是指在规律的窦性心律中,有时因迷走神经张力增大或窦房结功能障碍,在一段时间内窦房结停止发放激动,心电图上见规则的 PP 间距中突然出现 P 波脱落,形成长 PP 间距(与正常 PP 间距不成倍数关系)。窦性停搏后常出现逸搏或逸搏心律。

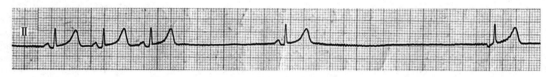

图 5-1-37　窦性停搏

6. 病态窦房结综合征（SSS）（图 5-1-38）　其主要的心电图表现：①持续的窦性心动过缓，心率 <50 次 /min，且不易用阿托品等药物纠正；②窦性停搏或窦房阻滞；③在显著窦性心动过缓基础上，常出现室上性快速心律失常（心房扑动、心房颤动等），又称为慢 - 快综合征；④若病变同时累及房室交界区，可出现房室传导障碍，或发生窦性停搏时，长时间不出现交界性逸搏，此即称为双结病变。

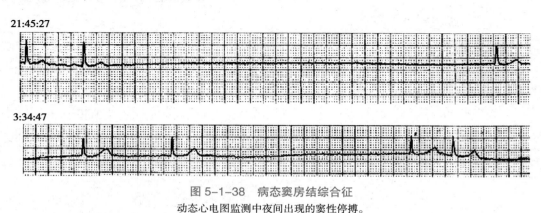

图 5-1-38　病态窦房结综合征
动态心电图监测中夜间出现的窦性停搏。

三、期前收缩

1. 概述

（1）定义：期前收缩是指起源于窦房结以外的异位起搏点提前发出的激动，又称过早搏动，是临床上最常见的心律失常。

（2）产生机制：①折返激动；②触发活动；③异位起搏点的兴奋性增高。

（3）根据异位搏动发生的部位分型：房性、交界性和室性期前收缩（最常见）。

（4）常用术语（表 5-1-8）

表 5-1-8　期前收缩的常用术语

常见术语	特　点
联律间期	指异位搏动与其前窦性搏动之间的时距，折返途径与激动的传导速度等可影响联律间期长短。房性期前收缩的联律间期应从异位 P 波起点测量至其前窦性 P 波起点，而室性期前收缩的联律间期应从异位搏动的 QRS 起点测量至其前窦性 QRS 起点

续表

常见术语	特　点
代偿间歇	指期前出现的异位搏动代替了一个正常窦性搏动,其后出现一个较正常心动周期为长的间歇。房性期前收缩大多为不完全性代偿间歇,交界性和室性期前收缩常表现为完全性代偿间歇
间位性期前收缩	又称插入性期前收缩,指夹在两个相邻正常窦性搏动之间的期前收缩,其后无代偿间歇
单源性期前收缩	指期前收缩来自同一异位起搏点或有固定的折返径路,其形态、联律间期相同
多源性期前收缩	指在同一导联中出现 2 种或 2 种以上形态及联律间期互不相同的异位搏动。如联律间期固定,而形态各异,则称为多形性期前收缩
频发性期前收缩	常见的二联律与三联律均为有规律的频发性期前收缩。前者指期前收缩与窦性心搏交替出现;后者指每 2 个窦性心搏后出现 1 次期前收缩

2. 室性期前收缩（图 5-1-39）　心电图表现：①期前出现的 QRS-T 波前无 P 波或无相关的 P 波；②期前出现的 QRS 形态宽大畸形,时限通常 >0.12s,T 波方向多与 QRS 的主波方向相反；③往往为完全性代偿间歇,即期前收缩前后的两个窦性 P 波间距等于正常 PP 间距的两倍。

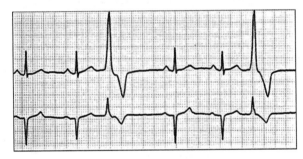

图 5-1-39　室性期前收缩

3. 房性期前收缩（图 5-1-40）　心电图表现：①期前出现的异位 P′ 波,其形态与窦性 P 波不同；②P′R 间期 >0.12s；③大多为不完全性代偿间歇,即期前收缩前后两个窦性 P 波的间距小于正常 PP 间距的两倍。

（1）若异位 P′ 下传心室引起 QRS 波群增宽变形,多呈右束支阻滞图形,称为房性期前收缩伴室内差异性传导。

（2）某些房性期前收缩的 P′R 间期可以延长；若异位 P′ 后无 QRS-T 波,则称为未下传的房性期前收缩。

4. 交界性期前收缩（图 5-1-41）　心电图表现：①期前出现的 QRS-T 波,其前无窦性 P 波,QRS-T 形态与窦性下传者基本相同；②出现逆行 P′ 波（P 波在 Ⅱ、Ⅲ、aVF 导联倒置,aVR 导联直立）,可发生于 QRS 波群之前（P′R 间期 <0.12s）或 QRS 波群之后（RP′ 间期 <0.20s）,或者与 QRS 相重叠；③大多为完全性代偿间歇。

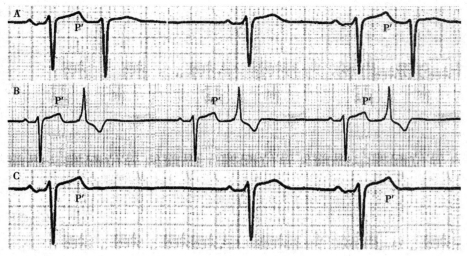

图 5-1-40 房性期前收缩

A. 正常下传的房性期前收缩；B. 房性期前收缩伴室内差异性传导；C. 未下传的房性期前收缩，异位 P′ 波重叠在 T 波上，其后无 QRS–T 波。

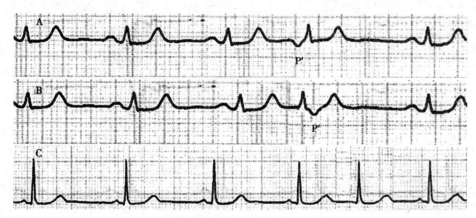

图 5-1-41 交界性期前收缩

A. 逆行 P′ 波出现在 QRS 波群前面；B. 逆行 P′ 波出现在 QRS 波群后面；C. 逆行 P′ 波与 QRS 波群相重叠。

四、逸搏与逸搏心律

1. 定义 当高位节律点发生病变或受到抑制而出现停搏或节律明显减慢时（如病态窦房结综合征），或者因传导障碍而不能下传时（如窦房或房室阻滞），或其他原因造成长的间歇时（如期前收缩后的代偿间歇等），作为一种保护性措施，低位起搏点就会发出一个或一连串的冲动，激动心房或心室。仅发生 1~2 个称为逸搏，连续 3 个以上称为逸搏心律。

2. 房性逸搏心律（图 5-1-42） 心房内分布着许多潜在节律点，频率多为 50~60 次 /min，略低于窦房结。房性逸搏心律不同节律点的心电图表现见表 5-1-9。

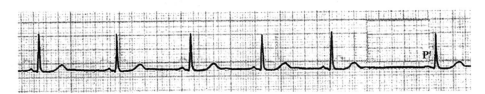

图 5-1-42 房性逸搏心律

表 5-1-9 房性逸搏心律不同节律点的心电图表现

节律点位置	心电图表现
右心房上部	P 波与窦性心律 P 波相似
右心房后下部	I 及 aVR 导联 P 波直立，aVF 导联 P 波倒置，P'R 间期 >0.12s，有人称为冠状窦心律
左心房后壁	I、V_6 导联 P 波倒置，V_1 导联 P 波直立，具有前圆顶后高尖特征
左心房前壁	V_3~V_6 导联 P 波倒置，V_1 导联 P 波浅倒或双向
位置不定	游走心律，游走的范围可达房室交界区而出现倒置的逆行 P 波

3. 交界性逸搏心律（图 5-1-43） 最常见。见于窦性停搏以及三度房室阻滞等情况，其 QRS 波群呈交界性搏动特征，频率一般为 40~60 次 /min，慢而规则。

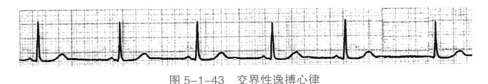

图 5-1-43 交界性逸搏心律

4. 室性逸搏心律（图 5-1-44） 多见于双结病变或发生于束支水平的三度房室阻滞。其 QRS 波群呈室性波形，频率一般为 20~40 次 /min，慢而规则，亦可以不十分规则。

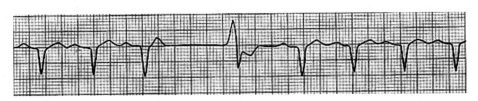

图 5-1-44 室性逸搏心律

5. 反复搏动（图 5-1-45） 又称反复心律，其电生理基础是房室交界区存在双径路传导。有时交界性逸搏或交界性心律时，激动逆行上传至心房，于 QRS 波群之后出现逆行 P 波，这个激动又可在房室结内折返，再次下传心室。当折返激动传抵心室时，如心室已脱离前一个交界性搏动引起的不应期，便可以产生一个 QRS 波群。

（1）反复搏动属于一种特殊形式的折返激动。

（2）如果两个 QRS 波之间夹有一窦性 P 波，属伪反复心律，应称为逸搏 – 夺获心律。

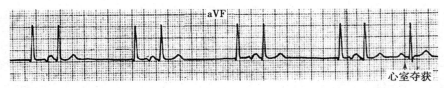

图 5-1-45 反复搏动（二联律）

> (i) 提示
>
> 　　逸搏心律的 QRS 波群的形态特点与各相应的期前收缩相似,二者的差别是期前收缩属提前发生,为主动节律,而逸搏则在长间歇后出现,属被动节律。

五、异位性心动过速

1. 定义　异位性心动过速是指异位节律点兴奋性增高或折返激动引起的快速异位心律（期前收缩连续出现 3 次或 3 次以上）。根据异位节律点发生的部位,可分为房性、交界性及室性心动过速。

2. 阵发性室上性心动过速　该类心动过速发作时有突发、突止的特点,频率一般在 160~250 次 /min,节律快而规则,QRS 形态一般正常（伴有束支阻滞或室内差异性传导时,可呈宽 QRS 波心动过速）。室上性心动过速（简称室上速）见图 5-1-46。

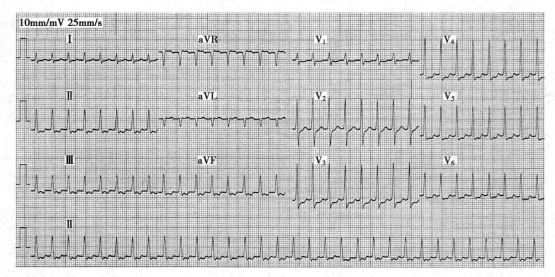

图 5-1-46 室上性心动过速

（1）临床上最常见的室上速类型为预激旁路引发的房室折返性心动过速（AVRT）以及房室结双径路引发的房室结折返性心动过速（AVNRT）。心动过速通常可由一个房性期前收缩诱发。这两类心动过速患者多不具有器质性心脏病,由于解剖学定位比较明确,可通过导管射频消融术根治。

（2）房性心动过速包括自律性和房内折返性心动过速两种类型，多发生于器质性心脏病基础上。

3. 室性心动过速（图5-1-47） 室性心动过速属于宽QRS波心动过速类型，心电图表现：①频率多在140~200次/min，节律可稍不齐；②QRS波群形态宽大畸形，时限通常>0.12s；③如能发现P波，并且P波频率慢于QRS波频率，PR无固定关系（房室分离），则可明确诊断；④偶尔心房激动夺获心室或发生室性融合波，也支持室性心动过速的诊断。

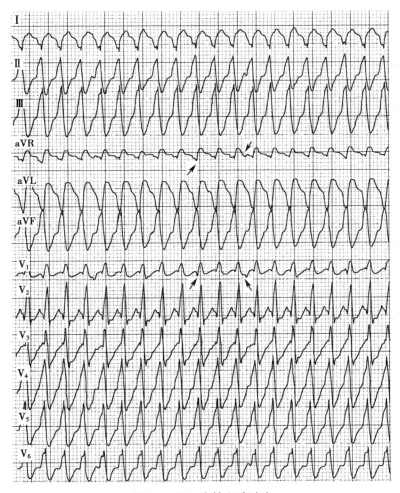

图5-1-47 室性心动过速

12导联心电图同步记录，箭头示P波，PR间期无固定关系，心室率快于心房率。

除了室性心动过速外，室上速伴心室内差异性传导，室上速伴原来存在束支阻滞或室内传导延迟，室上性心律失常（房性心动过速、心房扑动或心房颤动）经房室旁路前传，经房室旁路前传的房室折返性心动过速等，亦可表现为宽QRS波心动过速类型，应注意鉴别诊断。

4. 非阵发性心动过速 可发生在心房、房室交界区或心室,又称加速的房性、交界性或室性自主心律。此类心动过速发作多有渐起渐止的特点。

(1)心电图主要表现:频率比逸搏心律快,比阵发性心动过速慢,交界性心律频率多为70~130 次/min,室性心律频率多为 60~100 次/min。

(2)由于心动过速频率与窦性心律频率相近,易发生干扰性房室脱节,并出现各种融合波或夺获心搏。此类型心动过速的机制是异位起搏点自律性增高,多发生于器质性心脏病。

5. 双向性室性心动过速(图 5-1-48) 此类心动过速是室性心动过速的一种特殊类型。心电图的特征:心动过速时,QRS 波群的主波方向出现上、下交替改变。此类心律失常除见于洋地黄中毒外,还可见于儿茶酚胺敏感性多形性室性心动过速患者(属于遗传性心律失常的一种类型)。

监护导联

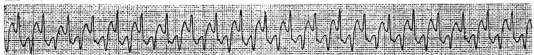

图 5-1-48 双向性室性心动过速

6. 扭转型室性心动过速(TDP)(图 5-1-49) 此类心动过速是一种严重的室性心律失常。心电图特点:发作时可见一系列增宽变形的 QRS 波群,以每 3~10 个心搏围绕基线不断扭转其主波的正负方向,典型者常伴有 QT 间期延长,每次发作持续数秒到数十秒而自行终止,但极易复发或转为心室颤动。<u>临床表现为反复发作心源性晕厥或称为阿 - 斯综合征。</u>

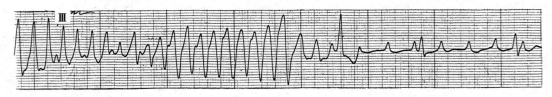

图 5-1-49 扭转型室性心动过速

六、扑动与颤动

1. 概述 扑动、颤动可出现于心房或心室。主要的电生理基础为心肌的兴奋性增高,不应期缩短,同时伴有一定的传导障碍,形成环形激动及多发微折返(图 5-1-50)。

2. 心房扑动(AFL)(图 5-1-51)

(1)概述:典型心房扑动属于房内大折返环路激动。心房扑动大多为短阵发性,少数可呈持续性。总体而言,心房扑动不如心房颤动稳定,常可转为心房颤动或窦性心律。

图 5-1-50 心房扑动(图 A)、心房颤动(图 B)发生机制示意图

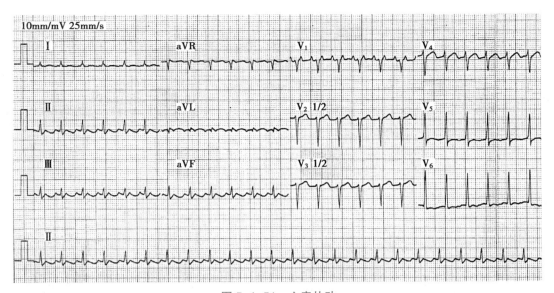

图 5-1-51 心房扑动

呈 2∶1 传导，Ⅱ、Ⅲ、aVF 扑动波呈锯齿状。

（2）心电图特点

1）正常 P 波消失，代之连续的锯齿状扑动波（F 波），多数在Ⅱ、Ⅲ、aVF 导联上清晰可见。

2）F 波间无等电位线，波幅大小一致，间隔规则，频率为 240~350 次 /min，大多不能全部下传，常以固定房室比例（2∶1 或 4∶1）下传，故心室律规则。如果房室传导比例不恒定或伴有文氏传导现象，则心室律可以不规则。

3）QRS 波时间一般不增宽。

4）如果 F 波的大小和间距有差异，且频率 >350 次 /min，称不纯性心房扑动或称非典型心房扑动。

3. 心房颤动（AF）（图 5-1-52） 心房颤动是临床上很常见的心律失常。

（1）概述：心房颤动可以是阵发性或持续性，大多发生在器质性心脏病基础上，多与心房扩大、心肌受损、心力衰竭等有关。

（2）心电图特点

1）正常 P 波消失，代以大小不等、形状各异的颤动波（f 波），通常以 V$_1$ 导联最明显；心房颤动波可较粗大，亦可较细小。

2）心房颤动波的频率为 350~600 次 /min。

3）RR 绝对不齐，QRS 波一般不增宽。

（3）鉴别诊断：若是前一个 RR 间距偏长而与下一个 QRS 波相距较近时，易出现一个增宽变形的 QRS 波，此可能是心房颤动伴室内差异传导，并非室性期前收缩，应注意进行鉴别（图 5-1-53）。持续性心房颤动患者，如果心电图上出现 RR 绝对规则，且心室率缓慢，常提示发生完全性房室阻滞。

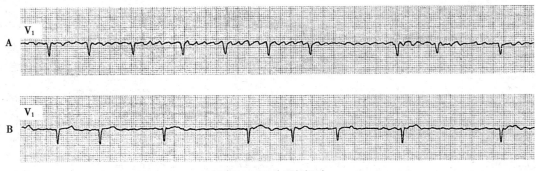

图 5-1-52　心房颤动

A. 颤动波较粗大；B. 颤动波较细小。

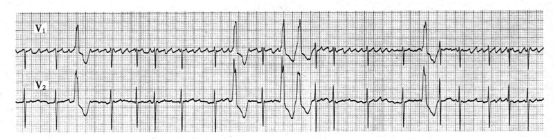

图 5-1-53　心房颤动伴室内差异传导

4. 心室扑动（图 5-1-54）　多数人认为心室扑动是心室肌产生环形激动的结果。

（1）出现心室扑动的条件：①心肌明显受损、缺氧或代谢失常；②异位激动落在易颤期。

（2）心电图特点：无正常 QRS-T 波，代之以连续快速而相对规则的大振幅波动，频率达 200~250 次 /min，心脏失去排血功能。心室扑动常不能持久，不是很快恢复，便会转为心室颤动而导致死亡。

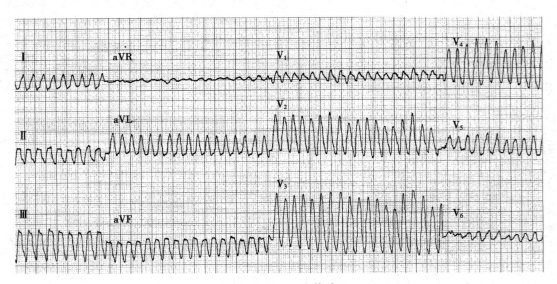

图 5-1-54　心室扑动

5. 心室颤动（图 5-1-55） 心室颤动往往是心脏停搏前的短暂征象,也可以因急性心肌缺血或心电紊乱而发生。由于心脏出现多灶性局部兴奋,以致完全失去排血功能。心电图上 QRS-T 波完全消失,出现大小不等、极不匀齐的低小波,频率 200~500 次 /min。

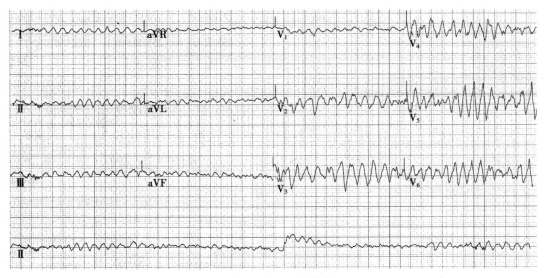

图 5-1-55　心室颤动

 提示

心室扑动和心室颤动均是极严重的致死性心律失常。

七、传导异常

1. 传导阻滞

（1）窦房传导阻滞

1）二度Ⅰ型窦房传导阻滞:窦房传导逐渐延长,直至一次窦性激动不能传入心房,心电图表现为 PP 间距逐渐缩短,于出现漏搏后 PP 间距又突然延长呈文氏现象。

2）二度Ⅱ型窦房传导阻滞:在规律的窦性 PP 间距中突然出现一个长间歇,这一长间歇刚好等于正常窦性 PP 间距的倍数。

（2）房内传导阻滞

1）不完全性房内传导阻滞:多见。心电图表现为 P 波增宽≥0.12s,出现双峰,切迹间距≥0.04s,与左心房肥大的心电图表现相类似。

2）完全性房内传导阻滞:少见,其产生原因是局部心房肌周围形成传入、传出阻滞,引起心房分离。心电图表现:在正常窦性 P 波之外,还可见与其无关的异位 P' 波或心房颤动波或心房扑动波,自成节律。

（3）房室传导阻滞（AVB）

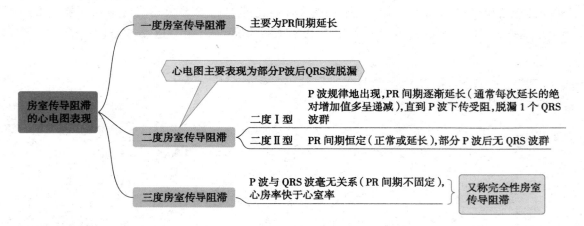

1）一度房室传导阻滞（图5-1-56）

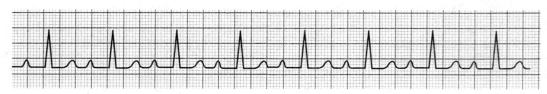

图 5-1-56　一度房室传导阻滞

2）二度 I 型房室传导阻滞（图 5-1-57）：较常见，多为功能性或病变位于房室结或希氏束的近端，预后较好。

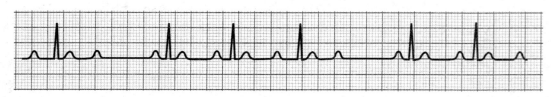

图 5-1-57　二度 I 型房室传导阻滞

3）二度 II 型房室传导阻滞（图 5-1-58）：凡连续出现 2 次或 2 次以上的 QRS 波群脱漏者，常称为高度房室传导阻滞。多属器质性损害，病变大多位于希氏束的远端或束支部位，易发展为完全性房室阻滞，预后较差。

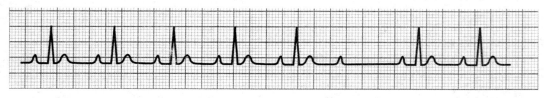

图 5-1-58　二度 II 型房室传导阻滞

4）三度房室传导阻滞（图 5-1-59）：当来自房室交界区以上的激动完全不能通过阻滞部位时，在阻滞部位以下的潜在起搏点就会发放激动，出现交界性逸搏心律（QRS 形态正常，频率一般为 40~60 次 /min）或室性逸搏心律（QRS 形态宽大畸形，频率一般为 20~40 次 /min），以交界性逸搏心律为多见。如出现室性逸搏心律，往往提示发生阻滞的部位较低。

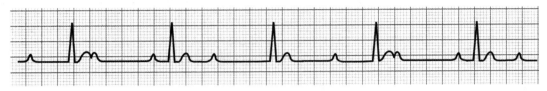

图 5-1-59　三度房室传导阻滞

（4）室内传导阻滞：室内传导阻滞是指室上性的激动在心室内（希氏束分叉以下）传导过程中发生异常，从而导致 QRS 波群时限延长及形态发生改变。这种心室内传导异常可以长期恒定不变，可以为暂时性，亦可呈频率依赖性（仅在快频率或慢频率情况下发生）。

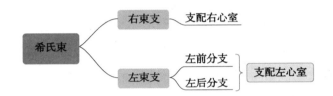

1）右束支阻滞（RBBB）

a. 概述：右束支细长，主要由左前降支供血，其不应期一般比左束支长，发生阻滞较多见。右束支阻滞可以发生在各种器质性心脏病，也可见于健康人。右束支阻滞时，QRS 波群前半部接近正常，主要表现在后半部 QRS 时间延迟、形态发生改变。

b. 心电图表现（表 5-1-10）

表 5-1-10　右束支阻滞的心电图表现

分类	心电图表现
完全性右束支阻滞（图 5-1-60）	①成人 QRS 波群时间 ≥0.12s ②V_1 或 V_2 导联 QRS 呈 rsR′ 型或 M 形，此为最具特征性的改变；I、V_5、V_6 导联 S 波增宽而有切迹，其时限 ≥0.04s；aVR 导联呈 QR 型，其 R 波宽而有切迹 ③V_1 导联 R 峰时间 >0.05s ④V_1、V_2 导联 ST 段轻度压低，T 波倒置；I、V_5、V_6 导联 T 波方向与终末 S 波方向相反，仍为直立
不完全性右束支阻滞	QRS 形态和完全性右束支阻滞相似，但 QRS 波群时间 <0.12s

> **ⓘ 提示**
>
> 　　右束支阻滞时在不合并左前分支阻滞或左后分支阻滞的情况下，QRS 心电轴一般仍在正常范围。

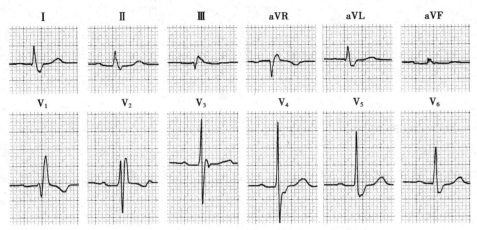

图 5-1-60　完全性右束支阻滞

　　c. 提示可能合并右心室肥厚：在存在右束支阻滞的情况下，出现心电轴明显右偏（>+110°）；V_1 导联 R′ 波振幅明显增高（>1.5mV）；V_5、V_6 导联的 S 波明显加深（>0.5mV）。

　　2）左束支阻滞（LBBB）

　　a. 概述：左束支粗而短，由双侧冠状动脉分支供血，不易发生传导阻滞。如有发生，大多为器质性病变所致。由于初始室间隔除极变为右向左方向除极，导致 I、V_5、V_6 导联正常室间隔除极波（q 波）消失；左心室除极不是通过浦肯野纤维激动，而是通过心室肌缓慢传导激动，故心室除极时间明显延长；心室除极向量主要向左后，其 QRS 向量中部及终末部除极过程缓慢，使 QRS 主波（R 或 S 波）增宽、粗钝或有切迹。

　　b. 心电图表现（表 5-1-11）

表 5-1-11　左束支阻滞的心电图表现

分类	心电图表现
完全性左束支阻滞 （图 5-1-61）	①成人 QRS 波群时间≥0.12s ②V_1、V_2 导联呈 rS 波（其 r 波极小，S 波明显加深增宽）或呈宽而深的 QS 波；I、aVL、V_5、V_6 导联 R 波增宽、顶峰粗钝或有切迹 ③I、V_5、V_6 导联 q 波一般消失 ④V_5、V_6 导联 R 峰时间 >0.06s ⑤ST-T 方向通常与 QRS 波群主波方向相反；有时在 QRS 波群为正向（R 为主）的导联上亦可表现为直立的 T 波
不完全性左束支阻滞	QRS 波群时间 <0.12s，则诊断为不完全性左束支阻滞，其图形与左心室肥厚的心电图表现十分相似

i 提示

左束支阻滞时,QRS 心电轴可以在正常范围或向左上偏移,也可出现电轴右偏。

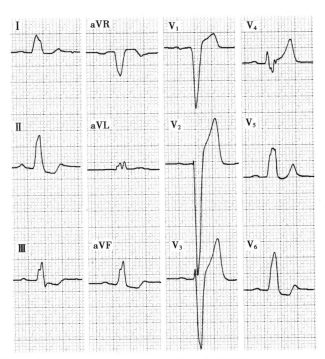

图 5-1-61 完全性左束支阻滞

3）左前分支阻滞与左后分支阻滞的区别（表 5-1-12）

表 5-1-12 左前分支阻滞与左后分支阻滞的区别

分类	解剖特点	心电图表现
左前分支阻滞 （LAFB）	左前分支细长,支配左心室左前上 方,主要由左前降支供血,易发生传 导障碍	①QRS 波群心电轴左偏在 –45°~–90° ②Ⅱ、Ⅲ、aVF 导联 QRS 波呈 rS 型；Ⅰ、aVL 导联呈 qR 型 ③aVL 导联 R 峰时间≥45ms ④QRS 时间轻度延长,但 <0.12s
左后分支阻滞 （LPFB）	左后分支较粗,向下向后散开分布于 左心室的隔面,具有双重血液供应, 故 LPFB 比较少见	①QRS 波群心电轴右偏在 +90°~+180° ②Ⅰ、aVL 导联 QRS 波呈 rS 型 ③Ⅲ、aVF 导联呈 qR 型 ④QRS 时间轻度延长,但 <0.12s

> (i) 提示
>
> 　　左前分支阻滞可引起胸导联 R 波递增不良,表现为 V_5、V_6 导联 S 波加深(受 QRS 波群终末朝上向量的影响),易误认为合并有右心室肥厚;偶尔 V_1 导联呈 QS 型(受 QRS 波群初始朝下向量的影响),易误认为合并有前间壁心肌梗死。

　　2. 干扰与脱节

　　(1)概述

　　1)正常的心肌细胞在一次兴奋后具有较长的不应期,因而对于两个相近的激动,前一激动产生的不应期必然影响后面激动的形成和传导,这种现象称为干扰。

　　2)当心脏两个不同起搏点并行地产生激动,引起一系列干扰,称为干扰性房室脱节。

　　3)干扰现象可发生在心脏的各个部位,最常见的部位是房室交界区。

　　(2)心电图表现:房性期前收缩的代偿间歇不完全(窦房结内干扰),房性期前收缩本身的 P'R 间期延长,间位性期前收缩或室性期前收缩后的窦性 PR 间期延长等,均属干扰现象。

　　3. 预激综合征　属传导途径异常,是指在正常的房室结传导途径之外,沿房室环周围还存在附加的房室传导束(旁路)。

　　(1)心电图表现(表 5-1-13)

表 5-1-13　预激综合征的心电图表现

分类	心电图表现
WPW 综合征	①PR 间期缩短 <0.12s ②QRS 波增宽≥0.12s ③QRS 波起始部有预激波(delta 波) ④P-J 间期一般正常 ⑤出现继发性 ST-T 改变
LGL 综合征(短 PR 综合征)	PR 间期 <0.12s,但 QRS 起始部无预激波
Mahaim 型预激综合征	PR 间期正常或长于正常值,QRS 波起始部可见预激波

> (i) 提示
>
> 　　如 V_1 导联 delta 波正向且以 R 波为主,则一般为左侧旁路;如 V_1 导联 delta 波负向或 QRS 主波以负向波为主,则大多为右侧旁路。

　　(2)临床意义:预激综合征多见于健康人,其主要危害是常可引发房室折返性心动过速。WPW 综合征如合并心房颤动,还可引起快速的心室率,甚至发生心室颤动,属一种严重心律失常类型。近年,采用导管射频消融术已可对预激综合征进行彻底根治。

第七节 电解质紊乱和药物影响

一、电解质紊乱

1. 高血钾（表 5-1-14、图 5-1-62）

表 5-1-14 高血钾的心电图变化

状态	心电图变化
血清钾 >5.5mmol/L	QT 间期缩短和 T 波高尖，基底部变窄
血清钾 >6.5mmol/L	QRS 波群增宽，PR 及 QT 间期延长，R 波电压降低及 S 波加深，ST 段压低
血清钾 >7mmol/L	QRS 波群进一步增宽，PR 及 QT 间期进一步延长；P 波增宽，振幅减低，甚至消失，有时出现"窦室传导"
最后阶段	宽大的 QRS 波甚至与 T 波融合呈正弦波。高血钾可引起室性心动过速、心室扑动或颤动，甚至心脏停搏

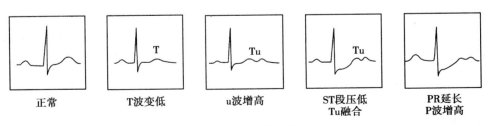

| 正常 | T波高尖 | ST段压低 | PR延长
P波增宽低平 | P波消失 | QRS增宽
与T波融合 |

图 5-1-62 高血钾
随血钾水平逐渐升高引起的心电图改变示意图。

2. 低血钾（图 5-1-63）

（1）典型改变为 ST 段压低，T 波低平或倒置以及 u 波增高（u 波 >0.1mV 或 u/T>1 或 T-u 融合、双峰），QT 间期一般正常或轻度延长，表现为 QT-u 间期延长。

（2）明显的低血钾可使 QRS 波群时间延长，P 波振幅增高。

（3）低血钾可引起房性心动过速、室性异位搏动和室性心动过速、室内阻滞、房室阻滞等各种心律失常。

| 正常 | T波变低 | u波增高 | ST段压低
Tu融合 | PR延长
P波增高 |

图 5-1-63 低血钾
随血钾水平逐渐降低引起的心电图改变示意图。

3. 高血钙 心电图的主要改变为 ST 段缩短或消失, QT 间期缩短。严重高血钙（如快速静脉注射钙剂时），可发生窦性停搏、窦房阻滞、室性期前收缩、阵发性室性心动过速等。

4. 低血钙 心电图的主要改变为 ST 段明显延长, QT 间期延长, 直立 T 波变窄、低平或倒置, 一般很少发生心律失常。

二、药物影响

1. 洋地黄

（1）洋地黄效应的心电图特征性表现：①ST 段下垂型压低；②T 波低平、双向或倒置, 双向 T 波往往是初始部分倒置, 终末部分直立变窄, ST-T 呈"鱼钩型"；③QT 间期缩短。上述心电图表现常为已经接受洋地黄治疗的标志, 即所谓洋地黄效应（图 5-1-64）。

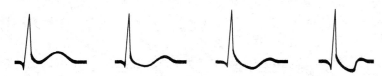

图 5-1-64 洋地黄引起 ST-T 改变
逐渐形成特征性的 ST-T 改变（鱼钩型）。

（2）洋地黄中毒：出现各种心律失常是洋地黄中毒的主要表现。

2. 奎尼丁 奎尼丁属ⅠA 类抗心律失常药物, 并且对心电图有较明显作用（表 5-1-15）。

表 5-1-15 奎尼丁对心电图的影响

项目	心电图表现
奎尼丁治疗剂量	①QT 间期延长, T 波低平或倒置
	②u 波增高, P 波稍宽可有切迹, PR 间期稍延长
奎尼丁中毒	①QT 间期明显延长
	②QRS 时间明显延长（用药过程中, QRS 时间不应超过原来的 25%, 如达到 50% 应立即停药）
	③各种程度的房室阻滞, 以及窦性心动过缓、窦性停搏或窦房阻滞
	④各种室性心律失常, 严重时发生扭转型室性心动过速, 甚至心室颤动

3. 其他药物 如胺碘酮及索他洛尔等也可使心电图 QT 间期延长。

◦ 经 典 试 题 ◦

（执）1. 男性, 22 岁。剧烈活动时突发心悸 1 小时。既往体健。BP 90/60mmHg。心电图示心室率 220 次 /min, 节律较规则。QRS 波群时限 0.16s, 可见心室夺获和室性融合波, 最可能的诊断是

    A. 室性心动过速   B. 心房扑动

C. 房性心动过速   D. 窦性心动过速

E. 阵发性室上性心动过速

（研）（2~3 题共用题干）

A. 房室分离

B. 房室传导阻滞

C. 窦房传导阻滞

D. 室性逸搏心律

2. 心电图示 P 波及 QRS 波时限、形态正常，P-P 及 R-R 各自成规律，P 波与 QRS 波无关，P 波频率 54 次 /min，QRS 波频率 62 次 /min，应诊断为

3. 心电图示 P 波形态、时限正常，下传的 P-R 间期正常。部分 P 波后无 QRS 波，出现一长间隙，长间隙时间与窦性 P-P 间距成整倍数关系，应诊断为

（研）（4~6 题共用题干）

男性，72 岁。有高血压病史 10 年，长期服用降压药，平日控制血压在（130~145）/（70~80）mmHg，日常活动正常，2 个月来无诱因出现发作性心悸，持续 3~8 小时可自行缓解，1 小时前症状再次发作，心电图提示心房颤动。

4. 该患者心电图特征不正确的是

A. P 波消失   B. QRS 时限正常

C. R-R 间期不等   D. 可见规律 f 波

5. 该患者最可能出现的体征为

A. 心律完全不整   B. 心界向两侧扩大

C. 心尖部第一心音亢进   D. 心尖部闻及第四心音

6. 该患者当前最易发生的并发症是

A. 心力衰竭   B. 肺栓塞   C. 脑栓塞   D. 猝死

【答案与解析】

1. A

2. A。解析：房室分离时出现两个激动产生点，心房的激动点控制心房，心室的激动点控制心室，故房率和室率往往不一致。P 波与 QRS 波无关，可明确房室分离。故选 A。

3. B。解析：心脏电激动传导过程中，发生在心房和心室之间的电激动传导异常，可导致心律失常，使心脏不能正常收缩和泵血，称为房室传导阻滞。部分 P 波后无 QRS 波可明确房室传导阻滞。故选 B。

4. D   5. A

6. C。解析：心房颤动并发血栓栓塞的危险性甚大，尤以脑栓塞危害最大，常可危及生命并严重影响患者的生存质量。栓子来自左心房，多在左心耳部，因心房失去收缩力、血液淤滞所致。心房颤动的患者可出现脑动脉栓塞、周围动脉栓塞、肺栓塞、心功能不全、心脏性猝死等并发症，以脑栓塞的发生率更高。故选 C。

温 故 知 新

心电图 –1

心肌除极和复极过程
- 静息状态　膜外带正电荷,膜内带负电荷,保持平衡的极化状态,不产生电位变化
- 除极状态　心肌细胞膜内带正电荷,膜外带负电荷
- 复极过程　细胞膜又逐渐复原到极化状态

心脏的特殊传导顺序　窦房结→结间束→房室结→希氏束→左、右束支→浦肯野纤维,最后兴奋心室

心电图的波段
- P 波　反映心房的除极过程
- PR 间期　反映自心房开始除极至心室开始除极的时间 } 包括 P 波 +PR 段
- QRS 波群　反映心室除极的全过程
- ST 段　除极完毕后,心室的缓慢复极过程
- T 波　心室的快速复极过程
- QT 间期反映心室开始除极至心室复极完毕全过程

心电图导联体系
- 肢体导联
  - 包括　标准肢体导联Ⅰ、Ⅱ、Ⅲ及加压肢体导联 aVR、aVL、aVF
  - 导联轴　额面六轴系统采用 ±180° 的角度标志:以左侧为 0°,顺钟向的角度为正,逆钟向者为负
- 胸导联
  - V_1　位于胸骨右缘第 4 肋间
  - V_2　位于胸骨左缘第 4 肋间
  - V_3　位于 V_2 与 V_4 两点连线的中点
  - V_4　位于左锁骨中线与第 5 肋间相交处
  - V_5　位于左腋前线与 V_4 同一水平处
  - V_6　位于左腋中线与 V_4 同一水平处
- V_7~V_9 导联　临床上可用于诊断后壁心肌梗死
- V_{3R}~V_{6R} 导联　主要用于小儿心电图或诊断右心病变

心房肥大
- 右心房肥大　可见"肺型 P 波",以Ⅱ、Ⅲ、aVF 导联表现最为突出,P 波电轴右移 >75°
- 左心房肥大　可见"二尖瓣型 P 波",P 波呈双峰型,以Ⅰ、Ⅱ、aVL 导联明显
- 双心房肥大　P 波增宽≥0.12s,其振幅≥0.25mV;V_1 导联 P 波高大双相,上下振幅均超过正常范围

心室肥厚
- 左心室肥厚　胸导联,R_{V5} 或 R_{V6} >2.5mV;R_{V5}+S_{V1} >4.0mV(男性)或 >3.5mV(女性)等
- 右心室肥厚　V_1 导联 R/S≥1,呈 R 型或 Rs 型,V_5 导联 R/S≤1 或 S 波比正常加深等
- 双侧心室肥厚　可表现为大致正常、单侧及双侧心室肥厚心电图

心肌缺血
- 心肌缺血
  - 心内膜下　出现高大 T 波
  - 心外膜下　出现倒置 T 波
- 心肌损伤
  - 心内膜下　ST 段压低
  - 心外膜下　ST 段抬高

基本图形 ── "缺血型"改变 ── 最早出现的变化是缺血型 T 波改变
"损伤型"改变 ── 主要表现为面向损伤心肌的导联出现 ST 段抬高
"坏死型"改变 ── 主要表现为面向坏死区的导联出现异常 Q 波

心电图演变及分期 ── 超急性期 ── 首先高大的 T 波→ST 段上斜型或弓背向上型抬高,尚未出现异常 Q 波
急性期 ── 坏死型的 Q 波、损伤型的 ST 段抬高和缺血型的 T 波倒置可并存
亚急性期 ── 抬高的 ST 段恢复至基线,缺血型 T 波由倒置较深逐渐变浅,坏死型 Q 波持续存在
陈旧期 ── 残留下坏死型的 Q 波

心肌梗死

心肌梗死的定位诊断 ── II、III、aVF 导联→下壁
I、aVL、V_5、V_6 导联→侧壁
V_1~V_3 导联→前间壁
V_3~V_5 导联→前壁
V_1~V_5 导联→广泛前壁
V_7~V_9 导联→正后壁
V_{3R}~V_{4R} 导联→右心室

心肌梗死的分类和鉴别诊断 ── Q 波型和非 Q 波型心肌梗死 } 异常 Q 波可见于感染或脑血管意外等
ST 段抬高型、非 ST 段抬高型 } ST 段抬高可见于变异型心绞痛、急性心包炎等

心电图 –2

电解质紊乱 ── 高血钾 ── T 波高尖、PR 延长,ST 段压低,P 波消失,QRS 波增宽与 T 波融合
低血钾 ── T 波低平或倒置,u 波增高,PR 延长,P 波增高,ST 段压低,Tu 融合
高血钙 ── ST 段缩短或消失,QT 间期缩短
低血钙 ── ST 段明显延长,QT 间期延长,直立 T 波变窄、低平或倒置
} 特点

药物影响

洋地黄 ── ST 段下垂型压低,T 波低平、双向或倒置,ST–T 呈"鱼钩型";QT 间期缩短 } 洋地黄效应
出现各种心律失常 } 洋地黄中毒

奎尼丁 ── 治疗剂量 ── QT 间期延长;T 波低平或倒置;u 波增高;P 波稍宽可有切迹,PR 间期稍延长
中毒 ── QT 间期明显延长;QRS 时间明显延长;房室阻滞、窦性心动过缓、窦性停搏或窦房阻滞;室性心律失常,甚至心室颤动

其他 ── 胺碘酮及索他洛尔等可使心电图 QT 间期延长

心电图-3

窦性心律失常

- 窦性心动过速
  - 特点 成人窦性心律的频率 > 100 次 /min，PR 间期及 QT 间期相应缩短
  - 常见情况 运动、精神紧张、发热、甲状腺功能亢进等
- 窦性心动过缓
  - 特点 窦性心律的频率 < 60 次 /min
  - 常见情况 老年人及运动员，窦房结功能障碍、甲状腺功能低下等
- 窦性心律不齐 窦性心律，节律不整，在同一导联上 PP 间期差异 > 0.12s
- 窦性停搏 规则的 PP 间距中突然出现 P 波脱落，形成长 PP 间距（与正常 PP 间距不成倍数关系）
- SSS 持续的窦性心动过缓；窦性停搏或窦房阻滞；慢 - 快综合征；双结病变

期前收缩

- 室性期前收缩
  - 期前出现的 QRS-T 波前无 P 波或无相关的 P 波，QRS 形态宽大畸形
  - 往往为完全性代偿间歇
- 房性期前收缩
  - 期前出现形态与窦性 P 波不同的异位 P′ 波
  - P′ R 间期 > 0.12s
  - 大多为不完全性代偿间歇
- 交界性期前收缩
  - 期前出现的 QRS-T 波，其前无窦性 P 波，QRS-T 形态与窦性下传者基本相同
  - 出现逆行 P′ 波
  - 大多为完全性代偿间歇

逸搏与逸搏心律

- 房性逸搏心律 频率多为 50~60 次 /min
- 交界性逸搏心律 QRS 波群呈交界性搏动特征，频率一般为 40~60 次 /min，慢而规则
- 室性逸搏心律 QRS 波群呈室性波形，频率一般为 20~40 次 /min
- 反复搏动 又称反复心律，为一种特殊形式的折返激动，可见逸搏-夺获心律

异位性心动过速

- 阵发性室上性心动过速 频率一般在 160~250 次 /min，节律快而规则，QRS 形态一般正常
- 室性心动过速
  - 频率多在 140~200 次 /min，节律可稍不齐
  - QRS 波群形态宽大畸形，时限通常 > 0.12s
  - P 波频率慢于 QRS 波频率，PR 无固定关系（房室分离）⎫ 可明确诊断
  - 偶尔心房激动夺获心室或发生室性融合波 ⎭
- 非阵发性心动过速 发作多有渐起渐止
- 双向性室性心动过速 QRS 波群的主波方向出现上、下交替改变
- 扭转型室性心动过速 是一种严重的室性心律失常

心电图-4

扑动与颤动

- 心房扑动：正常 P 波消失，代之连续的锯齿状扑动波（F 波），多数在 Ⅱ、Ⅲ、aVF 导联上清晰可见 } 频率 240~350 次/min
- 心房颤动：正常 P 波消失，代以大小不等、形状各异的颤动波（f 波），通常以 V₁ 导联最明显 } 频率 350~600 次/min
- 心室扑动：无正常 QRS-T 波，代之以连续快速而相对规则的大振幅波动 } 频率达 200~250 次/min
- 心室颤动：QRS-T 波完全消失，出现大小不等、极不匀齐的低小波 } 频率 200~500 次/min

传导异常

窦房传导阻滞
- 二度 Ⅰ 型：PP 间距逐渐缩短，于出现漏搏后 PP 间距又突然延长呈文氏现象
- 二度 Ⅱ 型：在规律的窦性 PP 间距中突然出现一个长间歇（等于正常窦性 PP 间距的倍数）

房内传导阻滞
以不完全性者多见，表现为 P 波增宽 ≥0.12s，出现双峰，切迹间距 ≥0.04s

房室传导阻滞
- 一度 主要为 PR 间期延长
- 二度 Ⅰ 型：P 波规律地出现，PR 间期逐渐延长（通常每次延长的绝对增加值呈递减），直到 P 波下传受阻，脱漏 1 个 QRS 波群
- 二度 Ⅱ 型：PR 间期恒定（正常或延长），部分 P 波后无 QRS 波群
- 三度 P 波与 QRS 波毫无关系（PR 间期不固定），心房率快于心室率

室内传导阻滞

右束支阻滞
QRS 心电轴一般仍在正常范围
- 完全性：QRS 波群时间 ≥0.12s，最具特征性的改变为 V₁ 或 V₂ 导联 QRS 呈 rsR′型或 M 形
- 不完全性：QRS 波群时间 <0.12s

左束支阻滞
QRS 心电轴可在正常范围、向左上偏移、右偏
- 完全性：成人 QRS 波群时间 ≥0.12s，V₁、V₂ 导联呈 rS 波或呈宽而深的 QS 波；Ⅰ、aVL、V₅、V₆ 导联 R 波增宽、顶峰粗钝或有切迹等
- 不完全性：QRS 波群时间 <0.12s

左前分支阻滞与左后分支阻滞（少见）

第二章

其他常用心电学检查

第一节　动态心电图

一、概述

动态心电图（AECG）是指连续记录 24 小时或更长时间的心电图，又称为 Holter 监测。

二、导联系统

目前多采用双极导联，电极一般均固定在躯体胸部。常用的导联及电极放置部位，见表 5-2-1。

表 5-2-1　常用的导联及电极放置部位与特点

名称	正极位置	负极位置	特点
CM$_5$ 导联	左腋前线、平第 5 肋间处（即 V$_5$ 位置）	右锁骨下窝中 1/3 处	对检出缺血性 ST 段下移最敏感，且记录到的 QRS 波振幅最高，是常规使用的导联
CM$_1$ 导联	胸骨右缘第 4 肋间（即 V$_1$ 位置）或胸骨上	左锁骨下窝中 1/3 处	可清楚显示 P 波，分析心律失常时常用此导联
M$_{aVF}$ 导联	左腋前线肋缘	左锁骨下窝内 1/3 处	主要用于检测左心室下壁的心肌缺血改变
CM$_2$ 或 CM$_3$ 导联	V$_2$ 或 V$_3$ 的位置	右锁骨下窝中 1/3 处	怀疑患者有变异型心绞痛（冠状动脉痉挛）时，宜联合选用 CM$_3$ 和 M$_{aVF}$ 导联

导联无关电极可放置胸部的任何部位，一般置于右胸第 5 肋间腋前线或胸骨下段中部。12 导联动态心电图系统的电极放置部位与运动负荷试验的电极放置部位相同。

三、临床应用范围

1. 心悸、气促、头昏、晕厥、胸痛等症状性质的判断。
2. 心律失常的定性和定量诊断。
3. 心肌缺血的诊断和评价，尤其是发现无症状心肌缺血的重要手段。

4. 心肌缺血及心律失常药物疗效的评价。

5. 心脏病患者预后的评价,通过观察复杂心律失常等指标,判断心肌梗死后患者及其他心脏病患者的预后。

6. 选择安装起搏器的适应证,评定起搏器的功能,检测与起搏器有关的心律失常。

7. 医学科学研究和流行病学调查,如正常人心率的生理变动范围,宇航员、潜水员、驾驶员心脏功能的研究等。

四、注意事项

1. 应要求患者在佩带记录器检测过程中做好日志,按时间记录其活动状态和有关症状。患者不能填写者,应由医务人员代写。无论有无症状都应认真填写记录。

2. 动态心电图常受监测过程中患者体位、活动、情绪、睡眠等因素的影响,有时在生理与病理之间难以划出明确的分界线。因此,对动态心电图检测到的某些结果,尤其是 ST-T 改变,还应结合病史、症状及其他临床资料综合分析以作出正确的诊断。

五、分析报告

1. 监测期间的基本节律,24 小时心搏总数,平均心率,最高与最低心率及发生的时间。

2. 各种心律失常的类型,快速性和 / 或缓慢性心律失常,异常心搏总数,发生频度,持续时间,形态特征及心律失常与症状、日常活动和昼夜的关系等。

3. 监测导联 ST 段改变的形态,程度、持续时间和频度,ST 段异常改变与心率变化及症状的关系。

4. 应选择和打印有代表性的正常和异常（各种不同类型心律失常,ST-T 改变,QT 间期异常等）的实时心电图片段,作为动态心电图诊断报告的依据。

5. 对起搏器患者,报告中还应包括起搏器功能的评价和分析。分析报告最后应作出此次动态心电图监测的诊断结论。

 提示

　　动态心电图属回顾性分析,并不能了解患者即刻的心电变化。

第二节　心电图运动负荷试验

一、运动试验的生理和病理基础

1. 生理情况　运动时为满足肌肉组织需氧量的增加,心率相应加快,心排血量相应增加,而必然伴随心肌耗氧量增加,冠状动脉血流量增加。

2. 病理情况 当冠状动脉发生病变而狭窄到一定程度时,患者在静息状态下可以不发生心肌缺血,但当运动负荷增加伴随心肌耗氧量增加时,冠状动脉血流量不能相应增加,即引起心肌缺氧,心电图上可出现异常改变。心肌耗氧量与心率快慢、心室大小、室壁张力、室内压力增加速度及心室射血时间有关。在临床上,一般以心率或心率与收缩期血压的乘积来反映心肌耗氧量情况。

二、运动试验的导联系统

国际上常采用 Mason–Likar 改良后的 12 导联来记录运动试验心电图。运动试验 12 导联电极放置部位见图 5-2-1。

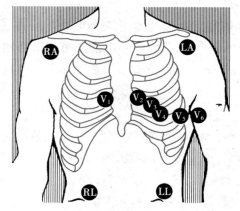

图 5-2-1 运动试验 12 导联电极放置部位示意图
RA、LA、RL、LL 为肢体导联电极,放置部位如图所示;
$V_1 \sim V_6$ 为胸导联电极部位。

三、运动试验方法

1. 试验方法 目前采用踏车运动试验和平板运动试验两种方法。

2. 观察内容

(1)运动试验前应描记被检者卧位和立位 12 导联心电图并测量血压作为对照。

(2)运动中通过监视器对心率、心律及 ST–T 改变进行监测,并按预定的方案每 3 分钟记录心电图和测量血压一次。在达到预期亚极量负荷后,使预期最大心率保持 1~2 分钟再终止运动。

(3)运动终止后,每 2 分钟记录 1 次心电图,一般至少观察 6 分钟。如果 6 分钟后 ST 段缺血性改变仍未恢复到运动前图形,应继续观察至恢复。

四、运动试验的适应证和禁忌证

1. 适应证 ①对不典型胸痛或可疑冠心病患者进行鉴别诊断;②评估冠心病患者的

心脏负荷能力；③评价冠心病的药物治疗、介入治疗效果；④进行冠心病易患人群流行病学调查筛选试验。注意，心电图显示有预激图形、左束支阻滞、起搏心律者不适宜采用该项检查。

2. 禁忌证　①急性心肌梗死或心肌梗死合并室壁瘤；②不稳定型心绞痛；③心力衰竭；④中、重度瓣膜病或先天性心脏病；⑤急性或严重慢性疾病；⑥严重高血压患者；⑦急性心包炎或心肌炎；⑧急性肺栓塞、主动脉夹层；⑨严重主动脉瓣狭窄；⑩严重残疾不能运动者。

3. 需要终止试验的情况　①运动负荷进行性增加而心率反而减慢或血压反而下降者（收缩压下降 >10mmHg）；②出现严重心律失常者，如室性心动过速或进行性传导阻滞；③出现眩晕、视力模糊、面色苍白或发绀者；④出现典型的心绞痛或心电图出现缺血型 ST 段下移≥0.2mV 者。

五、运动试验结果的判断

1. 常见的 ST-T 改变类型示意图（图 5-2-2）

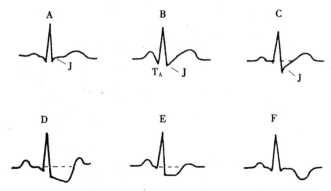

图 5-2-2　常见的 ST-T 改变类型示意图
A. 正常 ST-T 形态；B. 心房复极向量（T_A 向量）引起假性 ST 段下移；
C. 单纯 J 点降低；D. 缺血型 ST 段下移（下斜型）；E. 缺血型 ST 段下移（水平型）；F. 单纯 T 波倒置。

2. 运动试验的阳性标准

（1）目前较公认的阳性标准：①运动中出现典型的心绞痛；②运动中心电图出现 ST 段下斜型或水平型下移≥0.1mV，持续时间 >1min。

（2）ST 段抬高：少数患者运动试验中出现 ST 段抬高≥0.1mV。如果运动前患者心电图有病理性 Q 波，此 ST 段抬高多为室壁运动异常所致。如果运动前患者心电图正常，运动中出现 ST 段抬高提示发生透壁性心肌缺血，多为某一冠状动脉主干或近段存在严重狭窄，或由于冠状动脉痉挛所致。

○ 经典试题 ○

（研）1.动态心电图检查对评价心律失常的临床价值最小的是

A. 心律变异性

B. 心律失常类型

C. 心律失常性质

D. 心律失常病因

（研）2.男性，56 岁。近 1 个月来反复出现发作性胸部压抑感，自咽喉部放射，持续 10 分钟左右自行缓解，既往高血压、糖尿病病史，吸烟 35 年。为明确诊断，不宜进行的检查是

A. 24 小时动态心电图

B. 冠状动脉 CT

C. 冠状动脉造影

D. 心电图活动平板负荷试验

【答案与解析】

1. D

2. D。解析：患者反复出现发作性胸部压抑感，持续 10 分钟可自行缓解，应考虑稳定型心绞痛。为明确诊断，可行 24 小时动态心电图检查。冠状动脉 CT、冠状动脉造影有助于评估冠状动脉的狭窄程度。做心电图活动平板负荷试验时，需增加心脏负荷以激发心肌缺血或心绞痛的发作，具有一定的危险性，主要对病情稳定、症状不明显的患者具有一定意义。故选 D。

○ 温故知新 ○

动态心电图
- 定义　是指连续记录 24 小时或更长时间的心电图
- 常用导联　CM_5 导联、CM_1 导联、M_{avF} 导联、CM_2 或 CM_3 导联
- 临床应用范围
  - 心悸、气促、头昏、晕厥、胸痛等症状性质的判断
  - 心律失常的定性和定量诊断
  - 心肌缺血的诊断和评价等

其他常用心电学检查
- 方法　目前采用踏车运动试验和平板运动试验
- 适应证
  - 对不典型胸痛或可疑冠心病患者进行鉴别诊断
  - 评估冠心病患者的心脏负荷能力
  - 评价冠心病的药物治疗、介入治疗效果
  - 进行冠心病易患人群流行病学调查筛选试验

心电图运动负荷试验

禁忌证　急性心肌梗死或心肌梗死合并室壁瘤、不稳定型心绞痛、心力衰竭等

终止试验的情况
　运动负荷进行性增加而心率反而减慢或血压反而下降者
　出现严重心律失常者
　出现眩晕、视力模糊、面色苍白或发绀者
　出现典型的心绞痛或心电图出现缺血型 ST 段下移≥0.2mV 者

阳性标准
　运动中出现典型的心绞痛
　运动中心电图出现 ST 段下斜型或水平型下移≥0.1mV，持续时间 > 1min

第三章

肺功能检查

第一节　通气功能检查

一、肺容积

1. 概述　肺容积指在安静情况下,测定一次呼吸所出现的容积变化,不受时间限制,具有静态解剖学意义。

2. 基础肺容积及其组成(表5-3-1、图5-3-1)

表5-3-1　基础肺容积及其组成

组成	含义	正常成人参考值	临床意义
潮气容积(VT)	指平静呼吸时,一次吸入或呼出的气量	约500ml	VT受吸气肌功能的影响,尤其是膈肌的运动,呼吸肌功能不全时VT降低
补呼气容积(ERV)	指平静呼气末再尽最大力量呼气所呼出的气量	男性(1 609±492)ml、女性(1 126±338)ml	ERV可随呼气肌功能的改变而发生变化
补吸气容积(IRV)	指平静吸气末再尽最大力量吸气所吸入的气量	男性约2 160ml、女性约1 400ml	IRV受吸气肌功能的影响
残气容积(RV)	指最大呼气末肺内所含气量,这些气量足够继续进行气体交换(弥散呼吸)	男性约(1 615±397)ml、女性约(1 245±336)ml	临床上残气量常以其占肺总量(TLC)百分比(即RV/TLC%)作为判断指标,正常RV/TLC≤35%,>40%提示肺气肿。RV在正常情况下约占TLC的25%,且随FRC的改变而改变,但在限制性肺疾病时RV减少比较轻,在小气道疾病时,RV可能略增加,而FRC可正常

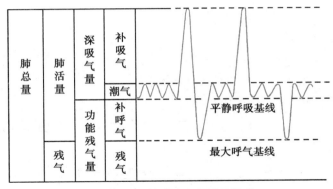

图 5-3-1　基础肺容积及其组成

二、肺容量

1. 概述　肺容量是由两个或两个以上的基础肺容积组成。四种基础肺容量包括深吸气量、功能残气量、肺活量、肺总量（表 5-3-2）。

表 5-3-2　基础肺容量

项目	含义	计算公式	正常成人参考值	
			男性	女性
深吸气量（IC）	指平静呼气末尽最大力量吸气所吸入的最大气量	IC=潮气容积+补吸气容积	（2 617±548）ml	（1 970±381）ml
肺活量（VC）	指尽力吸气后缓慢而又完全呼出的最大气量	VC=深吸气量（潮气容积+补吸气容积）+补呼气容积	（4 217±690）ml	（3 105±452）ml
功能残气量（FRC）	指平静呼气末肺内所含气量	FRC=补呼气量+残气量	（3 112±611）ml	（2 348±479）ml
肺总量（TLC）	指最大限度吸气后肺内所含气量	TLC=肺活量+残气量	约 5 020ml	约 3 460ml

2. 深吸气量（IC）　一般正常 IC 应占肺活量的 2/3 或 4/5。当呼吸功能不全时，尤其是吸气肌力障碍以及胸廓、肺活动度减弱和气道阻塞时 IC 均降低。

3. 肺活量（VC）

（1）肺活量减低：实测值占预计值的百分比 <80% 为减低，其中 60%~79% 为轻度、40%~59% 为中度、<40% 为重度。

（2）临床意义：肺活量减低提示有限制性通气功能障碍，亦可提示有严重的阻塞性通气功能障碍。临床上常见于胸廓畸形、广泛胸膜增厚、大量胸腔积液、气胸、肺不张、弥漫性肺间质纤维化和大量腹腔积液、腹腔巨大肿瘤等，以及重症肌无力、膈肌麻痹、传染性多发性神经根炎和严重的慢性阻塞性肺疾病及支气管哮喘等疾病。

4. 功能残气量(FRC)

(1) FRC 反映胸廓弹性回缩和肺弹性回缩力之间的关系。正常情况下这两种力量相等而互相抵消,FRC 约相当于肺总量的 40%。

(2) 肺弹性回缩力下降,可使 FRC 增高,如阻塞性肺气肿、气道部分阻塞。反之 FRC 下降,如肺间质纤维化、急性呼吸窘迫综合征(ARDS)。另外,当胸廓畸形致肺泡扩张受限,或肥胖伴腹压增高使胸廓弹性回缩力下降时,FRC 亦下降。

5. 肺总量(TLC) 肺总量减少见于广泛肺部疾病,如肺水肿、肺不张、间质性肺疾病、胸腔积液、气胸等。在肺气肿时,TLC 可正常或增高,主要取决于残气量和肺活量的增减情况。

三、通气功能

1. 概述 通气功能又称为动态肺容积,是指单位时间内随呼吸运动进出肺的气量和流速。

2. 肺通气量(表 5-3-3)

表 5-3-3 肺通气量

项目	每分钟静息通气量(VE)	最大自主通气量(MVV)
含义	指静息状态下每分钟呼出气的量	指在 1 分钟内以最大的呼吸幅度和最快的呼吸频率呼吸所得的通气量
特点	VE= 潮气容积(VT)× 每分钟呼吸频率(次 /min)	作为通气功能障碍考核指标时常以实测值占预计值 % 进行判定,占预计值 %<80% 为异常
正常成人参考值	男性约(6 663 ± 200)ml、女性约(4 217 ± 160)ml	男性约(104±2.71)L、女性约(82.5±2.17)L
临床意义	①>10L/min 提示通气过度,可造成呼吸性碱中毒 ②<3L/min 提示通气不足,可造成呼吸性酸中毒	①阻塞性或限制性通气障碍时 MVV 降低 ②作为通气储备能力考核指标:常以通气储备百分比表示,正常值 >95%,<86% 提示通气储备不足,气急阈为 60%~70%
其他	潮气容积的大小与性别、年龄、身高、体表面积有关,且受胸廓与膈肌运动的影响	可用来评估肺组织弹性、气道阻力、胸廓弹性和呼吸肌的力量

通气储量 %=(每分钟最大通气量 – 每分钟静息通气量)/ 每分钟最大通气量 ×100%。通气储备百分比被认为是胸部手术术前判断肺功能状况、预计肺并发症发生风险的预测指标及职业病劳动能力鉴定的指标。

3. 用力肺活量

(1) 概述

1) 用力肺活量(FVC):指深吸气至肺总量后以最大力量、最快的速度所能呼出的全部气量。

2）第 1 秒用力呼气容积（FEV₁）：指最大吸气至肺总量位后，开始呼气第 1 秒内的呼出气量。正常人 3 秒内可将肺活量全部呼出，第 1、2、3 秒所呼出气量各占 FVC 的百分率正常分别为 83%、96%、99%（图 5-3-2）。FEV₁ 既是容积测定，亦为 1 秒内的平均呼气流量测定，临床应用非常广泛，并常以 FEV₁ 和 FEV₁/FVC（简称一秒率）表示。

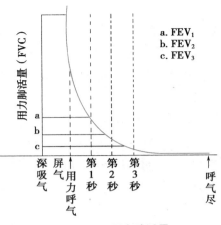

图 5-3-2　用力肺活量

（2）正常成人参考值：男性约（3 179 ± 117）ml、女性约（2 314 ± 48）ml；FEV₁/FVC 均 >80%。

（3）临床意义：用力肺活量是测定呼吸道有无阻力的重要指标。

1）阻塞性通气障碍：如慢性阻塞性肺疾病、支气管哮喘急性发作的患者，由于气道阻塞、呼气延长，其 FEV₁ 和 FEV₁/FVC 均降低，但在可逆性气道阻塞中，如支气管哮喘，在应用支气管扩张剂后，其值亦可较前改善。

2）限制性通气障碍：如弥漫性肺间质疾病、胸廓畸形等患者 FEV₁/FVC 可正常，甚至可达 100%，因为此时虽呼出气流不受限制，但肺弹性及胸廓顺应性降低，呼气运动迅速减弱停止，使肺活量的绝大部分在极短时间迅速呼出。

4. 最大呼气中段流量（MMEF 或 MMF）

（1）概述：最大呼气中段流量是根据用力肺活量曲线而计算得出用力呼出 25%~75% 的平均流量。

（2）正常成人参考值：男性为（3 452 ± 1 160）ml/s、女性为（2 836 ± 946）ml/s。

（3）临床意义：MMF 可作为评价早期小气道阻塞的指标。MMF 比 FEV₁/FVC 能更好地反映小气道阻塞情况。

5. 肺泡通气量（$\dot{V}_A$）

（1）肺泡通气量：指安静状态下每分钟进入呼吸性细支气管及肺泡与气体交换的有效通气量。

（2）生理无效腔（表 5-3-4）：生理无效腔（V_D）= 解剖无效腔 + 肺泡无效腔。正常情况下因通气/血流比值正常，肺泡无效腔量小至可忽略不计，故生理无效腔基本等于解剖无效腔。

表 5-3-4　生理无效腔构成与含义

构成	含义
解剖无效腔	正常成人潮气容积（500ml）中 150ml 为无效腔气，无效腔气不参与气体交换，仅在呼吸细支气管以上气道中起传导作用，亦称为解剖无效腔
肺泡无效腔	进入肺泡中气体，若无相应肺泡毛细血管血流与之进行气体交换，也同样会产生无效腔效应，称肺泡无效腔

> **ⓘ 提示**
>
> 　　肺泡通气量受无效腔与潮气容积比率（V_D/V_T）影响，正常 V_D/V_T=0.3~0.4，比值小则有效肺泡通气量增加；反之则减少。浅速呼吸的通气效率逊于深缓呼吸。

6. 临床应用

（1）通气功能的判断：根据上述各项指标，并结合气速指数（正常为1），可对通气功能作出初步判断，判断肺功能状况和通气功能障碍类型。

$$气速指数 = \frac{MVV\ 实测值/预计值（\%）}{VC\ 实测值/预计值（\%）}$$

1）肺功能不全分级（表 5-3-5）

表 5-3-5　肺功能不全分级

分级	VC 或 MVV 实测值 / 预计值（%）	FEV_1/FVC（%）
基本正常	>80	>70
轻度减退	80~71	70~61
显著减退	70~51	60~41
严重减退	50~21	≤40
呼吸衰竭	≤20	

2）通气功能障碍分型（表 5-3-6）：阻塞性通气功能障碍的特点是以流速（如 FEV_1/FVC）降低为主，限制性通气障碍则以肺容量（如 VC）减少为主。

表 5-3-6　通气功能障碍分型

分型	FEV_1/FVC	MVV	VC	气速指数	RV	TLC
阻塞性	↓↓	↓↓	正常或↓	<1.0	↑	正常或↑
限制性	正常或↑	↓或正常	↓↓	>1.0	正常或↓	↓
混合性	↓	↓	↓	=1.0	不定	不定

（2）阻塞性肺气肿的判断（表 5-3-7）：可根据 RV/TLC 结合肺泡氮浓度的测定，对阻塞性肺气肿的程度作出判断。

表 5-3-7　阻塞性肺气肿的判断

肺气肿程度	RV/TLC（%）	平均肺泡氮浓度（%）	肺气肿程度	RV/TLC（%）	平均肺泡氮浓度（%）
无	≤35	2.47	中度	46~55	6.15
轻度	36~45	4.43	重度	≥56	8.40

（3）气道阻塞的可逆性判断及药物疗效的判断：可通过支气管舒张试验来判断有无可逆性及药物疗效。

1）测定过程：测定前患者 24 小时停用支气管舒张药，再行常规肺功能测定。当结果提示 FEV_1 或 FEV_1/FVC 降低时，给患者吸入沙丁胺醇 0.2mg 后 15~20 分钟，重复测定 FEV_1 与 FEV_1/FVC，然后按下列公式计算通气改善率来进行判断。

$$通气改善率 = \frac{用药后测定值 - 用药前测定值}{用药前测定值} \times 100\%$$

2）结果判断：改善率 >15%，判定为阳性。15%~24% 轻度可逆，25%~40% 为中度可逆，>40% 为高度可逆。支气管哮喘患者改善率至少应达 12% 以上，且其绝对值增加 200ml 或以上，慢性阻塞性肺疾病患者改善率不明显。

3）注意事项：在评价通气改善率时须特别注意 FEV_1 的绝对值，因为 FEV_1 只要稍为增加就能达到改善 12% 的指标，但是其绝对值的微量增加对肺通气功能的改善并无意义，只有当其绝对值增加 200ml，FEV_1 改善超过 12% 才能认为气道可逆。

（4）最大呼气流量（PEF）：是指用力肺活量测定过程中，呼气流速最快时的瞬间流速，亦称峰值呼气流速，主要反映呼吸肌的力量及气道有无阻塞。正常人一日内不同时间点的 PEF 值可有差异，称为日变异率或昼夜波动率，可用于诊断支气管哮喘。若日变异率明显增大，提示病情加重，需行相应处理。

$$PEF 日变异率 = \frac{日内最高 PEF - 日内最低 PEF}{1/2（同日内最高 PEF + 最低 PEF）} \times 100\%$$

（5）支气管激发试验：气道高反应性是支气管哮喘的特征，而支气管激发试验是测定气道反应性的一种方法。支气管激发试验主要用于协助支气管哮喘的诊断。对于无症状、体征，或有可疑哮喘病史，或在症状缓解期，肺功能正常者，或仅以咳嗽为主要表现的咳嗽变异性哮喘者，若支气管激发试验阳性可确定诊断。

第二节 换气功能检查

一、概述

外呼吸进入肺泡的氧通过肺泡毛细血管进入血液循环，而血中的二氧化碳通过弥散排到肺泡，这个过程称为"换气"，也称为"内呼吸"。肺有效的气体交换与通气量、血流量、吸入气体的分布和通气/血流比值以及气体的弥散有密切关系。

二、气体分布

1. 机制　肺泡是气体交换的基本单位，只有吸入的气体能均匀地分布于每个肺泡，才能发挥最大的气体交换效率。

2. 临床意义 吸入气体分布不均匀主要是由于不均匀的气流阻力和顺应性造成的。临床上支气管痉挛、受压可出现不均匀的气流阻力；间质性肺炎、肺纤维化、肺气肿、肺淤血、肺水肿等可降低肺顺应性。

三、通气 / 血流比值

1. $\dot{V}/\dot{Q}$ 比值 在静息状态下，健康成人每分钟肺泡通气量（$\dot{V}_A$）约 4L，血流量（$\dot{Q}$）约 5L，$\dot{V}/\dot{Q}$ 比值为 0.8。

2. 生理情况 直立位时单位肺容积的通气肺底部最多，肺尖部最少；而肺血流亦同样为肺底部最多，肺尖部最少，结果导致 $\dot{V}/\dot{Q}$ 比值从肺底向肺尖进行性增高；但通过生理上的调节，使整个肺的 $\dot{V}/\dot{Q}$ 取得适当的比值，以保证最有效的气体交换。

3. 病理情况 ①局部血流障碍时，进入肺泡的气体，由于未能和充足血流交换，$\dot{V}/\dot{Q}$ 比值 >0.8，出现无效腔气增加；②局部气道阻塞，$\dot{V}/\dot{Q}$ 比值 <0.8，成为无效灌注，而导致静 - 动脉分流效应。这两种异常状况，都可造成换气功能障碍，导致缺氧［动脉氧分压（PaO_2）降低］，一般并无 CO_2 潴留，但可出现动脉二氧化碳分压（$PaCO_2$）降低。

4. 临床意义 $\dot{V}/\dot{Q}$ 比值失调是肺部疾病产生缺氧的主要原因。临床上见于肺实质、肺血管疾病，如肺炎、肺不张、呼吸窘迫综合征、肺栓塞和肺水肿等。

四、肺泡弥散功能

1. 肺泡弥散 是肺泡内气体中和肺泡壁毛细血管中的氧和二氧化碳，通过肺泡壁毛细血管膜进行气体交换的过程。以弥散量（D_L）作为判定指标。

2. 肺泡弥散量 是指肺泡膜两侧气体分压差为 1mmHg 条件下，气体在单位时间（1 分钟）所能通过的气体量（ml）。

3. 影响肺泡毛细血管弥散的因素 有弥散面积、弥散距离（厚度）、肺泡与毛细血管的氧分压差、气体分子量、气体在介质中的溶解度、肺泡毛细血管血流以及气体与血红蛋白的结合力。

4. 临床意义

（1）D_L 值与年龄、性别、体位、身材等相关，男性 > 女性，青年人 > 老年人。

（2）弥散量如小于正常预计值的 80%，则提示有弥散功能障碍。

（3）弥散量降低，常见于肺间质纤维化、石棉肺、肺气肿、肺结核、气胸、肺部感染、肺水肿、先天性心脏病、风湿性心脏病、贫血等。弥散量增加可见于红细胞增多症、肺出血等。

第三节 小气道功能检查

一、概述

小气道功能为区域性肺功能的一种。小气道是指吸气状态下内径≤2mm 的细支气管

（相当于第 6 级支气管分支以下），包括全部细支气管和终末细支气管，是许多慢性阻塞性肺疾病早期容易受累的部位。

二、闭合容积

闭合容积（CV）原称闭合气量，是指平静呼气至残气位时，肺下垂部小气道开始闭合时所能继续呼出的气体量；而小气道开始闭合时肺内留存的气体量则称为闭合总量（CC），CC=CV+RV。

三、最大呼气流量 – 容积曲线

1. 最大呼气流量 – 容积曲线（MEFV） 为受试者在作最大用力呼气过程中，将呼出的气体容积与相应的呼气流量所记录的曲线，或称流量 – 容积曲线（V–V 曲线）。

2. VC50% 和 VC25% 临床上常用 VC50% 和 VC25% 时的呼气瞬时流量（Vmax50 和 Vmax25）作为检测小气道阻塞的指标，凡两指标的实测值 / 预计值 <70%，且 $V_{50}/V_{25}<2.5$ 即认为有小气道功能障碍。通过观察 MEFV 曲线的下降支斜率的形状可判断气道阻塞的部位，特别是上气道阻塞。不同疾病时流量 – 容积曲线见图 5–3–3。

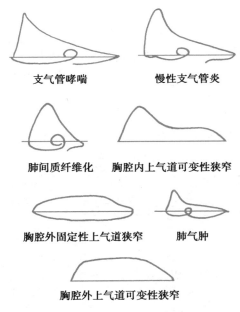

支气管哮喘　　　　慢性支气管炎

肺间质纤维化　　胸腔内上气道可变性狭窄

胸腔外固定性上气道狭窄　　肺气肿

胸腔外上气道可变性狭窄

图 5–3–3　不同疾病时流量 – 容积曲线

3. 临床意义 呼吸密度较空气低约 2/3 的氦（80%）与氧（20%）的低密度混合气体（$He+O_2$），以其流量所描绘的 MEFV 曲线，与呼吸空气所测绘的 MEFV 曲线进行比较，不仅可更敏感地早期发现小气道阻塞和功能障碍，而且可用于鉴别小气道阻塞的部位及是否具有可逆性。

四、频率依赖性肺顺应性

1. 肺顺应性 是指单位压力改变时所引起的容积变化,用以反映肺组织的弹性,通常包括肺顺应性、胸壁顺应性和总顺应性。

(1)静态顺应性(Cstat):指在呼吸周期中气流被短暂阻断时测得的肺顺应性,它反映肺组织的弹性。

(2)动态顺应性(Cdyn):是在呼吸周期中气流未被阻断时测得的肺顺应性,它受气道阻力的影响,并根据呼气和吸气末肺容量与不同胸内压改变来确定。动态顺应性又分为正常呼吸频率(20次/min)和快速呼吸频率(约60次/min)两种,后者又称为频率依赖性顺应性(FDC),它比前者更敏感。

2. 临床意义

(1)正常情况:静态顺应性与动态顺应性接近,且呼吸频率增加时改变亦很小,但当小气道病变患者呼吸频率增加时,随特定肺容量的改变而胸内压增加,动态顺应性降低。

(2)肺顺应性与弹性回缩力有关:弹性回缩力增加,则顺应性降低,反之则顺应性增加。

(3)肺静态弹性回缩力增加和静态顺应性降低,见于肺纤维化等疾病,肺静态弹性回缩力降低和静态顺应性增加,见于肺气肿。

第四节 血气分析和酸碱测定

一、血气分析的指标

1. 血气分析的常用指标(表5-3-8)

表5-3-8 血气分析的常用指标

指标	英文缩写	含义	参考值	其他
动脉血氧分压	PaO_2	指血液中物理溶解的氧分子所产生的压力	95~100mmHg	健康成人随年龄增大而降低
肺泡-动脉血氧分压差	$P_{(A-a)}O_2$	$P_{(A-a)}O_2$=肺泡氧分压(P_AO_2)-动脉血氧分压(PaO_2),是反映肺换气功能的指标,有时较PaO_2更敏感	正常青年为15~20mmHg,随年龄增加而增大,但最大不超过30mmHg	能较早地反映肺部氧摄取状况
动脉血氧饱和度	SaO_2	指动脉血氧与血红蛋白(Hb)结合的程度,是单位Hb含氧百分数	95%~98%	SaO_2=HbO_2/全部Hb×100%
混合静脉血氧分压	$P\bar{v}O_2$	指物理溶解于混合静脉血中的氧产生的压力	35~45mmHg,平均40mmHg	—

续表

指标	英文缩写	含义	参考值	其他
—	$P(a-\bar{v})DO_2$	指动脉氧分压与混合静脉血氧分压之差	60mmHg	—
动脉血氧含量	CaO_2	指单位容积(每升)的动脉血液中所含氧的总量(mmol)或每百毫升动脉血含氧的毫升数	8.55~9.45mmol/L	CaO_2是反映动脉血携氧量的综合性指标
动脉血二氧化碳分压	$PaCO_2$	指物理溶解在动脉血中的CO_2(正常时每100ml中溶解2.7ml)分子所产生的张力	35~45mmHg,平均40mmHg	CO_2是有氧代谢的最终产物,经血液运输至肺排出
pH	—	是表示体液氢离子的浓度的指标或酸碱度	7.35~7.45,平均7.40	可作为判断酸碱失调中机体代偿程度的重要指标
标准碳酸氢盐	SB	指在38℃,血红蛋白完全饱和,经$PaCO_2$为40mmHg的气体平衡后的标准状态下所测得的血浆HCO_3^-浓度	22~27mmol/L,平均24mmol/L	SB一般不受呼吸的影响
实际碳酸氢盐	AB	指在实际$PaCO_2$和血氧饱和度条件下所测得血浆$[HCO_3^-]$含量	22~27mmol/L	AB在一定程度上受呼吸因素的影响
缓冲碱	BB	指血液(全血或血浆)中一切具有缓冲作用的碱性物质(负离子)的总和,包括HCO_3^-、Hb和血浆蛋白(Pr^-)和HPO_4^{2-}	45~55mmol/L,平均50mmol/L	是反映代谢性因素的指标
剩余碱	BE	指在38℃,血红蛋白完全饱和,经$PaCO_2$为40mmHg的气体平衡后的标准状态下,将血液标本滴定至pH等于7.40所需要的酸或碱的量,表示全血或血浆中碱储备增加或减少的情况	(0 ± 2.3)mmol/L	正值为代谢性碱中毒,负值为代谢性酸中毒
血浆CO_2含量	$T-CO_2$	指血浆中结合的和物理溶解的CO_2总含量	25.2mmol/L	受呼吸影响,故在判断混合性酸碱失调时,其应用受到限制
阴离子间隙	AG	指血浆中的未测定阴离子(UA)与未测定阳离子(UC)的差值(即AG=UA-UC)。AG=$Na^+-(Cl^-+HCO_3^-)$	8~16mmol/L	AG升高数=HCO_3^-下降数

2. 临床意义

（1）PaO_2

1）判断有无缺氧和缺氧的程度：造成低氧血症的原因有肺泡通气不足、通气/血流（$\dot{V}/\dot{Q}$）比例失调、分流及弥散功能障碍等。

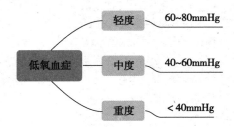

2）判断有无呼吸衰竭：若在海平面附近、安静状态下呼吸空气时 PaO_2 测定值<60mmHg，并可除外其他因素（如心脏内分流等）所致的低氧血症，即可诊断为呼吸衰竭。呼吸衰竭的分型见表 5-3-9。

表 5-3-9 呼吸衰竭的分型

分型	CO_2 潴留	PaO_2	$PaCO_2$
Ⅰ型	无	<60mmHg	降低或正常
Ⅱ型	伴有	<60mmHg	>50mmHg

（2）$P_{(A-a)}O_2$

1）$P_{(A-a)}O_2$ 增大伴 PaO_2 降低：①右向左分流或肺血管病变使肺内动－静脉解剖分流增加致静脉血掺杂；②弥漫性间质性肺疾病、肺水肿、急性呼吸综合征等所致的弥散障碍；③$\dot{V}/\dot{Q}$ 比例严重失调，如阻塞性肺气肿、肺不张或肺栓塞。

2）$P_{(A-a)}O_2$ 增大无 PaO_2 降低：见于肺泡通气量明显增加，而大气压、吸入气氧浓度与机体耗氧量不变时。

（3）SaO_2：SaO_2 可作为判断机体是否缺氧的一个指标，但是反映缺氧并不敏感，而且有掩盖缺氧的潜在危险。

（4）$P\overline{v}O_2$：常作为判断组织缺氧程度的一个指标。该指标存在生理变异，老年人或健康青壮年剧烈运动后均可降低。

（5）$P(a-\overline{v})DO_2$：反映组织摄氧状况。$P(a-\overline{v})DO_2$ 值变小，表明组织摄氧受阻；$P(a-\overline{v})DO_2$ 值增大，表明组织需氧增加。

（6）CaO_2

1）高原缺氧、慢性阻塞性肺疾病缺氧的患者，CaO_2 随 PaO_2 降低而降低，但 Hb 正常或升高。

2）贫血、CO 中毒、高铁血红蛋白血症的患者，虽 PaO_2 正常，而 CaO_2 随 Hb 的降低而降低。

（7）$PaCO_2$ 的临床意义（表 5-3-10）

表 5-3-10　$PaCO_2$ 的临床意义

项　　目	临 床 意 义
判断呼吸衰竭类型与程度	①I 型呼吸衰竭，$PaCO_2$ 可正常或略降低 ②II 型呼吸衰竭，$PaCO_2$ 必须 >50mmHg ③肺性脑病时，$PaCO_2$ 一般应 >70mmHg
判断呼吸性酸碱平衡失调	①$PaCO_2$>45mmHg 提示呼吸性酸中毒，$PaCO_2$ 升高可由通气量不足引起，如慢性阻塞性肺疾病、支气管哮喘、呼吸肌麻痹等疾病 ②$PaCO_2$<35mmHg 提示呼吸性碱中毒，呼吸性碱中毒表示通气量增加，见于各种原因所致的通气增加
判断代谢性酸碱失调的代偿反应	①代谢性酸中毒时经肺代偿后 $PaCO_2$ 降低，最大代偿极限为 $PaCO_2$ 降至 10mmHg ②代谢性碱中毒时经肺代偿后 $PaCO_2$ 升高，其最大代偿极限为 $PaCO_2$ 升至 55mmHg

（8）pH

1）pH<7.35 为失代偿性酸中毒，存在酸血症。

2）pH>7.45 为失代偿性碱中毒，有碱血症。

3）pH 正常可有三种情况：无酸碱失衡、代偿性酸碱失衡、混合性酸碱失衡。临床上不能单用 pH 区别代谢性与呼吸性酸碱失衡，尚需结合其他指标进行判断。

（9）SB：SB 是可准确反映代谢性酸碱平衡的指标。

（10）AB：同样反映酸碱平衡中的代谢性因素。

1）AB 增高：可见于代谢性碱中毒，亦可见于呼吸性酸中毒经肾脏代偿时的情况，慢性呼吸性酸中毒时，AB 最大代偿可升至 45mmol/L。

2）AB 降低：既见于代谢性酸中毒，亦见于呼吸性碱中毒经肾脏代偿的结果。

3）AB 与 SB 的差数：反映呼吸因素对血浆 HCO_3^- 影响的程度。

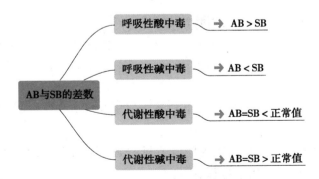

（11）BB：①反映机体对酸碱平衡失调时总的缓冲能力，不受呼吸因素、CO_2 改变的影响；②BB 减少提示代谢性酸中毒，BB 增加提示代谢性碱中毒。

（12）BE：<u>BE 只反映代谢性因素的指标</u>，与 SB 的意义大致相同。

（13）T–CO_2：CO_2 潴留和代谢性碱中毒时 T–CO_2 增加；而过度通气和代谢性酸中毒时 T–CO_2 降低。

（14）AG

1）<u>高 AG 以产生过多酸为特征，常见于乳酸酸中毒、尿毒症、酮症酸中毒。</u>

2）正常 AG 代谢性酸中毒，又称为高氯型酸中毒，可由 HCO_3^- 减少（如腹泻）、酸排泄衰竭（如肾小管酸中毒）或过多使用含氯的酸（如盐酸精氨酸）。

3）<u>判断三重酸碱失衡中 AG 增大的代谢性酸中毒。>30mmol/L 时肯定酸中毒；20~30mmol/L 时酸中毒可能性很大；17~19mmol/L 只有 20% 有酸中毒。</u>

二、酸碱平衡失调的类型及血气特点

1. 概述

（1）机体通过酸碱平衡调节机制调节体内酸碱物质含量及其比例，维持血液 pH 在正常范围内的过程，称为酸碱平衡。

（2）如果动脉血气 pH<7.35 称为酸血症；pH>7.45 称为碱血症。有酸血症或碱血症必定有酸中毒或碱中毒，有酸中毒或碱中毒不一定有酸血症或碱血症。在混合性酸碱失调（两种或两种以上的酸碱失调同时存在）时，动脉血 pH 取决于各种酸碱平衡失调相互平衡后的结果。

（3）酸碱平衡失调的常用术语（表 5–3–11）

表 5–3–11 酸碱平衡失调的常用术语

常用术语	含 义
代谢性酸中毒	以 HCO_3^- 下降为原发改变
代谢性碱中毒	以 HCO_3^- 升高为原发改变
呼吸性酸中毒	以 $PaCO_2$ 升高为原发改变
呼吸性碱中毒	以 $PaCO_2$ 下降为原发改变
代偿性酸碱平衡失调	代偿后，[HCO_3^-]/[H_2CO_3] 比值恢复到 20/1，血浆 pH 可维持在正常范围
失代偿性酸碱平衡失调	代偿后 [HCO_3^-]/[H_2CO_3] 比值不能达到 20/1

1）酸中毒或碱中毒是指机体内以 HCO_3^-、$PaCO_2$ 为原发改变引起 pH 变化的病理生理过程。

2）在单纯性酸碱平衡失调时体内的调节机制必定会加强，以使 [HCO_3^-] [H_2CO_3] 恢复到正常水平，这种过程即为代偿过程。

2. 常见的酸碱平衡失调类型

（1）单纯酸碱平衡失调（表 5–3–12）

表 5-3-12　单纯酸碱平衡失调与血气改变特点

名称		血气改变特点
代谢性酸中毒		①AB、SB、BB↓,pH 接近或达到正常,BE 负值增大,$PaCO_2$↓ ②机体不能代偿时,$PaCO_2$ 正常或↑,pH↓
呼吸性 酸中毒	急性	$PaCO_2$↑,pH↓,AB 正常或略↑,BE 基本正常
	慢性	$PaCO_2$↑,pH 正常或↓,AB↑,AB>SB,BE 正值增大
代谢性碱中毒		①AB、SB、BB↑,pH 接近正常,BE 正值增大,$PaCO_2$↑ ②机体失代偿时,$PaCO_2$ 降低或正常,pH↑
呼吸性碱中毒		$PaCO_2$↓,pH 正常或↑,AB 在急性呼吸性碱中毒时正常或轻度↓,慢性呼吸性碱中毒时下降明显,AB<SB,BE 负值增大

（2）二重酸碱平衡失调（表 5-3-13）

表 5-3-13　二重酸碱平衡失调与常见疾病、血气改变特点

名称	简称	常见疾病	血气改变特点
呼吸性酸中毒合并代谢性酸中毒	呼酸＋代酸	慢性阻塞性肺疾病:①呼吸道阻塞,肺泡通气量下降,CO_2 潴留,导致呼吸性酸中毒;②又由于缺氧,体内乳酸堆积,导致代谢性酸中毒	$PaCO_2$↑、正常或轻度↓,pH 明显↓,AB、SB、BB↓、正常或轻度↑,BE 负值增大
呼吸性酸中毒合并代谢性碱中毒	呼酸＋代碱	慢性阻塞性肺疾病:①有 CO_2 潴留、呼吸性酸中毒;②可因利尿不当、低血钾、低血氯等引起代谢性碱中毒	$PaCO_2$↑,pH↑、正常或下降,AB 明显↑,并超过预计代偿的限度;急性呼吸性酸中毒时 HCO_3^- 的增加不超过 3~4mmol/L,BE 正值增大
呼吸性碱中毒合并代谢性酸中毒	呼碱＋代酸	各种引起肺泡通气量增加的疾病如肺炎、间质性肺疾病、感染性发热等:①可产生呼吸性碱中毒;②因肾功能障碍、机体排酸减少而产生代谢性酸中毒	$PaCO_2$↓,AB、SB、BB↓,BE 负值增大,pH↑或大致正常。慢性呼碱代偿最大范围 12~15mmol/L;急性呼碱代偿最大范围 18mmol/L。若 HCO_3^- 的减少量在上述范围内则属机体代偿功能,若超出上述范围则有代谢性酸中毒同时存在
呼吸性碱中毒合并代谢性碱中毒	呼碱＋代碱	各种引起肺泡通气量增加的疾病如肝硬化患者并肝肺综合征:①因肺内分流、低氧血症致通气量增加、体内 CO_2 减少而发生呼吸性碱中毒;②因利尿剂治疗而发生代谢性碱中毒	$PaCO_2$↓、正常或轻度↑,pH 明显↑,AB↑、正常或轻度↓,BE 正值增大

（3）三重酸碱失衡

1）呼吸性酸中毒合并高 AG 型代谢性酸中毒和代谢性碱中毒：$PaCO_2\uparrow$，AB、SB、BB$\uparrow$，BE 正值加大，$[Cl^-]$降低，AG$\uparrow$，pH 多$\downarrow$。

2）呼吸性碱中毒合并高 AG 型代谢性酸中毒和代谢性碱中毒：$PaCO_2\downarrow$，AB、SB、BB$\uparrow$，AG$\uparrow$，pH 多$\downarrow$。

三、临床应用动脉血气判断酸碱失调的步骤

1. 根据 pH 判断酸中毒或碱中毒

（1）pH 在正常范围内通常表示不存在酸碱平衡失调或存在代偿性的酸碱平衡失调。

（2）pH>7.45 说明存在碱中毒，pH<7.35 说明存在酸中毒。

> **ⓘ 提示**
>
> 单纯看 pH 不能明确是否存在代偿性酸碱平衡失调，也不能明确原发因素为代谢性还是呼吸性因素。

2. 查找原发因素确定代谢性或呼吸性酸碱平衡失调

（1）代谢性因素：原发性 HCO_3^- 增多或减少为代谢性碱中毒或代谢性酸中毒的因素。

1）代谢性碱中毒常见于低氯或低钾。

2）代谢性酸中毒多见于产酸增多如乳酸或酮体、排酸障碍如肾脏疾病及失碱增多如腹泻等。

（2）呼吸性因素：原发性 H_2CO_3 增多或减少是呼吸性酸中毒或呼吸性碱中毒的因素。

1）呼吸性酸中毒多见于呼吸系统疾病如慢性阻塞性肺疾病、支气管哮喘、胸廓畸形、呼吸肌麻痹、异物阻塞等。

2）呼吸性碱中毒多见于过度通气所致如分离（转换）障碍、颅脑损伤等。

3. 通过确定代偿情况明确是否为单纯性或混合性酸碱平衡失调　在单纯性酸碱紊乱时，$[HCO_3^-]$ 和 $[H_2CO_3]$ 其中的一个因素确定为原发性因素后，另一个因素即为继发性代偿性因素。代偿反应的规律如下。

（1）代偿方向：一般与原发因素改变方向一致，即一个变量增高另一个变量也随之增高以保证 pH 在正常范围。

（2）代偿时间：代谢性酸碱失调引起呼吸性完全代偿需要 12~24 小时，呼吸性酸碱失调引起代谢性完全代偿急性者最短需要数分钟，慢性者需 3~5 天。

（3）代偿预计值：继发性改变在代偿预计值范围内为单纯性酸碱失衡，如果代偿不足或代偿过度都为混合性酸碱失衡。

（4）代偿极限：当超出了机体（肺及肾脏）代偿极限就会发生混合性酸碱失衡。

4. 根据 AG 值判断代谢性酸中毒情况　一般 AG>16mmol/L 可能存在代谢性酸中

毒,若 AG>30mmol/L 则肯定存在代谢性酸中毒。常见酸碱平衡失调的血气指标变化见表 5-3-14。

表 5-3-14 常见酸碱平衡失调的血气指标变化

名称	pH	$PaCO_2$	HCO_3^-	BE	AG	K^+	Cl^-
呼吸性酸中毒	N/↓	↑	N/↑	N/正↑		↑/N	N/↓
代谢性酸中毒	N/↓	N/↓	↓	负↑	N/↑	↑	↑
呼吸性碱中毒	↑	↓	N/↓	N/负↑		↓	N/↑
代谢性碱中毒	N/↑	N/↑	↑	正↑		↓	↓
呼吸性酸中毒 + 代谢性酸中毒	↓↓	↑	N/↓	N	↑	↑	N/↑
呼吸性酸中毒 + 代谢性碱中毒	N/↑/↓	↑	↑↑	正↑		↓	↓

注:N 为正常,正↑为正值增大,负↑为负值增大。

———○ 经 典 试 题 ○———

(研)1. 假设肺通气量为 7 000ml/min,呼吸频率为 20 次/min,无效腔容量为 100ml,每分心输出量为 5 000ml 时,其通气/血流比值为

    A. 0.7   B. 0.8   C. 0.9   D. 1.0

(研)2. 女性,30 岁。分离(转换)障碍发作后出现手足搐搦、口周麻木,其原因是

    A. 代谢性碱中毒   B. 呼吸性碱中毒

    C. 呼吸性酸中毒   D. 代谢性酸中毒

(执)(3~4 题共用备选答案)

    A. $PaCO_2$ 升高

    B. HCO_3^- 增多

    C. $PaCO_2$ 降低

    D. 阴离子间隙减少

    E. HCO_3^- 减少

    3. 代谢性酸中毒主要是由于体内

    4. 代谢性碱中毒主要是由于体内

【答案与解析】

1. D。解析:通气/血流比值是把有效通过肺泡的气体量除以有效通过肺泡的血液量,每分钟肺泡通气量($\dot{V}_A$)=7 000-20×100=5 000ml/min,血流量($\dot{Q}$)=5 000ml/min,$\dot{V}_A/\dot{Q}$=5 000/5 000=1.00,故通气/血流比值等于 1。故选 D。

2. B。解析：分离（转换）障碍时患者过度换气,呼气频率增加,这时肺内大量的 CO_2 被呼出,从而出现呼吸性碱中毒,从而引起手足搐搦、口周麻木。故选 B。

3. E

4. B

◦ 温 故 知 新 ◦

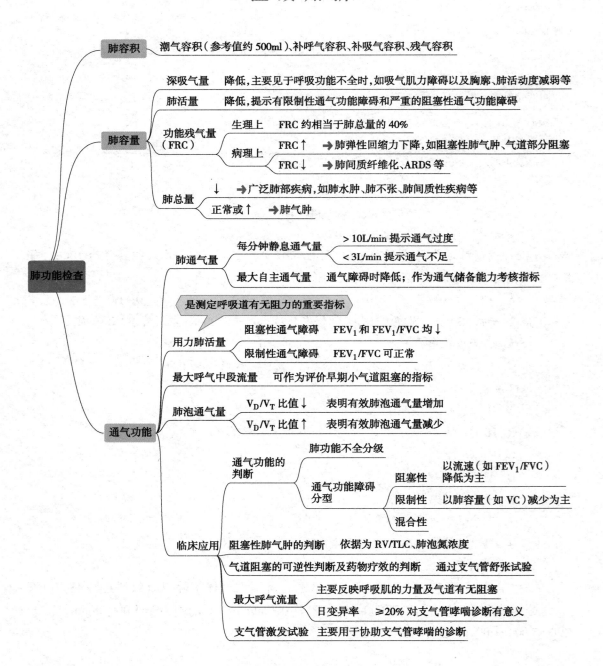

肺功能检查

- 换气功能检查
  - 气体分布
    - 支气管痉挛、受压　可出现不均匀的气流阻力
    - 间质性肺炎、肺纤维化、肺气肿等　可降低肺顺应性
    → 吸入气体分布不均匀
  - $\dot{V}/\dot{Q}$ 比值
    - 静息状态　健康成人的 $\dot{V}/\dot{Q}$ 比值为 0.8
    - 失调　见于肺实质、肺血管疾病，如肺炎、呼吸窘迫综合征、肺栓塞和肺水肿等
  - 肺泡弥散功能
    - 弥散功能障碍　弥散量小于正常预计值的 80%
    - 弥散量降低 → 肺间质纤维化、石棉肺、肺气肿、肺结核等
    - 弥散量增加 → 红细胞增多症、肺出血等

- 小气道功能检查
  - 闭合容积
  - 最大呼气流量 - 容积曲线　有助于发现小气道阻塞和功能障碍
  - 肺顺应性
    - 包括　静态、动态顺应性
    - 弹性回缩力↑ → 顺应性↓
    - 肺静态弹性回缩力↑和静态顺应性↓ → 肺纤维化等
    - 肺静态弹性回缩力↓和静态顺应性↑ → 肺气肿

- 血气分析的指标
  - PaO_2
    - 判断有无缺氧和缺氧的程度
    - 判断呼吸衰竭
      - Ⅰ型　$PaO_2 < 60mmHg$，$PaCO_2$ 降低或正常
      - Ⅱ型　$PaO_2 < 60mmHg$，$PaCO_2 > 50mmHg$
  - 肺泡 - 动脉血氧分压差 $[P_{(A-a)}O_2]$　是反映肺换气功能的指标
  - SaO_2　为判断机体是否缺氧的一个指标
  - 混合静脉血氧分压　为判断组织缺氧程度的一个指标
  - 动脉血氧含量（CaO_2）
    - 高原缺氧、慢性阻塞性肺疾病缺氧的患者　CaO_2 随 PaO_2 降低而降低，但 Hb 正常或升高
    - 贫血、CO 中毒、高铁血红蛋白血症的患者　PaO_2 正常，CaO_2 随 Hb 的降低而降低
  - $PaCO_2$　可用于判断
    - 呼吸衰竭类型与程度
    - 呼吸性酸碱平衡失调
    - 代谢性酸碱失调的代偿反应
  - pH
    - < 7.35　为失代偿性酸中毒，存在酸血症
    - > 7.45　为失代偿性碱中毒，有碱血症
    - 正常　包括无酸碱失衡、代偿性酸碱失衡、混合性酸碱失衡三种情况
  - 标准碳酸氢盐（SB）　是可准确反映代谢性酸碱平衡的指标 } 一般不受呼吸的影响
  - 实际碳酸氢盐（AB）
    - ↑　见于代谢性碱中毒，呼吸性酸中毒经肾脏代偿时的反映
    - ↓　见于代谢性酸中毒，呼吸性碱中毒经肾脏代偿的结果
    } 在一定程度上受呼吸因素的影响

缓冲碱（BB） 反映机体对酸碱平衡失调时总的缓冲能力

　　　　　　　↓ 提示代谢性酸中毒

　　　　　　　↑ 提示代谢性碱中毒

剩余碱（BE） 正值为代谢性碱中毒,负值为代谢性酸中毒 ▶ 只反映代谢性因素

阴离子间隙（AG）
- 高 AG 以产生过多酸为特征,常见于乳酸酸中毒、尿毒症、酮症酸中毒
- 正常 AG 代谢性酸中毒 又称为高氯型酸中毒
- 判断三重酸碱失衡中 AG 增大的代谢性酸中毒 ＞30mmol/L 时肯定酸中毒

酸碱平衡失调

类型及主要血气特点

单纯酸碱平衡失调
- 代谢性酸中毒 AB、SB、BB↓,pH接近或达到正常,BE负值增大,$PaCO_2$↓
- 呼吸性酸中毒
  - 急性 $PaCO_2$↑,pH↓,AB正常或略↑、BE基本正常
  - 慢性 $PaCO_2$↑,pH正常或↓,AB↑,AB＞SB,BE正值增大
- 代谢性碱中毒 AB、SB、BB↑,pH接近正常,BE正值增大,$PaCO_2$↑
- 呼吸性碱中毒
  - 急性 AB正常或轻度↓
  - 慢性 AB下降明显
  - $PaCO_2$↓,pH正常或↑,AB＜SB,BE负值增大

二重酸碱平衡失调
- 呼酸+代酸
- 呼酸+代碱 　多见于慢性阻塞性肺疾病患者
- 呼碱+代酸 见于引起肺泡通气量增加的疾病如肺炎、肺间质性疾病等
- 呼碱+代碱 见于各种引起肺泡通气量增加的疾病如肝硬化患者并肝肺综合征时

三重酸碱失衡
- 呼吸性酸中毒合并高AG型代谢性酸中毒和代谢性碱中毒
- 呼吸性碱中毒合并高AG型代谢性酸中毒和代谢性碱中毒

临床应用动脉血气判断酸碱失调的步骤

根据pH判断酸中毒或碱中毒
- pH正常 ➡ 不存在酸碱平衡失调或存在代偿性的酸碱平衡失调
- pH＞7.45 ➡ 碱中毒
- pH＜7.35 ➡ 酸中毒

查找原发因素
- 代谢性因素 原发性HCO_3^-增多或减少
- 呼吸性因素 原发性H_2CO_3增多或减少

明确是否为单纯性或混合性酸碱平衡失调
- 单纯性酸碱失衡 继发性改变在代偿预计值范围内
- 混合性酸碱失衡 代偿不足或代偿过度

根据AG值判断代谢性酸中毒情况
- AG＞16mmol/L 可能存在代谢性酸中毒
- AG＞30mmol/L 肯定存在代谢性酸中毒

第四章

内 镜 检 查

第一节　上消化道内镜检查

一、适应证

1. 吞咽困难、胸骨后疼痛、烧灼样痛、上腹部疼痛、不适、饱胀、食欲下降等上消化道症状,原因不明者。

2. 不明原因的上消化道出血。急性上消化道出血,早期检查不仅可获病因诊断,尚可同时进行内镜下止血。

3. X线钡餐检查不能确诊或不能解释的上消化道病变,特别是黏膜病变和疑有肿瘤者。

4. 需要随访观察的病变,如消化性溃疡、萎缩性胃炎、胃手术后、反流性食管炎、Barrett食管等。

5. 药物治疗前后对比观察或手术后随访。

6. 内镜下治疗,如异物取出、止血、食管静脉曲张的硬化剂注射与套扎、食管狭窄的扩张与内支架放置治疗、上消化道息肉切除、黏膜切除等。

二、禁忌证

1. 严重心肺疾病,如严重心律失常、心力衰竭、心肌梗死急性期、严重呼吸衰竭及支气管哮喘发作期等。轻症心肺功能不全不属禁忌,必要时在监护条件下进行。

2. 休克、昏迷等危重状态。

3. 神志不清、精神失常,不能合作者。

4. 食管、胃、十二指肠穿孔急性期。

5. 严重咽喉疾病、腐蚀性食管炎和胃炎、巨大食管憩室、主动脉瘤及严重颈胸段脊柱畸形者。

6. 急性病毒性肝炎或胃肠道传染病一般暂缓检查;慢性乙、丙型肝炎或病原携带者、艾滋病患者应具备特殊的消毒措施。

三、并发症

1. 一般并发症　如喉头痉挛、下颌关节脱臼、咽喉部损伤、腮腺肿大、食管贲门黏膜撕裂等。

2. 严重并发症（表 5-4-1）

表 5-4-1　上消化道内镜检查的严重并发症常见原因与治疗

名　称	常 见 原 因	治　疗
心搏骤停、心肌梗死、心绞痛等	插镜刺激迷走神经及低氧血症	立即停止检查,积极抢救
食管、胃肠穿孔	操作粗暴,盲目插镜	发生食管穿孔会即刻出现胸背上部剧烈疼痛及纵隔颈部皮下气肿。X 线片可确诊,应急诊手术治疗
感染	操作时间过长,内镜下治疗可发生局部继发感染,乙、丙型病毒性肝炎传播的可能	内镜下治疗者可在术后使用抗生素 3 天。对阳性者用专门胃镜检查,并对内镜进行包括水洗、酶洗、药洗在内的彻底消毒
低氧血症	内镜压迫呼吸道引起通气障碍或因患者紧张憋气	停止检查后给予吸氧
出血	操作粗暴、活检创伤或内镜下治疗后止血不当	及时扩容和止血,必要时内镜下止血

四、常见上消化道疾病的内镜表现

1. 慢性胃炎

（1）慢性非萎缩性胃炎和萎缩性胃炎（表 5-4-2）

表 5-4-2　慢性非萎缩性胃炎和萎缩性胃炎

类　型	病 理 特 点	胃镜下主要表现
慢性非萎缩性胃炎	指不伴有胃黏膜萎缩性改变,胃黏膜层见以淋巴细胞和浆细胞为主的慢性炎症细胞浸润	红斑（点、片状或条状）、黏膜粗糙不平、出血点/斑、黏膜水肿、渗出等
慢性萎缩性胃炎	黏膜已发生萎缩性改变	黏膜红白相间,白相为主、血管显露、色泽灰暗、皱襞变平甚至消失；萎缩性胃炎伴增生者可见黏膜呈颗粒状或结节状

（2）特殊类型胃炎：包括感染性胃炎、化学性胃炎、Ménètrier 病、嗜酸细胞性胃炎、淋巴细胞性胃炎、非感染性肉芽肿性胃炎（如胃 Crohn 病、结节病）、放射性胃炎、充血性胃病等。

2. 溃疡　可位于食管、胃、十二指肠等部位。内镜下分为活动期、愈合期和瘢痕期。

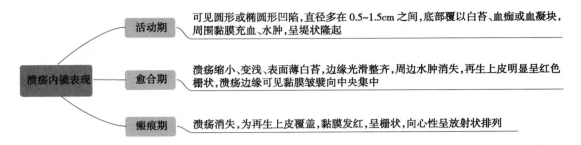

可见圆形或椭圆形凹陷,直径多在 0.5~1.5cm 之间,底部覆以白苔、血痂或血凝块,周围黏膜充血、水肿,呈堤状隆起

溃疡缩小、变浅、表面薄白苔,边缘光滑整齐,周边水肿消失,再生上皮明显呈红色栅状,溃疡边缘可见黏膜皱襞向中央集中

溃疡消失,为再生上皮覆盖,黏膜发红,呈栅状,向心性呈放射状排列

3. 肿瘤　根据癌组织在胃壁的浸润深度,将胃癌分为进展期胃癌和早期胃癌两类。进展期胃癌分型:①肿块型或隆起型;②溃疡型;③浸润溃疡型;④弥漫浸润型。

（1）溃疡型癌:主要发生在胃窦,一般较良性溃疡大而不规则,周边不整齐,底部不平,触之质硬,黏膜脆易出血。

（2）弥漫浸润型癌:溃疡可有可无,而胃壁变得僵硬、增厚、扩张受限,缺乏蠕动,形成皮革胃,易漏诊,应仔细观察,多处活检,行病理检查确诊。

第二节　下消化道内镜检查

一、适应证

1. 不明原因的便血、大便习惯改变;有腹痛、腹块、消瘦、贫血等征象或怀疑有结、直肠及末端回肠病变者。

2. 钡剂灌肠或乙状结肠镜检查结肠有狭窄、溃疡、息肉、癌肿、憩室等病变,需进一步确诊者。

3. 转移性腺癌、CEA、CA199 等肿瘤标志物升高,需寻找原发病灶者。

4. 炎症性肠病的诊断与随诊。

5. 结肠癌术前确诊,术后随访,息肉摘除术后随访。

6. 行镜下止血、息肉切除、整复肠套叠和肠扭转、扩张肠狭窄及放置支架解除肠梗阻等治疗。

二、禁忌证

1. 肛门、直肠严重狭窄。

2. 急性重度结肠炎,如急性细菌性痢疾、急性重度溃疡性结肠炎及憩室炎等。

3. 急性弥漫性腹膜炎、腹腔脏器穿孔、多次腹腔手术、腹内广泛粘连及大量腹腔积液者。

4. 妊娠期妇女。

5. 严重心肺功能衰竭、精神失常及昏迷患者。

三、并发症

1. 肠穿孔　可发生剧烈腹痛、腹胀,有急性弥漫性腹膜炎体征,X 线腹部透视可见膈下游离气体。一经确诊应立即手术治疗。

2. 肠出血　多由于插镜损伤、活检过度、电凝止血不足等引起,应予避免。

3. 肠系膜裂伤　罕见于操作粗暴,如有腹腔粘连时易造成肠系膜裂伤,少量出血可保守治疗,大量出血致血压下降时,应剖腹探查作相应处理。

4. 心脑血管意外　由于检查时过度牵拉刺激迷走神经引起反射性心律失常,甚至心搏骤停。高血压患者检查时情绪紧张可加重高血压,引起脑血管意外,应立即拔出镜子,进行抢救。

5. 气体爆炸　行息肉电切时应避免使用甘露醇,或使用 6.7% 低浓度甘露醇(即 20% 甘露醇 500ml 加 5% 葡萄糖生理盐水 1 000ml)做肠道准备,在息肉电切前反复注气,吸气 2~3 次,有助于降低肠道内可燃性气体浓度,避免发生爆炸。

四、结肠疾病的内镜诊断

1. 溃疡性结肠炎患者　镜下见黏膜广泛充血、水肿、糜烂或表浅溃疡,表面有脓苔和渗出物,形态多样,并伴炎性息肉形成。

2. Crohn 病患者　镜下见跳跃式分布的纵行或匐行性深溃疡,附近常有多发、大小不等的炎性息肉,周围黏膜正常或鹅卵石样增生,肠壁明显增厚,肠腔明显狭窄。

3. 结肠良性肿瘤　以腺瘤、息肉多见,其大小、形态、有无蒂,对判断类型及预后甚为重要。

4. 大肠恶性肿瘤　好发于直肠、乙状结肠。临床发现的早期癌以息肉隆起型居多,可有蒂、无蒂和亚蒂,表面发红,凹凸不平,多有糜烂或溃疡。进展期大肠癌可分为隆起型癌、溃疡型癌、浸润型癌和胶样型癌,可累及部分肠壁及肠壁全周。

提示

　　经内镜下病理活检是诊断大肠肿瘤的必要手段。

第三节　纤维支气管镜检查

一、适应证

1. 不明原因咯血,需明确出血部位和咯血原因者,或原因和病变部位明确,但内科治疗无效或反复大咯血而又不能行急诊手术需局部止血治疗者。

2. 胸部 X 线片示块影、肺不张、阻塞性肺炎,疑为肺癌者。

3. 胸部 X 线片阴性,但痰细胞学阳性的"隐性肺癌"者。

4. 性质不明的弥漫性病变、孤立性结节或肿块,需钳取或针吸肺组织做病理切片或细胞学检查者。

5. 原因不明的肺不张或胸腔积液者。

6. 原因不明的喉返神经麻痹和膈神经麻痹者。

7. 不明原因的干咳或局限性喘鸣者。

8. 吸收缓慢或反复发作的肺炎。

9. 需用双套管吸取或刷取肺深部细支气管的分泌物做病原学培养,以避免口腔污染。

10. 用于治疗,如取支气管异物、肺化脓症吸痰及局部用药、手术后痰液潴留吸痰、肺癌局部瘤体的放疗和化疗等。另外,对于气道狭窄患者,可在纤维支气管镜下行球囊扩张或放置镍钛记忆合金支架等介入治疗。

11. 肺部手术前评估。

二、禁忌证

1. 对麻醉药过敏者以及不能配合检查的被检者。

2. 有严重心肺功能不全、严重心律失常、频发心绞痛者。

3. 全身状况极度衰弱不能耐受检查者。

4. 凝血功能严重障碍以致无法控制的出血倾向者。

5. 主动脉瘤有破裂危险者。

6. 新近有上呼吸道感染或高热、支气管哮喘发作、大咯血者需待症状控制后再考虑做纤维支气管镜。

三、临床应用

1. 协助疾病的诊断　①肺癌、肺不张;②对胸部 X 线片正常的咯血患者的诊断;③肺部感染性病变;④弥漫性间质性肺疾病;⑤胸膜疾病。

2. 协助疾病的治疗　①呼吸衰竭;②胸外伤及胸腹手术后并发症;③取异物;④肺部感染性疾病;⑤介入治疗;⑥肺泡蛋白沉积症。

四、并发症

1. 喉痉挛　①喉痉挛多为麻醉药所致的严重并发症,亦可在给支气管哮喘或慢性阻塞性肺疾病患者插镜时发生。除喉痉挛以外,还可出现抽搐、呼吸抑制,甚至心搏骤停;②术前一定要详细询问药物过敏史以及基础疾病史。对有基础疾病者最好给予氧气吸入。

2. 低氧血症　一般认为插镜时 80% 左右的患者 PaO_2 下降,操作时间越长,下降幅度越大。低氧血症可诱发心律失常、心肌梗死甚至心搏骤停。

3. 术中、术后出血　凡施行组织活检者均有不同程度出血,亦有因细胞刷检后局部黏膜刷破出血或因插管中剧烈咳嗽而诱发出血。

（1）少量出血,可自行或经局部注入止血药后停止。

（2）大出血时除经纤维支气管镜及时负压吸引外,还需局部注入稀释的肾上腺素或稀释的凝血酶,不易经纤维支气管镜吸出时应及时换气管插管或金属硬质直管支气管镜吸引,并及时采取全身的止血药物治疗。

4. 气胸　气胸主要由肺活检引起,少数发生在气管腔内直视下活检。据临床报道极少发生死亡,仅约 50% 的人需进行胸腔闭式引流处理。

5. 术后发热　继发肺部细菌感染、菌血症,甚至术后出现致死性败血症也偶有发生。

◦ 经 典 试 题 ◦

（执）1. 确诊胃十二指肠溃疡首选的检查是

    A. 上消化道造影

    B. 腹部超声

    C. 胃镜

    D. 腹部增强 CT

    E. 内镜超声

（执）2. 支气管镜检查对下述疾病诊断意义不大的是

    A. 支气管肺癌

    B. 弥漫性肺泡出血

    C. 结节病

    D. 支气管扩张

    E. 肺孢子菌肺炎

【答案】

  1. C　2. B

温 故 知 新

内镜检查
- 上消化道内镜检查
  - 适应证　吞咽困难、胸骨后疼痛、烧灼样痛等上消化道症状原因不明者，不明原因的上消化道出血等
  - 禁忌证　严重心肺疾病，休克、昏迷等危重状态，食管、胃、十二指肠穿孔急性期等
  - 并发症
    - 一般　喉头痉挛、下颌关节脱臼、咽喉部损伤等
    - 严重　心搏骤停、心肌梗死、心绞痛，食管、胃肠穿孔，感染，低氧血症，出血
  - 常见疾病的内镜表现
    - 慢性非萎缩性胃炎　红斑、黏膜粗糙不平、出血点/斑、黏膜水肿、渗出等
    - 慢性萎缩性胃炎
      - 黏膜红白相间、白相为主，血管显露、色泽灰暗、皱襞变平甚至消失
      - 伴增生者可见黏膜呈颗粒状或结节状
    - 溃疡　内镜下分为活动期、愈合期和瘢痕期
    - 肿瘤　包括进展期胃癌和早期胃癌两类
    - ［胃镜下主要表现］
- 下消化道内镜检查
  - 适应证　适用于不明原因的便血、大便习惯改变；有腹痛、腹块、消瘦等征象或怀疑有结、直肠及末端回肠病变者等
  - 禁忌证　肛门、直肠严重狭窄，急性重度结肠炎，急性弥漫性腹膜炎等
  - 并发症　肠穿孔、肠出血、肠系膜裂伤、心脑血管意外和气体爆炸
  - 结肠疾病的内镜诊断　常用于溃疡性结肠炎、Crohn 病、结肠良性肿瘤、大肠恶性肿瘤
- 纤维支气管镜检查
  - 适应证　不明原因咯血，胸部 X 线片示块影、肺不张、阻塞性肺炎，疑为肺癌者等
  - 禁忌证　对麻醉药过敏者以及不能配合检查的受检者，有严重心肺功能不全、严重心律失常等
  - 并发症　喉痉挛，低氧血症，术中、术后出血，气胸和术后发热
  - 临床应用　协助疾病（如肺部感染性疾病）的诊断和治疗

第六篇　病　历　书　写

第一章

病历书写的基本要求

一、内容真实，书写及时

1. 病历必须客观地、真实地反映病情和诊疗经过，不能臆想和虚构。

2. 病历应按要求及时书写

（1）门（急）诊病历及时书写，入院记录应于患者入院后 24 小时内完成。

（2）危急患者的病历应及时完成，因抢救危急患者未能及时书写病历的，应在抢救结束后 6 小时内据实补记，并注明抢救完成时间和补记时间。

3. 各项记录应注明时间，一律使用阿拉伯数字书写日期和时间，采用 24 小时制记录。

二、格式规范，项目完整

1. 各种表格栏内必须按项认真填写，无内容者画"/"或"—"。

2. 每张记录用纸均须完整填写眉栏（患者姓名、住院号、科别、床号）及页码。

3. 度量衡单位一律采用中华人民共和国法定计量单位。

4. 各种检查报告单应分门别类按日期顺序整理好归入。

三、表述准确，用词恰当

要运用规范的汉语和汉字书写病历，要使用通用的医学词汇和术语，力求精练、准确，语句通顺、标点正确。

四、字迹工整，签名清晰

1. 病历书写应当使用蓝黑墨水或碳素墨水，需复写的病历资料可用蓝色或黑色油水的圆珠笔。计算机打印的病历应当符合病历保存的要求。

2. 各项记录书写结束时应在右下角签全名，字迹应清楚易认。

3. 某些医疗活动需要的"知情同意书"还应有患者或其授权人（法定代理人）签字。

五、审阅严格，修改规范

1. 实习医务人员、试用期医务人员书写的病历，应当经过本医疗机构注册的医务人员审阅、修改并签名。审查修改应保持原记录清楚可辨，并注明修改时间。上级医师审核签名应在署名医师的左侧,并以斜线相隔。

2. 进修医务人员由接收进修的医疗机构根据其胜任本专业工作实际情况认定后书写病历。

3. 病历书写过程中出现错字时,应当用双线划在错字上,保留原记录清楚、可辨,注明修改时间,并由修改人签名。不得采用刮、粘、涂等方法掩盖或去除原来的字迹。

六、法律意识,尊重权利

1. 对按照有关规定须取得患者书面同意方可进行的医疗活动(如特殊检查、特殊治疗、手术、实验性临床医疗等),应当由患者本人签署同意书。

(1)患者不具备完全民事行为能力时,应当由其法定代理人签字。

(2)患者因病无法签字时,应当由其授权的人员签字。

(3)为抢救患者,在法定代理人或被授权人无法及时签字的情况下,可由医疗机构负责人或者被授权的负责人签字。

2. 因实施保护性医疗措施不宜向患者说明情况时,应当将有关情况告知患者近亲属,由患者近亲属签署知情同意书,并及时记录。患者无近亲属或者患者近亲属无法签署同意书时,由患者的法定代理人或者关系人签署同意书。

◦ 温 故 知 新 ◦

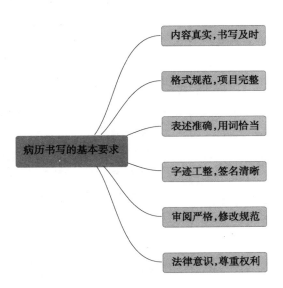

第二章

病历书写格式及内容

第一节 住院病历

一、入院记录的书写时间

1. 入院记录、再次或多次入院记录　应当于患者入院后 24 小时内完成。
2. 24 小时内入出院记录　应当于患者出院后 24 小时内完成。
3. 24 小时内入院死亡记录　应当于患者死亡后 24 小时内完成。

二、入院记录的内容和格式

1. 一般项目　包括姓名、性别、年龄、民族、婚姻状况、出生地、职业、工作单位、住址、入院时间、记录时间、病史陈述者（应注明与患者的关系），需逐项填写，不可空缺。

2. 主诉　是指促使患者就诊的主要症状（或体征）及持续时间。主诉要简明精练，一般 1~2 句，20 字左右。

3. 现病史　是指患者本次疾病的发生、演变、诊疗等方面的详细情况，应当按时间顺序书写。主要内容如下。

（1）发病情况：记录发病的时间、地点、起病缓急、前驱症状、可能的原因或诱因。

（2）主要症状特点及其发展变化情况：按发生的先后顺序描述主要症状的部位、性质、持续时间、程度、缓解或加剧因素以及演变发展情况。

（3）伴随症状：记录伴随症状，描述伴随症状与主要症状之间的相互关系。

（4）发病以来诊治经过及结果：记录患者发病后到入院前，在院内、外接受检查与治疗的详细经过及效果。对患者提供的药名、诊断和手术名称需加引号以示区别。

（5）发病以来一般情况：简要记录患者发病后的精神状态、睡眠、食欲、大小便、体重、体力等情况。

（6）与本次疾病虽无密切关系，但仍需治疗的其他疾病情况，可在现病史后另起一段予以记录。

4. 既往史　是指患者过去的健康和疾病情况。内容包括既往一般健康状况、疾病史、传染病史、预防接种史、手术外伤史、输血史、食物或药物过敏史等。

5. 系统回顾　顺序为呼吸系统、循环系统、消化系统、泌尿系统、造血系统、内分泌系统及代谢、神经精神系统和肌肉骨骼系统。

6. 个人史　记录出生地及长期居留地,生活习惯及有无烟、酒等嗜好,常用药物,职业与工作条件及有无工业毒物、粉尘、放射性物质接触史,有无冶游史。

7. 婚姻史　记录婚姻状况、结婚年龄、配偶健康状况、子女状况、性生活情况等。

8. 月经史、生育史

（1）月经史:应记录初潮年龄、行经期天数、间隔天数、末次月经时间（或闭经年龄）等情况。并记录月经量颜色,有无血块、痛经、白带等情况。月经式记录格式如下。

$$初潮年龄\frac{行经期（天）}{月经周期（天）}末次月经时间（LMP）或绝经年龄$$

（2）生育史:按下列顺序写明,足月分娩数 – 早产数 – 流产或人流数 – 存活数。并记录计划生育措施。

9. 家族史

（1）父母、兄弟、姐妹及子女的健康情况,有无与患者类似的疾病;如已死亡,应记录死亡原因及年龄。

（2）家族中有无结核、肝炎、性病等传染性疾病。

（3）有无家族性遗传性疾病,如糖尿病、血友病等。

10. 体格检查　体格检查应当按照系统循序进行书写。内容包括体温、脉搏、呼吸、血压,一般情况,皮肤、黏膜,全身浅表淋巴结,头部及其器官,颈部,胸部（胸廓、肺部、心脏、血管）,腹部（肝、脾等）,直肠肛门,外生殖器,脊柱,四肢,神经系统等。专科体格检查情况应当根据专科需要记录专科特殊情况。

11. 辅助检查　应分类按检查时间顺序记录检查结果,如系在其他医疗机构所做检查,应当写明该机构名称及检查号。

12. 病历摘要　简明扼要、高度概述病史要点,体格检查、实验室及器械检查的重要阳性和具有重要鉴别意义的阴性结果,字数以不超过 300 字为宜。

13. 诊断　诊断名称应确切,分清主次,按顺序排列,主要疾病在前,次要疾病在后,并发症列于有关主病之后,伴发病排列在最后。诊断应尽可能包括病因诊断、病理解剖部位和功能诊断。在临床诊疗过程中,诊断包含初步诊断和修正诊断。

14. 医师签名　书写入院记录的医师在初步诊断的右下角签全名,字迹应清楚易认。

三、病程记录

1. 首次病程记录　是指患者入院后由经治医师或值班医师书写的第一次病程记录,应当在患者入院 8 小时内完成。首次病程记录的内容包括病例特点、拟诊讨论（诊断依据及鉴别诊断）、诊疗计划等。

2. 日常病程记录　是指对患者住院期间诊疗过程的经常性、连续性记录。由经治医师书写,也可以由实习医务人员或试用期医务人员书写,但应有经治医师签名。

（1）对病危患者应当根据病情变化随时书写病程记录,每天至少1次,记录时间应当具体到分钟。

（2）对病重患者,至少2天记录一次病程记录。

（3）对病情稳定的患者,至少3天记录一次病程记录。

3. 上级医师查房记录　三级查房（主任医师、主治医师、住院医师）记录是原卫生部规定的必做项目,下级医师应在查房后及时完成,在病程记录中要明确标记,并另起一行。主治医师首次查房记录至少应于患者入院48小时内完成。

4. 疑难病例讨论记录　是指由科主任或具有副主任医师以上专业技术任职资格的医师主持、召集有关医务人员对确诊困难或疗效不确切病例讨论的记录。内容包括讨论日期、主持人、参加人员姓名及专业技术职务、具体讨论意见及主持人小结意见等。

5. 交（接）班记录　交班记录应当在交班前由交班医师书写完成;接班记录应当由接班医师于接班后24小时内完成。

6. 转科记录　是指患者住院期间需要转科时,经转入科室医师会诊并同意接收后,由转出科室和转入科室医师分别书写的记录。转出记录由转出科室医师在患者转出科室前书写完成（紧急情况除外）;转入记录由转入科室医师于患者转入后24小时内完成。

7. 阶段小结　是指患者住院时间较长,由经治医师每月所作的病情及诊疗情况的总结。交（接）班记录、转科记录可代替阶段小结。

8. 抢救记录　是指患者病情危重,采取抢救措施时需做的记录。因抢救急危患者,未能及时书写病历的,有关医务人员应当在抢救结束后6小时内据实补记,并加以注明。

9. 有创诊疗操作记录　应当在操作完成后即刻书写。

10. 会诊记录（含会诊意见）　常规会诊意见记录应当由会诊医师在会诊申请发出后48小时内完成,急会诊时会诊医师应当在会诊申请发出后10分钟内到场,并在会诊结束后即刻完成会诊记录。

11. 术前小结　是指在患者手术前,由经治医师对患者病情所做的总结。内容包括简要病情、术前诊断、手术指征、拟施手术名称和方式、拟施麻醉方式、注意事项,并记录手术者术前查看患者相关情况等。

12. 术前讨论记录　是指因患者病情较重或手术难度较大,手术前在科主任或具有副主任医师以上专业技术任职资格的医师主持下,对拟施手术方式和术中可能出现的问题及应对措施所做的讨论。

13. 麻醉术前访视记录　是指在麻醉实施前,由麻醉医师对患者拟施麻醉进行风险评估的记录。

14. 麻醉记录　是指麻醉医师在麻醉实施中书写的麻醉经过及处理措施的记录。

15. 手术记录

（1）手术记录是指手术者书写的反映手术一般情况、手术经过、术中发现及处理等情况的特殊记录，应当在术后 24 小时内完成。特殊情况下由第一助手书写时，应有手术者签名。

（2）手术记录应当另页书写，内容包括一般项目（患者姓名、性别、科别、病房、床位号、住院病历号或病案号）、手术日期、术前诊断、术中诊断、手术名称、手术者及助手姓名、麻醉方法、手术经过、术中出现的情况及处理等。

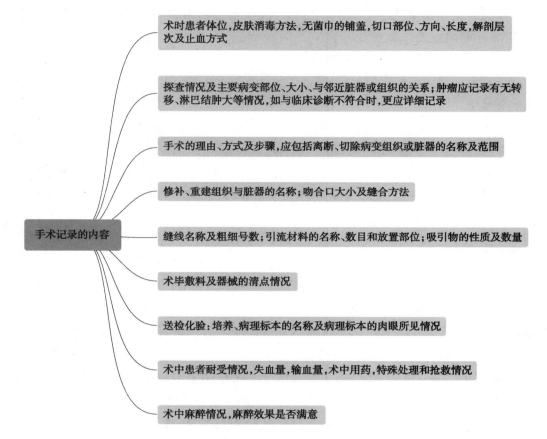

16. 手术安全核查记录　该记录是指由手术医师、麻醉医师和巡回护士三方，在麻醉实施前、手术开始前和患者离室前，共同对患者身份、手术部位、手术方式、麻醉及手术风险、手术使用物品清点等内容进行核对的记录。输血的患者还应对血型、用血量进行核对。手术安全核查记录应由手术医师、麻醉医师和巡回护士三方核对、确认并签字。

17. 手术清点记录　手术清点记录是指巡回护士对手术患者术中所用血液、器械、敷料等的记录，应当在手术结束后即时完成。

18. 术后（首次）病程记录　是指手术者或第一助手医师在患者术后即时完成的病程记录。术后病程记录应连记 3 天，以后按病程记录规定进行记录。伤口愈合情况及拆线日期等也应在术后病程记录中反映。

19. 麻醉术后访视记录　是指麻醉实施后,由麻醉医师对术后患者麻醉恢复情况进行访视的记录。

20. 出院记录　是指经治医师对患者此次住院期间诊疗情况的总结,应当在患者出院后 24 小时内完成。内容主要包括入院日期、出院日期、入院情况、入院诊断、诊疗经过、出院诊断、出院情况、出院医嘱、医师签名等。出院记录由经治医师书写,主治医师审核并签字。

21. 死亡记录

（1）死亡记录是指经治医师对死亡患者住院期间诊疗和抢救经过的记录,应当在患者死亡后 24 小时内完成。

（2）记录死亡时间应当具体到分钟。

（3）死亡记录由经治医师书写,科主任或具有副主任医师以上专业技术任职资格的医师审核并签字。

22. 死亡病例讨论记录　是指在患者死亡一周内,由科主任或具有副主任医师以上专业技术职务任职资格的医师主持,对死亡病例进行讨论、分析的记录。

23. 病重（病危）患者护理记录　是指护士根据医嘱和病情对病重（病危）患者住院期间护理过程的客观记录。病重（病危）患者护理记录应当根据相应专科的护理特点书写。

四、同意书

1. 根据《中华人民共和国执业医师法》《医疗机构管理条例》《医疗事故处理条例》和《医疗美容服务管理办法》,凡在临床诊治过程中,需行手术治疗、特殊检查、特殊治疗、实验性临床医疗和医疗美容的患者,应对其履行告知义务,并详尽填写同意书。

2. 经治医师必须亲自使用通俗语言向患者或其授权人、法定代理人告知患者的病情、医疗措施、目的、名称、可能出现的并发症及医疗风险等,并及时解答其咨询。同意书必须经患者或其授权人、法定代理人签字,医师签全名。同意书一式两份,医患双方各执一份。由患者授权人或其法定代理人签字的,应提供授权人的授权委托书。

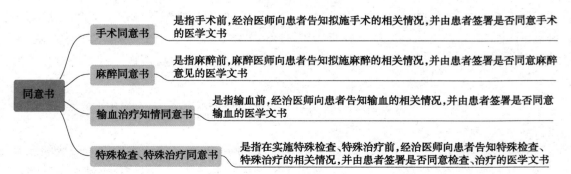

五、住院病历中其他记录和文件

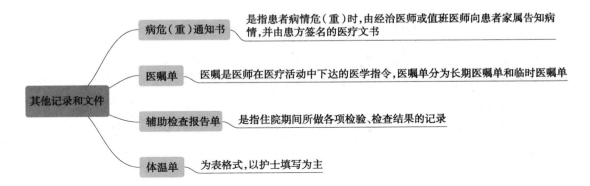

（i）提示

　　医嘱不得涂改。需要取消时,应当使用红色墨水标注"取消"字样并签名。一般情况下,医师不得下达口头医嘱。因抢救急危患者需要下达口头医嘱时,护士应当复诵一遍。抢救结束后,医师应当即刻据实补记医嘱。

六、住院病案首页

1. 住院病案首页是病案中信息最集中、最重要、最核心的部分,内容包括患者基本信息、住院过程信息、诊疗信息、费用信息等。

2. 住院病案首页由经治医师于患者出院或死亡后 24 小时内完成,经病案编码员审核编码后上传至与医疗保险机构及医疗行政管理机构联网的信息平台。医疗保险机构通过住院病案首页信息,审核医疗行为的合理性与必需性,并作为统筹支付的重要依据。

3. 医疗行政管理机构通过住院病案首页信息反映出的疾病严重度、治疗的复杂性和可用资源的丰富性,评价医疗机构和专科的医疗服务水平。

4. 住院病案首页填写要求客观、真实、及时、规范、完整。

第二节　门（急）诊病历

一、门（急）诊病历首页（封面）

1. 门（急）诊病历首页（封面）应设有姓名、性别、出生年月、民族、婚姻、职业、住址、工作单位、药物过敏史、身份证号及门（急）诊病历编号等栏目,患者首次就诊时应认真填写完整。

2. 儿科患者、意识障碍患者、创伤患者及精神病患者就诊须写明陪伴者姓名及与患者的关系,必要时写明陪伴者工作单位、住址和联系电话。

二、门(急)诊病历记录

1. 初诊病历记录　书写内容包括就诊时间、科别、主诉、现病史、既往史、阳性体征、必要的阴性体征、辅助检查结果、诊断、治疗处理意见和医师签名等。急诊病历书写就诊时间应当具体到分钟。

2. 复诊病历记录　书写内容应当包括就诊时间、科别、主诉、病史、必要的体格检查和辅助检查结果、诊断、治疗处理意见和医师签名等。

三、急诊留观记录

急诊留观记录是指急诊患者因病情需要留院观察期间的记录。重点记录观察期间患者的病情变化和诊疗措施,记录应简明扼要,并注明患者去向。

四、门(急)诊抢救记录

门(急)诊抢救危重患者时,应当书写门(急)诊抢救记录。书写内容及要求按照住院病历抢救记录要求执行。

第三节　表格式住院病历

表格式住院病历主要对主诉和现病史以外的内容进行表格化书写。项目内容完整且省时,有利于资料储存和病历的规范化管理。

温 故 知 新

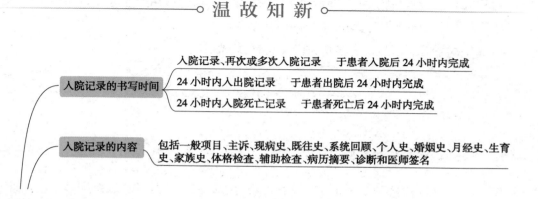

住院病历
- 病程记录
  - 首次病程记录 于患者入院 8 小时内完成
  - 日常病程记录
    - 病危患者 每天至少记录 1 次
    - 病重患者 至少 2 天记录一次
    - 病情稳定患者 至少 3 天记录一次
  - 上级医师查房记录 于患者入院 48 小时内完成
  - 会诊记录
    - 常规会诊 在会诊申请发出后 48 小时内完成
    - 急会诊 在会诊申请发出后 10 分钟内到场
  - 出院记录 在患者出院后 24 小时内完成
  - 死亡记录 在患者死亡后 24 小时内完成
  - 死亡病例讨论记录 在患者死亡一周内,由科主任或具有副主任医师以上专业技术职务任职资格的医师主持,对死亡病例进行讨论、分析的记录
  - 手术相关记录 包括术前小结、术前讨论记录、麻醉术前访视记录、麻醉记录、手术记录、手术安全核查记录、手术清点记录、术后(首次)病程记录、麻醉术后访视记录
  - 其他病程记录 疑难病例讨论记录、交(接)班记录、转科记录、阶段小结、抢救记录、病重(病危)患者护理记录
- 同意书 包括手术同意书、麻醉同意书、输血治疗知情同意书,特殊检查、特殊治疗同意书
- 住院病历中其他记录和文件 病危(重)通知书、医嘱单、辅助检查报告单、体温单
- 住院病案首页 包括患者基本信息、住院过程信息、诊疗信息、费用信息等

第三章

电 子 病 历

一、概述

电子病历系统是指医疗机构内部支持电子病历信息的采集、存储、访问和在线帮助,并围绕提高医疗质量、保障医疗安全、提升医疗效率而提供信息处理和智能化服务功能的计算机信息系统,既包括应用于门(急)诊、病房的临床信息系统,也包括检查检验、病理、影像、心电图、超声等医技科室的信息系统。

 提示

那些只使用文字处理软件编辑、打印的病历文档,不属于电子病历。

二、电子病历的功能

1. 让病历书写者按照《病历书写基本规范》格式及内容"写出"病历,随后可以打印出完整病历,并保留文本以供他用。

2. 电子病历系统可为患者建立个人信息数据库,授予唯一标识号码并确保与患者的医疗记录相对应。

3. 可对医嘱下达、传递及执行进行管理,并能校正医嘱使之完整合理;提供药物、耗材、诊疗项目等字典;对医嘱的医保政策符合性进行自动检查和提示;对药品应用的管理功能等。

4. 检验报告的管理功能,特别是危急结果提示功能,影像展现及测量功能等。

5. 展现功能,如以趋势图展现患者的生命体征、历次检查结果等。

6. 电子病历系统可为病历质量监控、医疗卫生服务信息及数据统计分析、医疗保险费用审核等提供技术支持,利用系统优势建立医疗质量考核体系,提高工作效率,保证医疗质量,规范诊疗行为,提高医院管理水平。

7. 电子病历系统还可以不断扩展,如传染病上报、区域医疗信息对接共享等。

第七篇　诊断疾病的步骤和临床思维方法

第一章

诊断疾病的步骤

一、概述

1. **临床思维** 是指在临床实践中用来收集和评价资料以及做出诊断和处理判断的推理过程。

2. **临床诊断推理** 诊断疾病过程中的临床思维就是将疾病的一般规律应用到判断特定个体所患疾病的思维过程,即临床诊断推理。

二、诊断疾病的步骤(图 7-1-1)

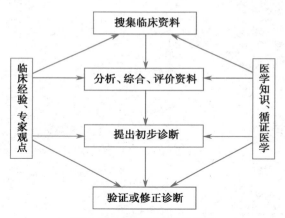

图 7-1-1 诊断疾病的步骤

1. **搜集临床资料** 包括:①病史采集;②体格检查;③实验室及辅助检查。

2. **分析、综合、评价资料** 包括:①确定主要临床问题;②准确表述临床问题;③辅助检查必须与临床资料相结合。通过对临床资料的综合分析和评价,医生应对疾病的主要临床表现及特点、疾病的演变情况、治疗效果等有清晰明确的认识,为进行鉴别诊断,提出初步诊断打下基础。

3. **提出初步诊断** 在对各种临床资料进行分析、评价和综合以后,结合医生掌握的医学知识和临床经验,将可能性较大的疾病排列出来,作为诊断假设。尝试用诊断假设解释患者的临床表现,并排优先次序。选择可能性最大的、最能解释所有临床表现的疾病形成初步诊断。如其暂时不能,保留几种疾病予以进一步观察。注意可能危及生命的诊断与可治疗疾病的诊断。

4. 验证和修正诊断　临床医生应根据病情的变化不断地验证或修改自己原有的诊断，直到得出正确的诊断。提出初步诊断之后给予必要的治疗，客观细致的病情观察，某些检查项目的复查以及选择一些必要的特殊检查等，都将为验证诊断或修正诊断提供可靠依据。

 提示

初步诊断只能为疾病进行必要的治疗提供依据，为验证和修正诊断奠定基础。

温 故 知 新

诊断疾病的步骤

- 搜集临床资料 —— 包括病史、体格检查、实验室及辅助检查
- 分析、综合、评价资料 —— 确定主要临床问题，准确表述临床问题 / 辅助检查必须与临床资料相结合
- 提出初步诊断 —— 选择可能性最大的、最能解释所有临床表现的疾病形成初步诊断
- 验证和修正诊断

第二章

临床思维方法

一、临床思维的两大要素及应注意的问题

1. 临床思维的两大要素　包括临床实践和科学思维。

2. 诊断思维中应注意的问题

（1）现象与本质：现象系指患者的临床表现，本质则为疾病的病理改变。在诊断分析过程中，要求现象能反映本质，现象要与本质统一。

（2）主要与次要：反映疾病本质的是主要临床资料，缺乏这些资料则临床诊断不能成立，次要资料虽然不能作为主要的诊断依据，但可为确立临床诊断提供旁证。

（3）局部与整体：局部病变可引起全身改变，故既要观察局部变化，也要注意全身情况，不可"只见树木，不见森林"。

（4）典型与不典型：年老体弱、疾病晚期、治疗的干扰、多种疾病的干扰影响、婴幼儿、器官移位者和医生的认识水平等可造成临床表现不典型。

二、临床思维的基本方法

常见临床思维的基本方法：①推理，包括演绎推理、归纳推理和类比推理；②横向列举；③模式识别；④其他方法。

三、诊断思维的基本原则

1. 首先考虑常见病、多发病。

2. 首先考虑器质性疾病的存在。

3. 首先考虑可治性疾病的诊断。

4. 应考虑当地流行和发生的传染病与地方病。

5. 尽可能以一种疾病去解释多种临床表现。

6. 实事求是原则　医生必须实事求是地对待客观现象，不能仅仅根据自己的知识范围和局限的临床经验任意取舍。不应将临床现象牵强附会地纳入自己理解的框架之中，以满足不切实际的所谓诊断的要求。

7. 以患者为整体的原则　以患者为整体，但要抓准重点、关键的临床现象。这对急诊重症病例的诊断尤为重要，只有这样，患者才能得到及时恰当的诊疗。

四、循证医学在临床诊断思维中的应用

1. 循证医学的核心思想　是将临床证据、医生经验与患者意愿三者相结合来制定医疗决策,包括诊断方法和治疗方案。

2. 循证医学重视当前可得的最佳临床证据　循证医学强调将临床证据按质量进行分级,在诊治患者时,优先参照当前可得(最新)的最高级别证据进行诊治决策,如果没有高级别证据,再按证据级别顺次考虑低级别证据。这是关系临床诊断推理正确与否的关键。

五、临床诊断思维的特点与常见诊断失误的原因

1. 临床诊断思维的特点　①对象的复杂性;②时间的紧迫性;③资料的不完备性;④诊断的概然性;⑤诊断的动态性。

2. 常见诊断失误的原因　①病史资料不完整、不确切;②观察不细致或检查结果误差较大;③医学知识不足,缺乏临床经验;④其他原因,如病情表现不典型,诊断条件不具备以及复杂的社会原因等。

第三章

临床诊断的内容

一、诊断的内容与格式

1. 诊断内容　包括病因诊断、病理解剖诊断、病理生理诊断、疾病的分型与分期、并发症的诊断、伴发疾病诊断、症状或体征原因待诊诊断。

2. 临床综合诊断内容和格式举例（表7-3-1）

表7-3-1　临床综合诊断内容和格式举例

项目	诊断内容和格式
诊断举例一	1. 风湿性心瓣膜病（病因诊断） 主动脉瓣关闭不全（病理形态诊断） 左心功能不全,心功能Ⅲ级（病理生理诊断） 2. 亚急性感染性心内膜炎（并发症） 3. 肠蛔虫症（伴发疾病）
诊断举例二	慢性支气管炎急性发作期 慢性阻塞性肺气肿 慢性肺源性心脏病 室性期前收缩 呼吸衰竭Ⅱ型 肺性脑病 龋齿

二、诊断书写要求

1. 疾病诊断名称的书写要符合国际疾病分类的基本原则。
2. 如初步诊断为多项时,应当主次分明。
3. 病案首页选择好第一诊断。
4. 不要遗漏那些不常见的疾病和其他疾病的诊断。

第八篇　临床常用诊断技术

第一章

导　尿　术

一、适应证

1. 尿潴留导尿减压。
2. 留尿做细菌培养,包括普通培养和膀胱灭菌尿培养。
3. 泌尿系统手术后及急性肾衰竭记录尿量。
4. 不明原因的少尿、无尿并可疑尿路梗阻者。
5. 膀胱病变,如神经源性膀胱,膀胱颈狭窄时用以测定残余尿量以及膀胱容量和膀胱压力。
6. 膀胱病变诊断不明时,注入造影剂、膀胱冲洗、探测尿道有无狭窄。
7. 盆腔器官术前准备等。

二、禁忌证

1. 急性下尿路感染。
2. 尿道狭窄或先天性畸形无法留置尿管者。
3. 相对禁忌为女性月经期,严重的全身出血性疾病。

三、方法

1. 术前准备

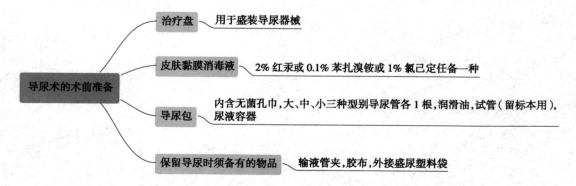

2. 清洁外阴部　患者仰卧,两腿屈膝外展,臀下垫油布或塑料布。患者先用肥皂液清洗外阴,男患者翻开包皮清洗。

3. 消毒尿道口　用黏膜消毒液棉球,女性由内向外、自上而下消毒外阴,每个棉球只用一次,尔后外阴部盖无菌孔巾。男性则用消毒液自尿道口向外消毒阴茎前部,然后用无菌巾裹住阴茎,露出尿道口。

4. 插入导尿管　术者戴无菌手套站于患者右侧,按下列程序操作。

(1)以左手拇、示二指挟持阴茎,用黏膜消毒剂,自尿道口向外旋转擦拭消毒数次。女性则分开小阴唇露出尿道口,再次用新洁尔灭棉球,自上而下消毒尿道口与小阴唇。

(2)男性:将阴茎提起使其与腹壁成钝角,右手将涂有无菌润滑油之导尿管慢慢插入尿道,导尿管外端用止血钳夹闭,将其开口置于消毒弯盘中,进入 15~20cm。女性:分开小阴唇后,从尿道口插入 6~8cm,松开止血钳,尿液即可流出。

(3)需做细菌培养或做尿液镜检者,留取中段尿于无菌试管中送检。

5. 拔出导尿管　将导尿管夹闭后再徐徐拔出。

6. 留置导尿管　如需留置导尿时,则以胶布固定尿管,以防脱出;外端以止血钳夹闭,管口以无菌纱布包好,以防尿液逸出和污染;或接上留尿无菌塑料袋,挂于床侧。

四、注意事项

1. 严格无菌操作　防止尿路感染。

2. 动作轻柔　插入尿管动作要轻柔,若插入时有阻挡感可稍将导尿管退出后更换方向再插,见有尿液流出时再深入 2cm,勿过深或过浅,尤忌反复大幅度抽动尿管。

3. 导尿管选择　导尿管的粗细要适宜,对小儿或疑有尿道狭窄者,尿管宜细。

4. 排尿速度　对膀胱过度充盈者,排尿宜缓慢,以免骤然减压引起出血或晕厥。

5. 残余尿测定　测定残余尿时,嘱患者先自行排尿,然后导尿。残余尿量一般为 5~10ml,如超过 100ml,提示有尿潴留。

6. 留置导尿

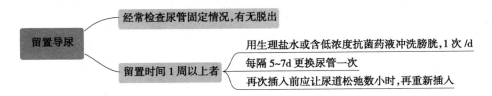

7. 长时间留置导尿管　拔管前三天应定期钳夹尿管,每 2 小时放尿液一次,以利拔管后膀胱功能的恢复。

○ 温 故 知 新 ○

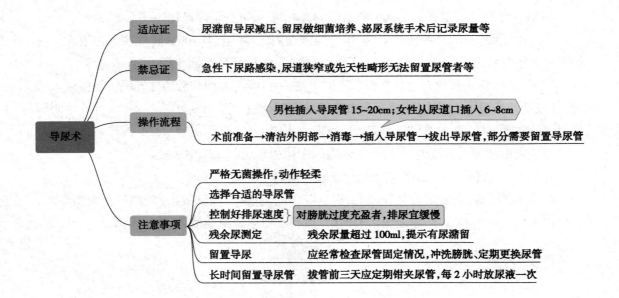

导尿术

　适应证　——　尿潴留导尿减压、留尿做细菌培养、泌尿系统手术后记录尿量等

　禁忌证　——　急性下尿路感染，尿道狭窄或先天性畸形无法留置尿管者等

　操作流程　　男性插入导尿管 15~20cm；女性从尿道口插入 6~8cm
　　　　　　　术前准备→清洁外阴部→消毒→插入导尿管→拔出导尿管，部分需要留置导尿管

　注意事项
　　严格无菌操作，动作轻柔
　　选择合适的导尿管
　　控制好排尿速度　对膀胱过度充盈者，排尿宜缓慢
　　残余尿测定　　　残余尿量超过 100ml，提示有尿潴留
　　留置导尿　　　　应经常检查尿管固定情况、冲洗膀胱、定期更换尿管
　　长时间留置导尿管　拔管前三天应定期钳夹尿管，每 2 小时放尿液一次

第二章

胸膜腔穿刺术和经皮胸膜、肺穿刺活体组织检查术

第一节　胸膜腔穿刺术

一、目的

胸膜腔穿刺术常用于检查胸腔积液的性质,抽液或抽气减压以及通过穿刺进行胸腔内给药等。

二、适应证

1. 诊断性　主要用于采取胸腔积液,从而可进行胸腔积液的常规、生化、微生物学以及细胞学检测,明确积液的性质,寻找引起积液的病因。

2. 治疗性

（1）抽出胸膜腔内的积液、积气,减轻液体和气体对肺组织的压迫,使肺组织复张,缓解患者的呼吸困难等症状。

（2）抽吸胸膜腔的脓液,进行胸腔冲洗,治疗脓胸。

（3）胸膜腔给药,可向胸腔注入抗生素、促进胸膜粘连药物以及抗癌药物等。

三、禁忌证

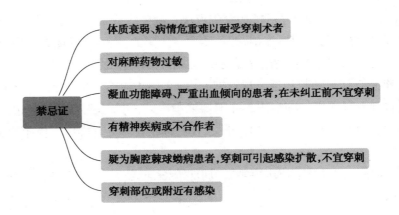

四、方法

1. 术前准备

（1）熟悉患者病情。

（2）与患者家属谈话，告知检查目的、大致过程、可能出现的并发症等，并签署知情同意书。

（3）器械准备如胸腔穿刺包、无菌胸腔引流管及引流瓶、皮肤消毒剂、麻醉药、无菌棉球、手套、洞巾、注射器、纱布及胶布。

2. 操作步骤

（1）体位：患者取坐位面向背椅，两前臂置于椅背上，前额伏于前臂上。不能起床患者和气胸患者可取半坐位，患者前臂上举抱于枕部。

（2）穿刺点：应选择在胸部叩诊实音（或鼓音）最明显部位进行穿刺。

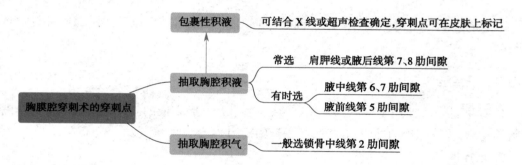

（3）操作程序

1）常规消毒皮肤：以穿刺点为中心进行消毒，直径 15cm 左右，消毒两次。

2）打开一次性使用胸腔穿刺包，戴无菌手套，覆盖消毒洞巾，检查胸腔穿刺包内物品，注意胸穿针与抽液用注射器连接后检查是否通畅，同时检查是否有漏气情况。

3）麻醉：助手协助检查并打开 2% 利多卡因安瓿，术者以 5ml 注射器抽取 2% 利多卡因 2~3ml，在穿刺部位由表皮至胸膜壁层进行局部浸润麻醉。如穿刺点位于肩胛线或腋后线上，肋间沿下位肋骨上缘进麻醉针，如穿刺点位于腋中线或腋前线上则取两肋之间进针。

4）穿刺：将胸穿针与注射器连接，并关闭两者之间的开关，保证闭合紧密不漏气。术者以左手示指与中指固定穿刺部位皮肤，右手持穿刺针沿麻醉处缓缓刺入，当针锋抵抗感突感消失时，打开开关使其与胸腔相通，进行抽吸。助手用止血钳（或胸穿包的备用钳）协助固定穿刺针，以防刺入过深损伤肺组织。注射器抽满后，关闭开关（有的胸穿包内抽液用注射器前端为单向活瓣设计，也可以不关闭开关，视具体情况而定）排出液体至引流袋内，计数抽液（气）量。

5）拔出穿刺针：抽吸结束拔出穿刺针，局部消毒，覆盖无菌纱布，稍用力压迫片刻，用胶布固定后嘱患者静卧。

（4）术后处理

1）术后嘱患者卧位或半卧位休息半小时,测血压并观察有无病情变化。

2）根据临床需要填写检验单,分送标本。

3）清洁器械及操作场所。

4）做好穿刺记录。

五、注意事项

1. 操作前应向患者说明穿刺目的,消除顾虑;对精神紧张者,病情允许时可于术前半小时给予地西泮 10mg,或可待因 0.03g 以镇静止痛。

2. 操作中应密切观察患者的反应,如有头晕、面色苍白、出汗、心悸、胸部压迫感或剧痛、晕厥等胸膜过敏反应;或出现连续性咳嗽、气短、咳泡沫痰等现象时,立即停止抽液,并皮下注射 0.1% 肾上腺素 0.3~0.5ml,或进行其他对症处理。

3. 一次抽液不应过多过快。

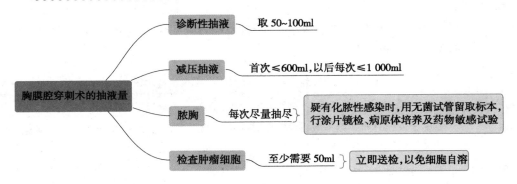

4. 严格无菌操作,操作中要始终保持胸膜负压,防止空气进入胸腔。

5. 应避免在第 9 肋间以下穿刺,以免穿透膈肌损伤腹腔脏器。

6. 操作前、后测量患者生命体征,操作后嘱患者卧位休息 30 分钟。

7. 对于恶性胸腔积液,可注射抗肿瘤药物或硬化剂诱发化学性胸膜炎,促使脏层与壁层胸膜粘连,闭合胸腔,防止胸腔积液重新积聚。如注入之药物刺激性强,可致胸痛,应在药物前给布桂嗪（强痛定）或哌替啶等镇痛剂。

六、并发症和处理原则

1. 气胸

（1）一种原因为气体从外界进入,如接头漏气、更换穿刺针或三通活栓使用不当。这种情况一般不需处理,预后良好。

（2）一种原因为穿刺过程中误伤脏层胸膜和肺脏所致。无症状者应严密观察,摄片随访。如有症状,则需行胸腔闭式引流术。

2. 出血　穿刺针刺伤可引起肺内、胸腔内或胸壁出血。

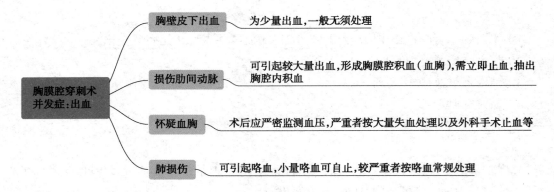

3. 膈肌及腹腔脏器损伤　穿刺部位过低可引起膈肌损伤以及肝脏等腹腔脏器损伤。

4. 胸膜反应　部分患者穿刺过程中出现头昏、面色苍白、出汗、心悸、胸部压迫感或剧痛、晕厥等症状，称为胸膜反应。多见于精神紧张患者，为血管迷走神经反射增强所致。此时应停止穿刺，嘱患者平卧、吸氧，必要时皮下注射肾上腺素 0.5mg。

5. 胸腔内感染　是一种严重的并发症，主要见于反复多次胸腔穿刺者。一旦发生应全身使用抗菌药物，并进行胸腔局部处理，形成脓胸者应行胸腔闭式引流术，必要时外科处理。

6. 复张性肺水肿（表 8-2-1）

表 8-2-1　胸膜腔穿刺术的并发症——复张性肺水肿

项目	内　容
原因	多见于较长时间胸腔积液者经大量抽液或气胸患者。由于抽气或抽液过快，肺组织快速复张引起肺水肿
表现	①不同程度的低氧血症和低血压 ②大多发生于肺复张后即刻或 1 小时内，一般不超过 24 小时 ③剧烈咳嗽、呼吸困难、胸痛、烦躁、心悸等，继而出现咳大量白色或粉红色泡沫痰，有时伴发热、恶心及呕吐，甚至休克及昏迷
处理措施	纠正低氧血症，稳定血流动力学，必要时给予机械通气

第二节　经皮胸膜、肺穿刺活体组织检查术

一、适应证

1. 胸膜针刺活检的适应证

（1）不明原因的胸腔积液，尤其是渗出性胸腔积液，通过胸膜活检，获得小片胸膜组织，可进行病理和微生物学检查，对病因诊断意义极大。

（2）原因不明的胸膜肥厚。

（3）胸膜腔内局限性肿块。

2. 肺穿刺活检的适应证

（1）原因不明的周围型肺内孤立性结节或肿块，尤其疑为恶性者。

（2）原因不明的纵隔肿块。

（3）经痰液和纤维支气管镜的细胞学、微生物学及组织学检查无法定性的肺部病变。

（4）对肺部转移瘤，或扩展至肺门、纵隔的恶性肿瘤需确定组织学类型，以便制定化疗或放疗方案。

二、禁忌证

1. 出血性素质患者。血液凝固机制障碍伴血小板 $<40 \times 10^9/L$ 或凝血酶原时间在 16s 以上者为绝对禁忌证。

2. 严重的器质性心脏病，无法纠正的心律失常和心功能不全，新近发生的心肌梗死患者（6 周内）。

3. 严重的肺功能不全伴呼吸困难，不能平卧者。

4. 严重的肺动脉高压（平均肺动脉压 >35mmHg）、肺动脉瘤、肺静脉瘤，或其他血管性肿瘤患者。

5. 肺包虫病、肺大疱、胸膜下大疱患者，只有在穿刺部位证实无病变时方可进行。

6. 穿刺部位皮肤和胸膜腔急性化脓性感染者暂不宜进行。

7. 不合作患者不宜穿刺。

三、并发症及处理

1. 胸膜穿刺活检的并发症

（1）胸膜反应（表 8-2-2）

表 8-2-2 胸膜反应

项目	内　容
表现	在胸膜活检过程中，患者出现剧烈咳嗽、头晕、胸闷、血压下降、心悸、冷汗甚至晕厥等一系列反应
原因	可能与饥饿、体质虚弱、紧张等导致的反射性迷走神经功能亢进有关，也与术者操作不熟练、麻醉剂量不足、过度刺激胸膜有关
预防	术前应与患者详细沟通，消除其紧张情绪。精神极度紧张者可于术前适当使用镇静药物
治疗	①在麻醉过程中，要对壁层胸膜进行充分麻醉。一旦出现胸膜反应，应立即停止操作，让患者平卧休息 ②轻者经休息与安慰后即可自行缓解 ③出汗明显，血压下降长时间不能恢复时，给予吸氧、输注葡萄糖液，必要时可皮下注射肾上腺素 0.5mg

（2）气胸：气胸发生后，无症状者通过吸氧、卧床休息往往会自行缓解。有症状者，可以通过胸腔穿刺抽气排出气体。少数患者症状较明显，经 CT 证实为大量气胸者，应予闭式引流。

（3）血胸

1）出现较大量的不凝血液，应立即拔除穿刺针，密切观察患者一般情况和生命体征，进行止血治疗，必要时应予闭式引流。

2）损伤肋间动脉或胸廓内动脉，可能引起较大量的出血，经内科治疗无好转者，应尽快进行手术处理。

> ⓘ 提示
>
> 　　胸膜穿刺活检时，血胸常见于穿刺针刺破肋间血管所致，故穿刺时应注意沿肋骨上缘进针。

（4）邻近脏器损伤：个别情况下，穿刺针位置较低等原因造成误穿肝脏、脾脏、肾脏等邻近脏器。如果刺伤脏器较明显，尤其是较脆弱且易出血的脾脏，可能会导致大出血而需要手术处理。

2. 肺穿刺活检的并发症

（1）气胸：如果为交通性气胸，需安置引流。约 3% 患者需要行胸腔闭式引流。

（2）出血：可合并或不合并咯血的症状。活检导致的出血若引发了咳嗽，或肺活检部位出血掩盖了取样病灶，将导致无法进一步准确取样，而致经皮肺穿刺活检失败。极少数患者出现致命的大咯血，紧急情况下可采用气管插管、支气管动脉栓塞等抢救措施。

（3）空气栓塞

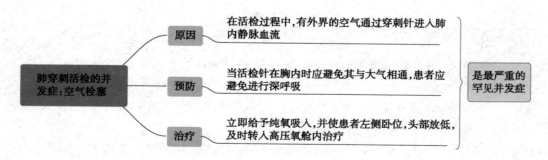

温 故 知 新

胸膜腔穿刺术

目的　检查胸腔积液的性质，抽液或抽气减压以及通过穿刺进行胸腔内给药等

禁忌证　体质衰弱、病情危重难以耐受穿刺术者，对麻醉药过敏者，凝血功能障碍、有严重出血倾向等

方法
- 术前准备　熟悉患者病情；与患者家属谈话，并签署知情同意书；器械准备
- 操作步骤
  - 体位　患者常取坐位，面向背椅，两前臂置于椅背上，前额伏于前臂上
  - 穿刺点　胸部叩诊实音（或鼓音）最明显部位
- 操作程序　常规消毒皮肤→检查穿刺包→麻醉→穿刺→拔出穿刺针→术后处理

注意事项
- 操作中如发生胸膜过敏反应或出现连续性咳嗽、气短、咳泡沫痰等时立即停止抽液，并皮下注射 0.1% 肾上腺素 0.3~0.5ml，或进行其他对症处理
- 一次抽液不应过多过快
- 严格无菌操作，操作中要始终保持胸膜负压
- 避免在第 9 肋间以下穿刺，操作后嘱患者卧位休息 30 分钟等

并发症　包括气胸、出血、膈肌及腹腔脏器损伤、胸膜反应、胸腔内感染和复张性肺水肿

第三章

心包腔穿刺术

一、概述

1. 心包腔穿刺术主要用于对心包积液性质的判断与协助病因的诊断,同时有心脏压塞时,通过穿刺抽液可以减轻患者的临床症状。

2. 对于某些心包积液,如化脓性心包炎,经过穿刺排脓、冲洗和注药尚可达到一定的治疗作用。

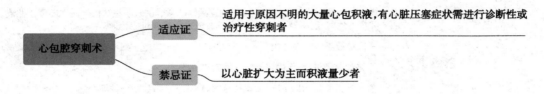

二、方法

1. **体位**　患者取坐位或半卧位,以清洁布巾盖住面部。

2. **选取穿刺点**　目前,多在穿刺术前采用心脏超声定位,决定穿刺点、进针方向和进针距离。通常采用的穿刺点为剑突与左肋弓缘夹角处或心尖部内侧。

3. **消毒**　常规消毒局部皮肤,术者及助手均戴无菌手套、铺洞巾。

4. **麻醉**　根据选择的穿刺点和穿刺方向,自皮肤至心包壁层以2%利多卡因做逐层局部麻醉。

5. **穿刺**　术者持穿刺针穿刺。

（1）一般选择剑突下穿刺点,进针时应使针体与腹壁成30°~40°角,向上、向后并稍向左刺入心包腔后下部。

（2）选择心尖部进针时,根据横膈位置高低,一般在左侧第5肋间或第6肋间心浊音界内2.0cm左右进针,应使针自下而上,向脊柱方向缓慢刺入。也可在超声引导下确定穿刺点位置及穿刺方向。穿刺过程中感觉到针尖抵抗感突然消失时,提示穿刺针已穿过心包壁层,如针尖感到心脏搏动,此时应退针少许,以免划伤心脏。

6. **引流管引流**

（1）术者确认穿刺针进入心包腔后,助手立即用血管钳夹住针体并固定其深度,并沿穿刺针腔送入导丝,退出穿刺针,尖刀稍微切开穿刺点皮肤。

（2）沿导丝置入扩张管,捻转前进,扩张穿刺部位皮肤及皮下组织后,退出扩张管。沿导丝置入引流管,退出导丝,根据引流效果,适当调整引流管角度及深度,以保证引流通畅。

7. 固定、记录、送检　固定引流管,接引流袋,缓慢引流,记录引流的液体量,并取一定量的标本送检。

8. 拔出引流管　根据病情需要决定引流管保持的时间。拔出引流管后,盖消毒纱布、压迫数分钟,用胶布固定。

三、注意事项

1. 严格掌握适应证。

2. 术前须进行心脏超声检查,确定液平段大小、穿刺部位、穿刺方向和进针距离,选液平段最大、距体表最近点作为穿刺部位,或在超声引导下进行心包腔穿刺抽液更为准确、安全。

3. 术前应向患者做好解释,消除顾虑,并嘱其在穿刺过程中切勿咳嗽或深呼吸。穿刺前半小时可服地西泮 10mg 或可待因 30mg。

4. 麻醉要完善,以免因疼痛引起神经源性休克。

5. 抽液速度要慢,如过快、过多,会使大量血液回心而导致肺水肿。

6. 如抽出鲜血,应立即停止抽吸,并严密观察有无心脏压塞症状出现。

7. 取下空针前应夹闭引流管,以防空气进入。

8. 术中、术后均需密切观察呼吸、血压、脉搏等的变化。

 提示

　　心包腔穿刺术时第一次抽液量不宜超过 100~200ml,重复抽液可逐渐增至 300~500ml。

温 故 知 新

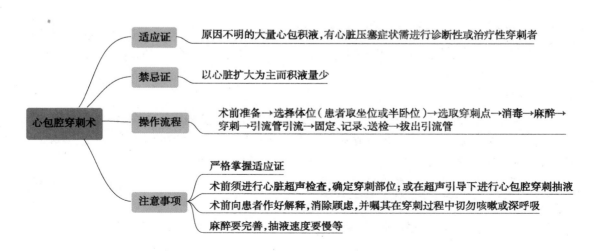

第四章

腹膜腔穿刺术

一、适应证

1. 抽取腹腔积液进行各种实验室检验,以便寻找病因,协助临床诊断。

2. 大量腹腔积液引起严重胸闷、气促、少尿等症状,患者难以忍受时,可适当抽放腹腔积液以缓解症状。

3. 因诊断或治疗目的行腹膜腔内给药或腹膜透析。

4. 各种诊断或治疗性腹腔置管。

二、禁忌证

1. 有肝性脑病先兆者。

2. 粘连性腹膜炎、棘球蚴病、卵巢囊肿。

3. 腹腔内巨大肿瘤(尤其是动脉瘤)。

4. 腹腔内病灶被内脏粘连包裹。

5. 胃肠高度胀气。

6. 腹壁手术瘢痕区或明显肠祥区。

7. 妊娠中后期。

8. 躁动、不能合作者。

三、操作前准备

1. 患者准备 签署知情同意书,查血常规、凝血功能,必要时查心、肝、肾功能,穿刺前一周停服抗凝药,腹腔胀气明显者服泻药或清洁灌肠。术前嘱患者排空尿液,以免穿刺时损伤膀胱。

2. 材料准备

(1)腹腔穿刺包:内有弯盘1个,止血钳2把,组织镊1把,消毒碗1个,消毒杯2个,腹腔穿刺针(针尾连接橡皮管的8号或9号针头)1个,无菌洞巾,纱布2~3块,棉球,无菌试管数支,5ml、20ml或50ml注射器各1个,引流袋(放腹腔积液时准备)1个。

(2)常规消毒治疗盘1套:碘酒、乙醇、胶布、局部麻醉药(2%利多卡因10ml)、无菌手套2副。

(3)其他物品:皮尺、多头腹带、盛腹腔积液容器、培养瓶(需要做细菌培养时)。如需腹腔内注药,准备所需药物。

3. 操作者准备

（1）术者按六步洗手法清洗双手,戴口罩和帽子。

（2）放液前应测量体重、腹围、脉搏、血压和腹部体征,以观察病情变化。

（3）根据病情,安排患者适当的体位,协助患者解开上衣,松开腰带,暴露腹部,背部铺好腹带（放腹腔积液时）。

四、方法

1. **体检**　术前行腹部体格检查,叩诊移动性浊音,确认有腹腔积液。

2. **体位**　平卧、半卧、稍左侧卧位或扶患者坐在靠椅上。

3. **定位**　结合腹部叩诊浊音最明显区域和超声探查结果选择适宜穿刺点。

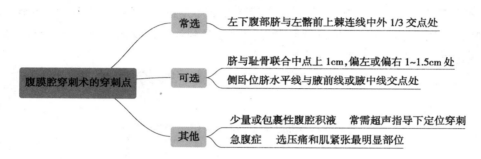

4. **消毒**　将穿刺部位常规消毒,消毒 2 次,范围为以穿刺点为中心直径 15cm,第二次的消毒范围不要超越第一次的范围。戴无菌手套,铺消毒洞巾。

5. **麻醉**　自皮肤至腹膜壁层用 2% 利多卡因逐层做局部浸润麻醉。

6. **穿刺**　医生左手固定穿刺处皮肤,右手持针经麻醉处逐步刺入腹壁,待感到针尖抵抗感突然消失时,表示针尖已穿过腹膜壁层,即可抽取和引流腹腔积液,并置腹腔积液于消毒试管中以备检验用,诊断性穿刺可直接用无菌的 20ml 或 50ml 注射器和 7 号针头进行穿刺。

（1）大量放液时可用针尾连接橡皮管的 8 号或 9 号针头,助手用消毒血管钳固定针头,并夹持橡皮管,用输液夹子调整放液速度,将腹腔积液引流入容器中计量或送检。

（2）腹腔积液不断流出时,应将预先绑在腹部的多头绷带逐步收紧,以防腹压骤然降低、内脏血管扩张而发生血压下降甚至休克等现象。

（3）放液结束后拔出穿刺针,常规消毒后,盖上消毒纱布,并用多头绷带将腹部包扎,如遇穿刺孔继续有腹腔积液渗漏时,可用蝶形胶布封闭。

7. **术后的处理**　术后测量血压、脉搏、腹围。交代患者注意事项。医疗垃圾分类处理。

五、注意事项

1. 术中应密切观察患者,如发现头晕、恶心、心悸、气促、脉搏增快、面色苍白应立即停止操作,并作适当处理,卧床休息,给予补充血容量等急救措施。

2. 腹腔放液不宜过快过多

（1）治疗性放液，一般初次不宜超过 1 000ml，以后一般每次放液不超过 3 000~6 000ml。针尖避开腹壁下动脉，血性腹腔积液留取标本后停止放液。

（2）肝硬化患者一次放腹腔积液一般不超过 3 000ml，过多放液可诱发肝性脑病和电解质紊乱，但在输注大量白蛋白的基础上，也可以大量放液，一般放腹腔积液 1 000ml 补充白蛋白 6~8g。

3. 在放腹腔积液时若流出不畅，可将穿刺针稍作移动或变换体位。腹腔积液量少者穿刺前可借助超声定位，并嘱患者向穿刺部位侧卧数分钟。

4. 大量腹腔积液患者，为防止腹腔穿刺后腹腔积液渗漏，在穿刺时注意勿使皮肤至腹膜壁层位于同一条直线上，方法是当针尖通过皮肤到达皮下后，即在另一手协助下稍向周围移动一下穿刺针尖，然后再向腹腔刺入。

5. 抽出物为胃肠内容物时需要鉴别是误穿胃肠还是自发胃肠穿孔，必要时改行对侧穿刺，仍能抽出相同内容物方可确认胃肠穿孔。疑为穿刺针误入胃肠道时，为促进破口闭合，应尽量抽净此处气体或胃肠液，降低胃肠道内压力。

6. 术后应严密观察有无出血和继发感染等并发症。注意无菌操作，防止腹腔感染。

温 故 知 新

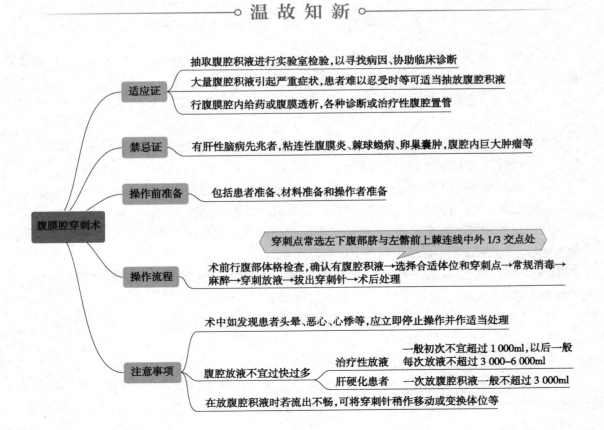

第五章

肝脏穿刺活体组织检查术
及肝脏穿刺抽脓术

第一节　肝脏穿刺活体组织检查术

一、适应证和禁忌证

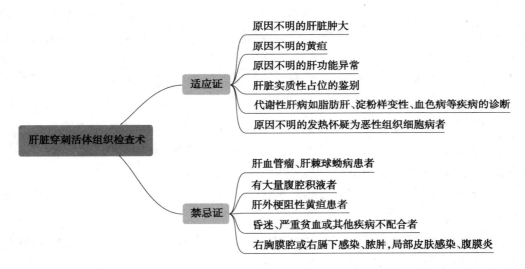

肝脏穿刺活体组织检查术

适应证
- 原因不明的肝脏肿大
- 原因不明的黄疸
- 原因不明的肝功能异常
- 肝脏实质性占位的鉴别
- 代谢性肝病如脂肪肝、淀粉样变性、血色病等疾病的诊断
- 原因不明的发热怀疑为恶性组织细胞病者

禁忌证
- 肝血管瘤、肝棘球蚴病患者
- 有大量腹腔积液者
- 肝外梗阻性黄疸患者
- 昏迷、严重贫血或其他疾病不配合者
- 右胸膜腔或右膈下感染、脓肿，局部皮肤感染、腹膜炎

二、方法

1. 快速穿刺术　快速肝活检穿刺针剖面示意图见图 8-5-1。

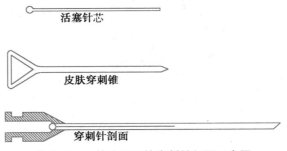

活塞针芯

皮肤穿刺锥

穿刺针剖面

图 8-5-1　快速肝活检穿刺针剖面示意图

（1）术前准备：术前应先行血小板计数、出血时间、凝血酶原时间测定，如有异常，应肌内注射维生素 K_1 10mg，每日 1 次，3 天后复查，如仍不正常，不应强行穿刺，同时应测定血型以备用。疑有肺气肿者应行胸部 X 线片检查，术前超声定位，确定穿刺方向和深度。

（2）体位：穿刺时，常取仰卧位，患者身体右侧靠床沿，并将右臂上举于脑后，左背垫一薄枕。

（3）穿刺部位：穿刺点一般取右侧腋前线第 8、9 肋间，腋中线第 9、10 肋间肝实音处穿刺。疑诊肝肿瘤者，宜选较突出的结节处，再用超声定位下穿刺。

（4）消毒和麻醉：用 2% 碘酊常规消毒局部皮肤，铺巾，用 0.5% 利多卡因由穿刺点的肋骨上缘的皮肤至肝包膜进行局部浸润麻醉。

（5）准备穿刺针：备好肝脏快速穿刺针（针长 7.0cm，针径 1.2mm 或 1.6mm），针内装有长 2~3cm 实心带小针帽的钢针芯活塞，空气和水可以通过，但可阻止吸进针内的肝组织进入注射器，将穿刺针连接于 10ml 注射器，吸入无菌生理盐水 3~5ml。

（6）穿刺：医生先用皮肤穿刺锥在穿刺点皮肤上刺孔，再持穿刺针由此孔进入，并沿肋骨上缘与胸壁垂直方向刺入 0.5~1.0cm，然后将注射器内生理盐水推出 0.5~1.0ml，以冲出针内可能存留的皮肤与皮下组织，防止针头堵塞。

（7）取样：在穿入肝脏前，将注射器抽成 5~6ml 空气负压，并嘱患者于深呼气末屏气（术前应让患者练习）。在患者屏气同时，医生双手持针按超声所定方向和深度将穿刺针迅速刺入肝内并立即拔出（此动作一般在 1 秒左右完成），深度不超过 6.0cm。

（8）加压包扎：拔针后盖上无菌纱布，立即用手按压创面 5~10 分钟，待无出血后用 2% 碘酊消毒，无菌纱布覆盖，再以胶布固定，用小沙袋压迫，并以多头腹带束紧。

（9）组织送检：推动注射器用生理盐水从针内冲出肝组织条于弯盘中，用针尖挑出肝组织置于 4% 甲醛小瓶中固定送病理检查。

（10）手术后处理：穿刺后每隔 15~30 分钟测呼吸、血压、脉搏一次，连续观察 4 小时，无出血可去除沙袋，再每隔 1~2 小时测呼吸、血压、脉搏一次，观察 4 小时，卧床休息 24 小时。

2. 超声引导下细针穿刺术示意图（图 8-5-2）

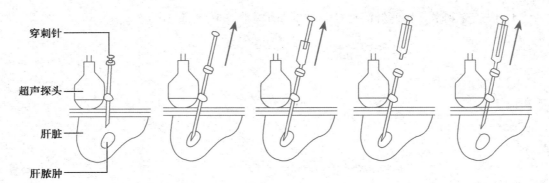

图 8-5-2　超声引导下细针穿刺术示意图

第二节　肝脏穿刺抽脓术

一、适应证和禁忌证

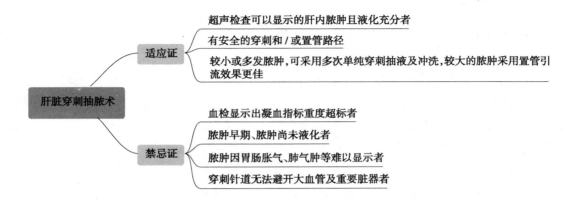

肝脏穿刺抽脓术

适应证
- 超声检查可以显示的肝内脓肿且液化充分者
- 有安全的穿刺和/或置管路径
- 较小或多发脓肿,可采用多次单纯穿刺抽液及冲洗,较大的脓肿采用置管引流效果更佳

禁忌证
- 血检显示出凝血指标重度超标者
- 脓肿早期、脓肿尚未液化者
- 脓肿因胃肠胀气、肺气肿等难以显示者
- 穿刺针道无法避开大血管及重要脏器者

二、方法

1. 术前准备　同肝脏穿刺活体组织检查术。

（1）如疑为阿米巴性肝脓肿时,应先用抗阿米巴药治疗 2~4 天,待肝充血和肿胀稍减轻时再行穿刺。

（2）若疑为细菌性肝脓肿,则应在有效抗生素控制的基础上进行穿刺。

2. 选择穿刺部位　穿刺部位同前。如有明显压痛点,可在压痛点明显处穿刺。如压痛点不明显或病变位置较深,则应在超声脓腔定位后再行穿刺。

3. 消毒和麻醉　常规消毒局部皮肤,铺无菌洞巾,局部浸润麻醉要深达肝包膜。

4. 穿刺　先将连接肝穿刺针的橡皮管夹住,然后将穿刺针刺入皮肤,嘱患者在深呼气末屏气,迅速将针头刺入肝内并继续徐徐前进,如有抵抗感突然消失提示穿刺针已进入脓腔。

5. 抽液　将 50ml 注射器接于穿刺针尾的橡皮管上,松开钳夹的橡皮管进行抽吸,如抽不出脓液,可在注射器保持一定负压情况下再前进或后退少许,如仍无脓液,则表示未达脓腔。此时应将针头退至皮下稍改变方向(不得在肝内改变方向),重新穿刺抽脓。

（1）抽脓过程中,可让针随呼吸摆动,不需要用血管钳固定穿刺针头,以免损伤肝组织。

（2）当注射器抽满脓液时,应先钳夹橡皮管,再拔下注射器,排出脓液,再将空注射器与橡皮管连接,再松开钳夹的橡皮管进行抽脓。

6. 注意脓液的性状　注意抽出脓液的颜色与气味,尽可能抽尽脓液。

（1）如脓液黏稠,则用无菌生理盐水稀释后再抽。

（2）如抽出脓液量与估计不符,则应变换针头方向,以便抽尽脓腔深部或底部的脓液。

7. 包扎固定　拔针后用 2% 碘酊消毒,无菌纱布按压数分钟,胶布固定,小沙袋加压,并用多头带将下胸部扎紧,术后观察同肝脏穿刺活体组织检查术。

8. 引流　如脓腔较大需反复穿刺抽脓者,可经套管针穿刺后插入引流管,置管于脓腔内持续引流脓液。

三、注意事项

1. 术前检测血小板计数、出血时间、凝血酶原时间、血型。

2. 穿刺前进行胸部 X 线片、肝脏超声检查,测血压、脉搏。

3. 术前应向患者作好解释,嘱穿刺过程中切勿咳嗽,并训练深呼气末屏气的动作。

4. 术前 1 小时服地西泮 10mg。

5. 术后应密切观察有无出血、胆汁渗漏、气胸、损伤其他脏器和感染的征象。

6. 肝穿刺抽脓时进针最大深度不能大于 8cm,以免损伤下腔静脉。

◦ 温 故 知 新 ◦

肝脏穿刺活体组织检查术
- **适应证**　原因不明的肝脏肿大、黄疸、肝功能异常,肝脏实质性占位的鉴别等
- **禁忌证**　肝血管瘤、肝棘球蚴病患者,有大量腹腔积液者,昏迷等
- **方法**　包括快速穿刺术、超声引导下细针穿刺术

肝脏穿刺抽脓术
- 适应证　超声检查可以显示的肝内脓肿且液化充分者,有安全的穿刺和 / 或置管路径者等
- 禁忌证　血检显示出凝血指标重度超标者、脓肿早期、脓肿尚未液化者等
- 方法
  - 术前准备
    - 疑为阿米巴性肝脓肿　应先用抗阿米巴药治疗 2~4 天,待肝充血和肿胀稍减轻时再行穿刺
    - 疑为细菌性肝脓肿　应在有效抗生素控制的基础上进行穿刺
  - 选择穿刺部位
    - 有明显压痛点　在压痛点明显处穿刺
    - 压痛点不明显或病变位置较深　在超声脓腔定位后再行穿刺
  - 常规消毒→麻醉→穿刺→抽液→拔针,包扎固定 } 脓腔较大需反复穿刺抽脓者可置管引流
- 注意事项
  - 术前检测血小板计数、出血时间、凝血酶原时间、血型
  - 穿刺前进行胸部 X 线片、肝脏超声检查,测血压、脉搏
  - 术前向患者作好解释,嘱穿刺过程中切勿咳嗽,并训练深呼气末屏气的动作等

第六章

肾穿刺活体组织检查术

一、适应证

1. 原发性肾小球疾病

（1）急性肾炎综合征伴肾功能急剧下降，怀疑急进性肾炎或治疗后病情未见缓解。

（2）原发性肾病综合征。

（3）无症状性血尿。

（4）无症状性蛋白尿，持续性尿蛋白 >1g/d。

2. 继发性肾脏病　临床怀疑但不能确诊或为明确病理诊断、指导治疗、判断预后可以行肾活检，如狼疮性肾炎、糖尿病肾病、肾淀粉样变性等。

3. 疑为遗传性家族性的肾小球疾病（Alport 综合征、薄基底膜病、Fabry 病等）。

4. 急性肾损伤病因不明或肾功能恢复迟缓时应及早行肾活检，以便于指导治疗。

5. 缓慢进展的肾小管、肾间质疾病。

6. 移植肾疾病

（1）移植肾原发病的复发或移植肾新发肾小球疾病。

（2）移植肾的肾功能损伤（包括药物相关的急、慢性肾损伤）。

（3）移植肾排斥反应。

7. 重复肾活检　重复肾活检对于判断治疗效果、疾病预后以及调整治疗方案有着较大的意义。

二、禁忌证（表 8-6-1）

表 8-6-1　肾穿刺活体组织检查术的禁忌证

项　目	内　容
绝对禁忌证	①孤立肾
	②精神病，不能配合者
	③严重高血压无法控制者
	④有明显出血倾向者
	⑤肾体积缩小

续表

项目	内　　容
相对禁忌证	①泌尿系统感染,如肾盂肾炎、结核、肾盂积脓、肾周围脓肿等 ②肾脏恶性肿瘤或大动脉瘤 ③多囊肾或肾多发性囊肿 ④肾位置不佳,游离肾 ⑤慢性肾衰竭,发展到肾衰竭期则肾脏病理基本一致,可以不穿刺。如慢性肾衰竭时肾体积不小,基础肾功能尚可,肾功能损害存在可逆因素可以穿刺 ⑥过度肥胖、大量腹腔积液、妊娠等 ⑦严重心力衰竭、贫血、休克、低血容量及年迈者

三、穿刺方法

1. 穿刺针　一类为负压吸引穿刺针,另一类为切割针。

2. 穿刺点　经皮肾穿刺的穿刺点一般选择在肾下极稍偏外侧。

3. 穿刺的定位和引导　目前大多采用超声引导肾穿刺。

4. 穿刺步骤

(1)超声探头应提前用 75% 医用酒精消毒。

(2)患者一般取俯卧位(移植肾穿刺取仰卧位),腹部肾区相应位置垫以 10~16cm 长布垫,使肾脏紧贴腹壁,避免穿刺时滑动移位。

(3)常规消毒局部皮肤,术者戴无菌手套。铺无菌洞巾,用 2% 利多卡因做穿刺点局部麻醉。

(4)超声选择好穿刺的肾脏和进针点,并测量皮肤表面至肾包膜表面的距离。

(5)在超声引导下缓慢进针,当看到针尖部分已经快要接触到肾包膜表面时,嘱患者在呼吸的配合下穿刺取材。

> **提示**
>
> 在患者憋住气并保持肾脏不移动之前,一定不要将穿刺针刺入肾被膜或肾实质,以免划伤肾脏。穿刺取材的瞬间要迅速果断,尽量减少穿刺针在肾实质内停留的时间。

(6)穿刺取出的组织最好先在显微镜下观察判断有无肾小球,如穿刺取材不满意时,可以在同侧肾脏重复穿刺。一般 Tru-Cut 穿刺针能允许的穿刺次数不超过 6 次。切忌一侧肾脏取材不满意后立即改穿另一侧肾脏。

(7)穿刺完毕,局部加压、消毒包扎并仰卧休息。

四、注意事项

1. 术前准备

（1）耐心与患者沟通，减轻患者紧张焦虑情绪并签署知情同意书。

（2）训练患者呼吸屏气动作。

（3）应做出血常规及凝血功能检查；检查尿常规、尿细菌培养排除尿路感染；行肾超声检查排除孤立肾、多囊肾；有严重高血压时应先控制血压。

2. 术后观察处理　在穿刺部位覆盖纱布后，患者可保持俯卧位用平车送回病房，然后平卧 24 小时，嘱患者不要用力活动。密切观察血压、脉搏及尿液改变。

（1）有肉眼血尿时，延长卧床时间，多饮水。一般在 24~72 小时内肉眼血尿可消失。

（2）持续严重肉眼血尿或尿中有大量血块时，注意患者有可能出现失血性休克，给予卧床，应用止血药，输血等处理。

（3）如仍出血不止，可用动脉造影发现出血部位，选择性栓塞治疗，或采用外科手术方法止血。

3. 并发症　①血尿；②肾周血肿；③动静脉瘘形成；④梗阻；⑤感染；⑥肾撕裂伤；⑦肾绞痛；⑧大量出血导致休克；⑨穿刺失败等。

────────○ 经 典 试 题 ○────────

（研）男性，32 岁。5 天来眼睑及下肢水肿入院。6 年前患病毒性乙型肝炎。查体：BP 140/82mmHg，双眼睑水肿，巩膜无黄染，心肺检查未见异常，腹软，肝脾触诊不满意，腹部移动性浊音阳性，双下肢凹陷性水肿（++）。尿常规：蛋白（++++），沉渣镜检 RBC 2~5 个 /HPF。血清清蛋白 20g/L。对诊断和治疗最有意义的检查是

    A. 24 小时尿蛋白定量

    B. 肝功能和 HBsAg 检查

    C. 血胆固醇测定

    D. 肾穿刺病理学检查

【答案与解析】

D。解析：本题患者主要表现为大量蛋白尿、低蛋白血症、眼睑及下肢水肿，考虑肾脏疾病。腹部移动性浊音阳性、双下肢水肿可由低蛋白血症引起。对于肾脏疾病诊断和治疗最有意义的检查是肾穿刺病理学检查。故选 D。

温 故 知 新

```
                              ┌─ 原发性肾小球疾病 ──── 如急性肾炎综合征伴肾功能急剧下降,怀疑急进性
                              │                        肾炎或治疗后病情未见缓解
                    适应证 ──┼─ 继发性肾脏病 ──┤临床怀疑但不能确诊或为明确病理诊断、指导治疗、判断预后│
                              │
                              └─ 疑为遗传性家族性的肾小球疾病,缓慢进展的肾小管、肾间质疾病,移植肾
                                 疾病等

                              ┌─ 绝对 ──── 包括孤立肾、精神病不能配合者、严重高血压无法控制、有明显出血
                              │            倾向和肾体积缩小
肾穿刺活体组织检查术 ── 禁忌证 ──┤
                              └─ 相对 ──── 包括泌尿系统感染、肾脏恶性肿瘤或大动脉瘤、多囊肾或肾多发性
                                          囊肿等

                    穿刺方法 ──── 目前大多采用超声引导肾穿刺

                    并发症 ──── 包括血尿、肾周血肿、动静脉瘘形成、梗阻、感染、肾撕裂伤等
```

第七章

骨髓穿刺术及骨髓
活体组织检查术

一、骨髓穿刺术

1. 方法

（1）选择穿刺部位和体位

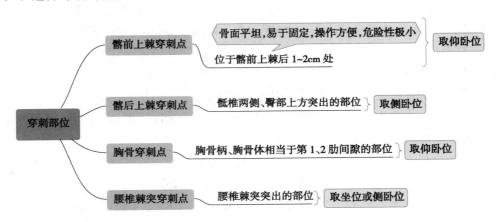

> **ℹ 提示**
>
> 胸骨穿刺部位较薄，且其后有大血管和心房，穿刺时务必小心，以防穿透胸骨而发生意外。但由于胸骨的骨髓液丰富，当其他部位穿刺失败时，仍需要进行胸骨穿刺。

（2）麻醉：常规消毒局部皮肤，操作者戴无菌手套，铺无菌洞巾。然后用2%利多卡因做局部皮肤、皮下和骨膜麻醉。

（3）固定穿刺针长度：将骨髓穿刺针的固定器固定在适当的长度上。髂骨穿刺约1.5cm，胸骨穿刺约1.0cm。

（4）穿刺

1）操作者左手拇指和示指固定穿刺部位，右手持骨髓穿刺针与骨面垂直刺入，若为胸骨穿刺则应与骨面成30°~40°角刺入。

2）当穿刺针针尖接触骨质后，沿穿刺针的针体长轴左右旋转穿刺针，并向前推进，缓缓刺入骨质。

3）当突然感到穿刺阻力消失，且穿刺针已固定在骨内时，表明穿刺针已进入骨髓腔。如果穿刺针尚未固定，则应继续刺入少许以达到固定为止。

（5）抽取骨髓液：拔出穿刺针针芯，接上干燥的注射器（10ml 或 20ml），用适当的力量抽取骨髓液。

1）当穿刺针在骨髓腔时，抽吸时患者感到有尖锐酸痛，随即便有红色骨髓液进入注射器。抽取的骨髓液一般为 0.1~0.2ml，若用力过猛或抽吸过多，会使骨髓液稀释。如果需要做骨髓液细菌培养，应在留取骨髓液计数和涂片标本后，再抽取 1~2ml，以用于细菌培养。

2）若未能抽取骨髓液，则可能是针腔被组织块堵塞或"干抽"，此时应重新插上针芯，稍加旋转穿刺针或再刺入少许。拔出针芯，如果针芯带有血迹，再次抽取即可取得红色骨髓液。

（6）涂片：将骨髓液滴在载玻片上，立即做有核细胞计数和制备数张骨髓液涂片。

（7）加压固定：骨髓液抽取完毕，重新插入针芯。左手取无菌纱布置于穿刺处，右手将穿刺针拔出，并将无菌纱布敷于针孔上，按压 1~2 分钟后，再用胶布加压固定。

2. 注意事项

（1）骨髓穿刺前应检查出血时间和凝血时间，有出血倾向者应特别注意。

（2）骨髓穿刺针和注射器必须干燥，以免发生溶血。

（3）穿刺针针头进入骨质后要避免过大摆动。胸骨穿刺时不可用力过猛、穿刺过深，以防穿透内侧骨板而发生意外。

（4）穿刺过程中，如果感到骨质坚硬，难以进入骨髓腔时，不可强行进针，以免断针。应考虑为大理石骨病的可能，及时行骨骼 X 线检查，以明确诊断。

（5）做骨髓细胞形态学检查时，抽取的骨髓液不可过多，以免影响骨髓增生程度的判断、细胞计数和分类结果。

（6）行骨髓液细菌培养时，需要在骨髓液涂片后，再抽取 1~2ml 骨髓液用于培养。

（7）由于骨髓液中含有大量的幼稚细胞，极易发生凝固。因此，穿刺抽取骨髓液后立即涂片。

（8）送检骨髓液涂片时，应同时附送 2~3 张血涂片。

（9）麻醉前需做普鲁卡因皮试。

提示

血友病患者禁止骨髓穿刺检查。

二、骨髓活组织检查术

1. 临床应用　骨髓活组织检查术是临床常用的诊断技术，对诊断骨髓增生异常综合征、原发性或继发性骨髓纤维化、增生低下型白血病、骨髓转移癌、再生障碍性贫血、多发性骨髓瘤等有重要意义。

2. 方法

（1）选择检查部位：骨髓活组织检查多选择髂前上棘或髂后上棘。

（2）体位：采用髂前上棘检查时，患者取仰卧位；采用髂后上棘检查时，患者取侧卧位。

（3）麻醉：常规消毒局部皮肤，操作者戴无菌手套，铺无菌洞巾，然后行皮肤、皮下和骨膜麻醉。

（4）穿刺：将骨髓活组织检查穿刺针的针管套在手柄上。操作者左手拇指和示指将穿刺部位皮肤压紧固定，右手持穿刺针手柄以顺时针方向进针至骨质一定的深度后，拔出针芯，在针座后端连接上接柱（接柱可为1.5cm或2.0cm），再插入针芯，继续按顺时针方向进针，其深度达1.0cm左右，再转动针管360°，针管前端的沟槽即可将骨髓组织离断。

（5）取材：按顺时针方向退出穿刺针，取出骨髓组织，立即置于95%乙醇或10%甲醛中固定，并及时送检。

（6）加压固定：以2%碘酊棉球涂布轻压穿刺部位后，再用干棉球压迫创口，敷以消毒纱布并固定。

3. 注意事项

（1）开始进针不要太深，否则不易取得骨髓组织。

（2）由于骨髓活组织检查穿刺针的内径较大，抽取骨髓液的量不易控制。因此，一般不用于吸取骨髓液做涂片检查。

（3）穿刺前应检查出血时间和凝血时间。有出血倾向者穿刺时应特别注意，血友病患者禁止做骨髓活组织检查。

温　故　知　新

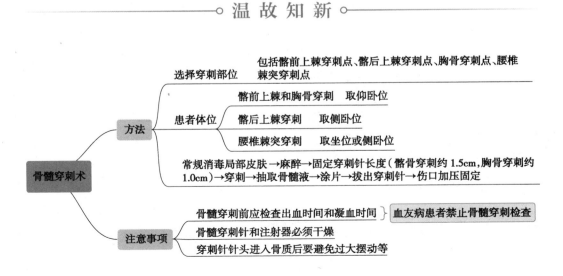

骨髓活组织检查术

临床应用　　可用于诊断骨髓增生异常综合征、原发性或继发性骨髓纤维化等

操作流程　　选择检查部位→选择体位→常规消毒局部皮肤→麻醉→穿刺→取材→拔出穿刺针→局部加压固定

注意事项

开始进针不要太深,否则不易取得骨髓组织

一般不用于吸取骨髓液做涂片检查

穿刺前应检查出血时间和凝血时间　血友病患者禁止做骨髓活组织检查

第八章

淋巴结穿刺术及淋巴结
活组织检查术

一、淋巴结穿刺术

1. 方法

（1）选择穿刺部位：选择适于穿刺、并且明显肿大的淋巴结。

（2）消毒：常规消毒局部皮肤和操作者的手指。

（3）穿刺：操作者以左手拇指和示指固定淋巴结，右手持 10ml 干燥注射器（针头为 18~19 号），沿淋巴结长轴刺入淋巴结内（刺入的深度因淋巴结的大小而定），然后边拔针边用力抽吸，利用负压吸出淋巴结内的液体和细胞成分。

（4）涂片：固定注射器的内栓，拔出针头后，将注射器取下充气后，再将针头内的抽取液喷射到载玻片上，并及时制备涂片。

（5）包扎固定：穿刺完毕，穿刺部位敷以无菌纱布，并用胶布固定。

2. 注意事项

（1）要选择易于固定、不宜过小和远离大血管的淋巴结。

（2）穿刺时，若未能获得抽取液，可将穿刺针由原穿刺点刺入，并在不同方向连续穿刺，抽取数次，直到获得抽取液为止（但注意不能发生出血）。

（3）制备涂片前要注意抽取液的外观和性状。炎性抽取液为淡黄色，结核性病变的抽取液为黄绿色或污灰色黏稠样液体，可见干酪样物质。

（4）最好于餐前穿刺，以免抽取液中脂质过多，影响检查结果。

> ⓘ 提示
>
> 感染、造血系统肿瘤、转移癌等多种原因均可使淋巴结肿大，采用淋巴结穿刺术进行细胞学或病原生物学检查，以协助临床诊断。

二、淋巴结活组织检查术

1. 方法

（1）选择穿刺部位：一般选择明显肿大、且操作方便的淋巴结。对全身浅表淋巴结肿大者,尽量少选择腹股沟淋巴结。疑有恶性肿瘤转移者,应按淋巴结引流方向选择相应组群淋巴结。

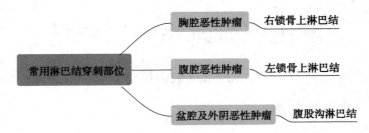

（2）麻醉:常规消毒局部皮肤,操作者戴无菌手套,铺无菌洞巾,然后做局部麻醉。

（3）取材:常规方法摘取淋巴结。

（4）送检:摘取淋巴结后,立即置于10%甲醛或95%乙醇中固定,并及时送检。

（5）包扎固定:根据切口大小适当缝合数针后,以2%碘酊棉球消毒后,敷以无菌纱布,并用胶布固定。

2. 注意事项

（1）操作时应仔细,避免伤及大血管。

（2）如果临床诊断需要,可在淋巴结固定前,用锋利刀片切开淋巴结,将其剖面贴印在载玻片上,染色后显微镜检查。

> **提示**
>
> 当怀疑有白血病、淋巴瘤、免疫母细胞淋巴结病、结核、肿瘤转移或结节病,而淋巴结穿刺检查不能明确诊断时,应采用淋巴结活组织检查术。

温故知新

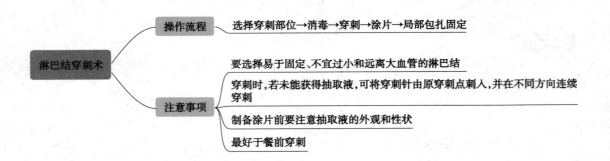

淋巴结活组织检查术 ┬ 操作流程　　选择穿刺部位→麻醉→取材→送检→局部包扎固定

常用穿刺部位 ┬ 胸腔恶性肿瘤　→右锁骨上淋巴结
　　　　　　　├ 腹腔恶性肿瘤　→左锁骨上淋巴结
　　　　　　　└ 盆腔及外阴恶性肿瘤　→腹股沟淋巴结

注意事项　　操作时应仔细，避免伤及大血管

第九章

腰椎穿刺术

一、临床应用

腰椎穿刺术常用于检查脑脊液的性质,对诊断脑膜炎、脑炎等颅内感染,以及蛛网膜下腔出血、脑膜肿瘤、脱髓鞘疾病等神经系统疾病有重要意义,也可测定颅内压力和了解蛛网膜下腔是否阻塞等,有时也用于鞘内注射药物。

二、方法

1. 穿刺体位 患者侧卧于硬板床上,背部与床面垂直,头部尽量向前胸屈曲,两手抱膝紧贴腹部,使躯干尽可能弯曲呈弓形;或由助手在术者对面用一手挽患者头部,另一手挽双下肢腘窝处并用力抱紧,使脊柱尽量后凸以增宽椎间隙,便于进针。

2. 确定穿刺点 通常以双侧髂嵴最高点连线与后正中线的交会处为穿刺点,此处,相当于第 3~4 腰椎棘突间隙,有时也可在上一或下一腰椎间隙进行。

3. 消毒和麻醉 常规消毒皮肤后戴无菌手套、盖洞巾,用 2% 利多卡因自皮肤到椎间韧带做逐层局部麻醉。

4. 穿刺 术者用左手固定穿刺点皮肤,右手持穿刺针以垂直背部、针尖稍斜向头部的方向缓慢刺入,成人进针深度 4~6cm,儿童 2~4cm。当针头穿过韧带与硬脑膜时,有阻力突然消失落空感。此时可将针芯慢慢抽出(以防脑脊液迅速流出,造成脑疝),可见脑脊液流出。

5. 放液前先接上测压管测量压力

(1)测定压力时须嘱患者放松,并缓慢将双下肢伸直,以免因患者腹压增高而导致脑脊液压力测量值高于真实水平。正常侧卧位脑脊液压力为 80~180mmH$_2$O。

(2)若继续做 Queckenstedt 试验(又称压颈试验或梗阻试验),可了解蛛网膜下腔有无阻塞。即在测初压后,由助手先压迫一侧颈静脉约 10 秒,再压另一侧,最后同时按压双侧颈静脉(表 8-9-1)。

表 8-9-1 Queckenstedt 试验表现与临床意义

表 现	临 床 意 义
正常时压迫颈静脉后,脑脊液压力立即迅速升高一倍左右,解除压迫后 10~20 秒,迅速降至原来水平	梗阻试验阴性,提示蛛网膜下腔通畅
压迫颈静脉后,不能使脑脊液压升高	梗阻试验阳性,提示蛛网膜下腔完全阻塞
施压后压力缓慢上升,放松后又缓慢下降	蛛网膜下腔不完全阻塞

提示

对颅内压增高或怀疑后颅窝肿瘤患者,禁做 Queckenstedt 试验,以免发生脑疝。

6. 脑脊液送检 撤去测压管,收集脑脊液 2~5ml 送检;如需做培养时,应用无菌试管留标本。

7. 术后处理 术毕,将针芯插入后一起拔出穿刺针,覆盖消毒纱布,用胶布固定。嘱患者去枕平卧 4~6 小时,以免引起术后低颅压头痛。

三、注意事项

1. 严格掌握禁忌证

(1)凡疑有颅内压升高者必须先做眼底检查,如有明显视盘水肿或有脑疝先兆者,禁忌穿刺。

(2)凡患者处于休克、衰竭或濒危状态以及局部皮肤有炎症、穿刺点附近脊柱有结核病灶或颅后窝有占位性病变者均列为禁忌。

2. 穿刺时患者如出现呼吸、脉搏、面色异常等症状时,立即停止操作,并作相应处理。

3. 鞘内给药时,应先放出等量脑脊液,然后再等量置换性药液注入。

───○ 经典试题 ○───

(执)男孩,4 岁。发热、头痛、皮疹 12 小时,频繁抽搐、昏迷 2 小时。查体:全身可见大量瘀点瘀斑,双下肢右部分融合成片,血压测不出,右侧瞳孔散大,对光反射消失。下列处理不正确的是

    A. 吸氧及心电监护

    B. 瘀点涂片检菌

    C. 立刻腰椎穿刺做脑脊液常规检查

    D. 20% 甘露醇立即静脉滴注

    E. 急查 DIC 指标

【答案与解析】

C。解析:患者为 4 岁男孩,主要表现为发热、头痛,全身大量瘀点瘀斑,考虑最可能为流行性脑脊髓膜炎。目前出现频繁抽搐、昏迷,处于脑膜炎期,右侧瞳孔散大、对光反射消失,提示此时脑脊液压力过高,立刻腰椎穿刺做脑脊液常规检查可能出现脑疝。吸氧及心电监护、20% 甘露醇立即静脉滴注均为对症治疗。瘀点涂片检菌、急查 DIC 指标均为相关的实验室检查项目,有助于确诊。故选 C。

温 故 知 新

腰椎穿刺术

临床应用
- 检查脑脊液的性质,可用于诊断颅内感染、蛛网膜下腔出血等神经系统疾病
- 测定颅内压力和了解蛛网膜下腔是否阻塞等
- 也可用于鞘内注射药物

方法
- 选择体位→确定穿刺点→消毒和麻醉→穿刺→放液前先接上测压管测量压力→脑脊液送检→术后处理(嘱患者去枕平卧4~6小时)
- 穿刺点 —— 以双侧髂嵴最高点连线与后正中线的交会处为穿刺点,相当于第3~4腰椎棘突间隙
- 测压管测量压力
  - 梗阻试验阴性,提示蛛网膜下腔通畅
  - 梗阻试验阳性,提示蛛网膜下腔完全阻塞
  - 若施压后压力缓慢上升,放松后又缓慢下降 提示蛛网膜下腔不完全阻塞

禁忌证
- 凡疑有颅内压升高者,如有明显视盘水肿或有脑疝先兆者
- 患者处于休克、衰竭或濒危状态
- 局部皮肤有炎症、穿刺点附近脊柱有结核病灶或颅后窝有占位性病变者

第十章

中心静脉压测定

一、临床应用

中心静脉压（CVP）是指右心房及上、下腔静脉胸腔段的压力。CVP 反映右心房压，主要受心功能、循环血容量及血管张力影响，是临床观察血流动力学的主要指标之一，对了解有效循环血容量和心功能有重要意义。CVP 有别于周围静脉压，后者受静脉腔内瓣膜与其他机械因素影响。

二、适应证

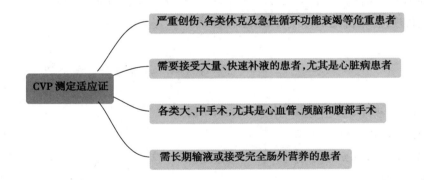

CVP 测定适应证
- 严重创伤、各类休克及急性循环功能衰竭等危重患者
- 需要接受大量、快速补液的患者，尤其是心脏病患者
- 各类大、中手术，尤其是心血管、颅脑和腹部手术
- 需长期输液或接受完全肠外营养的患者

三、禁忌证

禁忌证：①穿刺或切开局部有感染；②凝血功能障碍。

四、临床意义

CVP 正常值成人为 $50\sim120mmH_2O$，小儿为 $30\sim100mmH_2O$，其降低与增高均有重要临床意义。

1. 减低　CVP<$50mmH_2O$ 表示血容量不足，见于休克，应迅速补充血容量；在补充血容量后，患者仍处于休克状态，而 CVP>$100mmH_2O$，则表示容量血管过度收缩或有心力衰竭的可能，应控制输液速度、输液量或采取其他相应措施。

2. 增高　CVP>$150\sim200mmH_2O$ 表示有明显心力衰竭，且有发生肺水肿的危险，应暂停输液或严格控制输液速度，并给予速效洋地黄制剂和利尿剂或血管扩张剂。

> (i) **提示**
>
> 　　少数重症感染患者,CVP<100mmH$_2$O 也有可能发生肺水肿。明显腹胀、肠梗阻、腹内巨大肿瘤或腹部大手术时,利用股静脉插管测量的 CVP 可高达 250mmH$_2$O 以上,不能代表真正的 CVP。

五、注意事项

1. 静脉插管方法包括经皮穿刺法、静脉剖开法,一般认为上腔静脉压较下腔静脉压更精确,当腹腔内压增高时,下腔静脉压容易受影响而不够可靠。

2. 测压过程中发现静脉压突然出现显著波动性升高时,提示导管尖端进入右心室,因心室收缩时压力明显升高所致,应立即退出一小段后再测。

3. 导管阻塞无血液流出,应用输液瓶中液体冲洗导管或变动其位置;若仍不通畅,则用肝素液或 3.8% 枸橼酸钠溶液冲洗。

4. 测压管留置时间,一般不超过 5 天,时间过长易发生静脉炎或血栓性静脉炎。因此,留置 3 天以上时,需用抗凝剂冲洗,以防血栓形成。

◇ 经 典 试 题 ◇

（研）生理情况下,人的中心静脉压升高可见于
　　A. 心脏射血能力加强
　　B. 体位由直立变为平卧
　　C. 从行走改为站立
　　D. 由吸气相转为呼气相

【答案与解析】

B。解析:中心静脉压的高低取决于心脏射血能力和静脉回心血量之间的相互关系。体位由直立转为平卧,可导致重力对回心血量的影响减小,有利于血液回流,升高中心静脉压。故选 B。

○ 温 故 知 新 ○

中心静脉压测定

适应证
- 严重创伤、各类休克及急性循环功能衰竭危重患者
- 需要接受大量、快速补液的患者,各类大、中手术等

禁忌证
- 穿刺或切开局部有感染,凝血功能障碍

临床意义
- CVP<50mmH$_2$O　表示血容量不足,多见于休克,应迅速补充血容量
- 补充血容量后,仍有休克,CVP>100mmH$_2$O　表示容量血管过度收缩或有心力衰竭的可能
- CVP>150~200mmH$_2$O　表示有明显心力衰竭,且有发生肺水肿的危险

注意事项
- 测压过程中静脉压突然出现显著波动性升高时,提示导管尖端进入右心室,应立即退出一小段后再测
- 导管阻塞无血液流出,应用输液瓶中液体冲洗导管或变动其位置,若仍不通畅应给予冲洗
- 测压管留置时间一般不超过5天,留置3天以上时需用抗凝剂冲洗

第十一章

眼底检查法

一、方法

1. **检查前准备** 检查宜在暗室中进行,患者多取坐位,检查者一般取站立位。检查右眼时,检查者位于患者的右侧,用右手持镜、右眼观察;检查左眼时,则位于患者左侧,用左手持镜、左眼观察。

2. **辨认混浊部位** 正式检查眼底前,先用透照法检查眼的屈光间质是否混浊。

（1）用手指将检眼镜盘拨到 +8~+10（黑色）屈光度处,距受检眼 20~30cm,将检眼镜光线与患者视线呈 15° 角射入受检眼的瞳孔,正常时呈红色反光。

（2）如角膜、房水、晶状体或玻璃体混浊,则在橘红色反光中见有黑影。此时令患者转动眼球,如黑影与眼球的转动方向一致,则混浊位于晶状体前方;如方向相反,则位于玻璃体;位置不动,则混浊在晶状体。

3. **检查眼底** 嘱患者向正前方直视,一手握持检眼镜,另一手放置在患者头部前面,并用拇指轻轻地固定被检眼的上睑。先将镜盘拨回到"0",然后将检眼镜移近到尽可能接近受检眼,以不接触睫毛为准,观察眼底。如检查者与患者都是正视眼,便可看到眼底的正像,看不清时,可拨动镜盘至看清为止。

（1）检查顺序:检查时先查视盘,再按视网膜动、静脉分支,分别检查各象限,最后检查黄斑部。

（2）检查方法:①检查视盘时,光线自颞侧约 15° 角处射入;②检查黄斑时,嘱患者注视检眼镜光源;③检查眼底周边部时,嘱患者向上、下、左、右各方向注视、转动眼球,或配合变动检眼镜角度。

（3）检查内容:①观察视盘的形状、大小、色泽,边缘是否清晰;②观察视网膜动、静脉,注意血管的粗细、行径、管壁反光、分支角度及动、静脉交叉处有无压迫或拱桥现象,正常动脉与静脉管径之比为 2∶3;③观察黄斑部,注意其中心凹反射是否存在,有无水肿、出血、渗出及色素紊乱等;④观察视网膜,注意有无水肿、渗出、出血、脱离及新生血管等。

4. **眼底检查记录** 为说明和记录眼底病变的部位及其大小、范围,通常以视盘、视网膜中央动、静脉行径、黄斑部为标志,表明病变部位与这些标志的位置、距离和方向关系。

（1）距离和范围大小一般以视盘直径 PD（1PD=1.5mm）为标准计算。

（2）记录病变隆起或凹陷程度,是以看清病变区周围视网膜面与看清病变隆起最高处或凹陷最低处的屈光度（D）差来计算,每差 3 个屈光度（3D）等于 1mm。

二、注意事项

1. 检查眼底时虽经拨动任何一个镜盘,仍不能看清眼底,也说明眼的屈光间质有混浊,需进一步做裂隙灯检查。

2. 对小儿或瞳孔过小不易窥入时,可散瞳观察,散瞳前必须排除青光眼。

○ 温 故 知 新 ○

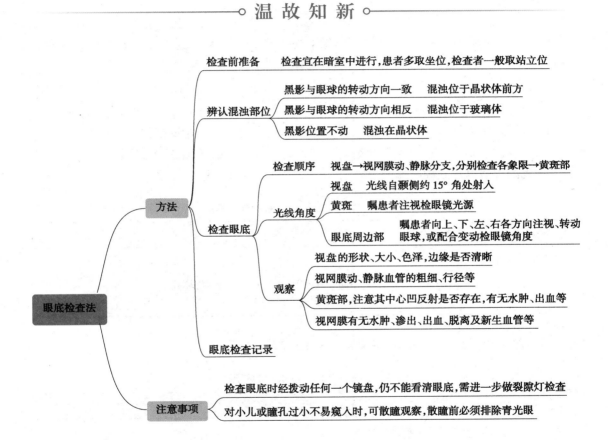

第十二章

PPD 皮肤试验

一、适应证

PPD 皮肤试验（皮试）适用于胸部影像学检查异常的患者；痰涂片阳性肺结核患者亲密接触者；痰涂片阴性患者和需与其他病鉴别诊断的患者。

二、方法

1. 以结核菌素纯蛋白衍生物 0.1ml（5U）于左或右前臂内侧行皮内注射。
2. 于皮试后 48~72 小时测量和记录皮试处周围皮肤红晕、硬结反应面积。
3. 我国规定以皮肤硬结作为皮肤局部反应的判断标准（表 8-12-1）

表 8-12-1　PPD 皮肤试验的判断标准

硬结直径	结果	硬 结 直 径	结果
≤5mm	阴性（-）	10~19mm	中度阳性（++）
5~9mm	一般阳性（+）	≥20mm 或不足 20mm，但有水疱、坏死、淋巴管炎和双圈反应	强阳性（+++）

三、根据皮试结果判断临床意义（表 8-12-2）

表 8-12-2　PPD 皮肤试验的临床意义

皮试结果	临 床 意 义
阴性	①未曾感染过结核分枝杆菌 ②处于结核感染早期（4~8 周） ③血行播散型肺结核等重症结核患者、使用免疫抑制剂或糖皮质激素者、HIV（+）或恶性肿瘤及结节病者、老年人或营养不良者等
阳性	①常提示有结核感染 ②未接种卡介苗的儿童，如皮试阳性则提示已受结核分枝杆菌感染或体内有活动性结核病，按活动性结核处理 ③成人强阳性表示机体处于超敏状态，需要考虑有活动性结核病可能，可作为临床诊断结核病的一项参考指标

四、注意事项

1. 皮试前若前臂内侧皮肤有损伤或恰遇假期时间,则需重新安排皮试时间。

2. 老年人对 PPD 反应较年轻人慢,可能需要 72 小时以后才能检查到反应结果。

3. 部分活动性肺结核患者可呈假阴性,对这类患者建议初次注射 1~3 周后重复试验,可由于助强效应呈强阳性反应。

4. PPD 所含多种抗原成分多数与其他分枝杆菌有交叉,因此,PPD 皮试的特异性较差,难以与其他分枝杆菌感染相鉴别,亦较难区分自然感染与卡介苗接种后反应。

◦ 经 典 试 题 ◦

(研)1. 做 PPD 试验后观察结果的时间为

　　A. 12 小时内

　　B. 48~72 小时

　　C. 72 小时后

　　D. 24~48 小时

　　E. 12~24 小时

(执)2. 关于结核菌素试验的叙述,正确的是

　　A. 阴性不能完全排除结核病

　　B. 老年人对结核菌素试验的反应快

　　C. 阴性代表体液免疫功能正常

　　D. 红晕直径≤4mm 为阴性

　　E. 结核菌素试验的特异性高

(研)3. 结核菌素试验阴性可见于

　　A. 结核性脑膜炎

　　B. 儿童结核

　　C. 癌症合并结核

　　D. 营养不良合并结核

【答案】

　1. B　2. A　3. ACD

○ 温 故 知 新 ○

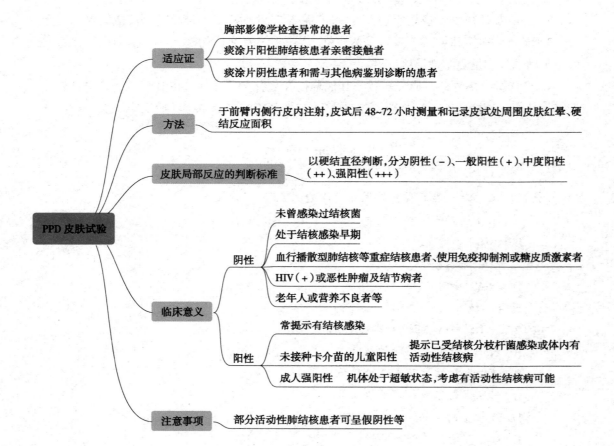

PPD 皮肤试验

适应证
- 胸部影像学检查异常的患者
- 痰涂片阳性肺结核患者亲密接触者
- 痰涂片阴性患者和需与其他病鉴别诊断的患者

方法
- 于前臂内侧行皮内注射,皮试后 48~72 小时测量和记录皮试处周围皮肤红晕、硬结反应面积

皮肤局部反应的判断标准
- 以硬结直径判断,分为阴性（－）、一般阳性（＋）、中度阳性（＋＋）、强阳性（＋＋＋）

临床意义
- 阴性
  - 未曾感染过结核菌
  - 处于结核感染早期
  - 血行播散型肺结核等重症结核患者、使用免疫抑制剂或糖皮质激素者
  - HIV（＋）或恶性肿瘤及结节病者
  - 老年人或营养不良者等
- 阳性
  - 常提示有结核感染
  - 未接种卡介苗的儿童阳性　提示已受结核分枝杆菌感染或体内有活动性结核病
  - 成人强阳性　机体处于超敏状态,考虑有活动性结核病可能

注意事项
- 部分活动性肺结核患者可呈假阴性等